セッション１

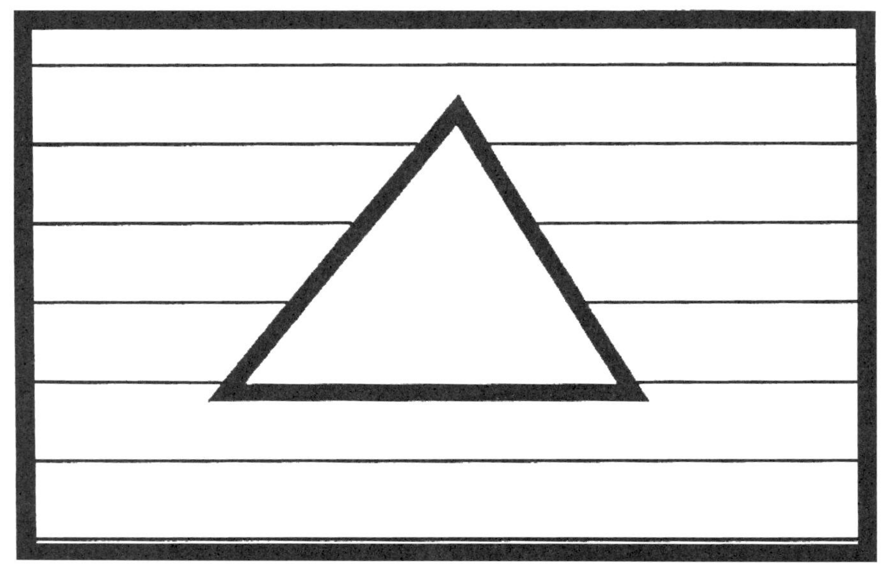

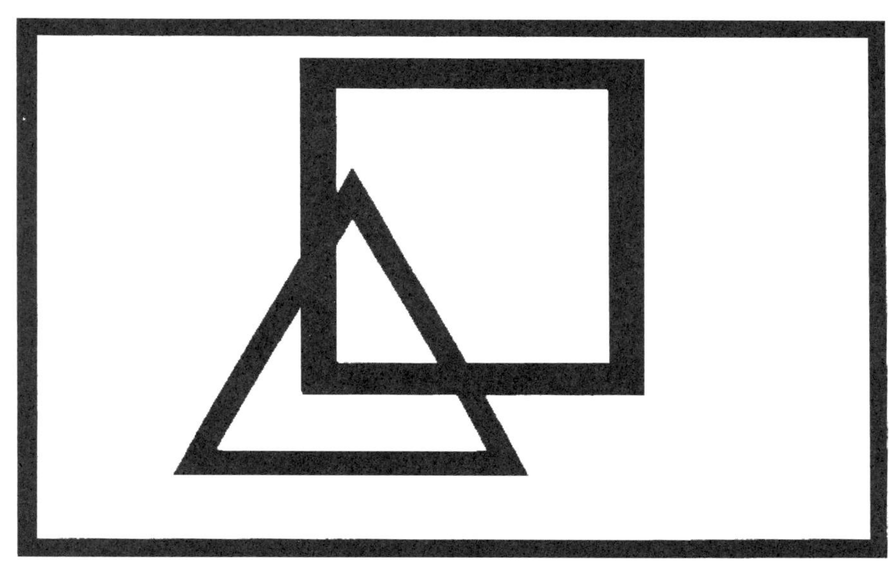

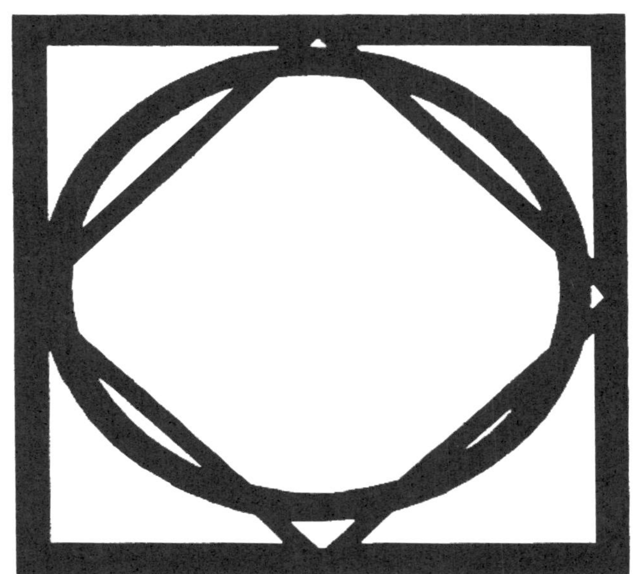

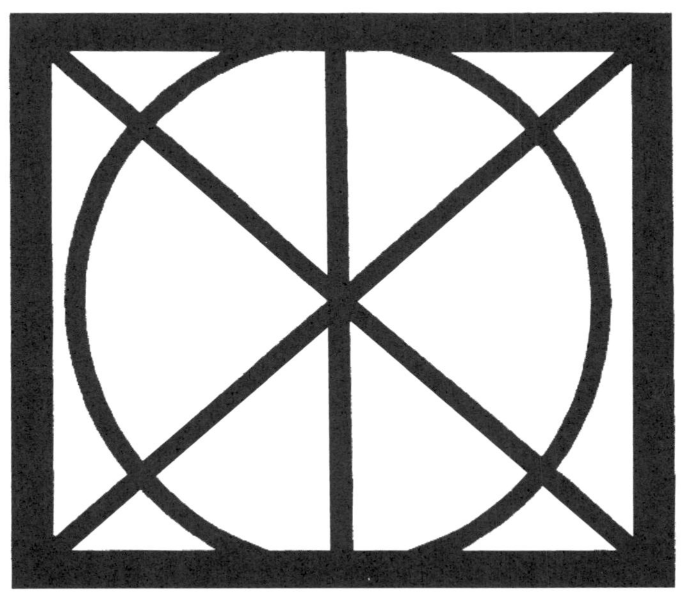

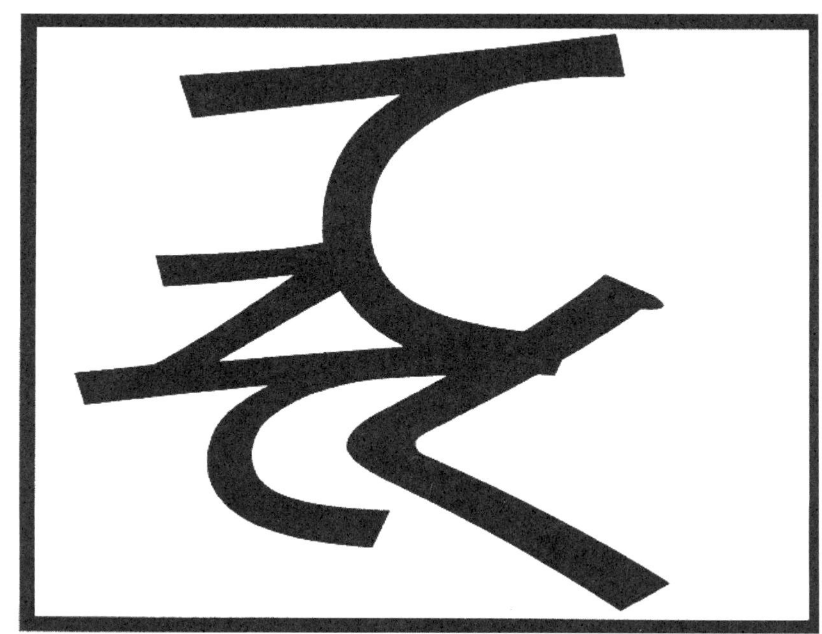

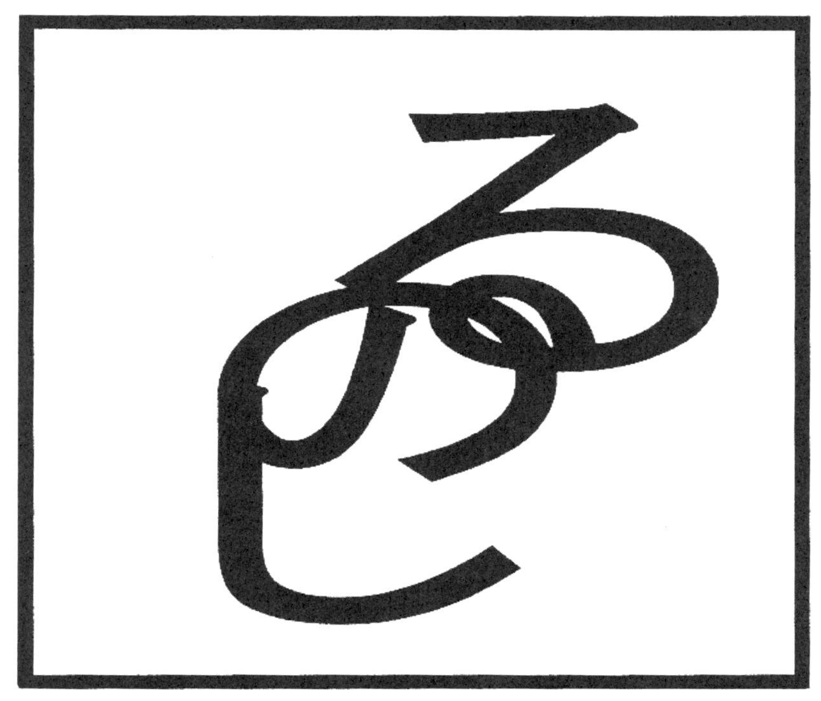

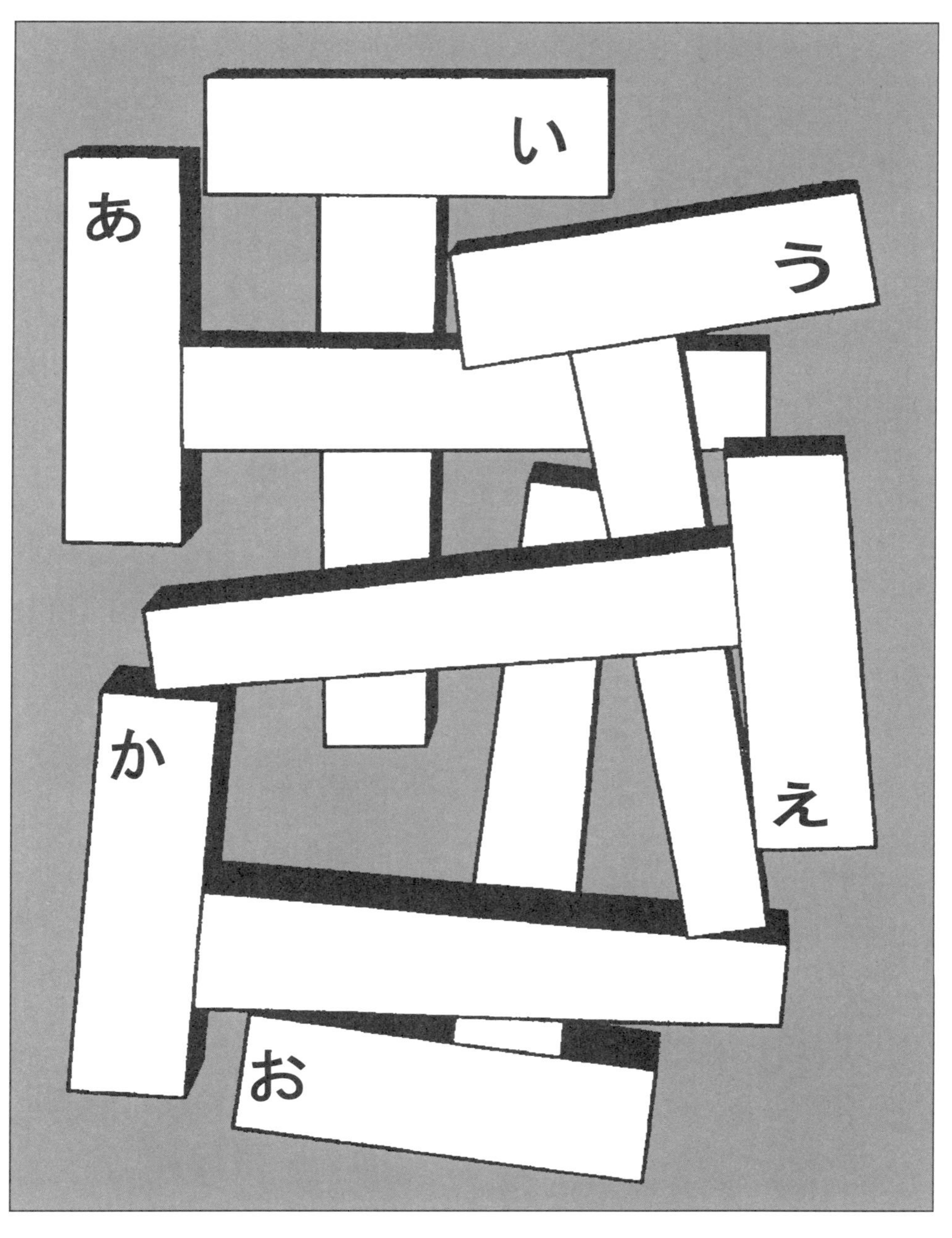
あ
い
う
え
お
か

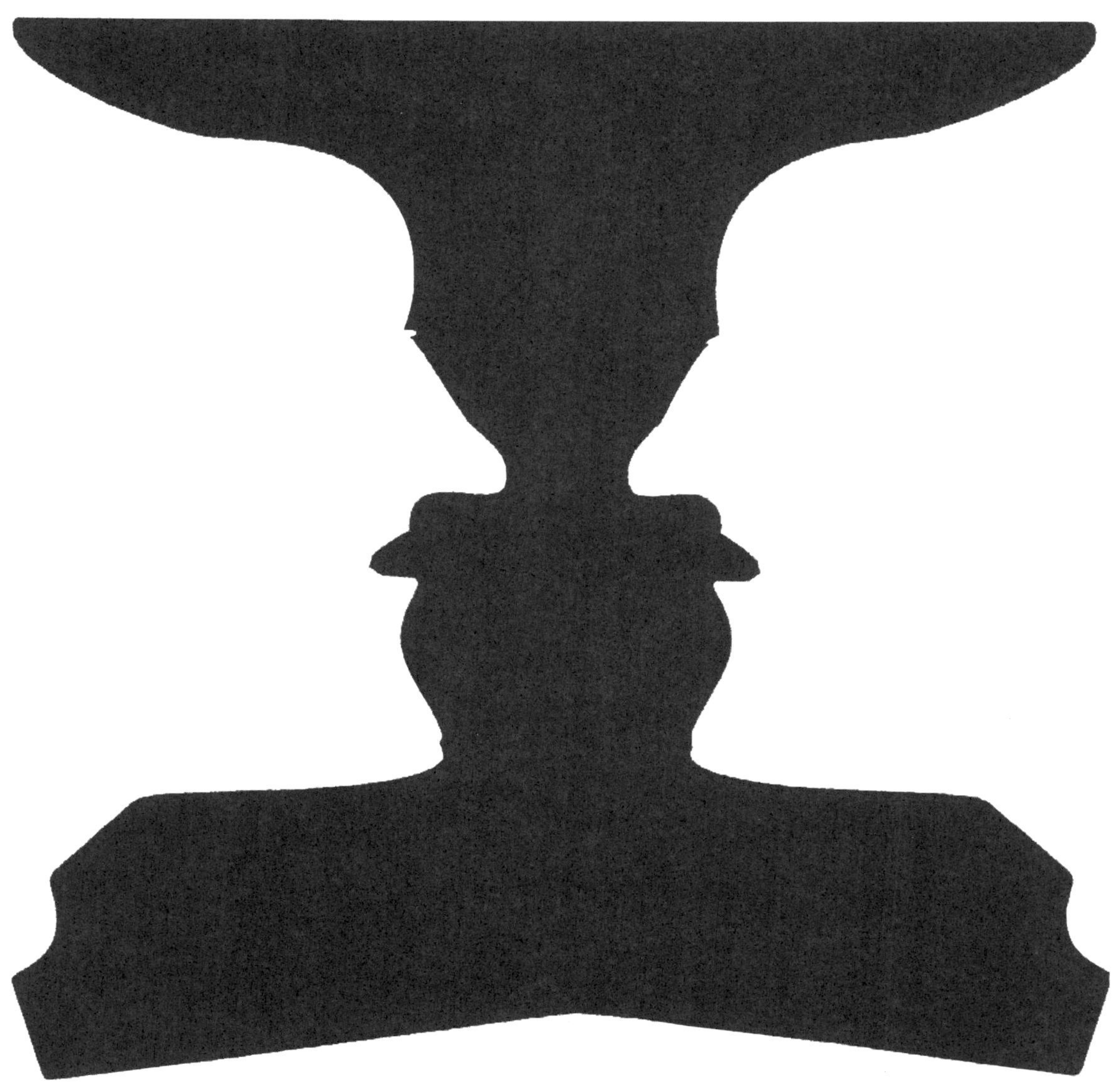

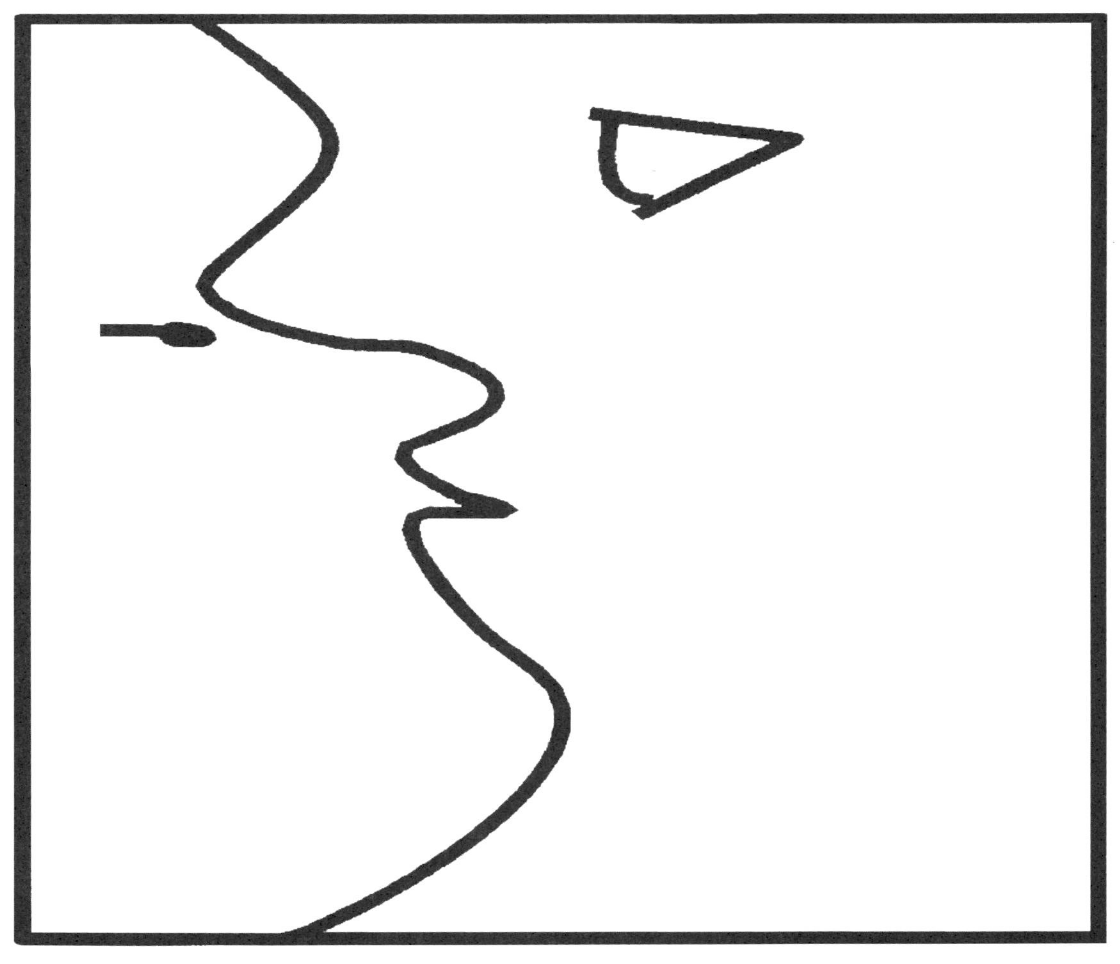

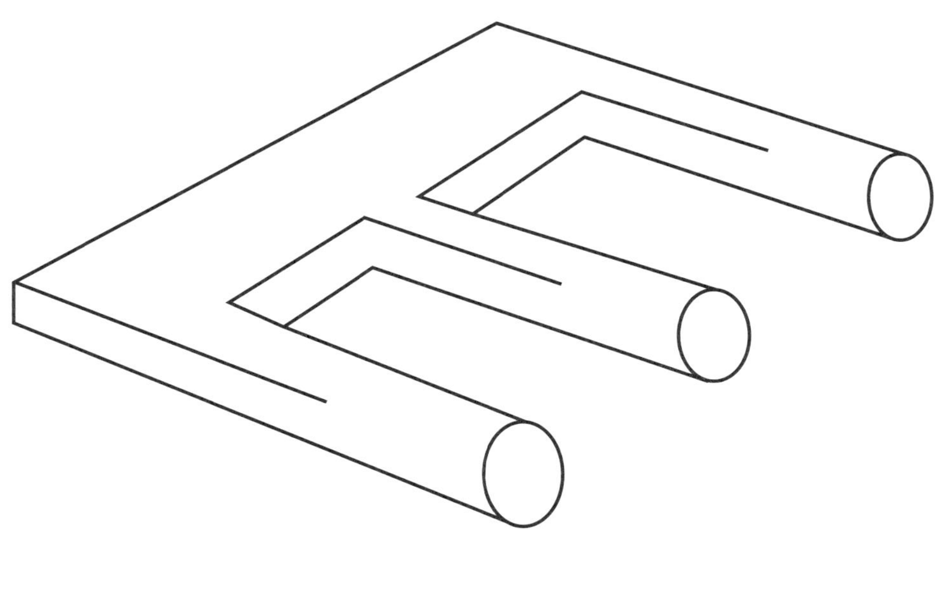

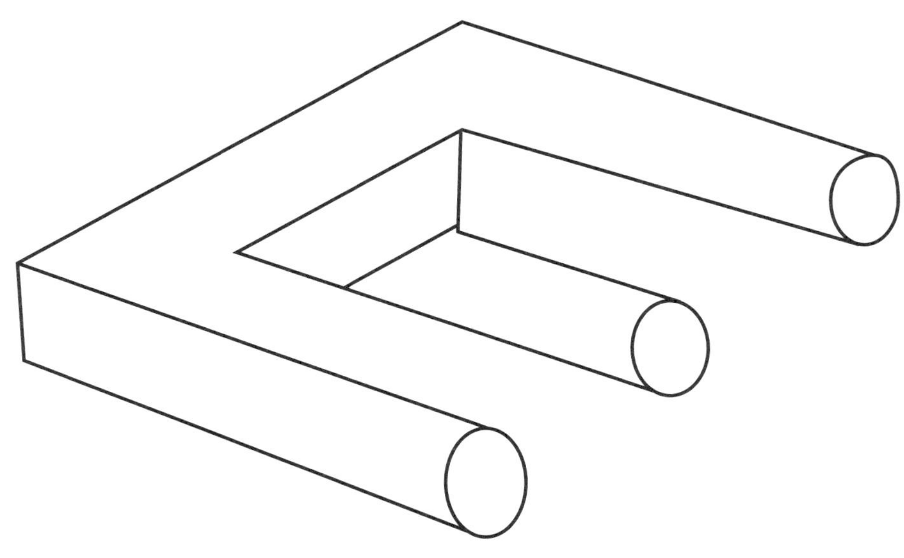

6	54	62	7	40	98	53	16	49	47	88	92	23	89
11	27	1	21	7	76	40	22	12	35	98	99	96	17
83	18	29	65	37	68	83	37	67	31	24	42	26	23
47	73	9	38	69	41	96	97	4	25	43	38	98	96
32	96	56	55	8	42	70	98	85	3	54	41	70	26
19	4	89	9	86	97	39	43	84	3	94	19	83	98
88	29	56	9	75	41	10	69	43	99	1	85	35	70
33	46	36	20	55	10	66	11	18	86	89	28	55	77
39	89	23	57	35	87	52	80	29	12	25	58	18	80
66	37	14	34	19	24	17	87	64	30	13	78	47	2
10	15	88	63	85	40	39	23	28	16	27	14	34	31
39	64	1	79	3	18	33	50	47	29	21	62	26	15
70	42	37	27	34	18	88	17	71	22	16	30	73	48
96	17	25	38	24	36	19	20	52	36	32	49	86	50
83	29	4	89	11	47	32	22	59	67	47	12	59	95
40	23	27	49	53	26	47	51	91	53	14	42	17	66
53	51	36	72	46	39	83	11	46	59	13	60	35	77
40	96	71	5	67	7	11	96	12	58	84	12	19	26
18	55	28	96	39	66	6	82	10	29	36	97	27	89

セッション 2

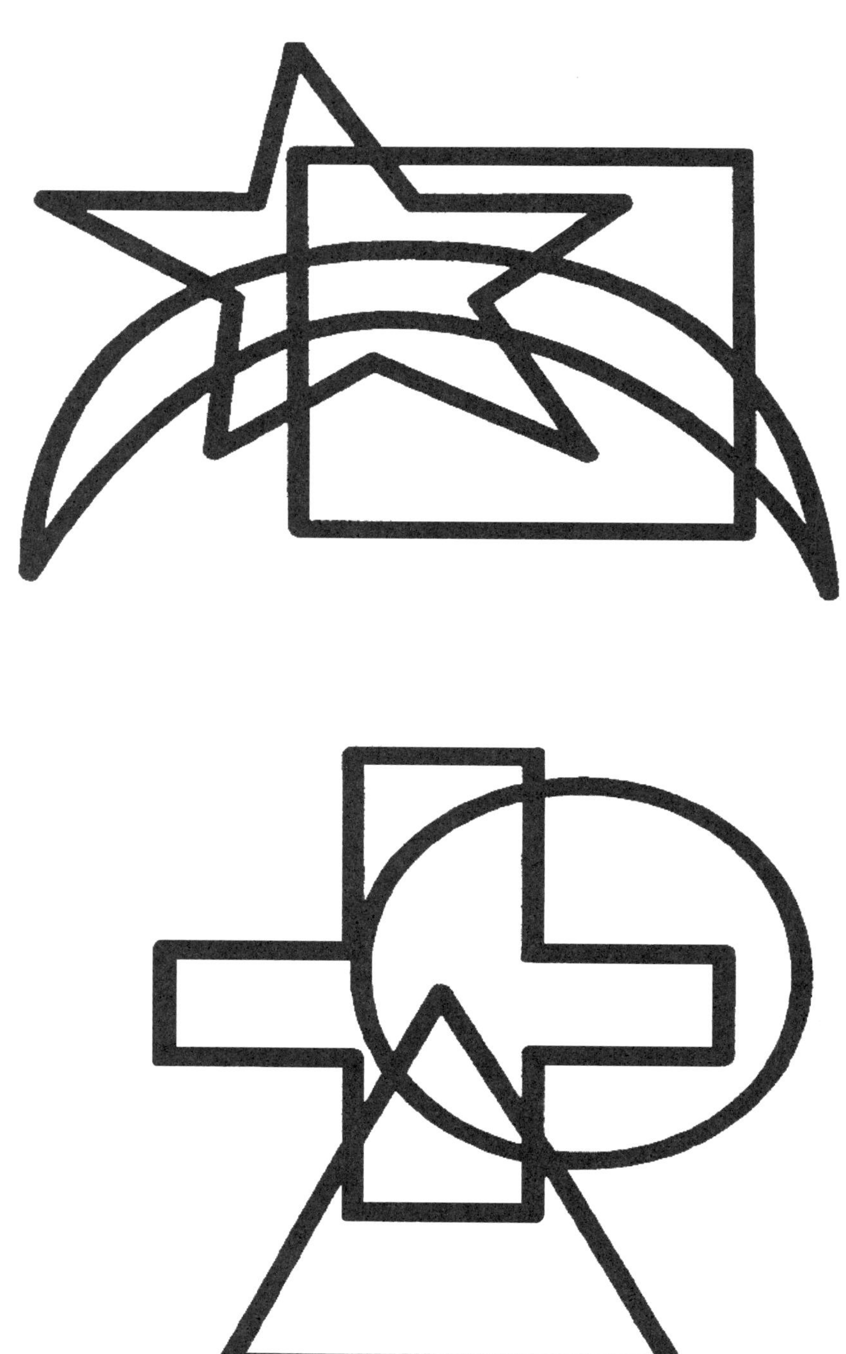

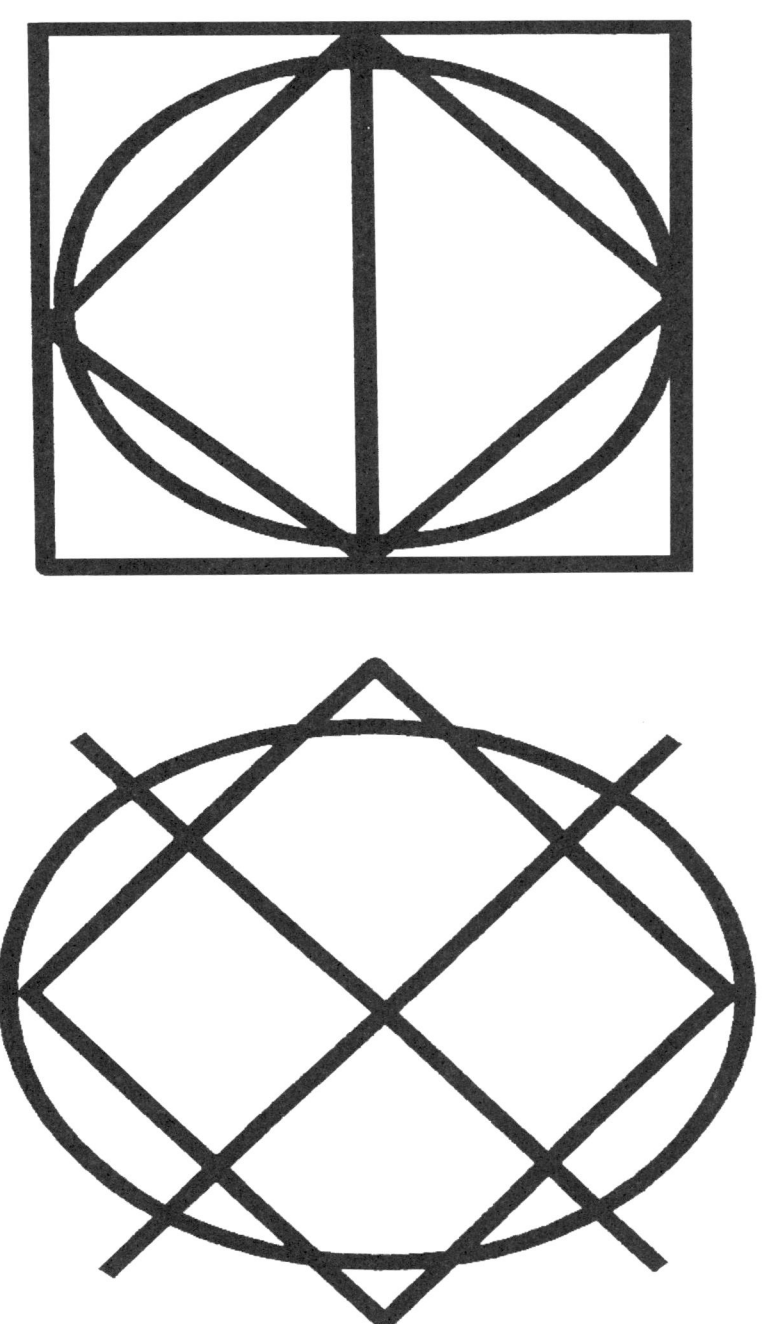

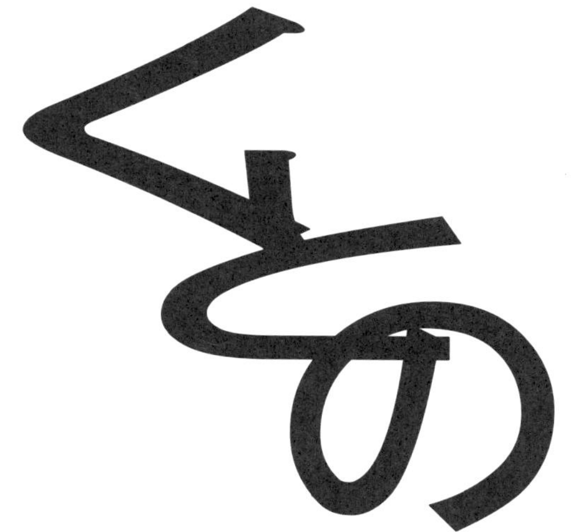
くとの

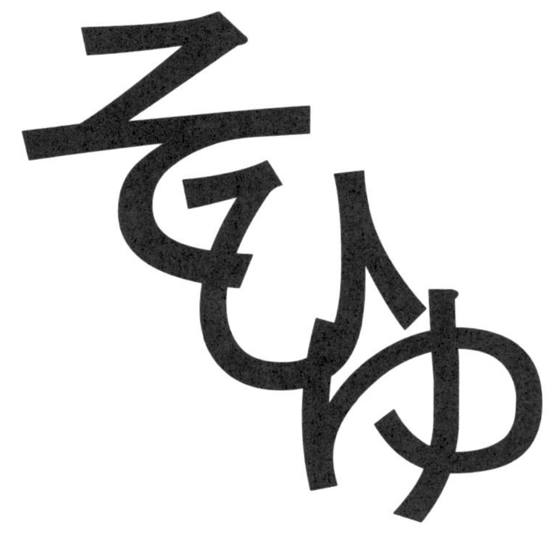
そひゆ

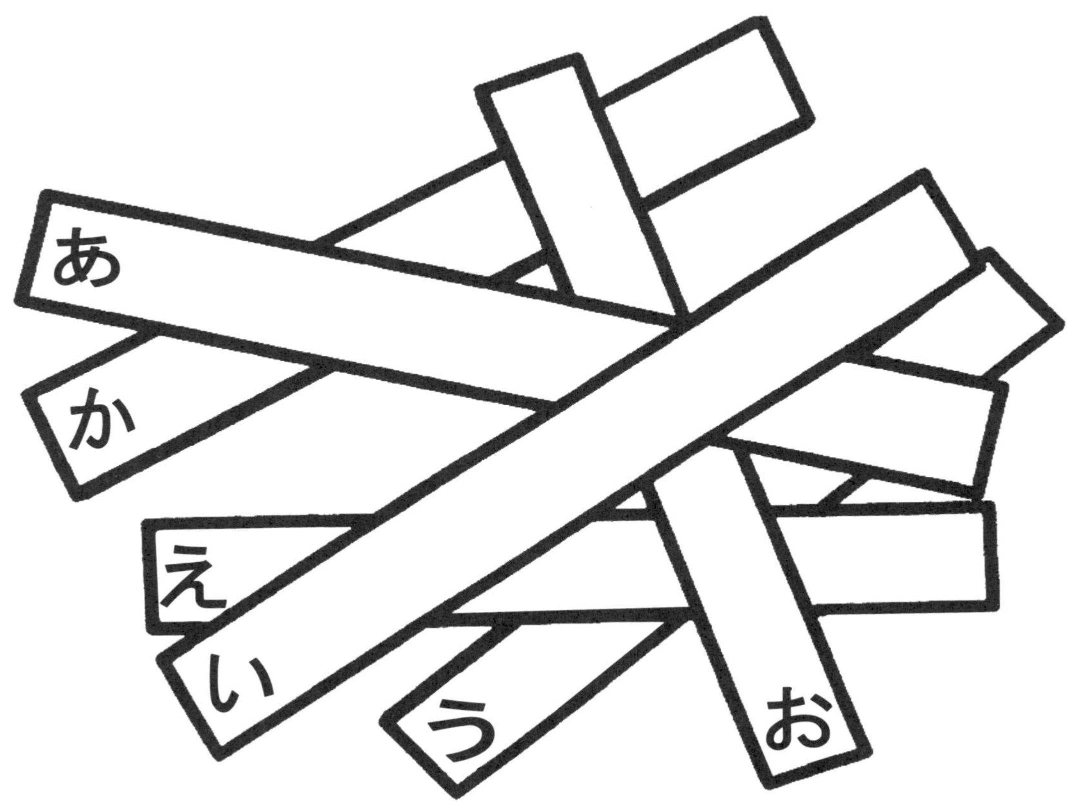
あ
か
え
い
う
お

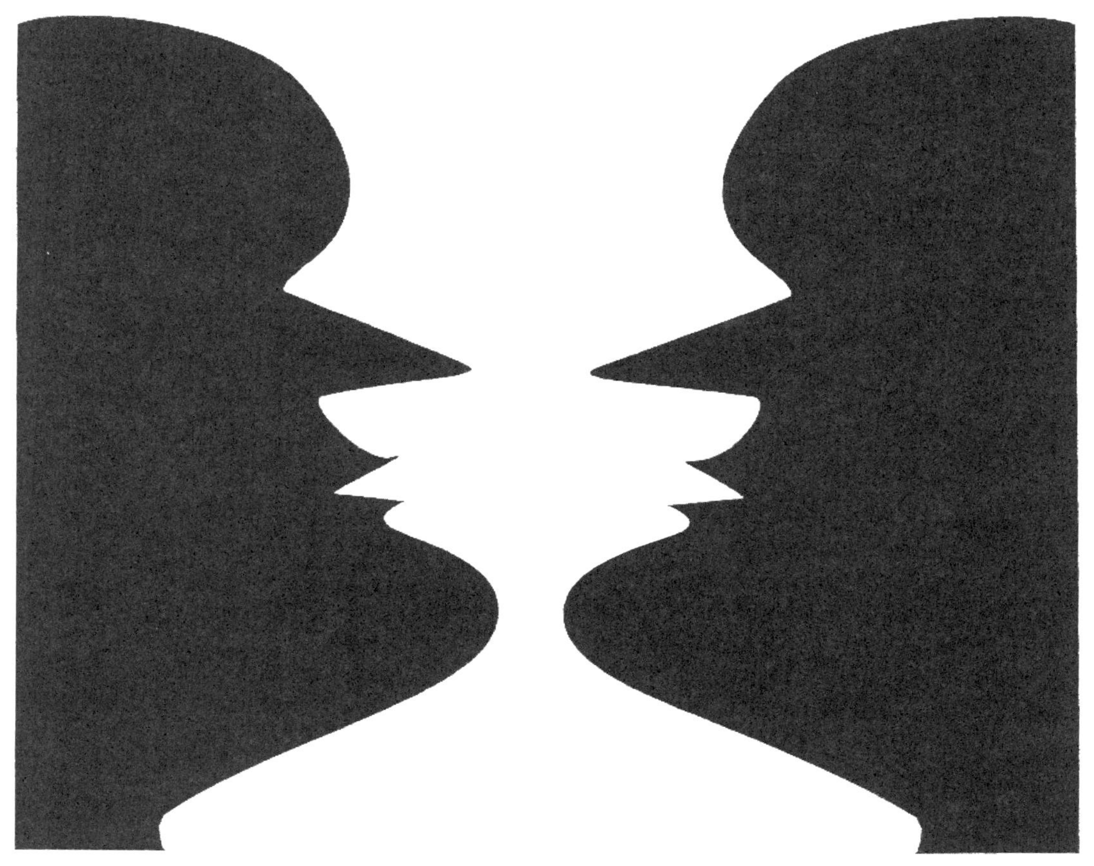

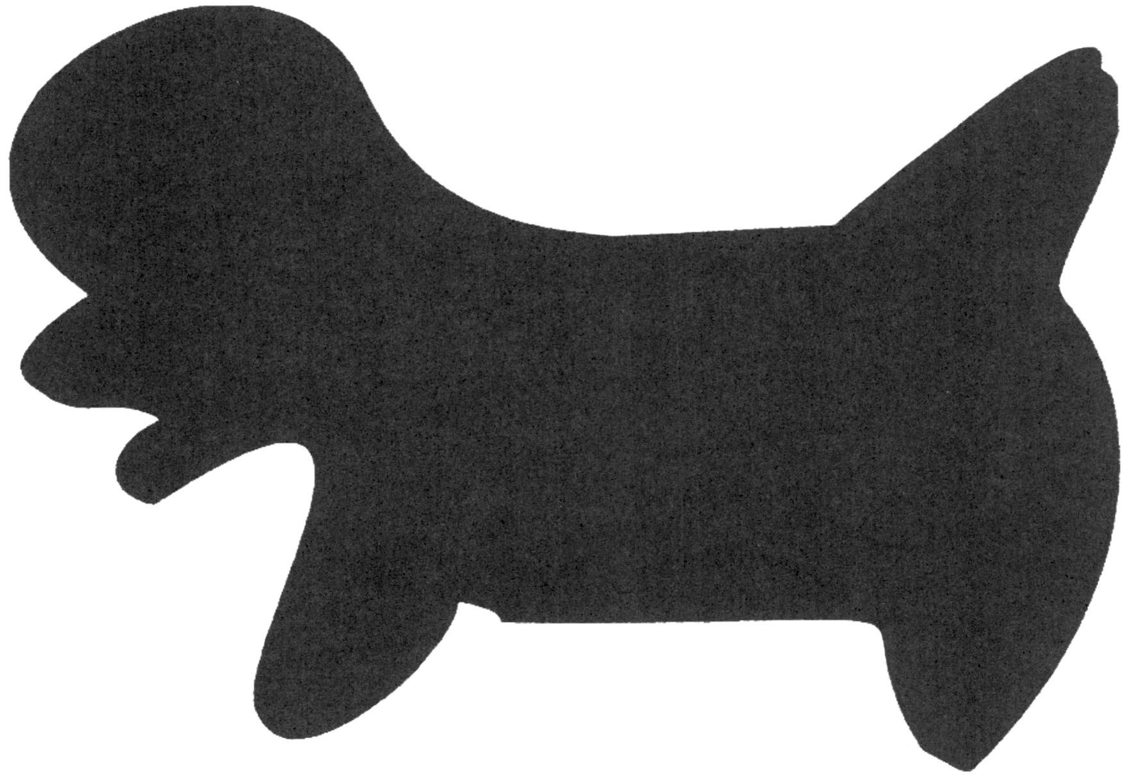

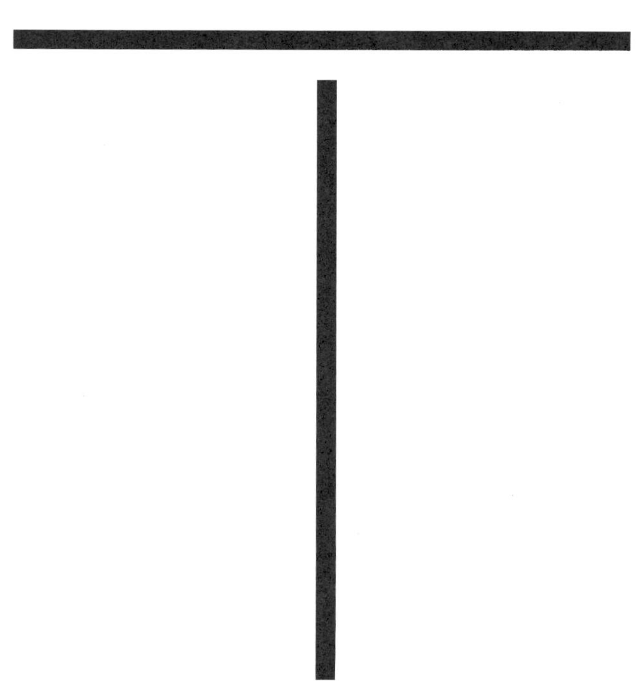

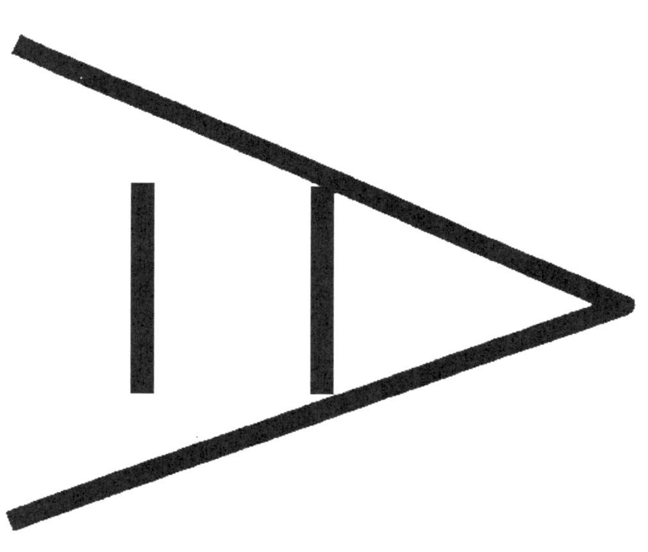

6	54	62	7	40	98	53	16	49	47	88	92	23	89
11	27	1	21	7	76	40	22	12	35	98	99	96	17
83	18	29	65	37	68	83	37	67	31	24	42	26	23
47	73	9	38	69	41	96	97	4	25	43	38	98	96
32	96	56	55	8	42	70	98	85	3	54	41	70	26
19	4	89	9	86	97	39	43	84	3	94	19	83	98
88	29	56	9	75	41	10	69	43	99	1	85	35	70
33	46	36	20	55	10	66	11	18	86	89	28	55	77
39	89	23	57	35	87	52	80	29	12	25	58	18	80
66	37	14	34	19	24	17	87	64	30	13	78	47	2
10	15	88	63	85	40	39	23	28	16	27	14	34	31
39	64	1	79	3	18	33	50	47	29	21	62	26	15
70	42	37	27	34	18	88	17	71	22	16	30	73	48
96	17	25	38	24	36	19	20	52	36	32	49	86	50
83	29	4	89	11	47	32	22	59	67	47	12	59	95
40	23	27	49	53	26	47	51	91	53	14	42	17	66
53	51	36	72	46	39	83	11	46	59	13	60	35	77
40	96	71	5	67	7	11	96	12	58	84	12	19	26
18	55	28	96	39	66	6	82	10	29	36	97	27	89

太い　**細い**　細い　太い

細い　太い　太い　**細い**

太い　細い　**細い**　細い

太い　太い　細い　**太い**

細い　太い　細い　太い

太い　細い　太い　**細い**

細い　細い　細い　**太い**

太い　太い　**細い**　太い　細い　太い

細い　**太い**　細い　**細い**　太い　**細い**

細い　太い　**太い**　細い　太い

太い　細い　**太い**　太い　細い　細い

細い 太い 細い 太い **太い** 細い 太い **細い**

太い 細い **細い** 太い **太い** **細い** 太い

太い 細い 細い **太い** 細い **細い** 太い

太い **細い** 太い 細い 太い 細い 太い

細い 太い 細い 太い 太い 細い **太い** 細い

太い **細い** 太い 細い 太い 細い 細い

太い　細い　細い　太い　太い　細い　太い　細い　太い　細い　太い　細い

細い　細い　太い　太い　太い　細い　太い

太い　太い　細い　太い　細い　太い　細い　太い　細い　太い　太い

太い　太い　細い　太い　太い　細い　細い

細い　太い　細い　太い　細い　太い　太い　太い　細い　細い

太い　細い　太い　細い　太い　細い　太い　細い

太い　細い　**細い**　太い　**太い**　**細い**　太い　細い　太い

細い　太い　**太い**　**細い**　太い　細い　**太い**　細い　細い　細い

太い　細い　細い　太い　細い　太い　細い

細い　*太い*　*太い*　***細い***　太い　**太い**　**細い**　太い　細い　太い

太い　細い　**太い**　**細い**　太い　**太い**　**細い**　太い　太い　細い　太い

セッション3

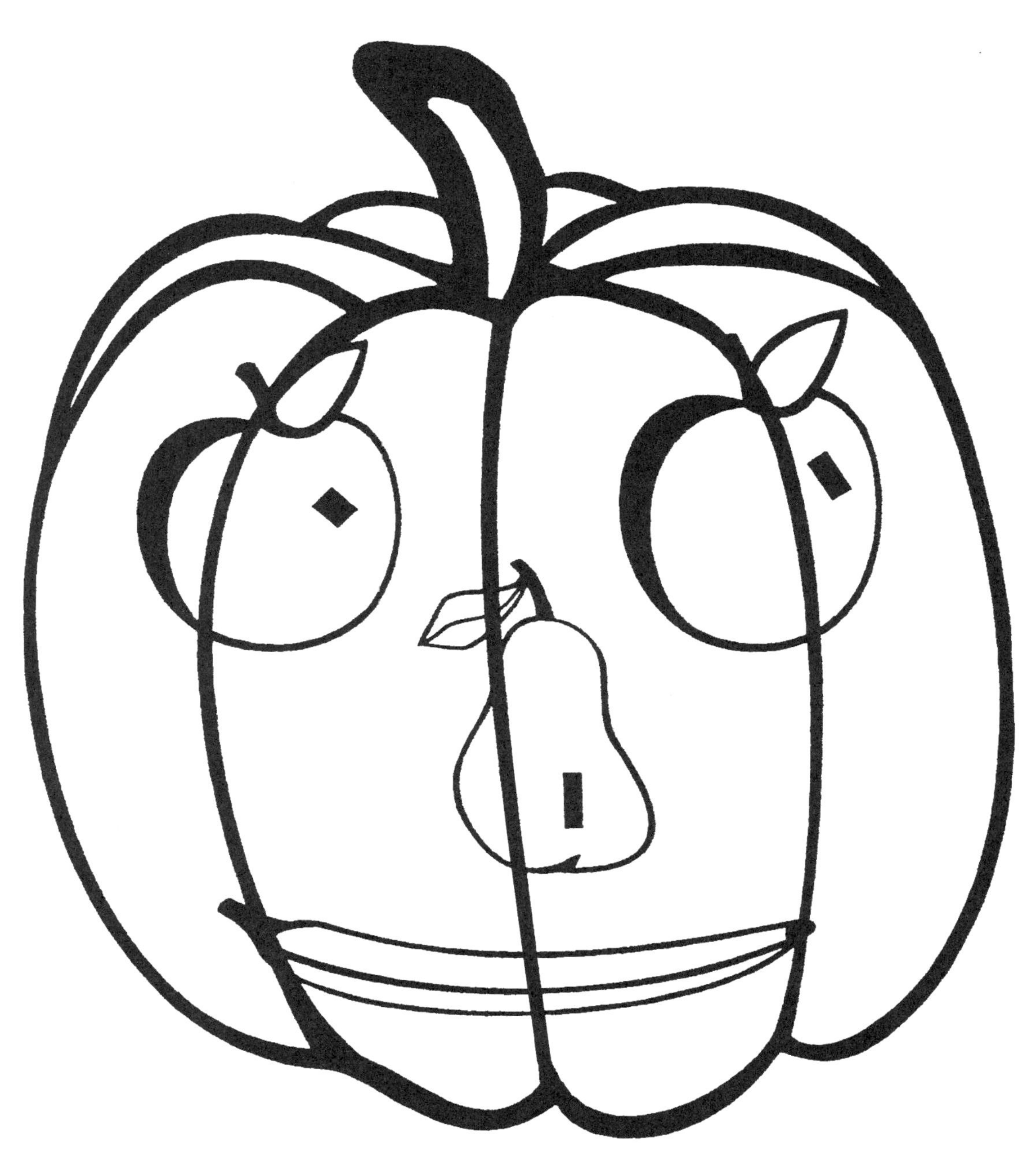

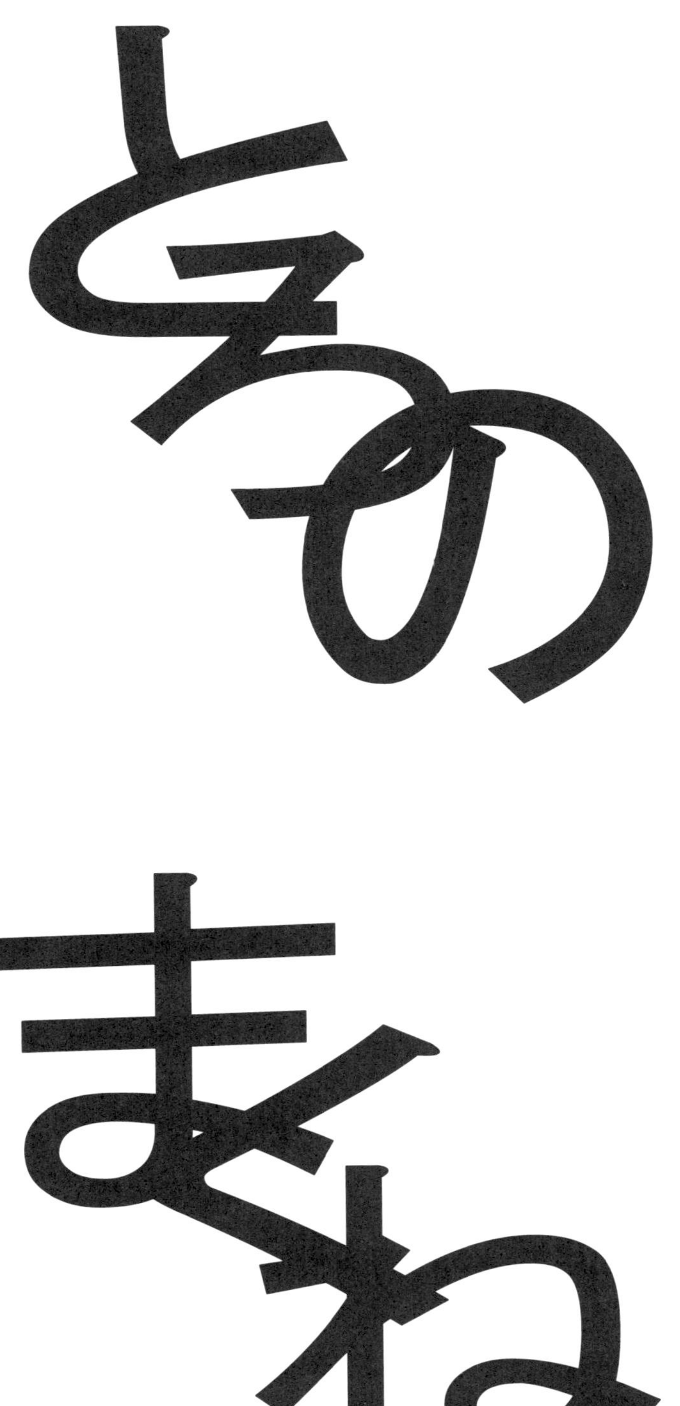
とその
まね

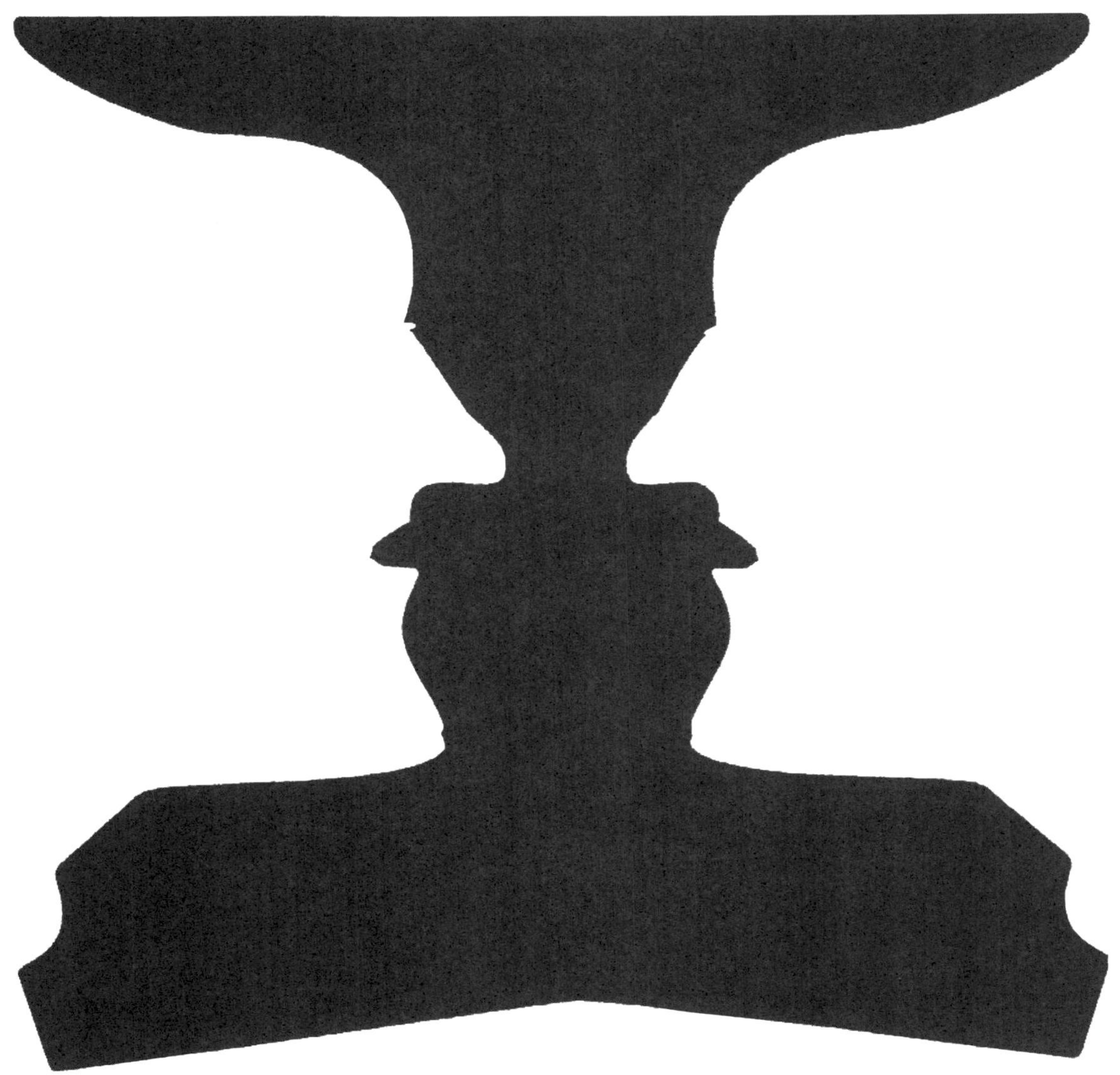

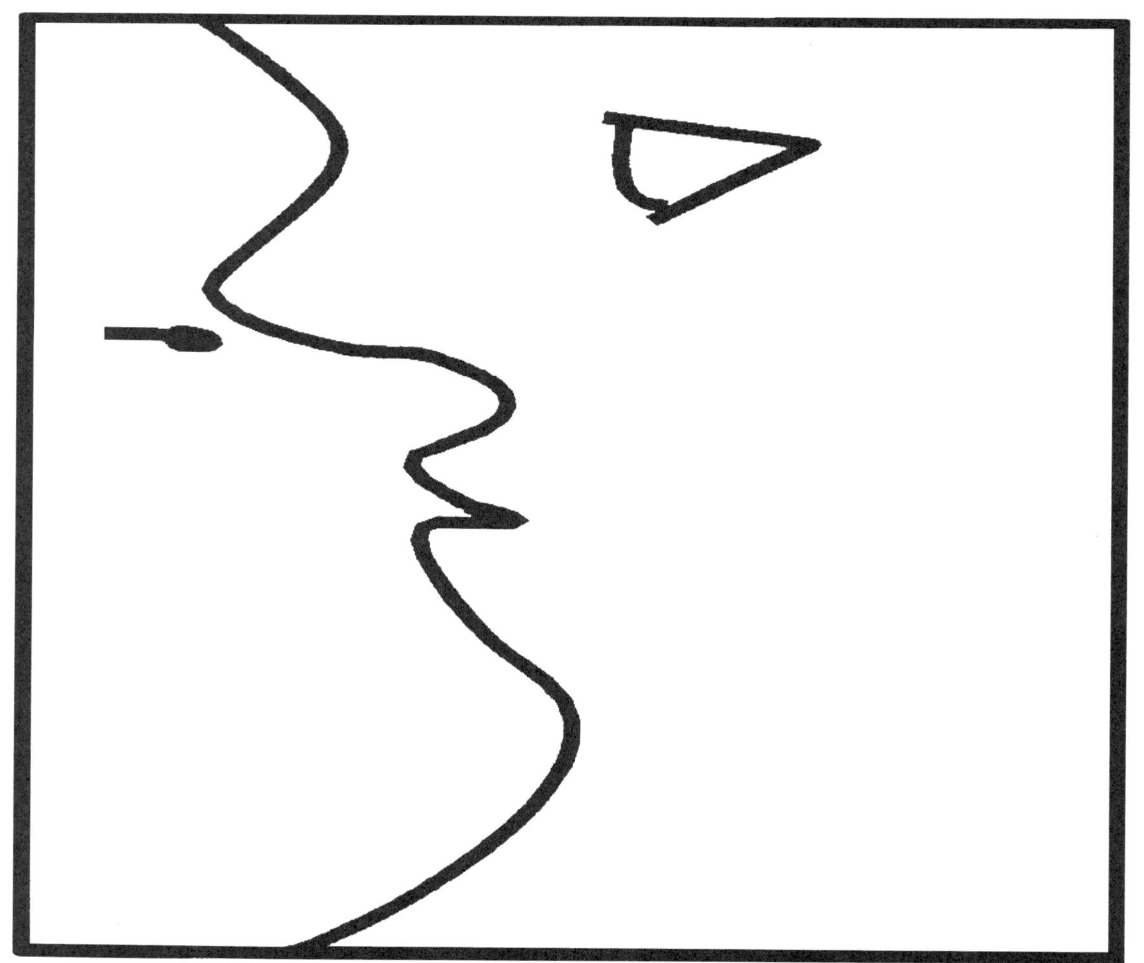

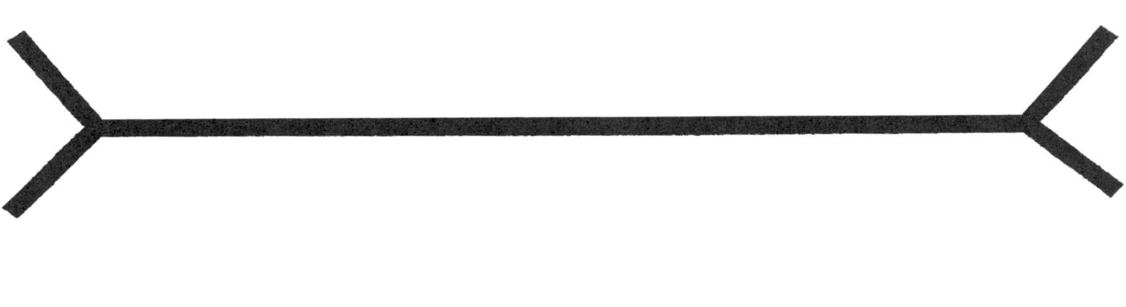

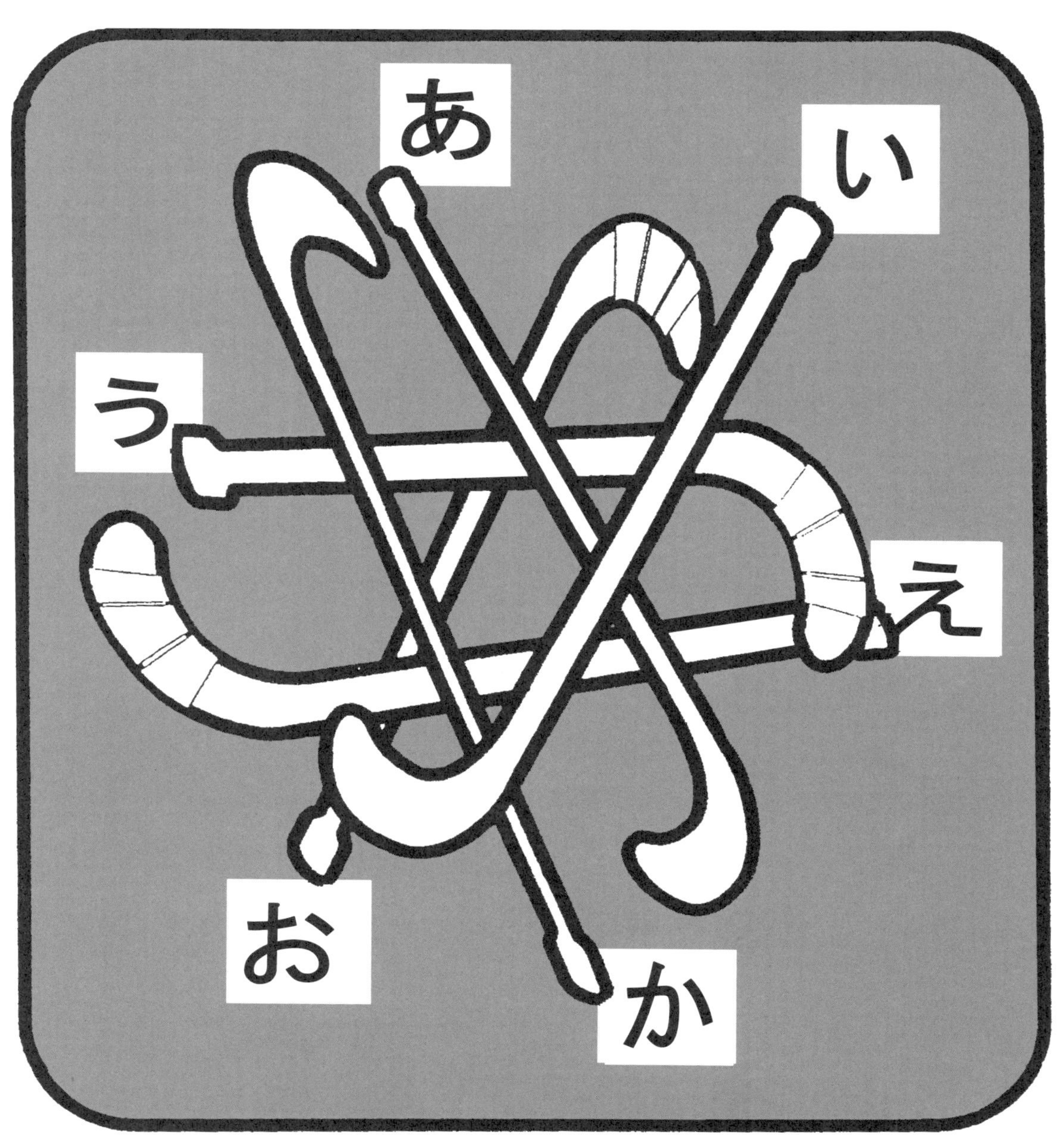
あ
い
う
え
お
か

上	上
下	中
中	下

上	中
下	下
中	上

下	中
上	上
中	下

下	中
中	上
上	下

上	上
中	中
下	下

上 中 下	上 中 下
上 中 下	上 下 中
上 中 下	上 下 中
上 中 下	下 中 上
中 下 上	上 中 下

上 中 下	上 中 下

上 中 下	中 上 下

上 中 下	下 中 上

中 上 下	上 中 下

下 中 上	上 中 下

下 上 中	下 中 上

中 下 上	上 中 下

上 下 中	中 下 上

中 上 下	下 中 上

上 中 下	上 下 中

本人用 *2-3-12*

中 下 上	下 中 上

上 下 中	上 中 下

下 中 上	下 上 中

中 下 上	下 上 中

上 中 下	中 上 下

本人用 *2-3-13*

4 7 2 8 9 4 7 0 1 8 3 9 2 6 0 5 2 8
7 4 9 4 8 1 8 0 8 2 9 5 7 3 8 6 1 9
2 5 9 3 9 4 0 9 5 9 1 6 4 2 9 5 8 1
0 9 3 7 5 6 7 8 4 3 0 5 3 1 8 4 9 5
8 0 5 8 1 8 2 7 3 1 9 4 0 3 8 6 2 1
6 6 0 8 3 4 5 9 7 6 2 1 5 8 7 3 4 6
9 6 5 4 2 1 3 6 5 2 1 7 6 4 9 5 3 2
4 5 8 2 6 5 9 5 4 1 3 2 4 5 2 6 8 5
2 3 6 9 5 4 1 9 1 7 9 2 1 6 9 5 3 0
4 7 3 8 3 6 4 2 9 1 2 7 2 4 3 9 1 6
2 5 3 6 9 7 1 4 2 5 3 7 0 2 4 3 2 9
1 0 9 4 3 0 8 6 7 9 4 2 0 6 5 3 1 8
0 7 4 3 0 2 5 8 1 0 9 1 0 5 6 4 8 1
7 5 0 1 6 5 8 0 4 6 2 1 0 5 7 9 5 4
3 0 5 2 9 8 6 2 1 4 3 0 2 5 6 1 9 7

本人用 *2-3-14*

6 54 62 7 40 98 53 16 49 47 88 92 23 89

11 27 1 21 7 76 40 22 12 35 98 99 96 17

83 18 29 65 37 68 83 37 67 31 24 42 26 23

47 73 9 38 69 41 96 97 4 25 43 38 98 96

32 96 56 55 8 42 70 98 85 3 54 41 70 26

19 4 89 9 86 97 39 43 84 3 94 19 83 98

88 29 56 9 75 41 10 69 43 99 1 85 35 70

33 46 36 20 55 10 66 11 18 86 89 28 55 77

39 89 23 57 35 87 52 80 29 12 25 58 18 80

66 37 14 34 19 24 17 87 64 30 13 78 47 2

10 15 88 63 85 40 39 23 28 16 27 14 34 31

39 64 1 79 3 18 33 50 47 29 21 62 26 15

70 42 37 27 34 18 88 17 71 22 16 30 73 48

96 17 25 38 24 36 19 20 52 36 32 49 86 50

83 29 4 89 11 47 32 22 59 67 47 12 59 95

40 23 27 49 53 26 47 51 91 53 14 42 17 66

53 51 36 72 46 39 83 11 46 59 13 60 35 77

40 96 71 5 67 7 11 96 12 58 84 12 19 26

18 55 28 96 39 66 6 82 10 29 36 97 27 89

セッション4

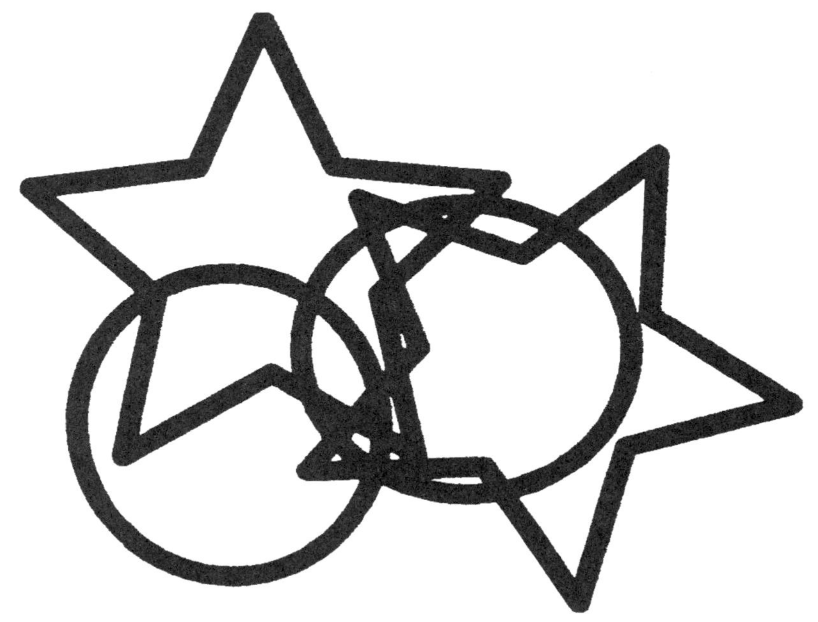

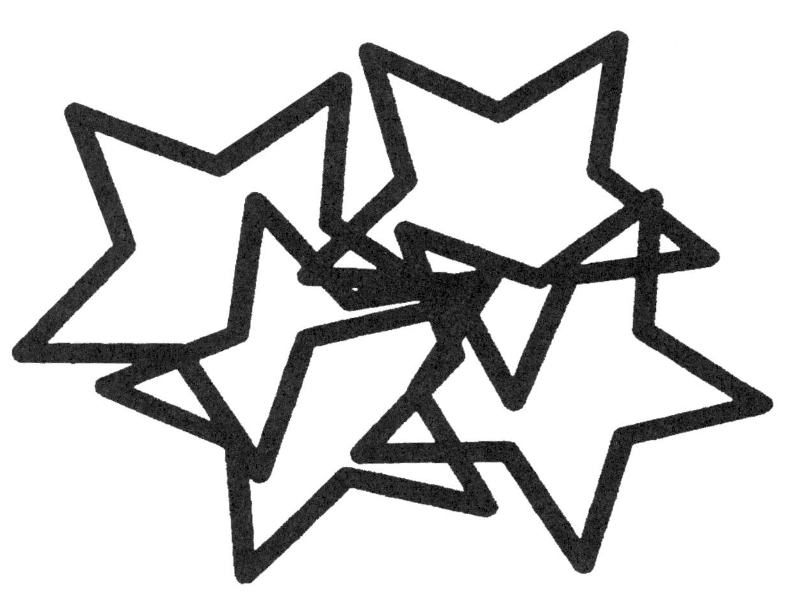

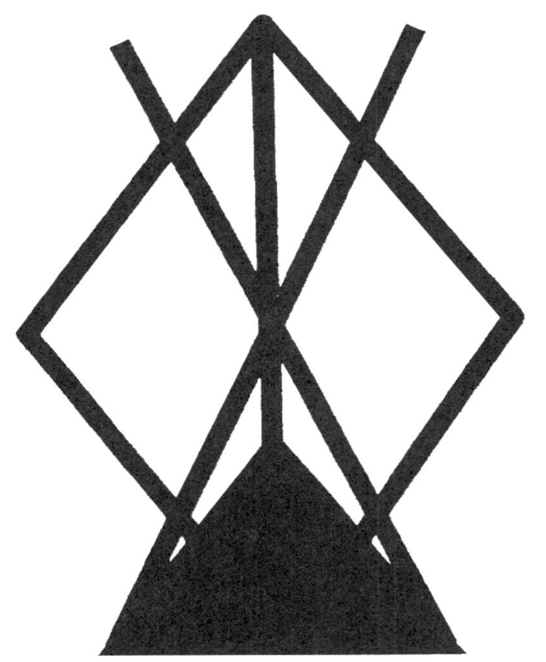

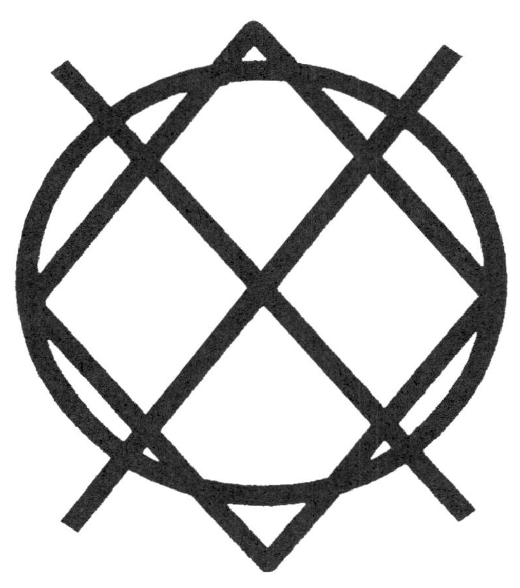

めき

ちらもい

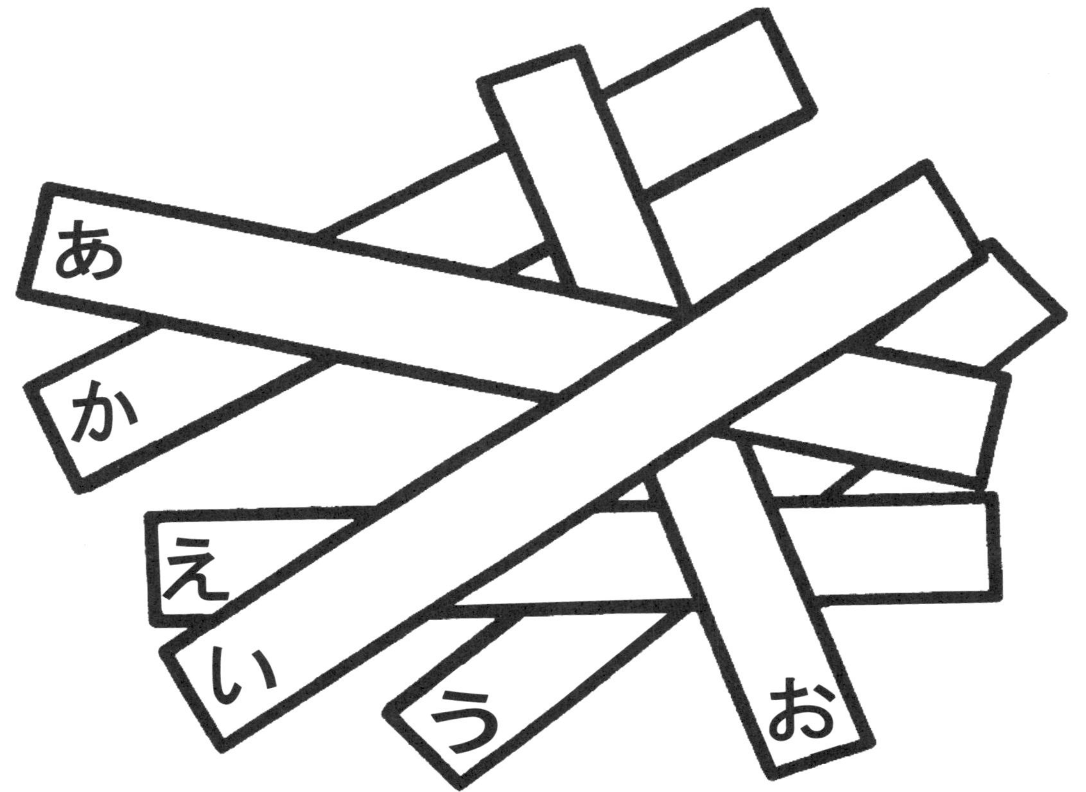
あ
か
え
い
う
お

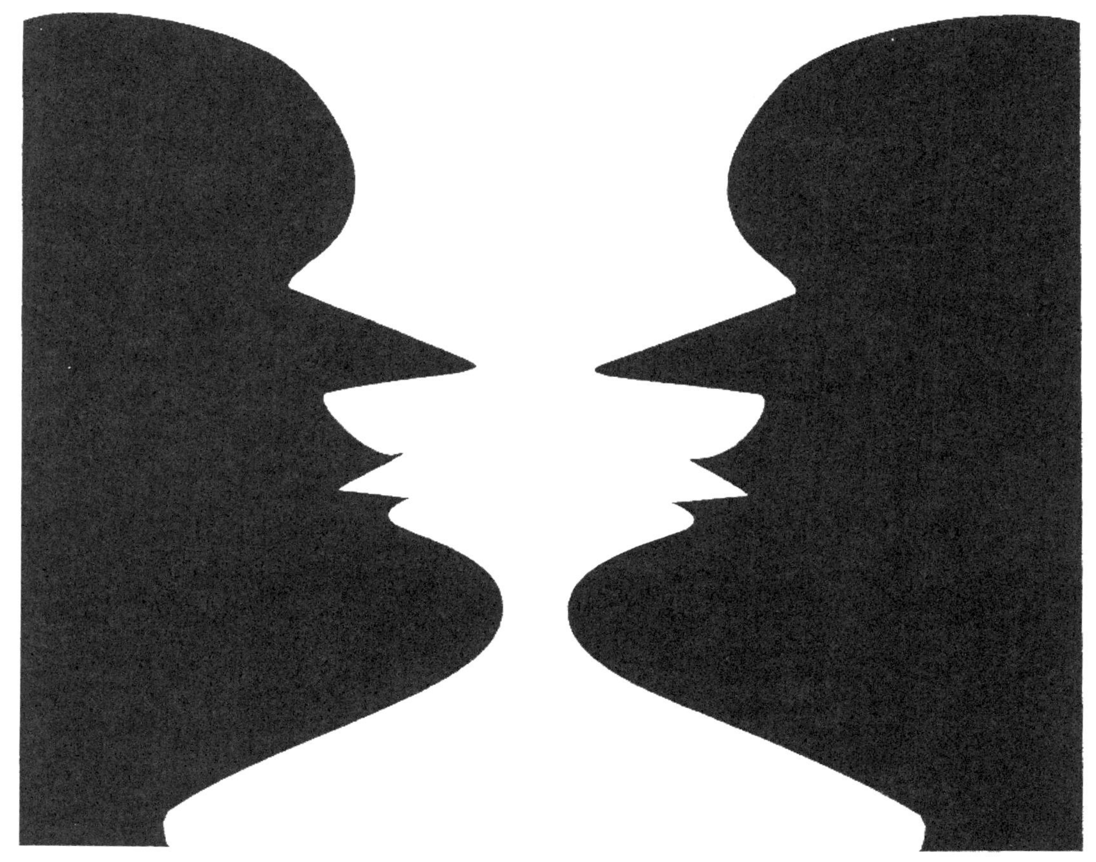

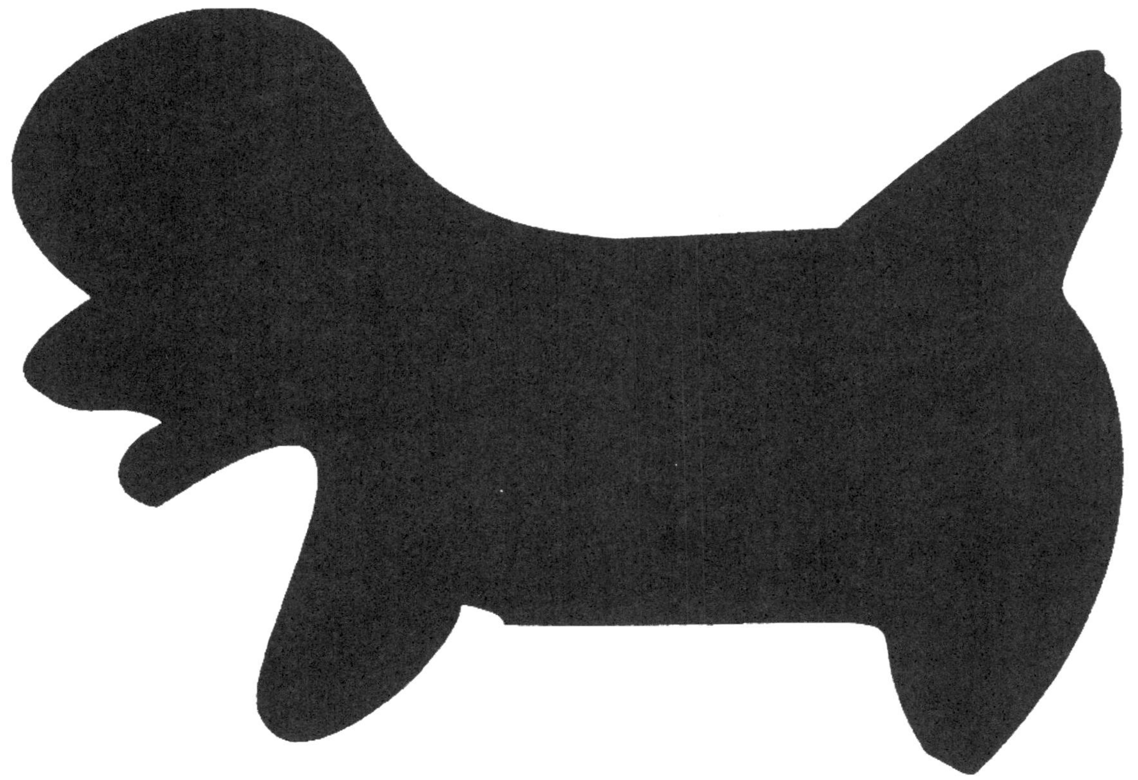

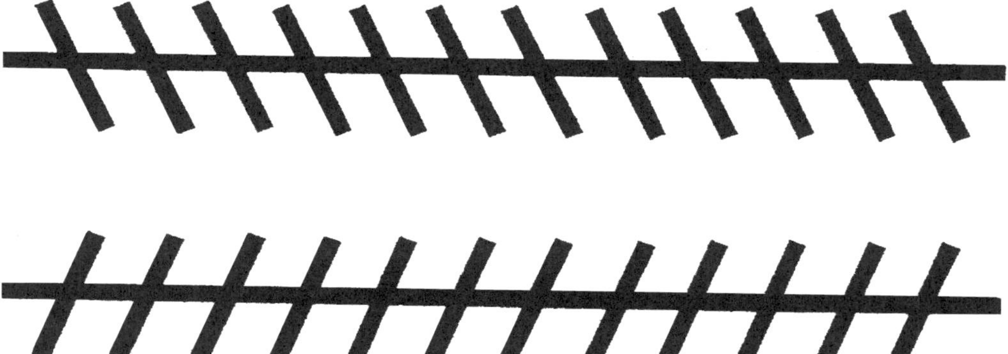

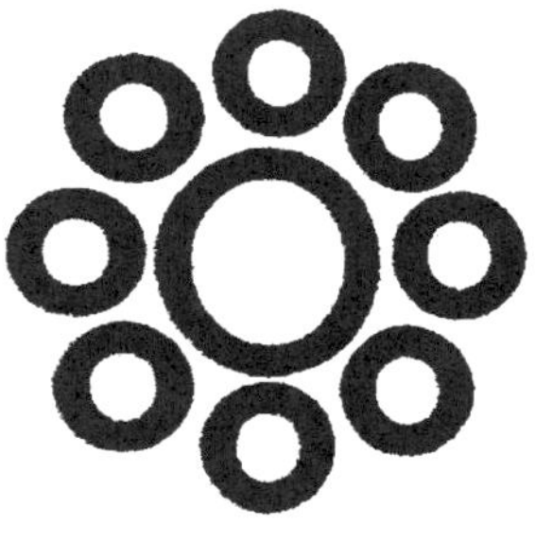

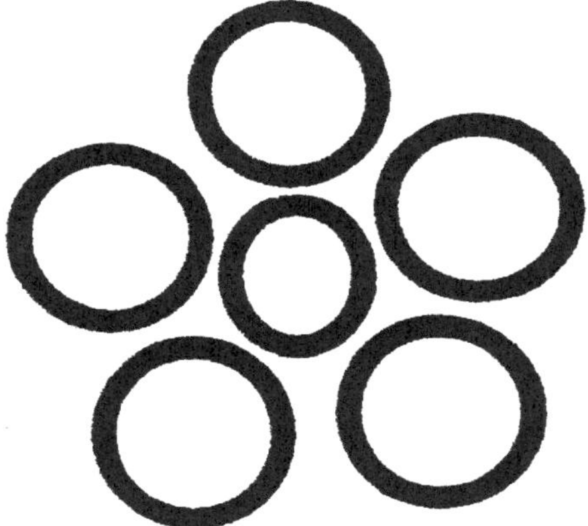

本人用 *2-4-8*

6	54	62	7	40	98	53	16	49	47	88	92	23	89
11	27	1	21	7	76	40	22	12	35	98	99	96	17
83	18	29	65	37	68	83	37	67	31	24	42	26	23
47	73	9	38	69	41	96	97	4	25	43	38	98	96
32	96	56	55	8	42	70	98	85	3	54	41	70	26
19	4	89	9	86	97	39	43	84	3	94	19	83	98
88	29	56	9	75	41	10	69	43	99	1	85	35	70
33	46	36	20	55	10	66	11	18	86	89	28	55	77
39	89	23	57	35	87	52	80	29	12	25	58	18	80
66	37	14	34	19	24	17	87	64	30	13	78	47	2
10	15	88	63	85	40	39	23	28	16	27	14	34	31
39	64	1	79	3	18	33	50	47	29	21	62	26	15
70	42	37	27	34	18	88	17	71	22	16	30	73	48
96	17	25	38	24	36	19	20	52	36	32	49	86	50
83	29	4	89	11	47	32	22	59	67	47	12	59	95
40	23	27	49	53	26	47	51	91	53	14	42	17	66
53	51	36	72	46	39	83	11	46	59	13	60	35	77
40	96	71	5	67	7	11	96	12	58	84	12	19	26
18	55	28	96	39	66	6	82	10	29	36	97	27	89

本人用 *2-4-9*

ユユユユユ
ユ
ユ
ユ
ユ
ユユユユユユユユユユ

ヌヌヌヌヌヌヌ
ヌ
ヌ ヌ
ヌ
ヌ ヌ
ヌ ヌ
ヌ ヌ

イ
イ
イ イ
イ イ
イ
イ

ココココココ
コ
コ
コ
コ
ココココココ

ニニニニニニニ
ニ
ニ
ニ
ニ
ニニニニニニニ

ニニニニニニ
ニニニニニニニニ

ウ
ウ
ウウウウウウウウ
ウ ウ
ウ
ウ
ウ
ウ

オ
オオオオオオオ
オオ
オ オ
オ オ
オ オ

ヘヘ
ヘ
ヘ ヘ
ヘ
ヘ ヘ
ヘ

トトトトトト
ト
ト
ト
ト
トトトトトト

イ
イ
イ イ
イ イ
イ
イ

コココココココ
コ
コ
コ
コ
コココココココ

サ サ
サササササ
サ サ
サ サ
サ
サ

タ
タ
タ タ
タ タ
タ
タ

レ
レ
レ
レ レ
レ レ
レレ

ロロロロロロ
ロ ロ
ロ ロ
ロ ロ
ロロロロロロ

ラ
ラララララララ
ララ
ラ ラ
ラ ラ
ラ ラ

スススススス
ス
ス
スス
ス ス
ス ス

シシ
シ
シシ シ
シ
シ
シシシ

ヌヌヌヌヌヌヌ
ヌ
ヌ ヌ
ヌ
ヌ ヌ
ヌ ヌ
ヌ ヌ

カカカカ
カ カ
カ カ カ
カ
カ
カ
カ

ララララララ
ララララララララララ
ラ
ラ
ラ
ラ
ララ

カ
カカカカカカ
カ カ
カ カ
カ カ
カ カ
カ カ

フフフフフフフ
フ
フ
フ
フ
フフ

ココココココ
コ
コ
コ
コ
ココココココ

カカカカカカカ
カ
カ
カ
カ
カカ

シシ
シ
シシ シ
シ
シ
シシシ

トトトトトトト
ト
ト
ト
ト ト
ト ト
ト ト
ト ト

ウ
ウ
ウウウウウウウウ
ウ ウ
ウ
ウ
ウ
ウ

ササササササササ
サ
サ
サ
サ
ササ

ヌヌヌヌヌヌヌ
ヌ
ヌ ヌ
ヌ
ヌ ヌ
ヌ ヌ
ヌ ヌ

カ
カカカカカカ
カ カ
カ カ
カ カ
カ カ
カ カ

ララララララ
ラララララララララ
ラ
ラ
ラ
ラ
ララ

スススススス
ス
ス
スス
ス ス
ス ス

レ レ
レ レ レ レ レ
レ レ
レ レ
レ
レ

フフフフフフフ
フ
フ
フ
フ
フフ

サ サ
ササササササ
サ サ
サ サ
サ
サ

タタタタ
タ タ
タ タ タ
タ
タ
タ
タ

ロロロロロロ
ロ ロ
ロ ロ
ロ ロ
ロロロロロロ

イイイイイイ
イ イ
イ イ
イ イ
イイイイイイ

ニニニニニニ
ニニニニニニニニ

ユユユユユ
ユ
ユ
ユ
ユ
ユユユユユユユユユ

ヘ
ヘヘヘヘヘヘヘ
ヘヘ
ヘ ヘ
ヘ ヘ
ヘ ヘ

イ
イ
イ イ
イ イ
イ
イ
イ

タタタタ
タ タ
タ タ タ
タ
タ
タ
タ

ヘヘ
ヘ ヘ
ヘ ヘ
ヘ
ヘ

ヌヌヌヌヌヌヌ
ヌ
ヌ ヌ
ヌ
ヌ ヌ
ヌ ヌ
ヌ ヌ

カカカカカカカ
カ
カ
カ
カ
カカ

サ　サ
ササササ サ
サ　サ
サ　サ
サ
サ

ロロ
ロ　ロ
ロ　ロ
ロ
ロ

オ
オオオオオオオ
オオ
オ　オ
オ　オ
オ　オ

スススススス
ス
ス
スス
ス　ス
ス　ス

レ
レ
レ
レ　レ
レ　レ
レレ

ニニニニニニニ
ニ
ニ
ニ
ニ
ニニニニニニニ

ロロロロロロ
ロ　ロ
ロ　ロ
ロ　ロ
ロロロロロロ

フフフフフフフ
フ
フ
フ
フ
フフ

ニニニニニ
ニニニニニニニニ

ユユユユユ
ユ
ユ
ユ
ユ
ユユユユユユユユユ

レ　レ
レレレレレ
レ　レ
レ　レ
レ
レ

タ
タ
タタ
タタ
タ
タ

タタタタ
タ　タ
タ　タ　タ
タ
タ
タ
タ

カ
カカカカカカ
カ　カ
カ　カ
カ　カ
カ　カ
カ　カ

ココココココ
コ
コ
コ
コ
ココココココ

ス
ス
ス
ス　ス
ス　ス
スス

シシ
シ
シシ　シ
シ
シ
シシシ

フフフフフフフ
フ
フ
フ
フ
フフ

ヌヌヌヌヌヌ
ヌ
ヌ
ヌヌ
ヌ　ヌ
ヌ　ヌ

イ
イ
イイ
イ　イ
イ
イ

ト
ト
トト
ト　ト
ト
ト

イイイイイイ
イ　イ
イ　イ
イ　イ
イイイイイイ

タタタタ
タ　タ
タ　タ　タ
タ
タ
タ
タ

ヌヌヌヌヌヌヌ
ヌ
ヌ　ヌ
ヌ
ヌ　ヌ
ヌ　ヌ
ヌ　ヌ

セッション5

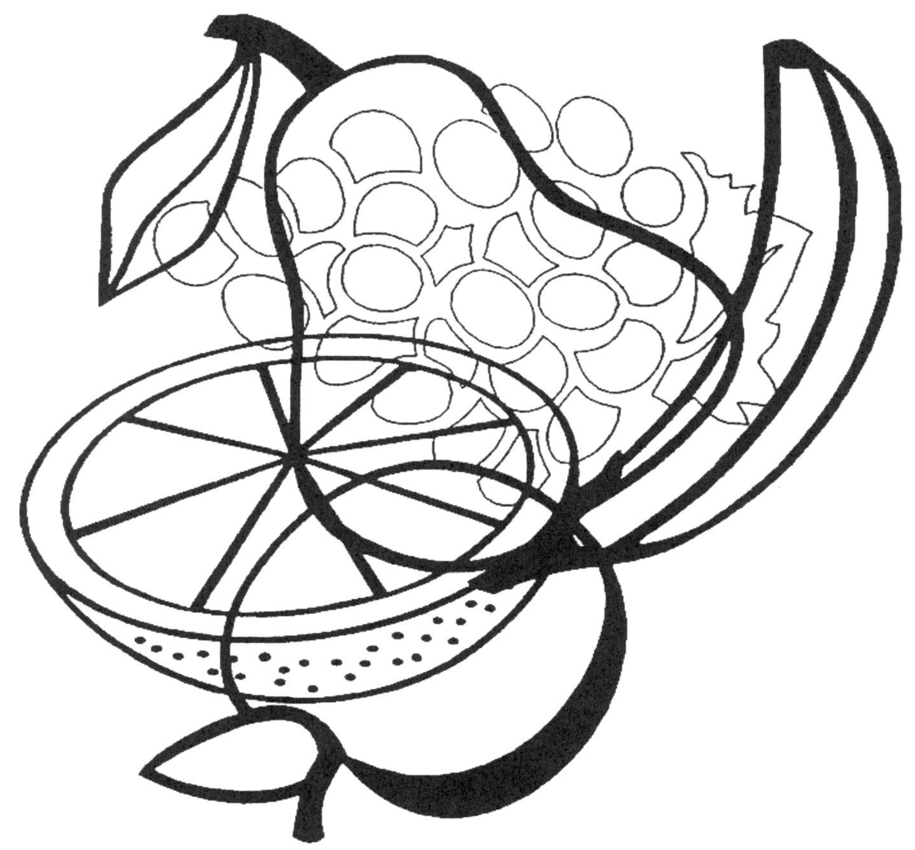

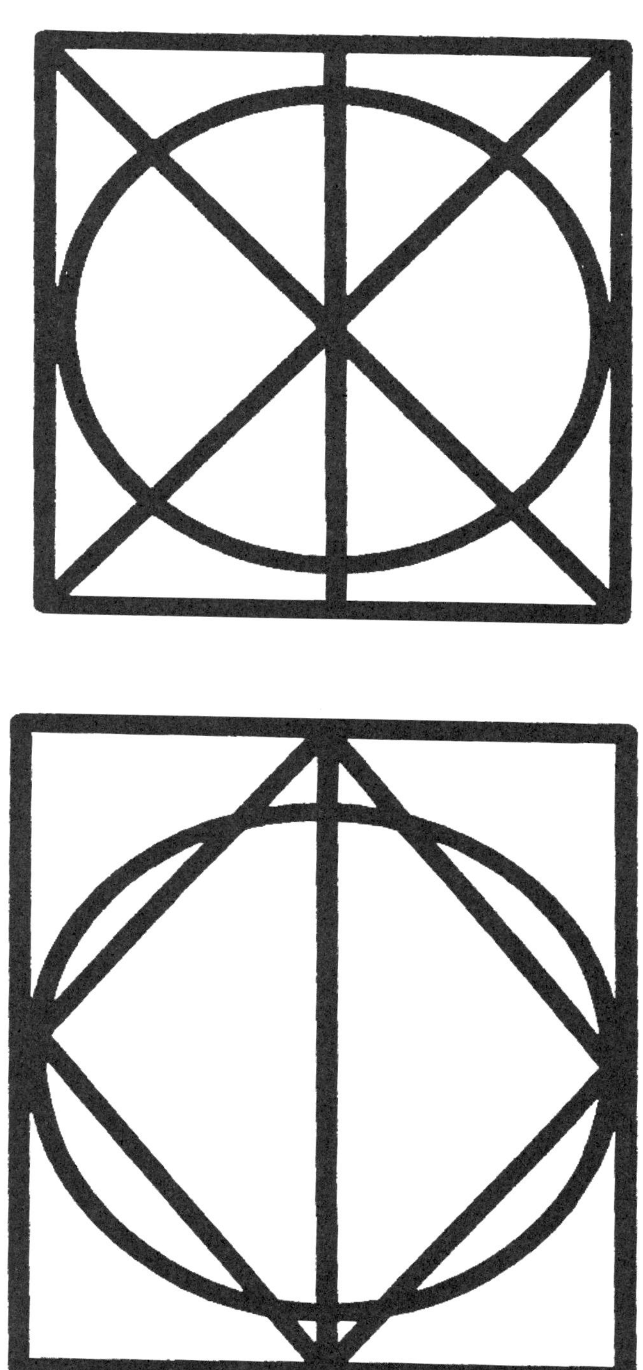

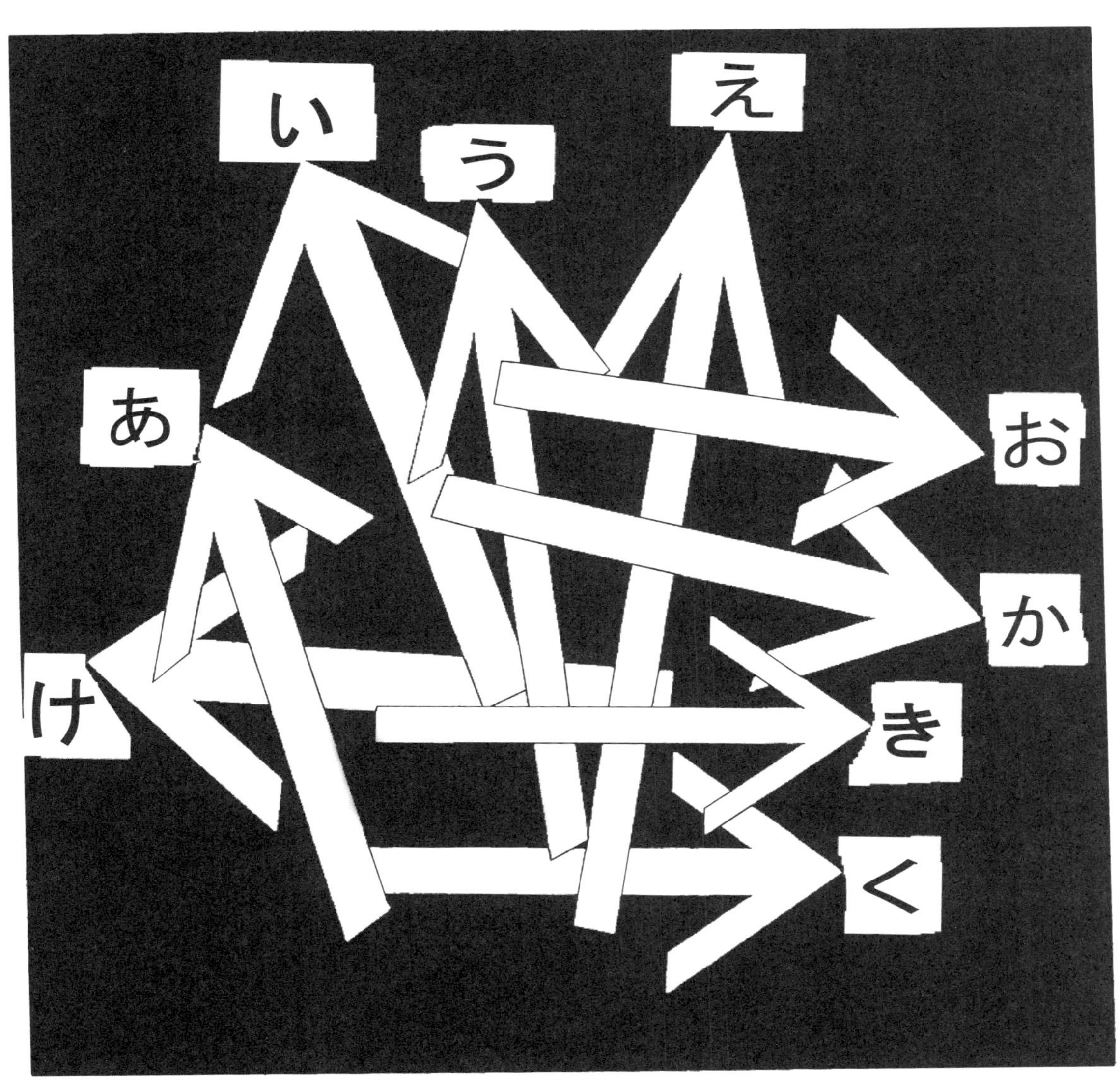
い
え
う
あ
お
か
け
き
く

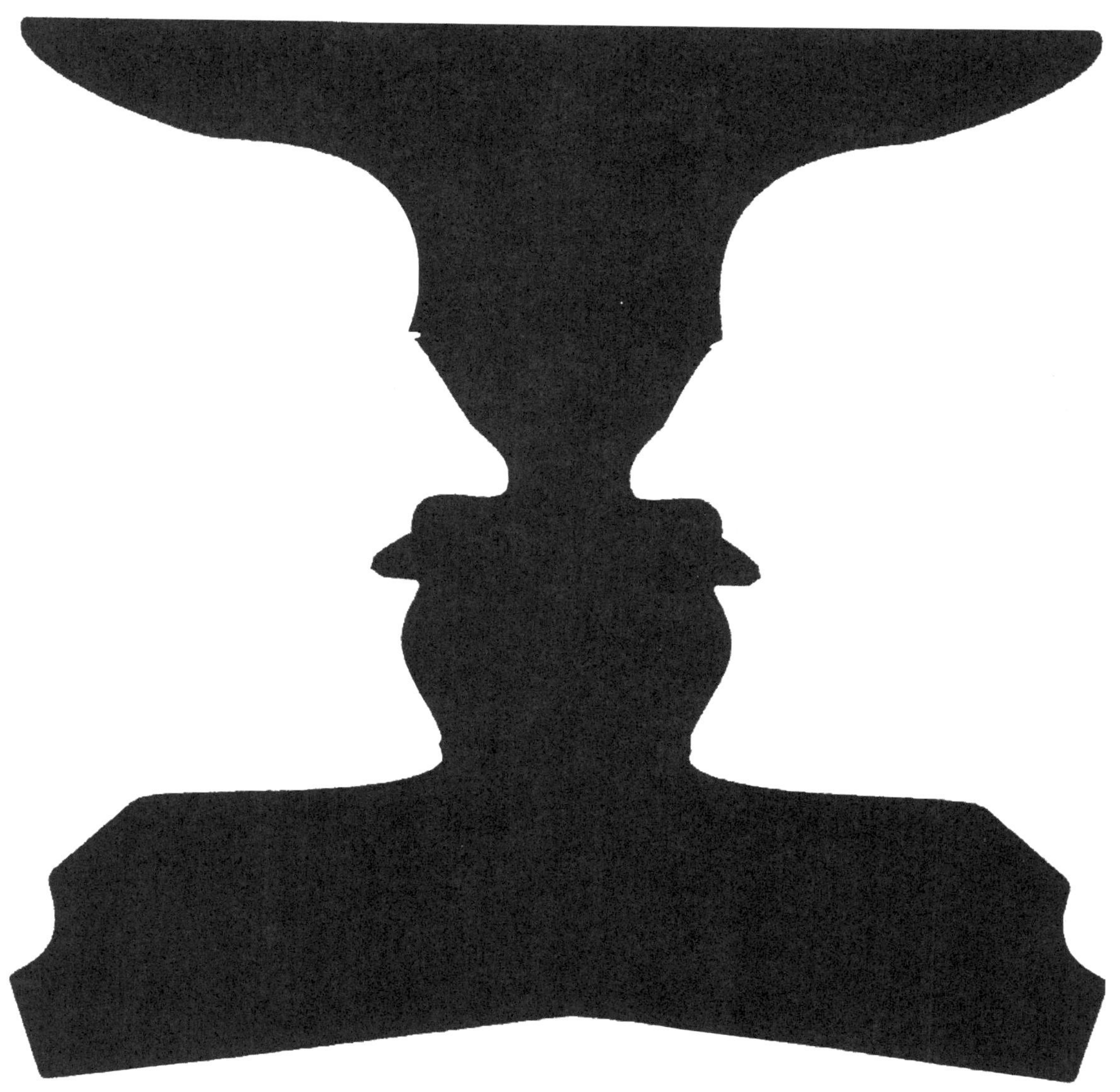

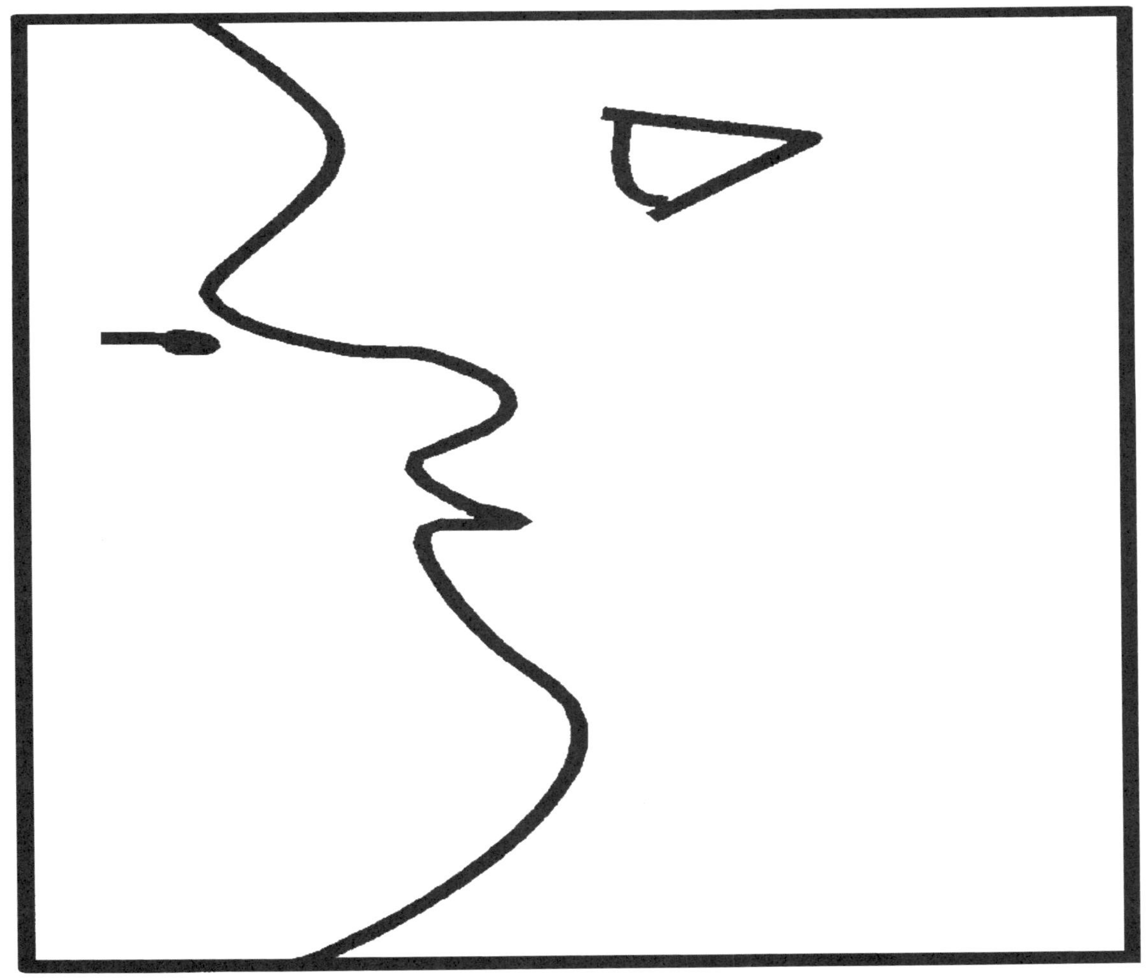

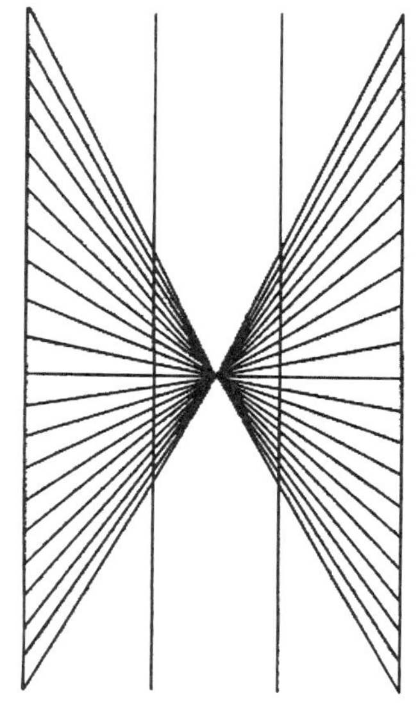

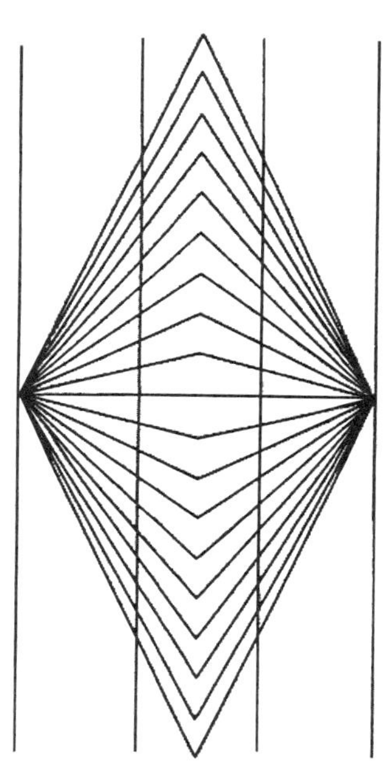

本人用 *2-5-8*

6	54	62	7	40	98	53	16	49	47	88	92	23	89
11	27	1	21	7	76	40	22	12	35	98	99	96	17
83	18	29	65	37	68	83	37	67	31	24	42	26	23
47	73	9	38	69	41	96	97	4	25	43	38	98	96
32	96	56	55	8	42	70	98	85	3	54	41	70	26
19	4	89	9	86	97	39	43	84	3	94	19	83	98
88	29	56	9	75	41	10	69	43	99	1	85	35	70
33	46	36	20	55	10	66	11	18	86	89	28	55	77
39	89	23	57	35	87	52	80	29	12	25	58	18	80
66	37	14	34	19	24	17	87	64	30	13	78	47	2
10	15	88	63	85	40	39	23	28	16	27	14	34	31
39	64	1	79	3	18	33	50	47	29	21	62	26	15
70	42	37	27	34	18	88	17	71	22	16	30	73	48
96	17	25	38	24	36	19	20	52	36	32	49	86	50
83	29	4	89	11	47	32	22	59	67	47	12	59	95
40	23	27	49	53	26	47	51	91	53	14	42	17	66
53	51	36	72	46	39	83	11	46	59	13	60	35	77
40	96	71	5	67	7	11	96	12	58	84	12	19	26
18	55	28	96	39	66	6	82	10	29	36	97	27	89

本人用 *2-5-9*

4 7 2 8 9 4 7 0 1 8 3 9 2 6 0 5 2 8

7 4 9 4 8 1 8 0 8 2 9 5 7 3 8 6 1 9

2 5 9 3 9 4 0 9 5 9 1 6 4 2 9 5 8 1

0 9 3 7 5 6 7 8 4 3 0 5 3 1 8 4 9 5

8 0 5 8 1 8 2 7 3 1 9 4 0 3 8 6 2 1

6 6 0 8 3 4 5 9 7 6 2 1 5 8 7 3 4 6

9 6 5 4 2 1 3 6 5 2 1 7 6 4 9 5 3 2

4 5 8 2 6 5 9 5 4 1 3 2 4 5 2 6 8 5

2 3 6 9 5 4 1 9 1 7 9 2 1 6 9 5 3 0

4 7 3 8 3 6 4 2 9 1 2 7 2 4 3 9 1 6

2 5 3 6 9 7 1 4 2 5 3 7 0 2 4 3 2 9

1 0 9 4 3 0 8 6 7 9 4 2 0 6 5 3 1 8

0 7 4 3 0 2 5 8 1 0 9 1 0 5 6 4 8 1

7 5 0 1 6 5 8 0 4 6 2 1 0 5 7 9 5 4

3 0 5 2 9 8 6 2 1 4 3 0 2 5 6 1 9 7

セッション6

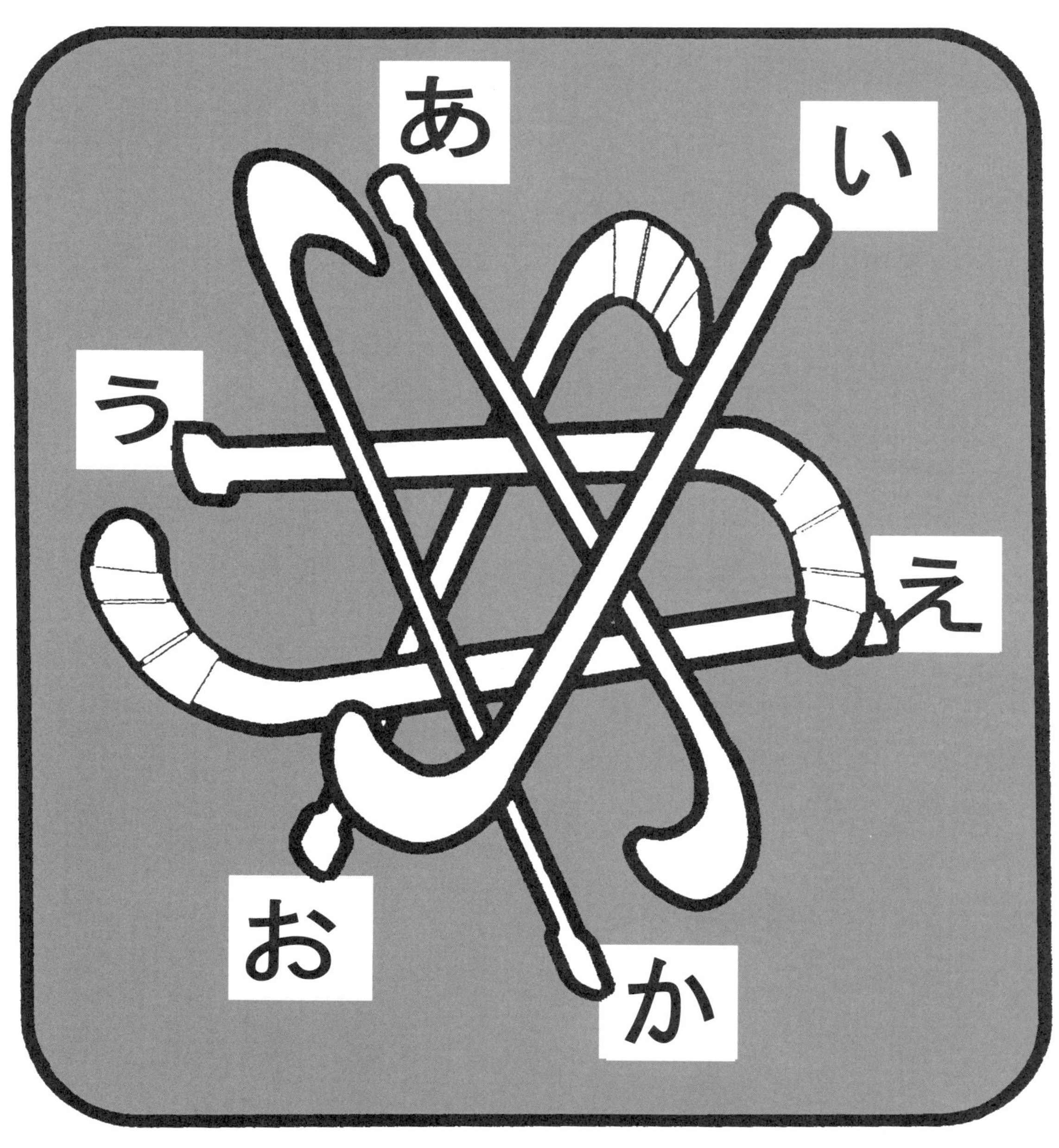
あ
い
う
え
お
か

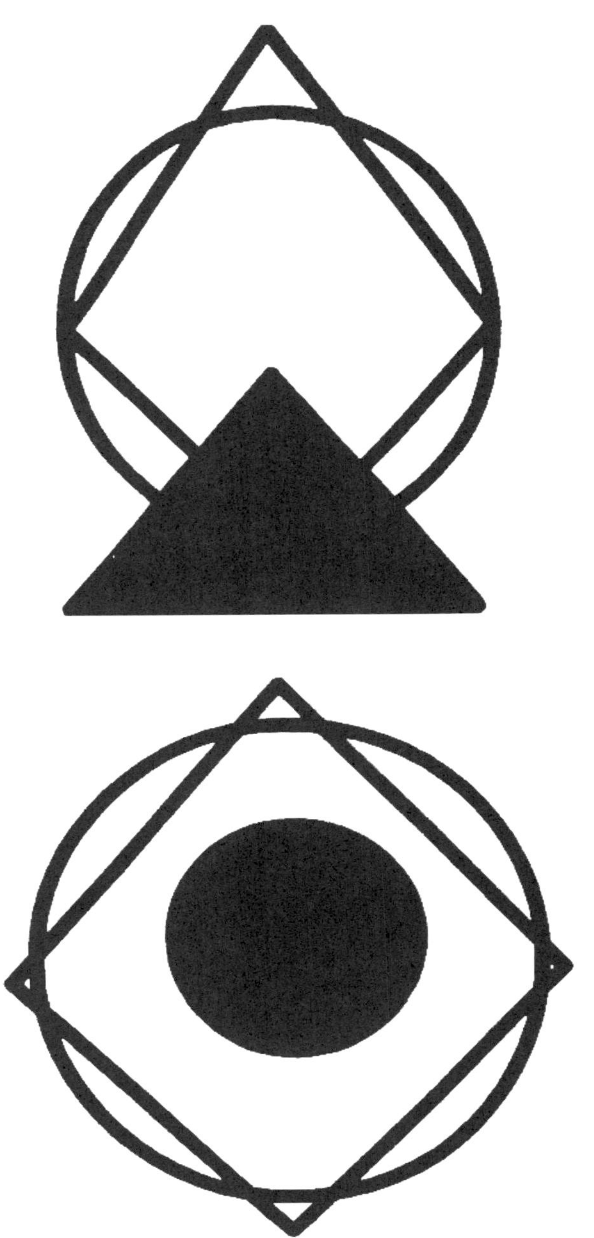

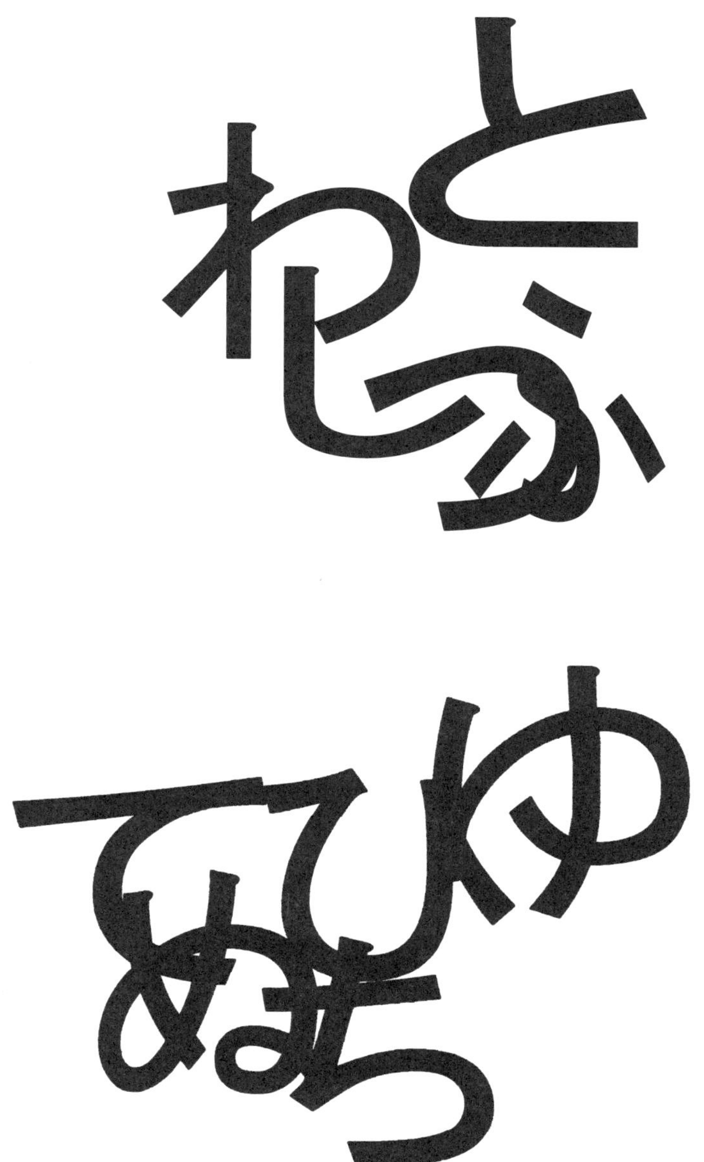

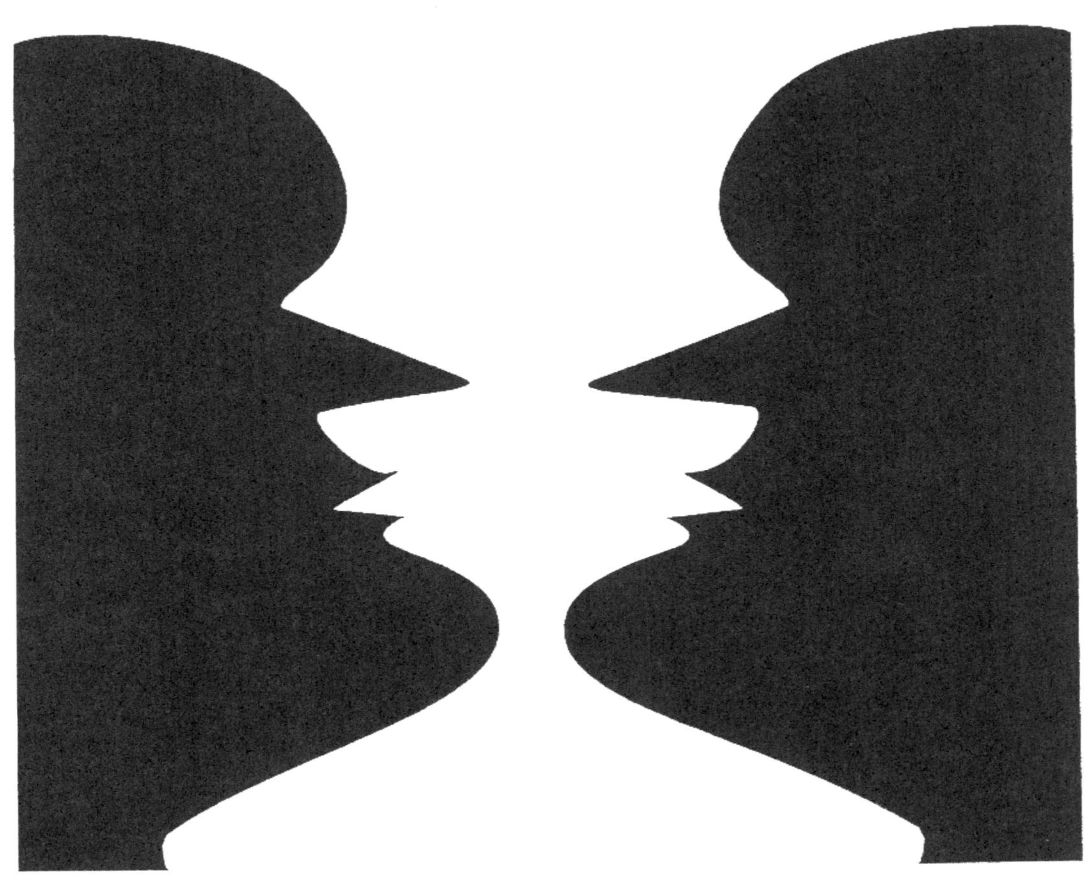

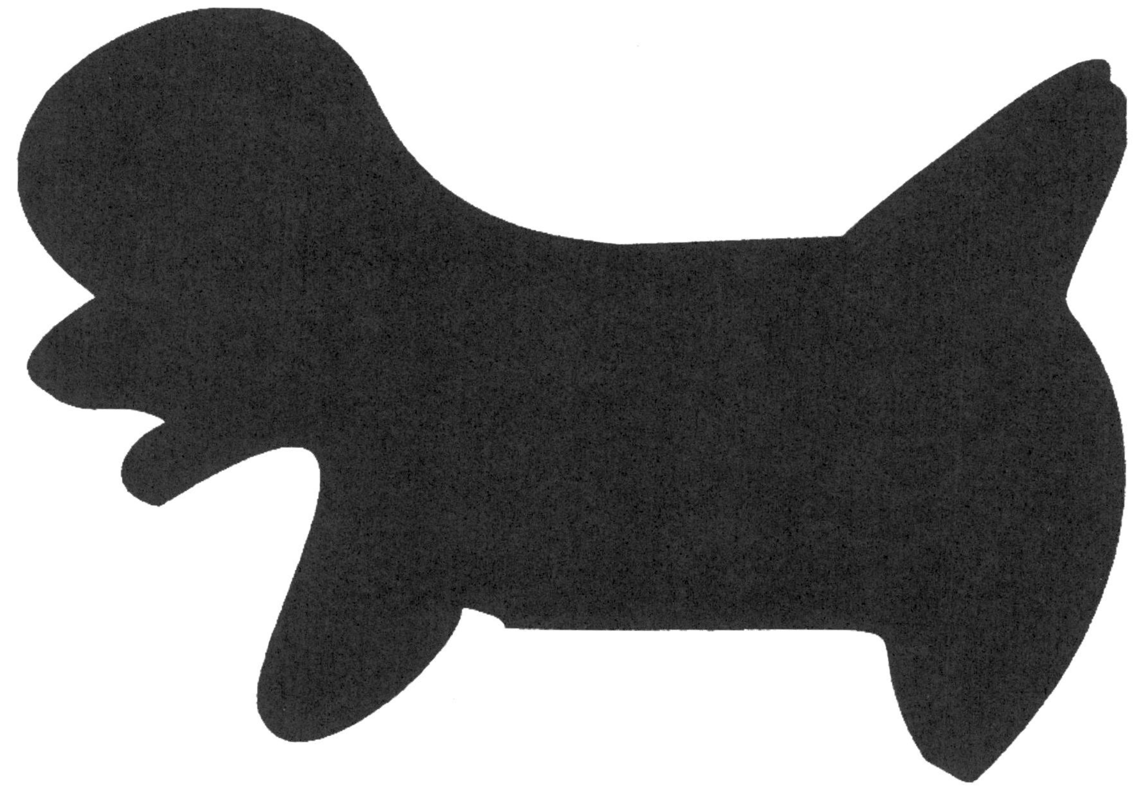

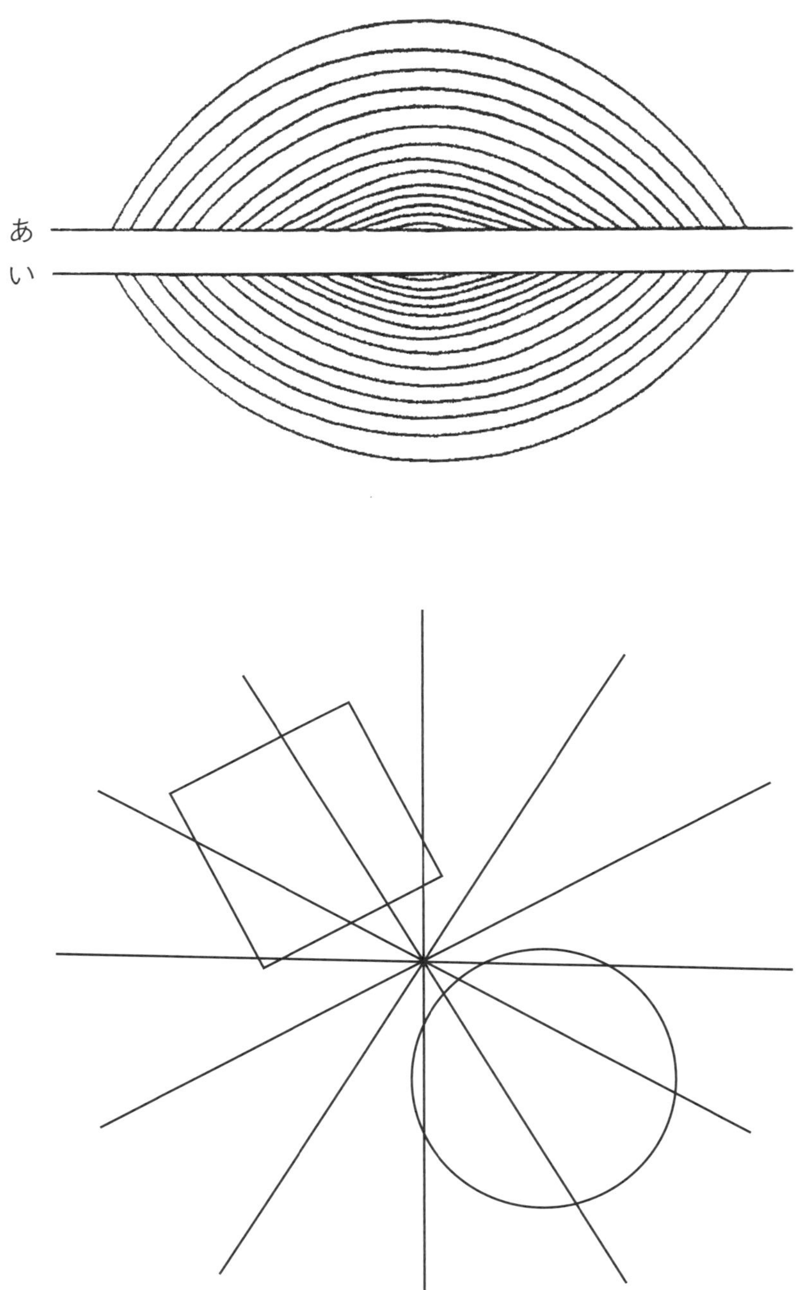
あ
い

6	54	62	7	40	98	53	16	49	47	88	92	23	89
11	27	1	21	7	76	40	22	12	35	98	99	96	17
83	18	29	65	37	68	83	37	67	31	24	42	26	23
47	73	9	38	69	41	96	97	4	25	43	38	98	96
32	96	56	55	8	42	70	98	85	3	54	41	70	26
19	4	89	9	86	97	39	43	84	3	94	19	83	98
88	29	56	9	75	41	10	69	43	99	1	85	35	70
33	46	36	20	55	10	66	11	18	86	89	28	55	77
39	89	23	57	35	87	52	80	29	12	25	58	18	80
66	37	14	34	19	24	17	87	64	30	13	78	47	2
10	15	88	63	85	40	39	23	28	16	27	14	34	31
39	64	1	79	3	18	33	50	47	29	21	62	26	15
70	42	37	27	34	18	88	17	71	22	16	30	73	48
96	17	25	38	24	36	19	20	52	36	32	49	86	50
83	29	4	89	11	47	32	22	59	67	47	12	59	95
40	23	27	49	53	26	47	51	91	53	14	42	17	66
53	51	36	72	46	39	83	11	46	59	13	60	35	77
40	96	71	5	67	7	11	96	12	58	84	12	19	26
18	55	28	96	39	66	6	82	10	29	36	97	27	89

87	96	84	50	23	39	14	37
31	63	94	81	17	48	79	59
—	—	—	—	—	—	—	—

401	209	874	635	56	38	57	54
607	39	33	944	69	886	59	97
—	—	—	—	—	—	—	—

86	72	37	65	47	15	32	57
16	39	49	25	64	16	14	19
—	—	—	—	—	—	—	—
23	70	82	13	37	64	71	62
36	27	65	74	59	35	58	18
—	—	—	—	—	—	—	—
53	14	63	37	66	97	92	93
21	12	32	11	43	26	24	17
—	—	—	—	—	—	—	—
56	42	25	52	82	46	62	22
31	30	10	42	16	12	25	34
—	—	—	—	—	—	—	—
73	34	56	75	54	87	63	29
25	24	31	24	44	11	36	15
—	—	—	—	—	—	—	—

本人用 *2-6-10*

セッション7

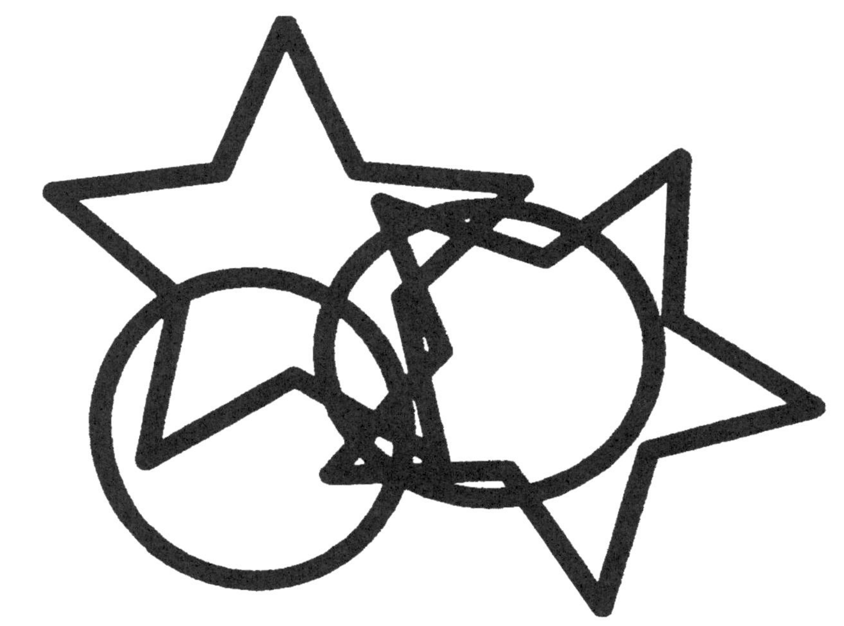

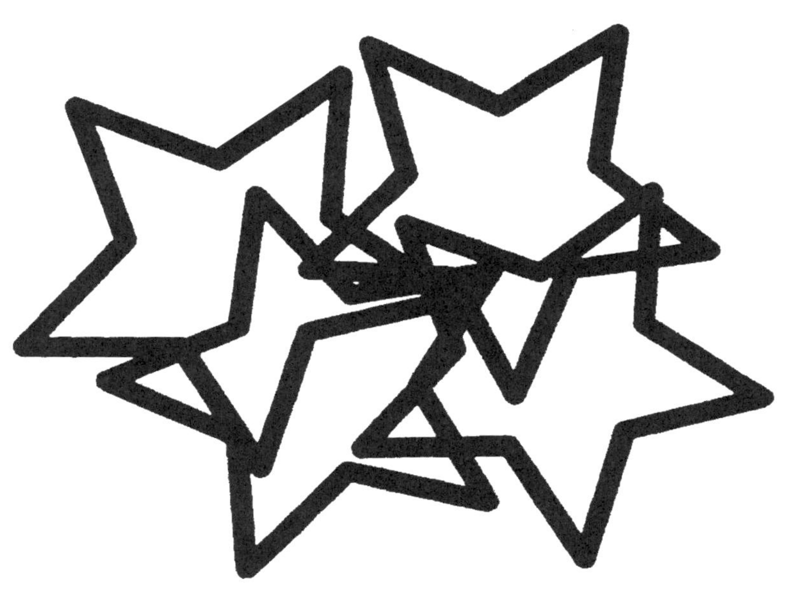

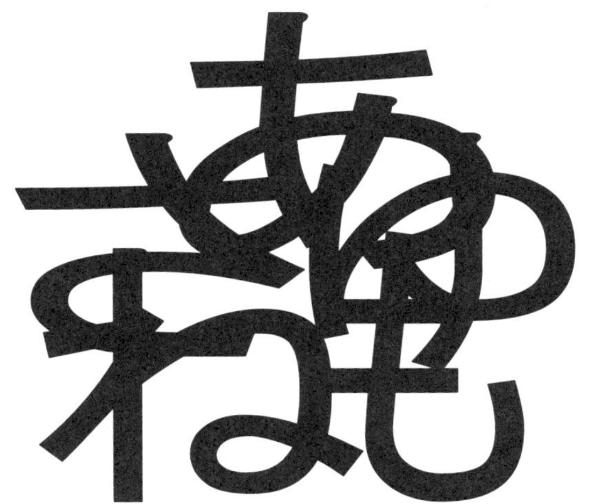

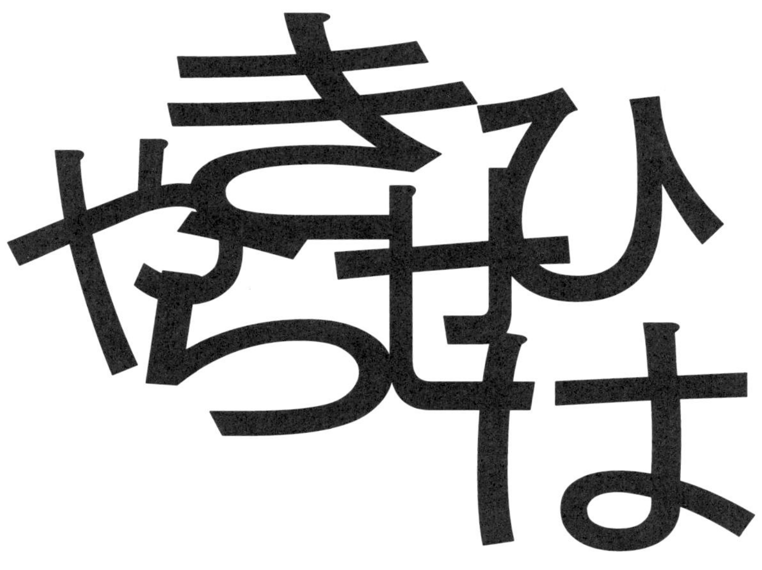

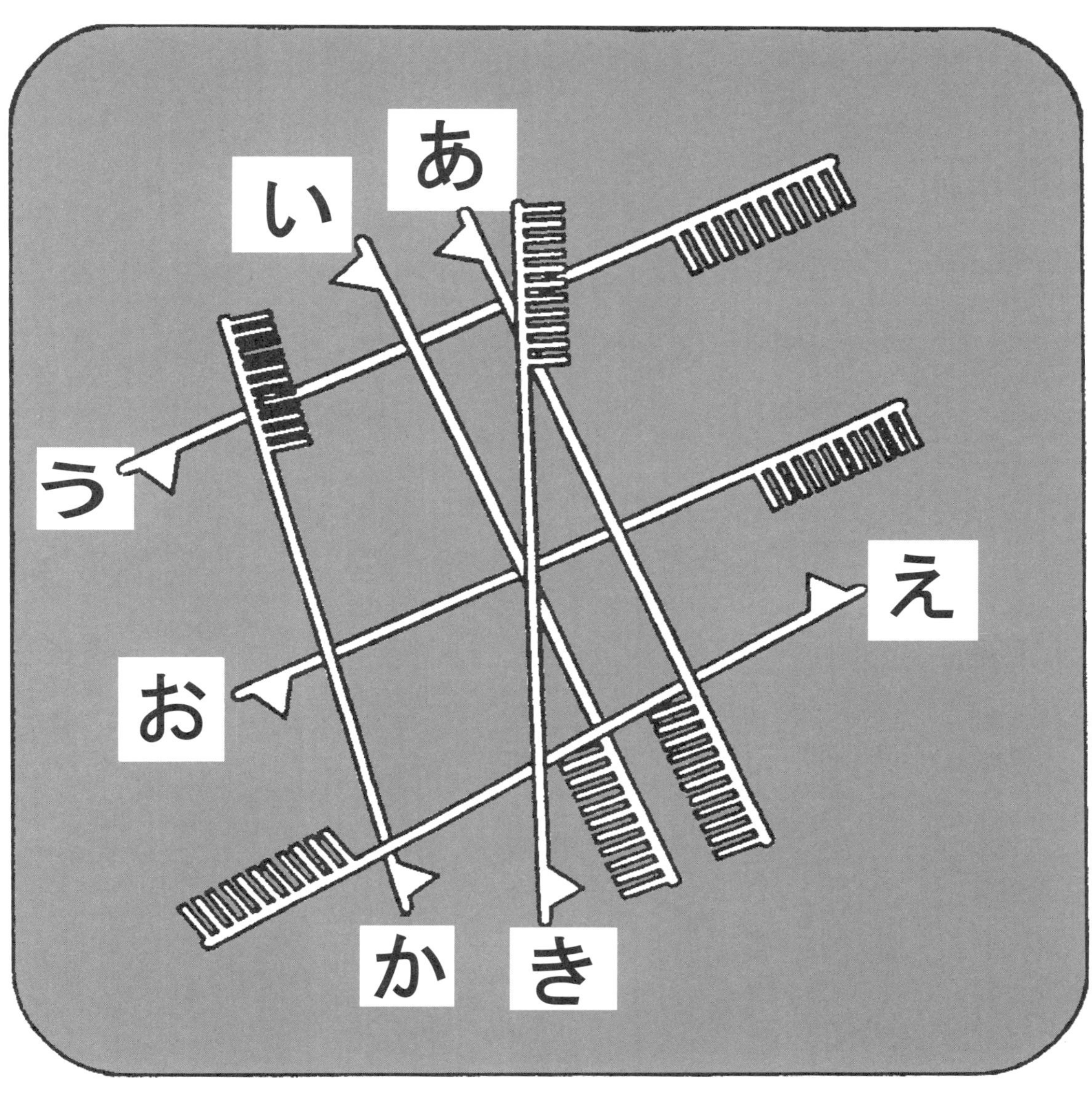

あ
い
う
え
お
か
き

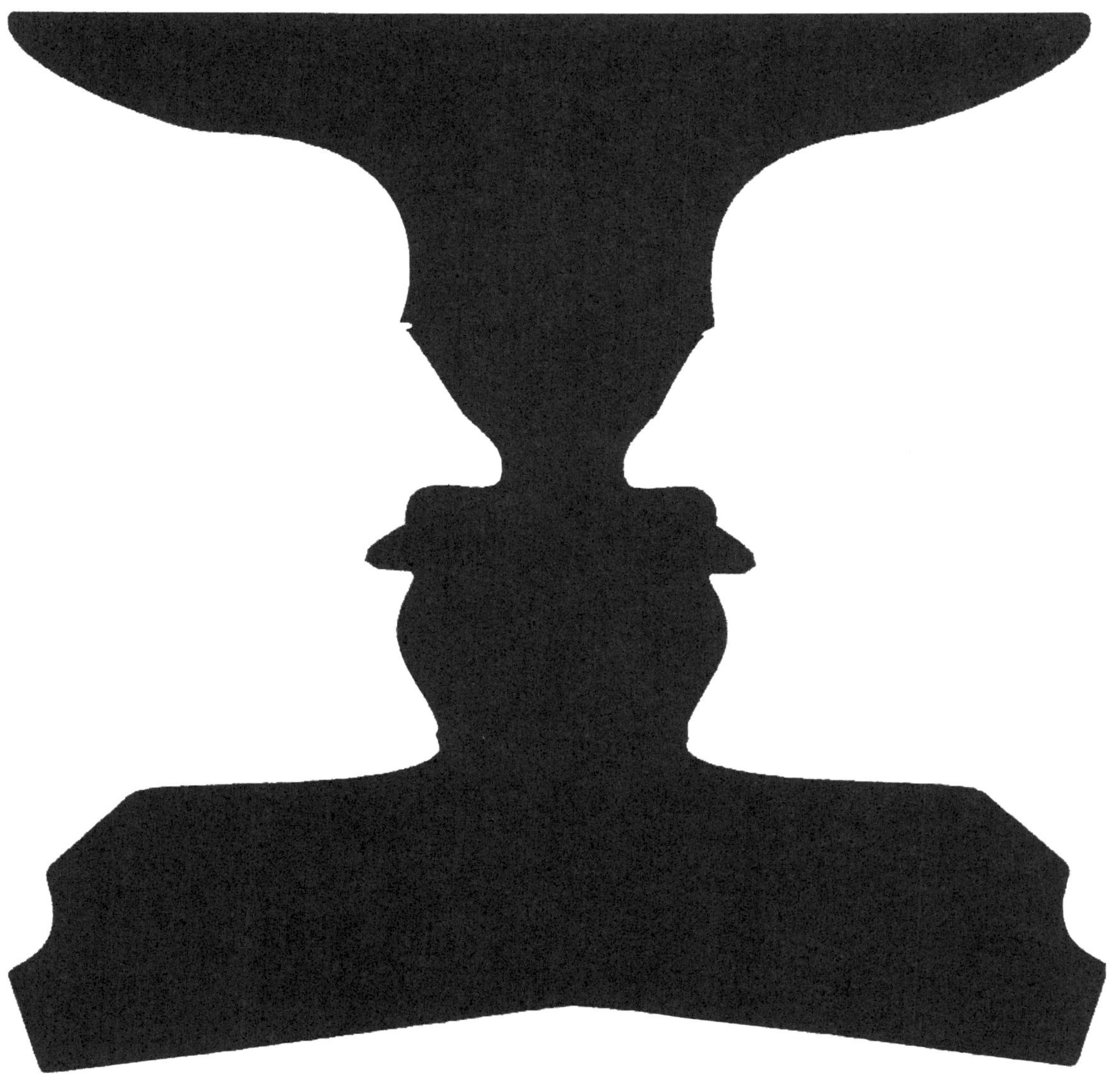

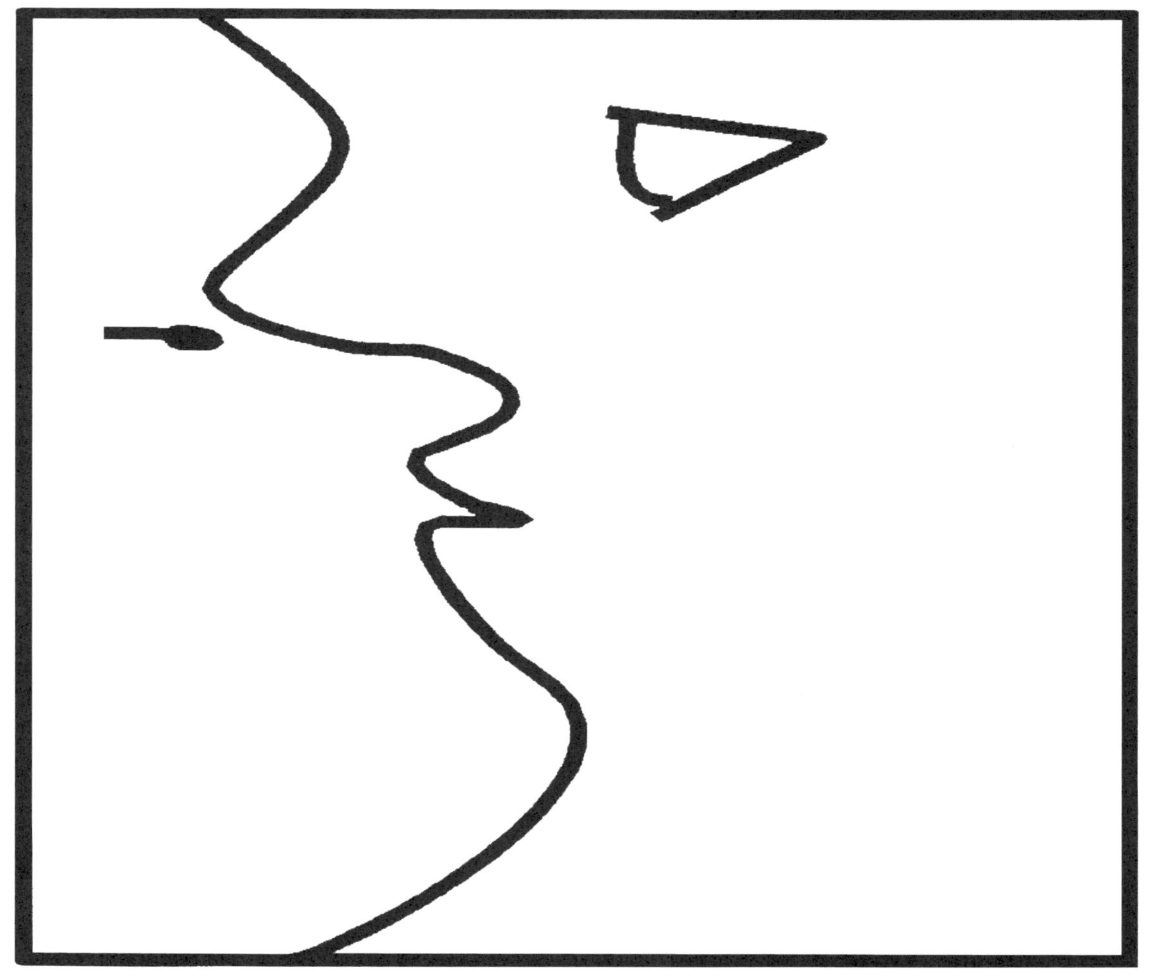

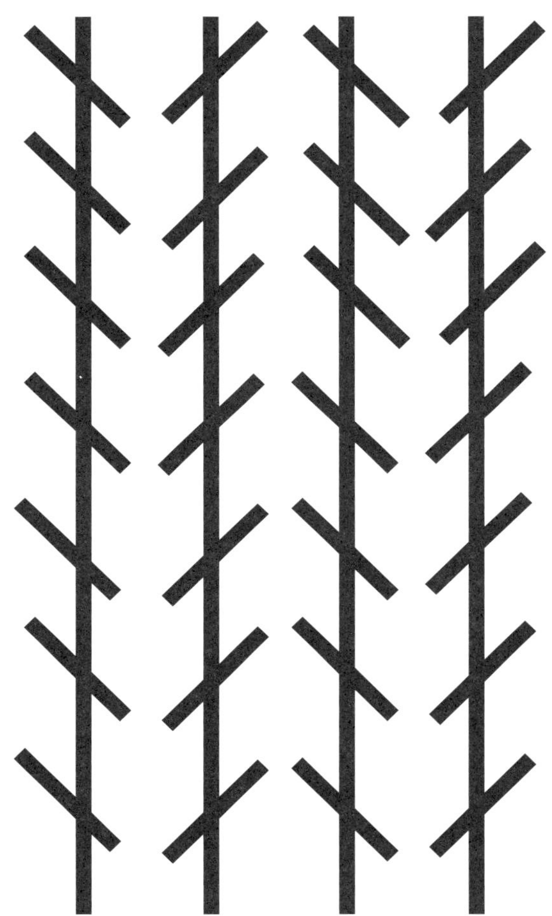

6	54	62	7	40	98	53	16	49	47	88	92	23	89
11	27	1	21	7	76	40	22	12	35	98	99	96	17
83	18	29	65	37	68	83	37	67	31	24	42	26	23
47	73	9	38	69	41	96	97	4	25	43	38	98	96
32	96	56	55	8	42	70	98	85	3	54	41	70	26
19	4	89	9	86	97	39	43	84	3	94	19	83	98
88	29	56	9	75	41	10	69	43	99	1	85	35	70
33	46	36	20	55	10	66	11	18	86	89	28	55	77
39	89	23	57	35	87	52	80	29	12	25	58	18	80
66	37	14	34	19	24	17	87	64	30	13	78	47	2
10	15	88	63	85	40	39	23	28	16	27	14	34	31
39	64	1	79	3	18	33	50	47	29	21	62	26	15
70	42	37	27	34	18	88	17	71	22	16	30	73	48
96	17	25	38	24	36	19	20	52	36	32	49	86	50
83	29	4	89	11	47	32	22	59	67	47	12	59	95
40	23	27	49	53	26	47	51	91	53	14	42	17	66
53	51	36	72	46	39	83	11	46	59	13	60	35	77
40	96	71	5	67	7	11	96	12	58	84	12	19	26
18	55	28	96	39	66	6	82	10	29	36	97	27	89

本人用 *2-7-9*

4 7 2 8 9 4 7 0 1 8 3 9 2 6 0 5 2 8

7 4 9 4 8 1 8 0 8 2 9 5 7 3 8 6 1 9

2 5 9 3 9 4 0 9 5 9 1 6 4 2 9 5 8 1

0 9 3 7 5 6 7 8 4 3 0 5 3 1 8 4 9 5

8 0 5 8 1 8 2 7 3 1 9 4 0 3 8 6 2 1

6 6 0 8 3 4 5 9 7 6 2 1 5 8 7 3 4 6

9 6 5 4 2 1 3 6 5 2 1 7 6 4 9 5 3 2

4 5 8 2 6 5 9 5 4 1 3 2 4 5 2 6 8 5

2 3 6 9 5 4 1 9 1 7 9 2 1 6 9 5 3 0

4 7 3 8 3 6 4 2 9 1 2 7 2 4 3 9 1 6

2 5 3 6 9 7 1 4 2 5 3 7 0 2 4 3 2 9

1 0 9 4 3 0 8 6 7 9 4 2 0 6 5 3 1 8

0 7 4 3 0 2 5 8 1 0 9 1 0 5 6 4 8 1

7 5 0 1 6 5 8 0 4 6 2 1 0 5 7 9 5 4

3 0 5 2 9 8 6 2 1 4 3 0 2 5 6 1 9 7

太い　**細い**　細い　太い

細い　太い　太い　**細い**

太い　細い　**細い**　細い

太い　太い　細い　**太い**

細い　太い　細い　太い

太い　細い　太い　**細い**

細い　細い　細い　**太い**

太い　太い　**細い**　太い　細い　太い

細い　**太い**　細い　**細い**　太い　**細い**

細い　太い　**太い**　細い　太い

太い　細い　**太い**　太い　細い　細い

細い　太い　細い　太い　**太い**　細い　太い　**細い**

太い　細い　**細い**　太い　**太い**　**細い**　太い

太い　細い　細い　**太い**　細い　**細い**　太い

太い　**細い**　太い　細い　太い　細い　太い

細い　太い　細い　太い　太い　細い　**太い**　細い

太い　**細い**　太い　細い　太い　細い　細い

太い　細い　細い　太い　太い　細い　太い　細い　太い　細い　太い　細い

細い　細い　太い　太い　太い　細い　太い

太い　太い　細い　太い　細い　太い　細い　太い　細い　太い　太い

太い　太い　細い　太い　太い　細い　細い

細い　太い　細い　太い　細い　太い　太い　太い　細い　細い

太い　細い　太い　細い　太い　細い　太い　細い

太い　細い　**細い**　太い　**太い**　**細い**　太い　細い　太い

細い　太い　**太い**　**細い**　太い　細い　**太い**　細い　細い　細い

太い　細い　細い　太い　細い　太い　細い

細い　*太い*　*太い*　***細い***　太い　**太い**　**細い**　太い　細い　太い

太い　細い　**太い**　**細い**　太い　**太い**　**細い**　太い　太い　細い　太い

上 下 中	上 中 下

上 下 中	中 下 上

下 上 中	中 上 下

下 中 上	中 上 下

上 中 下	上 中 下

上 中 下	上 中 下

上 中 下	上 下 中

上 中 下	上 下 中

上 中 下	下 中 上

中 下 上	上 中 下

上 中 下	上 中 下

上 中 下	中 上 下

上 中 下	下 中 上

中 上 下	上 中 下

下 中 上	上 中 下

下	下
上	中
中	上

中	上
下	中
上	下

上	中
下	下
中	上

中	下
上	中
下	上

上	上
中	下
下	中

中 下 上	下 中 上
上 下 中	上 中 下
下 中 上	下 上 中
中 下 上	下 上 中
上 中 下	中 上 下

ユユユユユ
ユ
ユ
ユ
ユ
ユユユユユユユユユユ

ヌヌヌヌヌヌヌ
ヌ
ヌ ヌ
ヌ
ヌ ヌ
ヌ ヌ
ヌ ヌ

イ
イ
イ イ
イ イ
イ
イ

コココココココ
コ
コ
コ
コ
コココココココ

ニニニニニニニ
ニ
ニ
ニ
ニ
ニニニニニニニ

ニニニニニ
ニニニニニニニニ

ウ
ウ
ウウウウウウウウ
ウ ウ
ウ
ウ
ウ
ウ

オ
オオオオオオオ
オオ
オ オ
オ オ
オ オ

ヘヘ
ヘ ヘ
ヘ ヘ
ヘ ヘ
ヘ

トトトトトト
ト
ト
ト
ト
トトトトトト

イ
イ
イ イ
イ イ
イ
イ

コココココココ
コ
コ
コ
コ
コココココココ

サ サ
サ サ サ サ サ
サ サ
サ サ
サ
サ

タ
タ
タ タ
タ タ
タ
タ

レ
レ
レ
レ レ
レ レ
レレ

ロロロロロロ
ロ ロ
ロ ロ
ロ ロ
ロロロロロロ

ラ
ラララララララ
ララ
ラ ラ
ラ ラ
ラ ラ

ススススススス
ス
ス
スス
ス ス
ス ス

シシ
シ
シシ シ
シ
シ
シシシ

ヌヌヌヌヌヌヌ
ヌ
ヌ ヌ
ヌ
ヌ ヌ
ヌ ヌ
ヌ ヌ

カカカカ
カ カ
カ カ カ
カ
カ
カ
カ

ララララララ
ラララララララララ
ラ
ラ
ラ
ラ
ララ

カ
カカカカカカ
カ カ
カ カ
カ カ
カ カ
カ カ

フフフフフフフ
フ
フ
フ
フ
フフ

ココココココ
　　　　　コ
　　　　　コ
　　　　　コ
　　　　　コ
ココココココ

カカカカカカカ
カ
カ
カ
カ
カカ

シシ
シ
シシ
シ
シ
シ
シシシ

トトトトトトト
ト
ト
ト
ト ト
ト ト
ト ト

ウ
ウ
ウウウウウウウウ
ウ ウ
ウ
ウ
ウ
ウ

ササササササササ
ササ
サ
サ
サ
ササ

ヌヌヌヌヌヌヌ
ヌ
ヌ ヌ
ヌ
ヌ ヌ
ヌ ヌ
ヌ ヌ

カ
カカカカカカ
カ カ
カ カ
カ カ
カ カ
カ カ

ララララララ
ララララララララララ
ラ
ラ
ラ
ラ
ララ

スススススス
ス
ス
スス
ス ス
ス ス

レ レ
レ レ レ レ レ
レ レ
レ レ
レ
レ

フフフフフフフ
フ
フ
フ
フ
フフ

サ サ
サササササ
サ サ
サ サ
サ
サ

タタタタ
タ タ
タ タ タ
タ
タ
タ
タ

ロロロロロロ
ロ ロ
ロ ロ
ロ ロ
ロロロロロロ

イイイイイイ
イ イ
イ イ
イ イ
イイイイイイ

ニニニニニニ
ニニニニニニニニ

ユユユユユ
ユ
ユ
ユ
ユ
ユユユユユユユユユユ

ヘ
ヘヘヘヘヘヘヘ
ヘヘ
ヘ ヘ
ヘ ヘ
ヘ ヘ

イ
イ
イ イ
イ イ
イ
イ
イ

タタタタ
タ タ
タ タ タ
タ
タ
タ
タ

ヘヘ
ヘ ヘ
ヘ ヘ
ヘ
ヘ

ヌヌヌヌヌヌヌ
ヌ
ヌ ヌ
ヌ
ヌ ヌ
ヌ ヌ
ヌ ヌ

カカカカカカカ
カ
カ
カ
カ
カカ

```
 サ   サ
サササササ
 サ   サ
 サ   サ
      サ
   サ

   ロロ
  ロ    ロ
ロ        ロ
            ロ
              ロ

         オ
オオオオオオオ
       オオ
     オ  オ
   オ    オ
 オ      オ

ススススススス
          ス
        ス
      スス
    ス    ス
  ス        ス

レ
レ
レ
レ      レ
レ    レ
レ レ

ニニニニニニニ
            ニ
            ニ
            ニ
            ニ
ニニニニニニニ
```

```
ロロロロロロ
ロ        ロ
ロ        ロ
ロ        ロ
ロロロロロロ

フフフフフフフ
            フ
            フ
          フ
        フ
  フフ

 ニニニニニ

ニニニニニニニ

 ユユユユユ
          ユ
          ユ
          ユ
          ユ
ユユユユユユユユユ

  レ    レ
レ レ レ レ レ
  レ    レ
  レ    レ
        レ
     レ

           タ
         タ
      タ タタ
   タ    タタ
         タタ
         タ
```

```
   タタタタ
 タ      タ
タ  タ  タ
     タ
    タ
  タ
タ

    カ
カカ カ カ カ カ
    カ      カ
    カ      カ
    カ      カ
  カ        カ
カ      カ

コココココココ
            コ
            コ
            コ
            コ
コココココココ

ス
ス
ス
ス      ス
ス    ス
スス

シシ
            シ
シシ      シ
        シ
      シ
シシシ

フフフフフフフ
            フ
            フ
          フ
        フ
  フフ
```

```
ヌヌヌヌヌヌ
        ヌ
      ヌ
    ヌヌ
  ヌ    ヌ
ヌ        ヌ

       イ
     イ
   イ イ
 イ  イ
     イ
     イ

ト
ト
ト ト
ト    ト
ト
ト

イイイイイイ
イ        イ
イ        イ
イ        イ
イイイイイイ

    タタタタ
  タ      タ
タ  タ  タ
      タ
    タ
  タ
タ

ヌヌヌヌヌヌヌ
            ヌ
      ヌ  ヌ
        ヌ
      ヌ  ヌ
    ヌ      ヌ
  ヌ          ヌ
```

本人用 2-7-23

```
                                        イ
                                ア
      ヘヘ     ロロロロロロ       イ      コココココココ  ササササササササ
    ヘ  ヘ    ロ        ロ     イ イ           コ          ササ     ニニニニニ
  ヘ     ヘ   ロ        ロ   イ  イ           コ          ササ
          ヘ  ロ        ロ       イ           コ         サ
           ヘ ロ        ロ       イ           コ       サ      ニニニニニニニ
            ヘ ロロロロロロ       イ      コココココココ  ササ

ス        ニニニニニニ   ヌヌヌヌヌヌ   シシ          ヌヌヌヌヌヌヌ   ト
ス              ニ          ヌ              シ           ヌ     ト
ス            ニ           ヌ      シシ    シ       ヌ  ヌ      ト  ト
ス   ス      ニニ        ヌヌ            シ          ヌ         ト     ト
ス ス      ニ     ニ     ヌ    ヌ       シ         ヌ    ヌ      ト
スス      ニ        ニ  ヌ       ヌ  シシシ      ヌ  ヌ     ヌ ヌ  ト

      タタタタ      オ                              イ      サ   サ
   タ      タ  オオオオオオオ  カカカカカカカ  レ   レ             ササササササ
 タ   タ   タ        オオ           カ  レ レ レ レ レ     イ       ササ  ササ
       タ          オ  オ           カ    レ   レ     イ  イイ     サ   ササ
     タ          オ    オ          カ     レ   レ   イ    イイ           ササ
   タ          オ      オ         カ            レ       イイ            サ
 タ          オ        オ       カカ        レ         イ

コココココココ  トトトトトトト       タ   ココココココ    フフフフフフフ      オ
       コ           ト    タ   ココココココココココ        フ    オオオオオオオ
       コ           ト   タ  タ        コ                フ       オオ
       コ           ト タ    タ       コ              フ       オ  オ
       コ           ト       タ      コ            フ       オ    オ
コココココココ  トトトトトトト       タ   ココ         フフ       オ      オ
```

本人用 2-7-24

セッション8

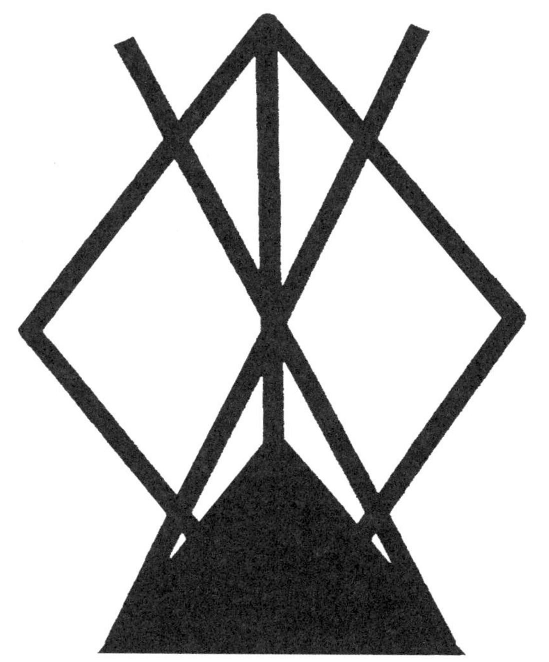

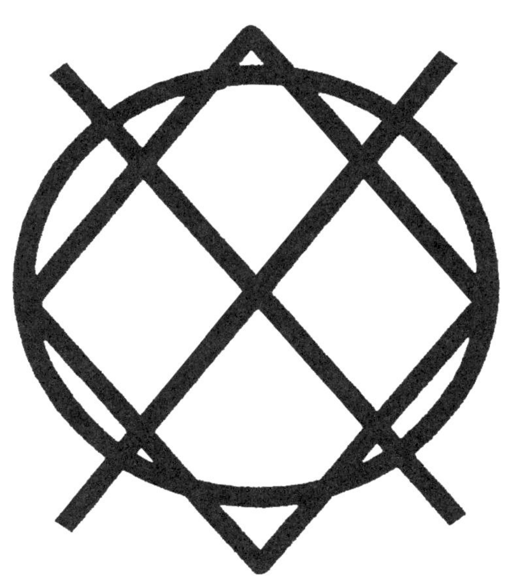

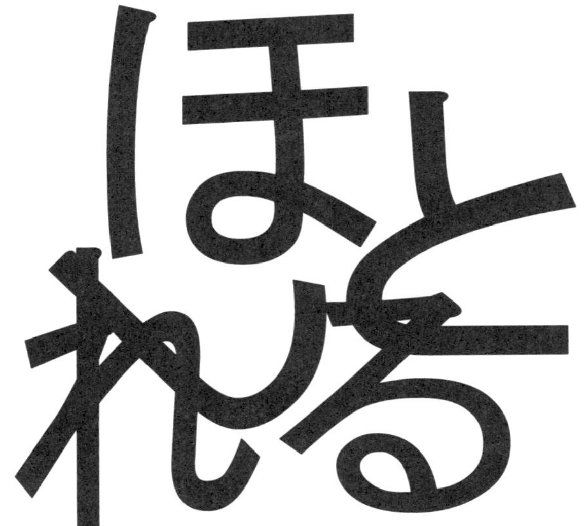

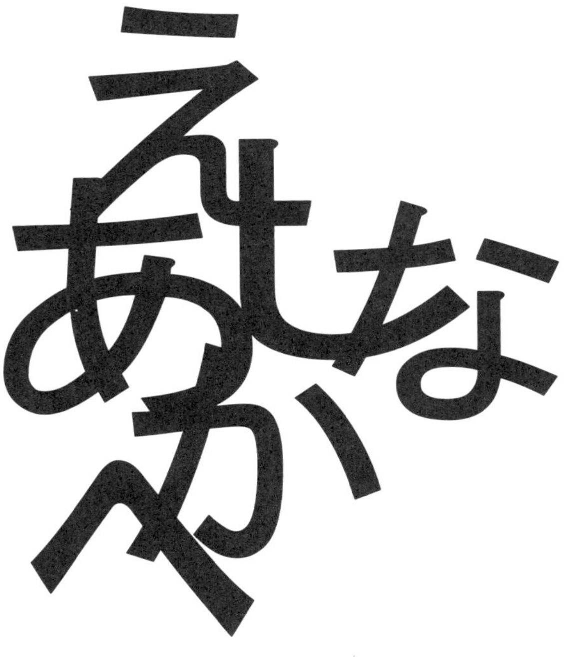

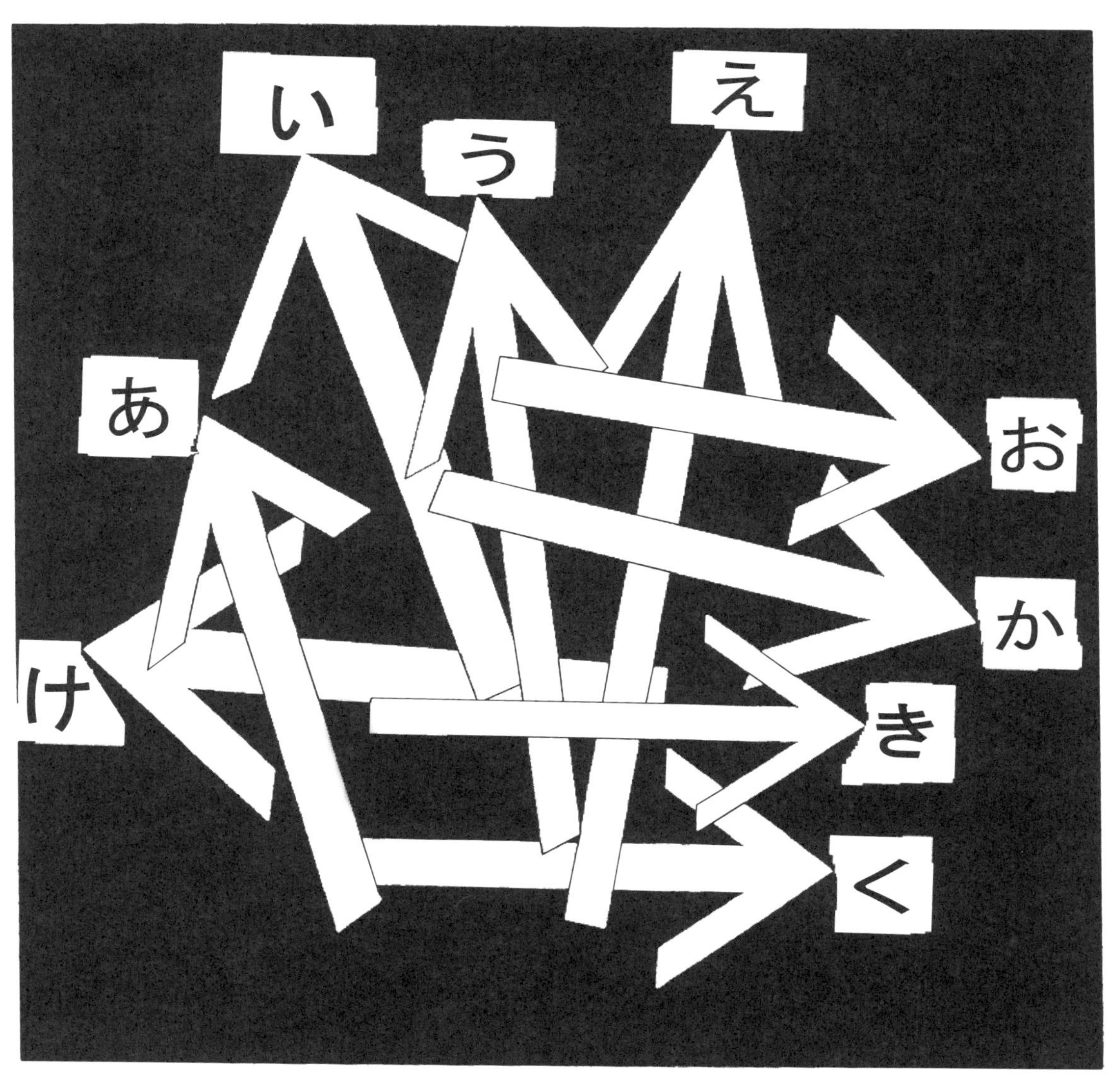
い
え
う
あ
お
か
け
き
く

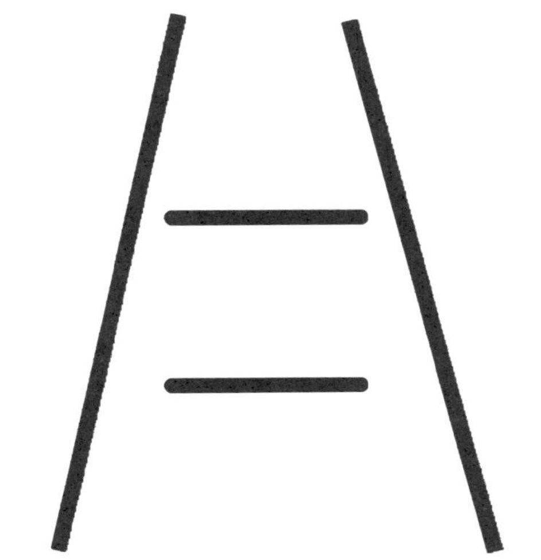

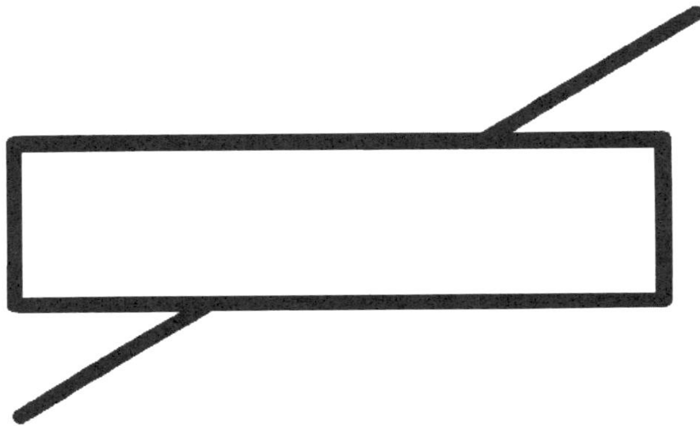

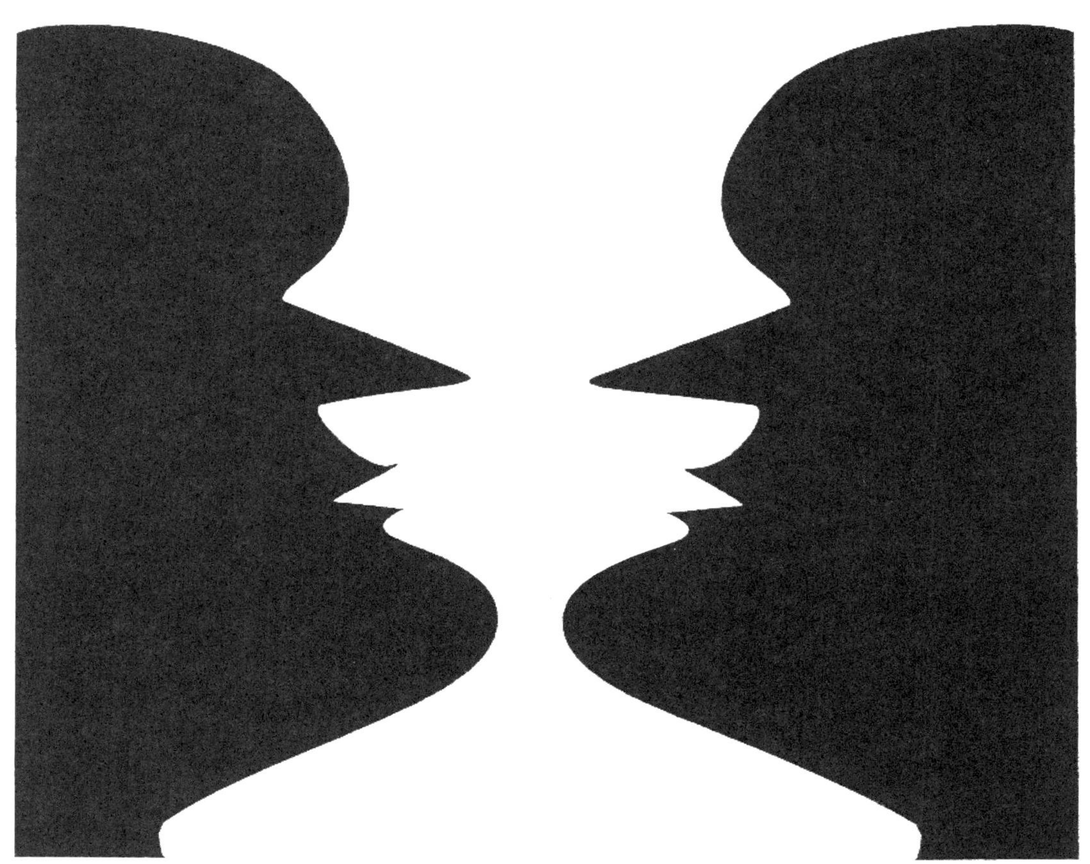

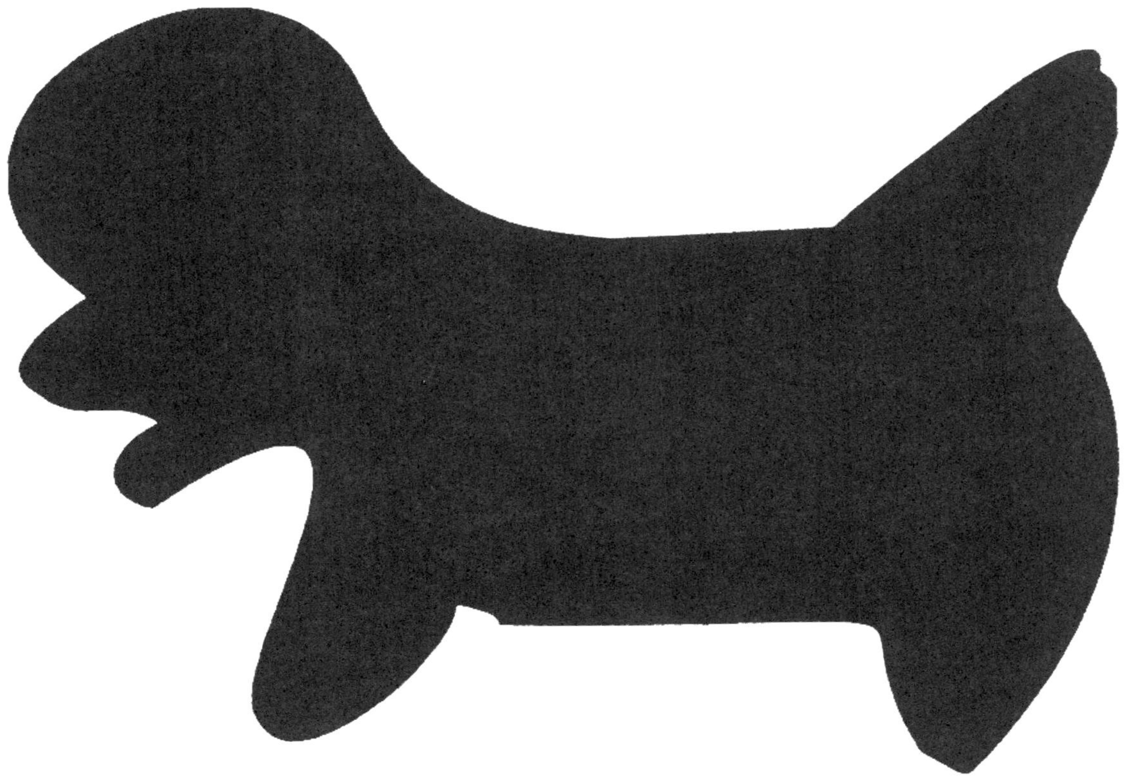

本人用 *2-8-7*

6	54	62	7	40	98	53	16	49	47	88	92	23	89
11	27	1	21	7	76	40	22	12	35	98	99	96	17
83	18	29	65	37	68	83	37	67	31	24	42	26	23
47	73	9	38	69	41	96	97	4	25	43	38	98	96
32	96	56	55	8	42	70	98	85	3	54	41	70	26
19	4	89	9	86	97	39	43	84	3	94	19	83	98
88	29	56	9	75	41	10	69	43	99	1	85	35	70
33	46	36	20	55	10	66	11	18	86	89	28	55	77
39	89	23	57	35	87	52	80	29	12	25	58	18	80
66	37	14	34	19	24	17	87	64	30	13	78	47	2
10	15	88	63	85	40	39	23	28	16	27	14	34	31
39	64	1	79	3	18	33	50	47	29	21	62	26	15
70	42	37	27	34	18	88	17	71	22	16	30	73	48
96	17	25	38	24	36	19	20	52	36	32	49	86	50
83	29	4	89	11	47	32	22	59	67	47	12	59	95
40	23	27	49	53	26	47	51	91	53	14	42	17	66
53	51	36	72	46	39	83	11	46	59	13	60	35	77
40	96	71	5	67	7	11	96	12	58	84	12	19	26
18	55	28	96	39	66	6	82	10	29	36	97	27	89

太い　**細い**　細い　太い

細い　太い　太い　**細い**

太い　細い　**細い**　細い

太い　太い　細い　**太い**

細い　太い　細い　太い

太い　細い　太い　**細い**

細い　細い　細い　**太い**

太い　太い　**細い**　太い　細い　太い

細い　**太い**　細い　**細い**　太い　**細い**

細い　太い　**太い**　細い　太い

太い　細い　**太い**　太い　細い　細い

細い　太い　細い　太い　**太い**　細い　太い　**細い**

太い　細い　**細い**　太い　**太い**　**細い**　太い

太い　細い　細い　**太い**　細い　**細い**　太い

太い　**細い**　太い　細い　太い　細い　太い

細い　太い　細い　太い　太い　細い　**太い**　細い

太い　**細い**　太い　細い　太い　細い　細い

太い　細い　細い　太い　太い　細い　太い　細い　太い　細い　太い　細い

細い　細い　太い　太い　太い　細い　太い

太い　太い　細い　太い　細い　太い　細い　太い　細い　太い　太い

太い　太い　細い　太い　太い　細い　細い

細い　太い　細い　太い　細い　太い　太い　太い　細い　細い

太い　細い　太い　細い　太い　細い　太い　細い

太い 細い **細い** 太い **太い** **細い** 太い 細い 太い

細い 太い **太い** **細い** 太い 細い **太い** 細い 細い 細い

太い 細い 細い 太い 細い 太い 細い

細い *太い* *太い* ***細い*** 太い **太い** **細い** 太い 細い 太い

太い 細い **太い** **細い** 太い **太い** **細い** 太い 太い 細い 太い

上 下 中	上 中 下
上 下 中	中 下 上
下 上 中	中 上 下
下 中 上	中 上 下
上 中 下	上 中 下

本人用 *2-8-14*

上 中 下	上 中 下

上 中 下	上 下 中

上 中 下	上 下 中

上 中 下	下 中 上

中 下 上	上 中 下

上 中 下	上 中 下

上 中 下	中 上 下

上 中 下	下 中 上

中 上 下	上 中 下

下 中 上	上 中 下

下 上 中	下 中 上

中 下 上	上 中 下

上 下 中	中 下 上

中 上 下	下 中 上

上 中 下	上 下 中

中 下 上	下 中 上
上 下 中	上 中 下
下 中 上	下 上 中
中 下 上	下 上 中
上 中 下	中 上 下

ユユユユユ
ユ
ユ
ユ
ユ
ユユユユユユユユユユ

ヌヌヌヌヌヌヌ
ヌ
ヌ ヌ
ヌ
ヌ ヌ
ヌ ヌ
ヌ ヌ

イ
イ
イ イ
イ イ
イ
イ

コココココココ
コ
コ
コ
コ
コココココココ

ニニニニニニニ
ニ
ニ
ニ
ニ
ニニニニニニニ

ニニニニニ

ニニニニニニニニ

ウ
ウ
ウウウウウウウウ
ウ ウ
ウ
ウ
ウ
ウ

オ
オオオオオオオ
オオ
オ オ
オ オ
オ オ

ヘヘ
ヘ ヘ
ヘ ヘ
ヘ ヘ

トトトトトトト
ト
ト
ト
ト
トトトトトトト

イ
イ
イ イ
イ イ
イ
イ

コココココココ
コ
コ
コ
コ
コココココココ

サ サ
サ サ サ サ サ
サ サ
サ サ
サ
サ

タ
タ
タ タ
タ タ
タ
タ

レ
レ
レ
レ レ
レ レ
レレ

ロロロロロロ
ロ ロ
ロ ロ
ロ ロ
ロロロロロロ

ラ
ラララララララ
ララ
ラ ラ
ラ ラ
ラ ラ

スススススス
ス
ス
スス
ス ス
ス ス

シシ
シ
シシ シ
シ
シ
シシシ

ヌヌヌヌヌヌヌ
ヌ
ヌ ヌ
ヌ
ヌ ヌ
ヌ ヌ
ヌ ヌ

カカカカ
カ カ
カ カ カ
カ
カ
カ
カ

ララララララ
ラララララララララ
ラ
ラ
ラ
ラ
ララ

カ
カ カ カ カ カ カ
カ カ
カ カ
カ カ
カ カ
カ カ

フフフフフフフ
フ
フ
フ
フ
フフ

コココココココ
コ
コ
コ
コ
ココココココ

カカカカカカカ
カカ
カ
カ
カ
カカ

シシ
シ
シシ シ
シ
シ
シシシ

トトトトトトトト
ト
ト
ト
トト
トト
トト
トト

ウ
ウ
ウウウウウウウウ
ウ ウ
ウ
ウ
ウ
ウ

ササササササササ
ササ
サ
サ
サ
ササ

ヌヌヌヌヌヌヌ
ヌ
ヌ ヌ
ヌ
ヌ ヌ
ヌ ヌ
ヌ ヌ

カ
カカカカカカカ
カ カ
カ カ
カ カ
カ カ
カ カ

ララララララ
ラララララララララ
ラ
ラ
ラ
ラ
ララ

スススススス
ス
ス
スス
ス ス
ス ス

レ レ
レ レ レ レ レ
レ レ
レ レ
レ
レ

フフフフフフフ
フ
フ
フ
フ
フフ

サ サ
サササササ
サ サ
サ サ
サ
サ

タタタタ
タ タ
タ タ タ
タ
タ
タ
タ

ロロロロロロ
ロ ロ
ロ ロ
ロ ロ
ロロロロロロ

イイイイイイ
イ イ
イ イ
イ イ
イイイイイイ

ニニニニニ
ニニニニニニニ

ユユユユユ
ユ
ユ
ユ
ユ
ユユユユユユユユユ

ヘ
ヘヘヘヘヘヘヘ
ヘヘ
ヘ ヘ
ヘ ヘ
ヘ ヘ

イ
イ
イ イ
イ イ
イ
イ

タタタタ
タ タ
タ タ タ
タ
タ
タ
タ

ヘヘ
ヘ ヘ
ヘ ヘ
ヘ
ヘ

ヌヌヌヌヌヌヌ
ヌ
ヌ ヌ
ヌ
ヌ ヌ
ヌ ヌ
ヌ ヌ

カカカカカカカ
カ
カ
カ
カ
カカ

```
  サ  サ        ロロ              オ       スススススス    レ      ニニニニニニ
サササササ     ロ   ロ     オオオオオオオ         ス    レ                ニ
  サ  サ     ロ     ロ          オオ         ス     レ                ニ
  サ  サ             ロ        オ  オ      スス      レ     レ          ニ
      サ               ロ     オ    オ    ス    ス   レ   レ            ニ
    サ                   ロ  オ     オ   ス      ス  レ レ       ニニニニニニ

                                                                      タ
ロロロロロロ                ニニニニニ      ユユユユユ       レ    レ          タ
ロ        ロ   フフフフフフフ                     ユ    レ レ レ レ レ      タ タ
ロ        ロ           フ                        ユ       レ    レ      タ  タ
ロ        ロ          フ                         ユ       レ    レ          タ
ロロロロロロ         フ                          ユ             レ          タ
                   フ        ニニニニニニニ   ユユユユユユユユユユ                  タ
               フフ                                          レ

   タタタタ          カ                         ス     シシ        フフフフフフフ
  タ      タ   カ カ カ カ カ カ  ココココココ    ス                  シ        フ
タ   タ   タ        カ     カ             コ    ス     シシ      シ         フ
       タ          カ     カ             コ    ス            シ          フ
     タ           カ     カ             コ    ス     ス     シ          フ
   タ           カ       カ              コ    ス   ス     シ          フフ
 タ           カ       カ       ココココココ    スス       シシシ
タ

ヌヌヌヌヌヌ        イ      ト          イイイイイイ      タタタタ     ヌヌヌヌヌヌヌ
        ヌ       イ       ト          イ        イ    タ     タ            ヌ
       ヌ       イイ       トトト  ト     イ        イ  タ  タ  タ        ヌ  ヌ
     ヌヌ     イ  イ       ト       ト   イ        イ       タ            ヌ
    ヌ  ヌ   イ    イ       ト           イイイイイイ      タ           ヌ  ヌ
  ヌ      ヌ       イ       ト                          タ            ヌ      ヌ
ヌ          ヌ     イ       ト                        タ            ヌ          ヌ
```

本人用 *2-8-21*

前頭葉・実行機能プログラム（FEP）

Volume 2

認知的柔軟性モジュール

本人用課題用紙別紙

（線分二等分課題）

セッション 1〜8

本人用別紙 *2-1-1*

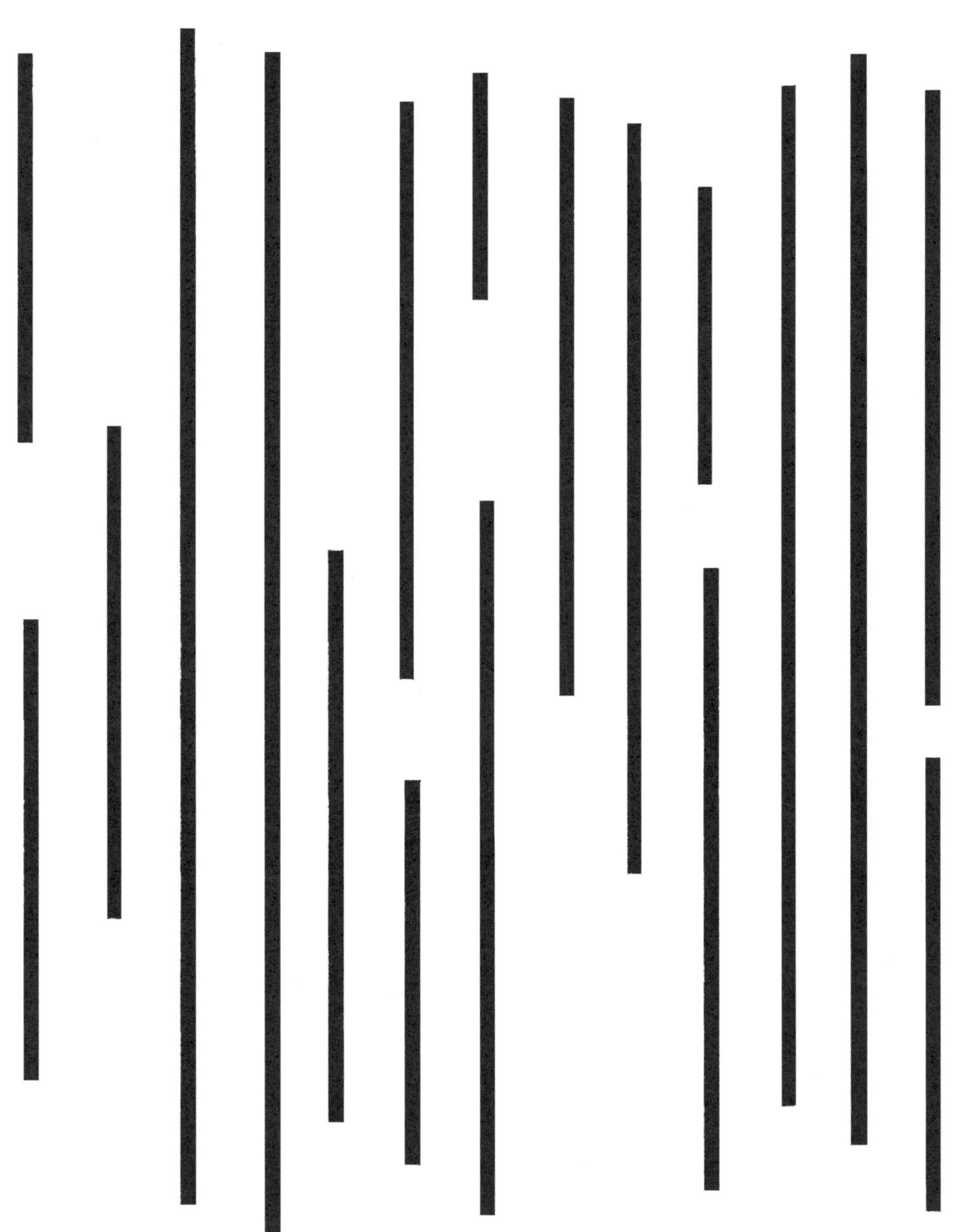

本人用別紙 *2-2-1*

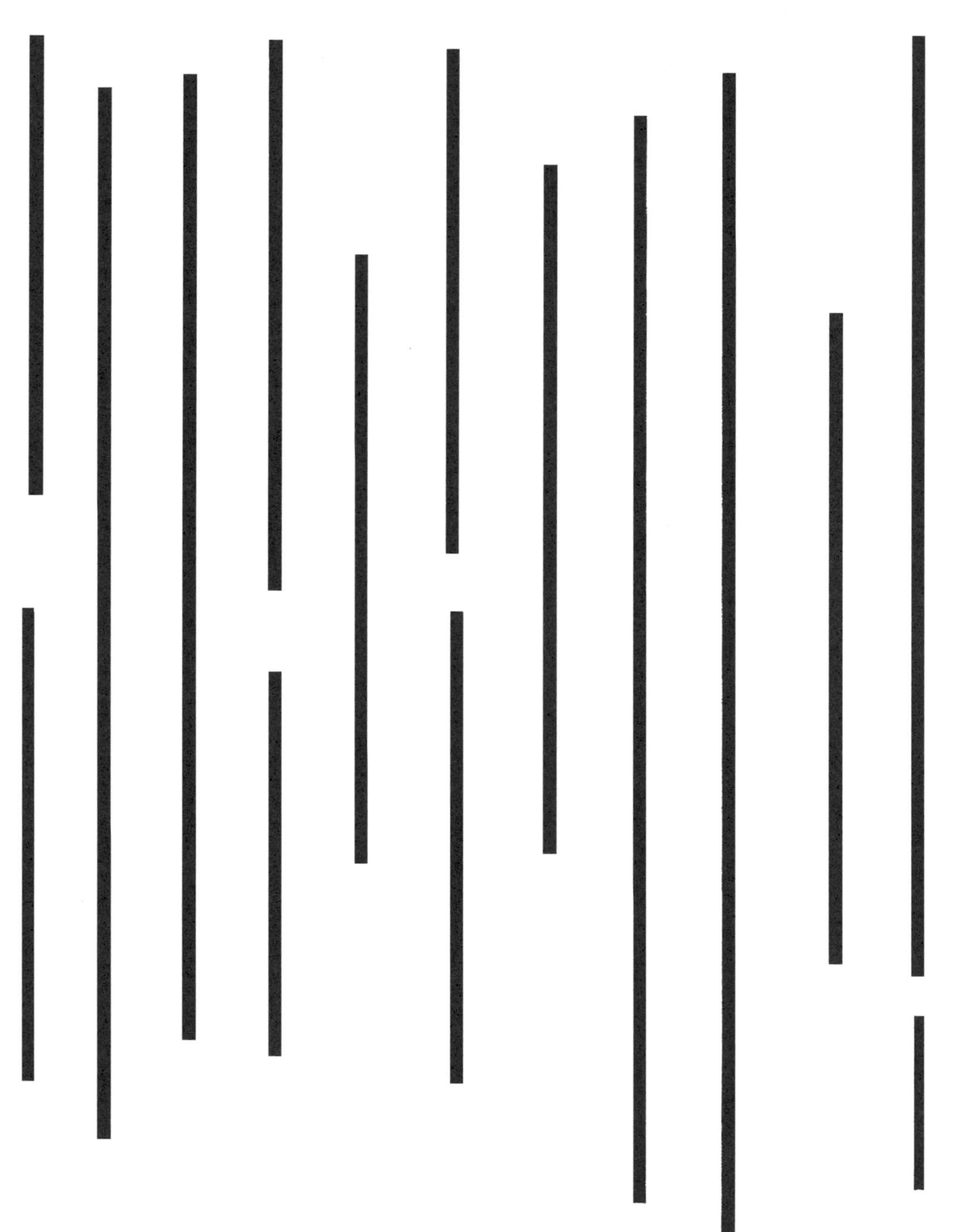

本人用別紙 *2-2-2*

本人用別紙 *2-3-1*

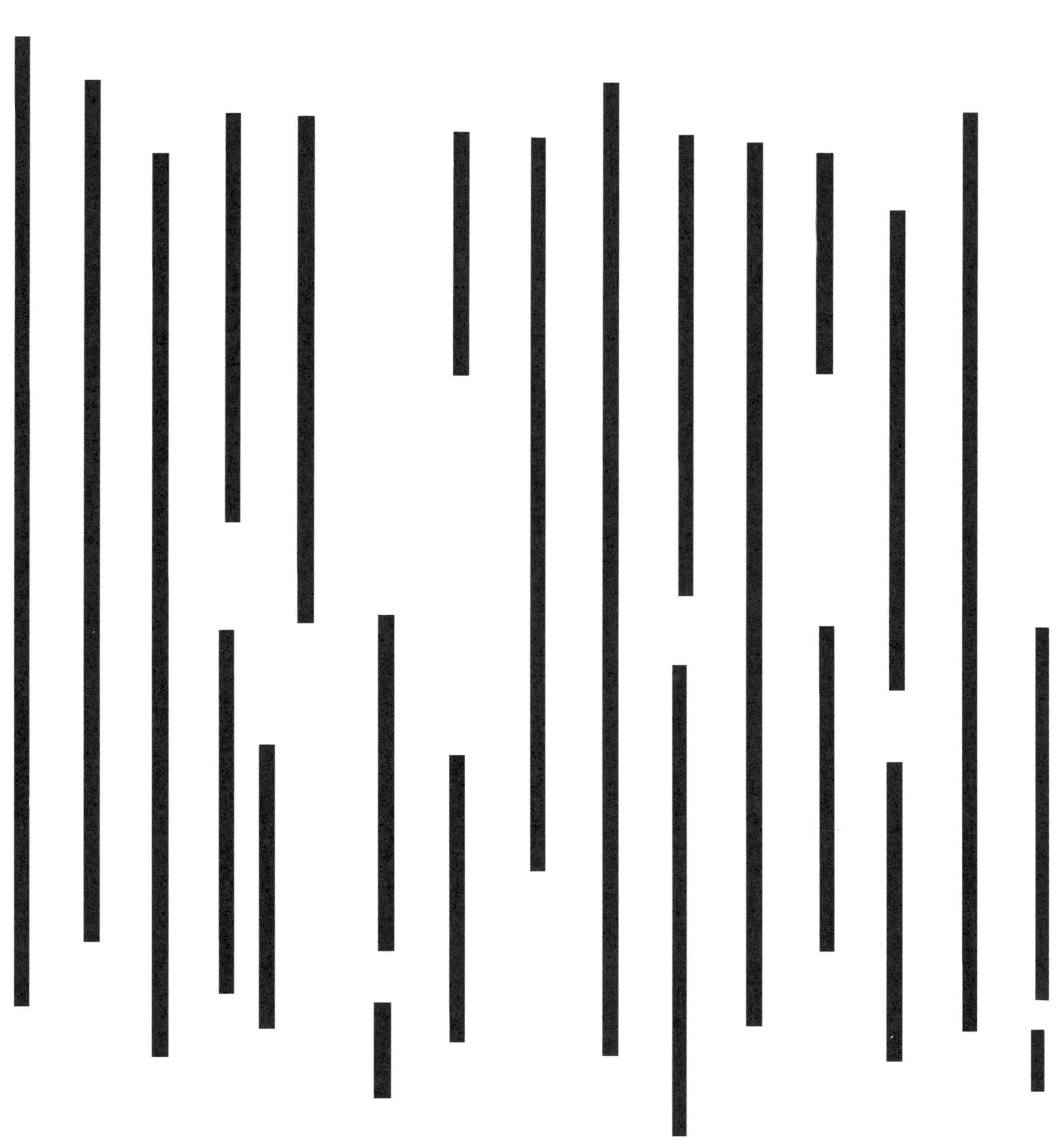

本人用別紙 *2-4-1*

本人用別紙 *2-4-2*

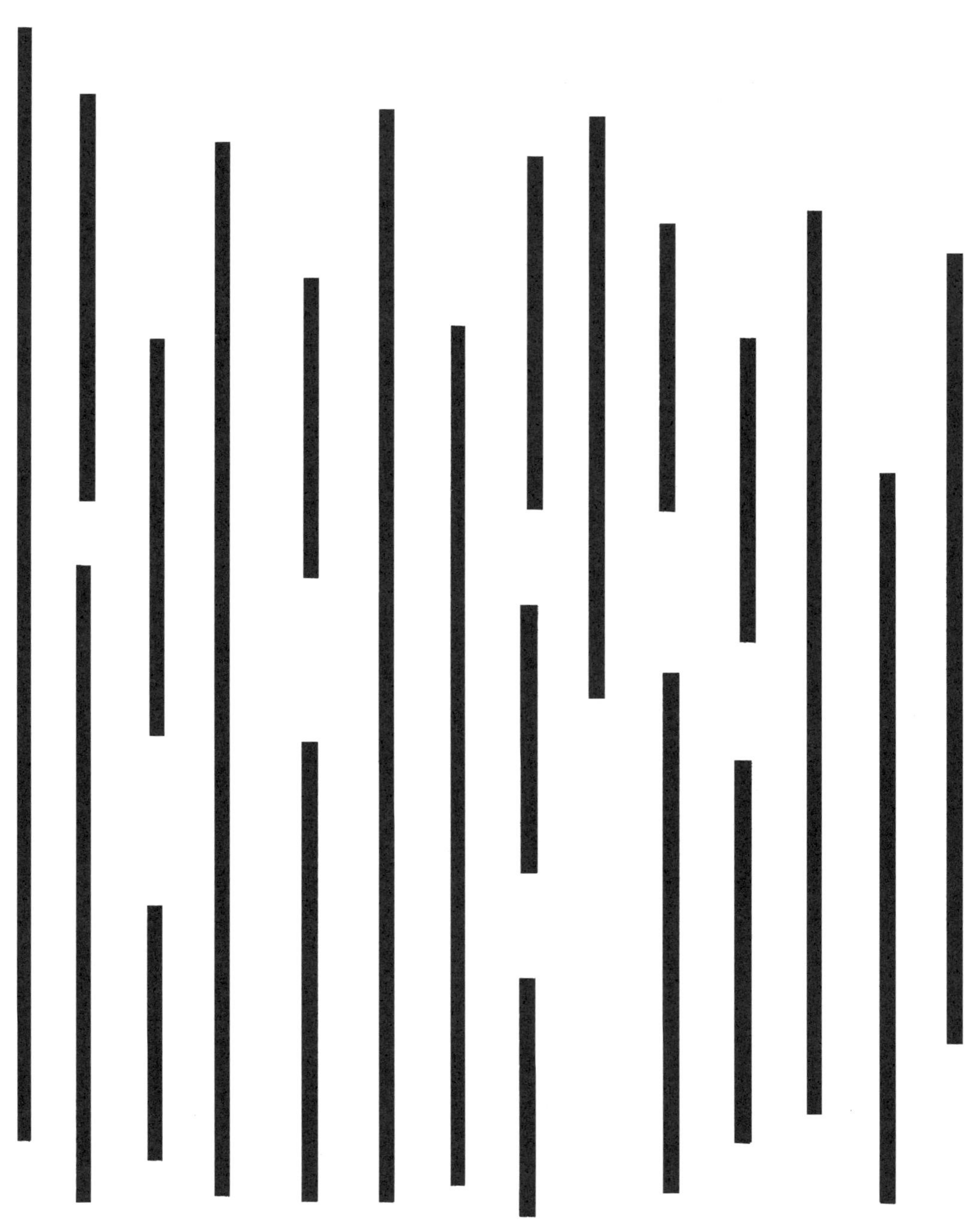

本人用別紙 *2-5-1*

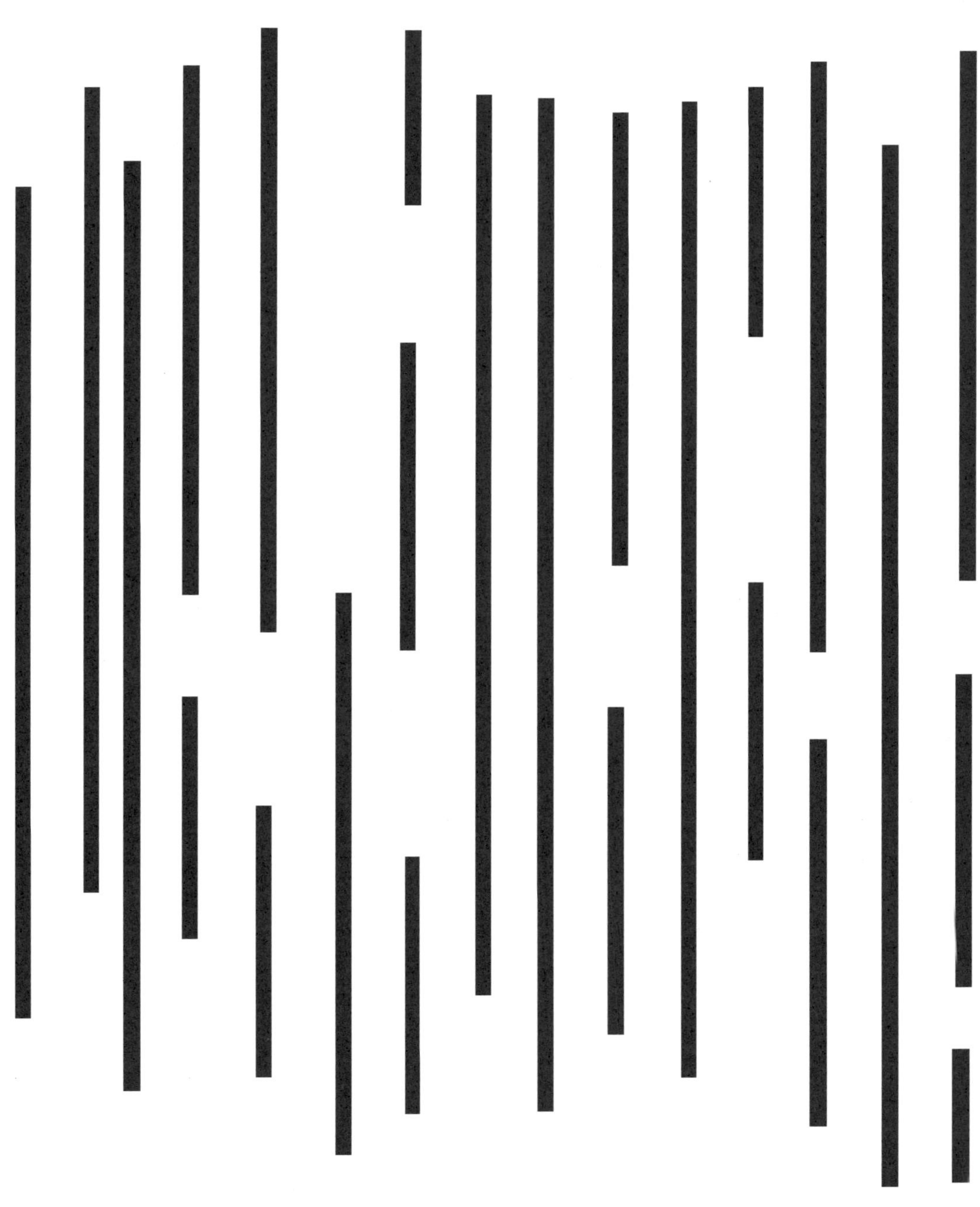

本人用別紙 *2-5-2*

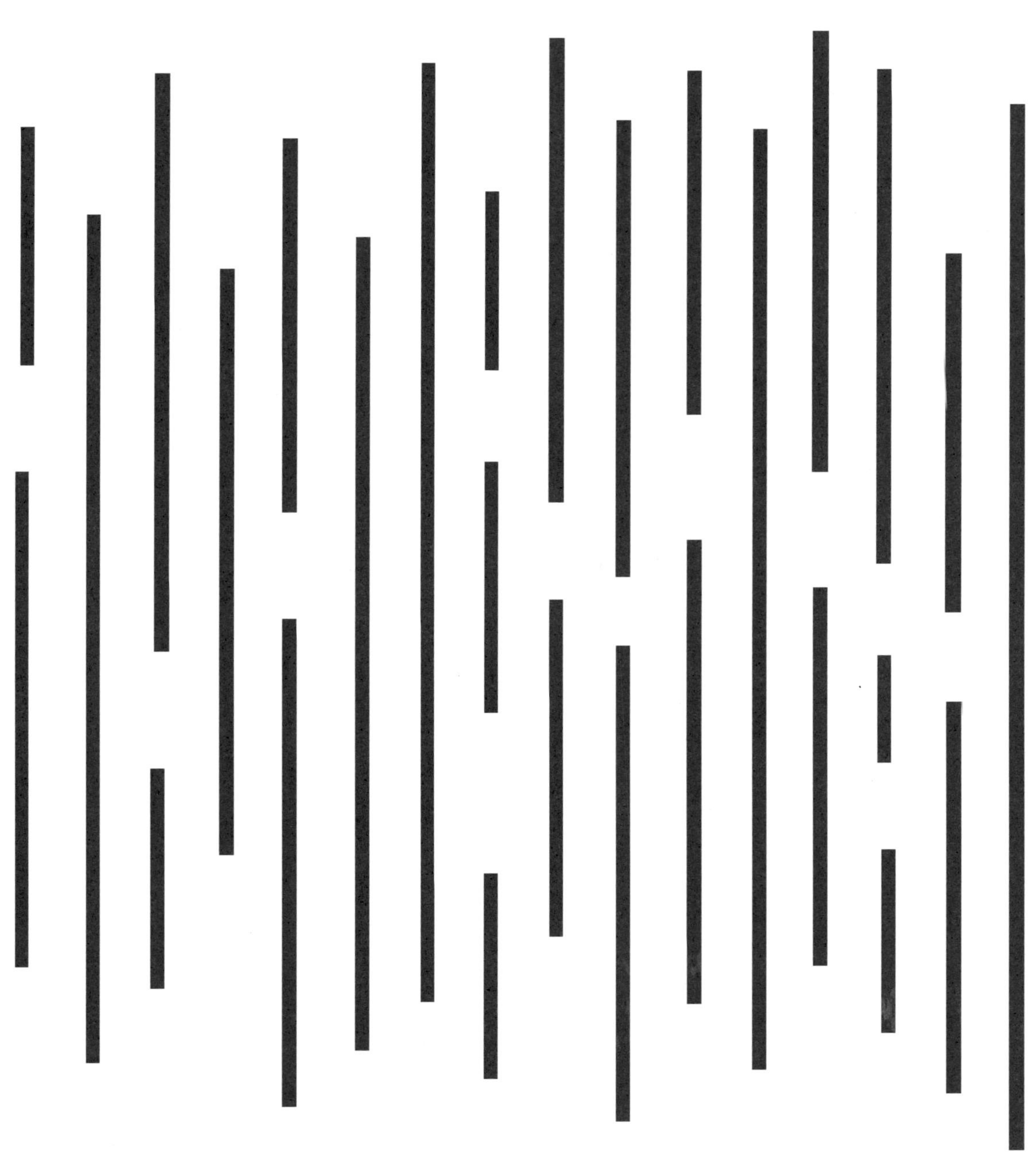

本人用別紙 *2-6-2*

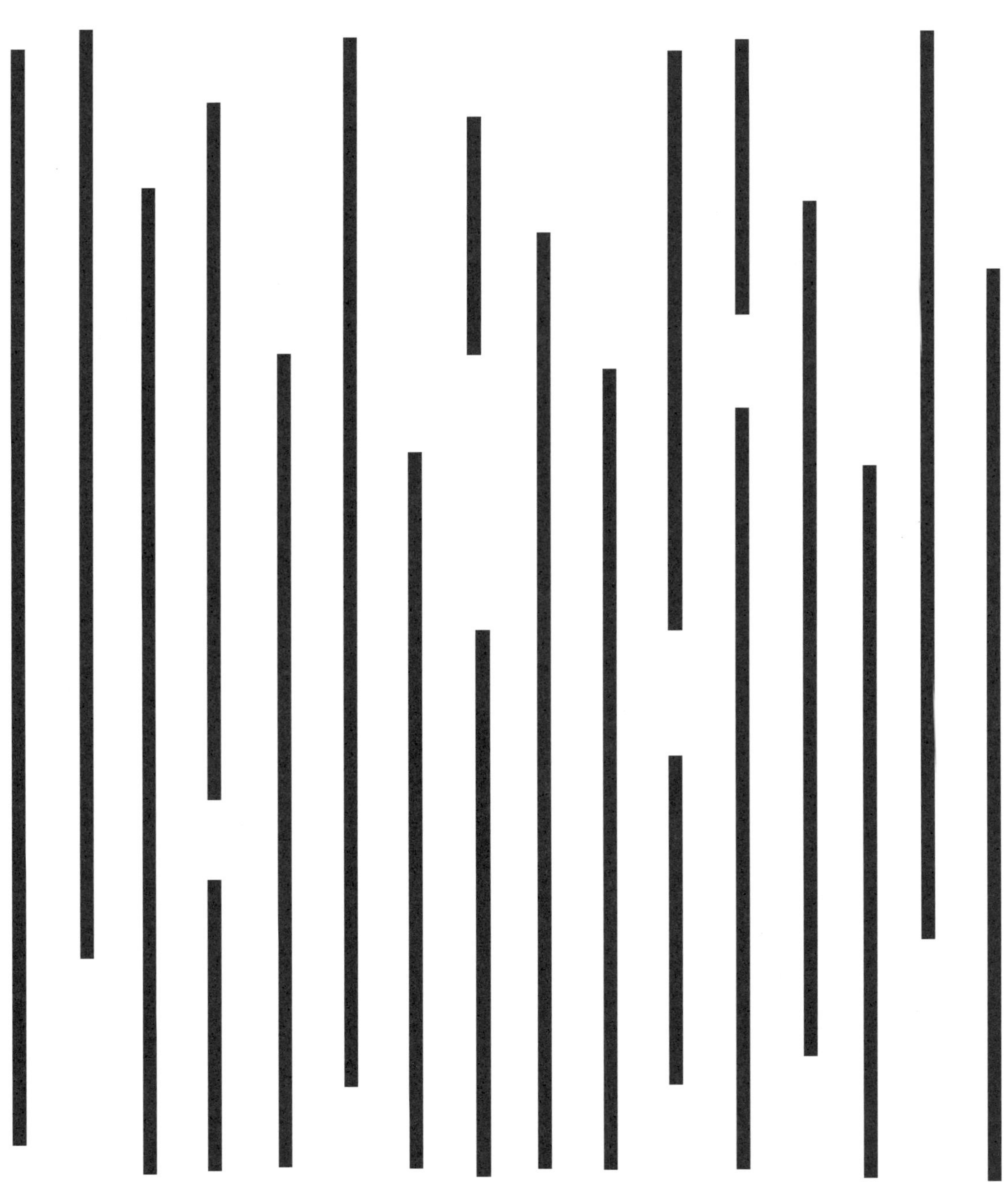

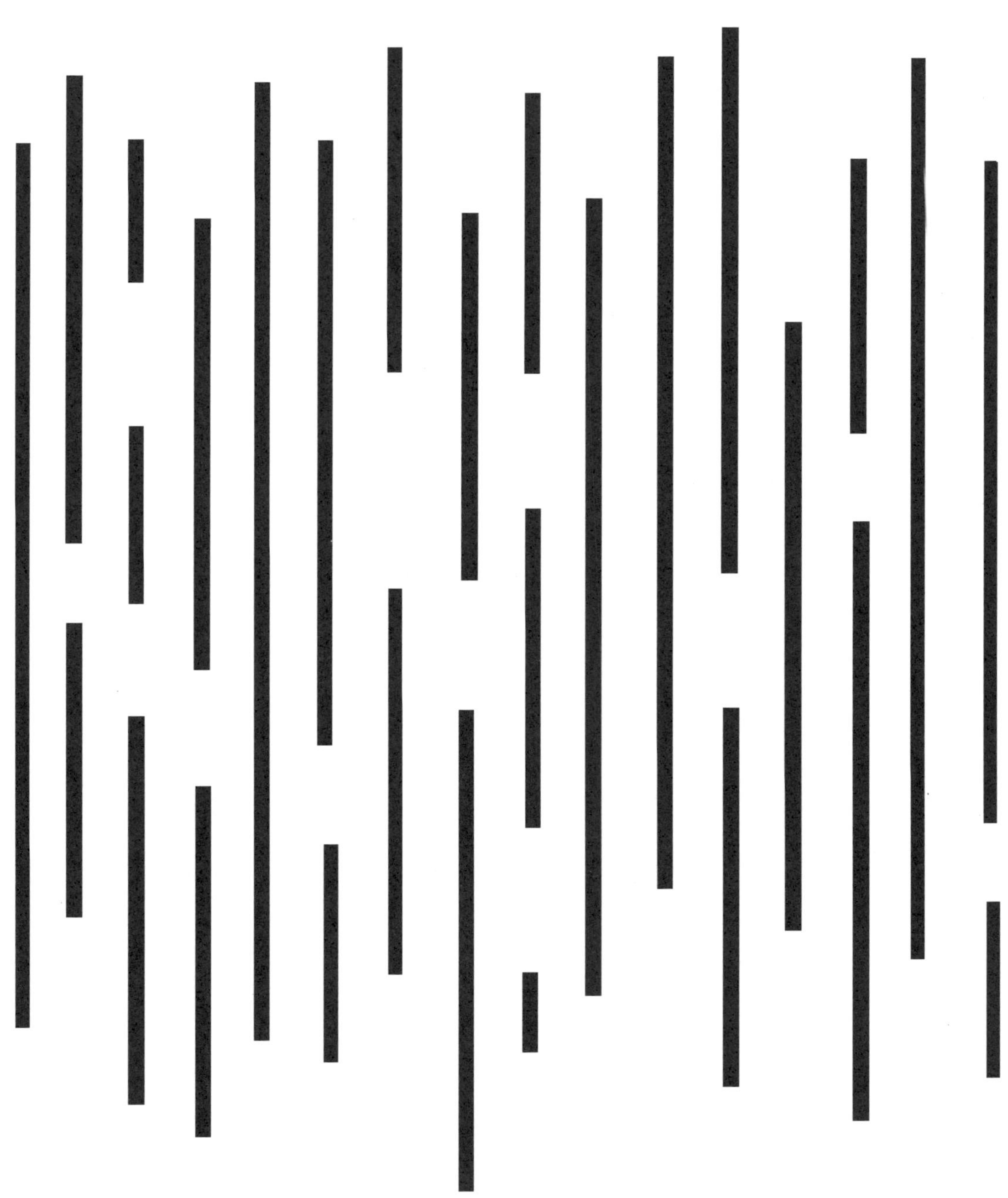

本人用別紙 *2-8-2*

前頭葉・実行機能プログラム（FEP）

Volume 2

認知的柔軟性モジュール

本人用課題用紙

セッション 1～8

前頭葉・実行機能プログラム（FEP）

Volume 2〜6

セラピスト用記入用紙

（手の運動反応シート）

Volume 2　認知的柔軟性モジュール
手の運動反応シート

セラピスト用 *2-1*

セッション 1

患　　者：＿＿＿＿＿＿＿＿＿＿
日　　時：＿＿＿＿＿＿＿＿＿＿

	左手	右手	両手
1. 人差し指でタッピング	＿＿	＿＿	＿＿
2. すべての指でタッピング	＿＿	＿＿	＿＿

セッション 2

患　　者：＿＿＿＿＿＿＿＿＿＿
日　　時：＿＿＿＿＿＿＿＿＿＿

	左手	右手	両手
1. 人差し指でタッピング	＿＿	＿＿	＿＿
2. すべての指でタッピング	＿＿	＿＿	＿＿
3. 手をひっくり返す	＿＿	＿＿	
4. 掌を持ち上げる	＿＿	＿＿	＿＿

セッション 3

患　　者：＿＿＿＿＿＿＿＿＿＿
日　　時：＿＿＿＿＿＿＿＿＿＿

	左手	右手	両手
1. 人差し指でタッピング	＿＿	＿＿	＿＿
2. すべての指でタッピング	＿＿	＿＿	＿＿
3. 手をひっくり返す	＿＿	＿＿	
4. 掌を持ち上げる	＿＿	＿＿	＿＿
5. 握るないし開く			
a）掌を上向ける	＿＿	＿＿	＿＿
b）掌を下向ける	＿＿	＿＿	＿＿

セッション 4

患　　者：＿＿＿＿＿＿＿＿＿＿
日　　時：＿＿＿＿＿＿＿＿＿＿

	左手	右手	両手
1. 人差し指でタッピング	＿＿	＿＿	＿＿
2. すべての指でタッピング	＿＿	＿＿	＿＿
3. 手をひっくり返す	＿＿	＿＿	
4. 掌を持ち上げる	＿＿	＿＿	＿＿
5. 握るないし開く			
a）掌を上向ける	＿＿	＿＿	＿＿
b）掌を下向ける	＿＿	＿＿	＿＿

Volume 2　認知的柔軟性モジュール
手の運動反応シート

セラピスト用 2-2

セッション5

患　　者：＿＿＿＿＿＿＿＿
日　　時：＿＿＿＿＿＿＿＿

	左手	右手	両手
1. 指でタッピング			
a）人差し指	＿＿	＿＿	＿＿
b）すべての指	＿＿	＿＿	＿＿
c）2 本の指	＿＿	＿＿	＿＿
2. 手をひっくり返す	＿＿	＿＿	
3. 掌を持ち上げる	＿＿	＿＿	＿＿
4. 握るないし開く			
a）掌を上向ける	＿＿	＿＿	＿＿
b）掌を下向ける	＿＿	＿＿	＿＿
c）掌を横向ける	＿＿	＿＿	＿＿

セッション6

患　　者：＿＿＿＿＿＿＿＿
日　　時：＿＿＿＿＿＿＿＿

	左手	右手	両手
1. 指でタッピング			
a）人差し指	＿＿	＿＿	＿＿
b）すべての指	＿＿	＿＿	＿＿
c）2 本の指	＿＿	＿＿	＿＿
2. 手をひっくり返す	＿＿	＿＿	
3. 掌を持ち上げる	＿＿	＿＿	＿＿
4. 握るないし開く			
a）掌を上向ける	＿＿	＿＿	＿＿
b）掌を下向ける	＿＿	＿＿	＿＿
c）掌を横向ける	＿＿	＿＿	＿＿
5. 交互にタッピング			
a）セラピストが先に	＿＿	＿＿	＿＿
b）患者が先に	＿＿	＿＿	＿＿

セッション7

患　　者：＿＿＿＿＿＿＿＿
日　　時：＿＿＿＿＿＿＿＿

	左手	右手	両手
1. 指でタッピング			
a）人差し指	＿＿	＿＿	＿＿
b）すべての指	＿＿	＿＿	＿＿
c）2 本の指	＿＿	＿＿	＿＿
2. 手をひっくり返す	＿＿	＿＿	
3. 掌を持ち上げる	＿＿	＿＿	＿＿
4. 握るないし開く			
a）掌を上向ける	＿＿	＿＿	＿＿
b）掌を下向ける	＿＿	＿＿	＿＿
c）掌を横向ける	＿＿	＿＿	＿＿
5. 交互にタッピング			
a）セラピストが先に	＿＿	＿＿	＿＿
b）患者が先に	＿＿	＿＿	＿＿

セッション8

患　　者：＿＿＿＿＿＿＿＿
日　　時：＿＿＿＿＿＿＿＿

	左手	右手	両手
1. 指でタッピング			
a）人差し指	＿＿	＿＿	＿＿
b）すべての指	＿＿	＿＿	＿＿
c）2 本の指	＿＿	＿＿	＿＿
2. 手をひっくり返す	＿＿	＿＿	
3. 掌を持ち上げる	＿＿	＿＿	＿＿
4. 握るないし開く			
a）掌を上向ける	＿＿	＿＿	＿＿
b）掌を下向ける	＿＿	＿＿	＿＿
c）掌を横向ける	＿＿	＿＿	＿＿
5. 交互にタッピング			
a）セラピストが先に	＿＿	＿＿	＿＿
b）患者が先に	＿＿	＿＿	＿＿

Volume 3　ワーキングメモリモジュール A
手の運動反応シート

セラピスト用 *3-1*

セッション 1

患　　者：＿＿＿＿＿＿＿＿

日　　時：＿＿＿＿＿＿＿＿

	左手	右手	両手
1. 指でタッピング			
a）人差し指	___	___	___
b）すべての指	___	___	___
c）2 本の指	___	___	___
2. 手をひっくり返す	___	___	
3. 掌を持ち上げる	___	___	___
4. 握るないし開く			
a）掌を上向ける	___	___	___
b）掌を下向ける	___	___	___
c）掌を横向ける	___	___	___
5. 交互にタッピング			
a）セラピストが先に	___	___	___
b）患者が先に	___	___	___

セッション 2

患　　者：＿＿＿＿＿＿＿＿

日　　時：＿＿＿＿＿＿＿＿

	左手	右手	両手
1. 指でタッピング			
a）人差し指	___	___	___
b）すべての指	___	___	___
c）2 本の指	___	___	___
2. 手をひっくり返す	___	___	
3. 掌を持ち上げる	___	___	___
4. 握るないし開く			
a）掌を上向ける	___	___	___
b）掌を下向ける	___	___	___
c）掌を横向ける	___	___	___
5. 交互にタッピング			
a）セラピストが先に	___	___	___
b）患者が先に	___	___	___

セッション 3

患　　者：＿＿＿＿＿＿＿＿

日　　時：＿＿＿＿＿＿＿＿

	左手	右手	両手
1. 指でタッピング			
a）人差し指	___	___	___
b）すべての指	___	___	___
c）2 本の指	___	___	___
2. 手をひっくり返す	___	___	
3. 掌を持ち上げる	___	___	___
4. 握るないし開く			
a）掌を上向ける	___	___	___
b）掌を下向ける	___	___	___
c）掌を横向ける	___	___	___
5. 交互にタッピング			
a）セラピストが先に	___	___	___
b）患者が先に	___	___	___

セッション 4

患　　者：＿＿＿＿＿＿＿＿

日　　時：＿＿＿＿＿＿＿＿

	左手	右手	両手
1. 指でタッピング			
a）人差し指	___	___	___
b）すべての指	___	___	___
c）2 本の指	___	___	___
2. 手をひっくり返す	___	___	
3. 掌を持ち上げる	___	___	___
4. 握るないし開く			
a）掌を上向ける	___	___	___
b）掌を下向ける	___	___	___
c）掌を横向ける	___	___	___
5. 交互にタッピング			
a）セラピストが先に	___	___	___
b）患者が先に	___	___	___

Volume 3　ワーキングメモリモジュールA
手の運動反応シート

セラピスト用 *3-2*

セッション5

患　　者：＿＿＿＿＿＿＿＿＿＿＿＿＿＿

日　　時：＿＿＿＿＿＿＿＿＿＿＿＿＿＿

	左手	右手	両手
1. 指でタッピング			
a）人差し指	___	___	___
b）すべての指	___	___	___
c）2本の指	___	___	___
2. 手をひっくり返す	___	___	
3. 掌を持ち上げる	___	___	___
4. 握るないし開く			
a）掌を上向ける	___	___	___
b）掌を下向ける	___	___	___
c）掌を横向ける	___	___	___
5. 交互にタッピング			
a）セラピストが先に	___	___	___
b）患者が先に	___	___	___

セッション6

患　　者：＿＿＿＿＿＿＿＿＿＿＿＿＿＿

日　　時：＿＿＿＿＿＿＿＿＿＿＿＿＿＿

	左手	右手	両手
1. 指でタッピング			
a）人差し指	___	___	___
b）すべての指	___	___	___
c）2本の指	___	___	___
2. 手をひっくり返す	___	___	
3. 掌を持ち上げる	___	___	___
4. 握るないし開く			
a）掌を上向ける	___	___	___
b）掌を下向ける	___	___	___
c）掌を横向ける	___	___	___
5. 交互にタッピング			
a）セラピストが先に	___	___	___
b）患者が先に	___	___	___

セッション7

患　　者：＿＿＿＿＿＿＿＿＿＿＿＿＿＿

日　　時：＿＿＿＿＿＿＿＿＿＿＿＿＿＿

	左手	右手	両手
1. 指でタッピング			
a）人差し指	___	___	___
b）すべての指	___	___	___
c）2本の指	___	___	___
2. 手をひっくり返す	___	___	
3. 掌を持ち上げる	___	___	___
4. 握るないし開く			
a）掌を上向ける	___	___	___
b）掌を下向ける	___	___	___
c）掌を横向ける	___	___	___
5. 交互にタッピング			
a）セラピストが先に	___	___	___
b）患者が先に	___	___	___

セッション8

患　　者：＿＿＿＿＿＿＿＿＿＿＿＿＿＿

日　　時：＿＿＿＿＿＿＿＿＿＿＿＿＿＿

	左手	右手	両手
1. 指でタッピング			
a）人差し指	___	___	___
b）すべての指	___	___	___
c）2本の指	___	___	___
2. 手をひっくり返す	___	___	
3. 掌を持ち上げる	___	___	___
4. 握るないし開く			
a）掌を上向ける	___	___	___
b）掌を下向ける	___	___	___
c）掌を横向ける	___	___	___
5. 交互にタッピング			
a）セラピストが先に	___	___	___
b）患者が先に	___	___	___

Volume 4　ワーキングメモリモジュール B
手の運動反応シート

セラピスト用 *4-1*

セッション 1

患　　者：＿＿＿＿＿＿＿＿
日　　時：＿＿＿＿＿＿＿＿

	左手	右手	両手
1. 連続課題			
a）指ドラム（LF）	＿＿	＿＿	＿＿
2. 指でタッピング			
a）人差し指	＿＿	＿＿	＿＿
b）すべての指	＿＿	＿＿	＿＿
c）2 本の指	＿＿	＿＿	＿＿
3. 手をひっくり返す	＿＿	＿＿	
4. 掌を持ち上げる	＿＿	＿＿	＿＿
5. 握るないし開く			
a）掌を上向ける	＿＿	＿＿	＿＿
b）掌を下向ける	＿＿	＿＿	＿＿
c）掌を横向ける	＿＿	＿＿	＿＿
6. 交互にタッピング			
a）セラピストが先に	＿＿	＿＿	＿＿
b）患者が先に	＿＿	＿＿	＿＿

セッション 2

患　　者：＿＿＿＿＿＿＿＿
日　　時：＿＿＿＿＿＿＿＿

	左手	右手	両手
1. 連続課題			
a）指ドラム（LF）	＿＿	＿＿	＿＿
b）連続してタッピング	＿＿	＿＿	＿＿
2. 指でタッピング			
a）人差し指	＿＿	＿＿	＿＿
b）すべての指	＿＿	＿＿	＿＿
c）2 本の指	＿＿	＿＿	＿＿
3. 手をひっくり返す	＿＿	＿＿	
4. 掌を持ち上げる	＿＿	＿＿	＿＿
5. 握るないし開く			
a）掌を上向ける	＿＿	＿＿	＿＿
b）掌を下向ける	＿＿	＿＿	＿＿
c）掌を横向ける	＿＿	＿＿	＿＿
6. 交互にタッピング			
a）セラピストが先に	＿＿	＿＿	＿＿
b）患者が先に	＿＿	＿＿	＿＿

Volume 4　ワーキングメモリモジュールB
手の運動反応シート

セラピスト用 4-2

セッション3

患　　者：＿＿＿＿＿＿＿＿
日　　時：＿＿＿＿＿＿＿＿

	左手	右手	両手
1. 連続課題			
a）指ドラム（LF）	＿＿	＿＿	＿＿
b）指ドラム（TH）	＿＿	＿＿	＿＿
c）連続してタッピング	＿＿	＿＿	＿＿
2. 指でタッピング			
a）人差し指	＿＿	＿＿	＿＿
b）すべての指	＿＿	＿＿	＿＿
c）2本の指	＿＿	＿＿	＿＿
3. 手をひっくり返す	＿＿	＿＿	
4. 掌を持ち上げる	＿＿	＿＿	＿＿
5. 握るないし開く			
a）掌を上向ける	＿＿	＿＿	＿＿
b）掌を下向ける	＿＿	＿＿	＿＿
c）掌を横向ける	＿＿	＿＿	＿＿
6. 交互にタッピング			
a）セラピストが先に	＿＿	＿＿	＿＿
b）患者が先に	＿＿	＿＿	＿＿

セッション4

患　　者：＿＿＿＿＿＿＿＿
日　　時：＿＿＿＿＿＿＿＿

	左手	右手	両手
1. 連続課題			
a）指ドラム（LF）	＿＿	＿＿	＿＿
b）指ドラム（TH）	＿＿	＿＿	＿＿
c）連続してタッピング	＿＿	＿＿	＿＿
2. 指でタッピング			
a）人差し指	＿＿	＿＿	＿＿
b）すべての指	＿＿	＿＿	＿＿
c）2本の指	＿＿	＿＿	＿＿
3. 手をひっくり返す	＿＿	＿＿	
4. 掌を持ち上げる	＿＿	＿＿	＿＿
5. 握るないし開く			
a）掌を上向ける	＿＿	＿＿	＿＿
b）掌を下向ける	＿＿	＿＿	＿＿
c）掌を横向ける	＿＿	＿＿	＿＿
6. 交互にタッピング			
a）セラピストが先に	＿＿	＿＿	＿＿
b）患者が先に	＿＿	＿＿	＿＿

Volume 4　ワーキングメモリモジュール B
手の運動反応シート

セラピスト用 *4-3*

セッション5

患　　者：＿＿＿＿＿＿＿＿
日　　時：＿＿＿＿＿＿＿＿

	左手	右手	両手
1．連続課題			
a）指ドラム（LF）	＿＿	＿＿	＿＿
b）指ドラム（TH）	＿＿	＿＿	＿＿
c）連続してタッピング	＿＿	＿＿	＿＿
d）7本の指（HU）	＿＿	＿＿	＿＿
e）7本の指（HR）	＿＿	＿＿	＿＿
2．指でタッピング			
a）人差し指	＿＿	＿＿	＿＿
b）すべての指	＿＿	＿＿	＿＿
c）2本の指	＿＿	＿＿	＿＿
3．手をひっくり返す	＿＿	＿＿	
4．掌を持ち上げる	＿＿	＿＿	＿＿
5．握るないし開く			
a）掌を上向ける	＿＿	＿＿	＿＿
b）掌を下向ける	＿＿	＿＿	＿＿
c）掌を横向ける	＿＿	＿＿	＿＿
6．交互にタッピング			
a）セラピストが先に	＿＿	＿＿	＿＿
b）患者が先に	＿＿	＿＿	＿＿

セッション6

患　　者：＿＿＿＿＿＿＿＿
日　　時：＿＿＿＿＿＿＿＿

	左手	右手	両手
1．連続課題			
a）指ドラム（LF）	＿＿	＿＿	＿＿
b）指ドラム（TH）	＿＿	＿＿	＿＿
c）連続してタッピング	＿＿	＿＿	＿＿
d）7本の指（HU）	＿＿	＿＿	＿＿
e）7本の指（HR）	＿＿	＿＿	＿＿
2．指でタッピング			
a）人差し指	＿＿	＿＿	＿＿
b）すべての指	＿＿	＿＿	＿＿
c）2本の指	＿＿	＿＿	＿＿
3．手をひっくり返す	＿＿	＿＿	
4．掌を持ち上げる	＿＿	＿＿	＿＿
5．握るないし開く			
a）掌を上向ける	＿＿	＿＿	＿＿
b）掌を下向ける	＿＿	＿＿	＿＿
c）掌を横向ける	＿＿	＿＿	＿＿
6．交互にタッピング			
a）セラピストが先に	＿＿	＿＿	＿＿
b）患者が先に	＿＿	＿＿	＿＿

Volume 4　ワーキングメモリモジュール B
手の運動反応シート

セラピスト用 *4-4*

セッション 7

患　　者：＿＿＿＿＿＿＿＿
日　　時：＿＿＿＿＿＿＿＿

	左手	右手	両手
1. 連続課題			
a）指ドラム（LF）	＿＿	＿＿	＿＿
b）指ドラム（TH）	＿＿	＿＿	＿＿
c）連続してタッピング	＿＿	＿＿	＿＿
d）7 本の指（HU）	＿＿	＿＿	＿＿
e）7 本の指（HR）	＿＿	＿＿	＿＿
f）手を動かす	＿＿	＿＿	＿＿
2. 指でタッピング			
a）人差し指	＿＿	＿＿	＿＿
b）すべての指	＿＿	＿＿	＿＿
c）2 本の指	＿＿	＿＿	＿＿
3. 手をひっくり返す	＿＿	＿＿	
4. 掌を持ち上げる	＿＿	＿＿	＿＿
5. 握るないし開く			
a）掌を上向ける	＿＿	＿＿	＿＿
b）掌を下向ける	＿＿	＿＿	＿＿
c）掌を横向ける	＿＿	＿＿	＿＿
6. 交互にタッピング			
a）セラピストが先に	＿＿	＿＿	＿＿
b）患者が先に	＿＿	＿＿	＿＿

セッション 8

患　　者：＿＿＿＿＿＿＿＿
日　　時：＿＿＿＿＿＿＿＿

	左手	右手	両手
1. 連続課題			
a）指ドラム（LF）	＿＿	＿＿	＿＿
b）指ドラム（TH）	＿＿	＿＿	＿＿
c）連続してタッピング	＿＿	＿＿	＿＿
d）7 本の指（HU）	＿＿	＿＿	＿＿
e）7 本の指（HR）	＿＿	＿＿	＿＿
f）手を動かす	＿＿	＿＿	＿＿
2. 指でタッピング			
a）人差し指	＿＿	＿＿	＿＿
b）すべての指	＿＿	＿＿	＿＿
c）2 本の指	＿＿	＿＿	＿＿
3. 手をひっくり返す	＿＿	＿＿	
4. 掌を持ち上げる	＿＿	＿＿	＿＿
5. 握るないし開く			
a）掌を上向ける	＿＿	＿＿	＿＿
b）掌を下向ける	＿＿	＿＿	＿＿
c）掌を横向ける	＿＿	＿＿	＿＿
6. 交互にタッピング			
a）セラピストが先に	＿＿	＿＿	＿＿
b）患者が先に	＿＿	＿＿	＿＿

Volume 5　計画モジュールA
手の運動反応シート

セラピスト用 5-1

セッション1

患　　者：＿＿＿＿＿＿＿＿＿＿
日　　時：＿＿＿＿＿＿＿＿＿＿

	全体		
1. 両手課題			
a）両手の切り替え	＿＿		
	左手	右手	両手
2. 連続課題			
a）指ドラム（LF）	＿＿	＿＿	＿＿
b）指ドラム（TH）	＿＿	＿＿	＿＿
c）連続してタッピング	＿＿	＿＿	＿＿
d）7本の指（HU）	＿＿	＿＿	＿＿
e）7本の指（HR）	＿＿	＿＿	＿＿
f）手を動かす	＿＿	＿＿	＿＿
3. 指でタッピング			
a）人差し指	＿＿	＿＿	＿＿
b）すべての指	＿＿	＿＿	＿＿
c）2本の指	＿＿	＿＿	＿＿
4. 手をひっくり返す	＿＿	＿＿	
5. 掌を持ち上げる	＿＿	＿＿	＿＿
6. 握るないし開く			
a）掌を上向ける	＿＿	＿＿	＿＿
b）掌を下向ける	＿＿	＿＿	＿＿
c）掌を横向ける	＿＿	＿＿	＿＿
7. 交互にタッピング			
a）セラピストが先に	＿＿	＿＿	＿＿
b）患者が先に	＿＿	＿＿	＿＿

セッション2

患　　者：＿＿＿＿＿＿＿＿＿＿
日　　時：＿＿＿＿＿＿＿＿＿＿

	全体		
1. 両手課題			
a）両手の切り替え	＿＿		
b）握るないし開くの切り替え	＿＿		
	左手	右手	両手
2. 連続課題			
a）指ドラム（LF）	＿＿	＿＿	＿＿
b）指ドラム（TH）	＿＿	＿＿	＿＿
c）連続してタッピング	＿＿	＿＿	＿＿
d）7本の指（HU）	＿＿	＿＿	＿＿
e）7本の指（HR）	＿＿	＿＿	＿＿
f）手を動かす	＿＿	＿＿	＿＿
3. 指でタッピング			
a）人差し指	＿＿	＿＿	＿＿
b）すべての指	＿＿	＿＿	＿＿
c）2本の指	＿＿	＿＿	＿＿
4. 手をひっくり返す	＿＿	＿＿	
5. 掌を持ち上げる	＿＿	＿＿	＿＿
6. 握るないし開く			
a）掌を上向ける	＿＿	＿＿	＿＿
b）掌を下向ける	＿＿	＿＿	＿＿
c）掌を横向ける	＿＿	＿＿	＿＿
7. 交互にタッピング			
a）セラピストが先に	＿＿	＿＿	＿＿
b）患者が先に	＿＿	＿＿	＿＿

Volume 5　計画モジュールA
手の運動反応シート

セラピスト用 5-2

セッション3

患　　者：＿＿＿＿＿＿＿＿
日　　時：＿＿＿＿＿＿＿＿

	全体
1. 両手課題	
a) 両手の切り替え	＿＿
b) 握るないし開くの切り替え	＿＿
c) 同時タッピング	＿＿

	左手	右手	両手
2. 連続課題			
a) 指ドラム（LF）	＿＿	＿＿	＿＿
b) 指ドラム（TH）	＿＿	＿＿	＿＿
c) 連続してタッピング	＿＿	＿＿	＿＿
d) 7本の指（HU）	＿＿	＿＿	＿＿
e) 7本の指（HR）	＿＿	＿＿	＿＿
f) 手を動かす	＿＿	＿＿	＿＿
3. 指でタッピング			
a) 人差し指	＿＿	＿＿	＿＿
b) すべての指	＿＿	＿＿	＿＿
c) 2本の指	＿＿	＿＿	＿＿
4. 手をひっくり返す	＿＿	＿＿	
5. 掌を持ち上げる	＿＿	＿＿	＿＿
6. 握るないし開く			
a) 掌を上向ける	＿＿	＿＿	＿＿
b) 掌を下向ける	＿＿	＿＿	＿＿
c) 掌を横向ける	＿＿	＿＿	＿＿
7. 交互にタッピング			
a) セラピストが先に	＿＿	＿＿	＿＿
b) 患者が先に	＿＿	＿＿	＿＿

セッション4

患　　者：＿＿＿＿＿＿＿＿
日　　時：＿＿＿＿＿＿＿＿

	全体
1. 両手課題	
a) 両手の切り替え	＿＿
b) 握るないし開くの切り替え	＿＿
c) 同時タッピング	＿＿

	左手	右手	両手
2. 連続課題			
a) 指ドラム（LF）	＿＿	＿＿	＿＿
b) 指ドラム（TH）	＿＿	＿＿	＿＿
c) 連続してタッピング	＿＿	＿＿	＿＿
d) 7本の指（HU）	＿＿	＿＿	＿＿
e) 7本の指（HR）	＿＿	＿＿	＿＿
f) 手を動かす	＿＿	＿＿	＿＿
3. 指でタッピング			
a) 人差し指	＿＿	＿＿	＿＿
b) すべての指	＿＿	＿＿	＿＿
c) 2本の指	＿＿	＿＿	＿＿
4. 手をひっくり返す	＿＿	＿＿	
5. 掌を持ち上げる	＿＿	＿＿	＿＿
6. 握るないし開く			
a) 掌を上向ける	＿＿	＿＿	＿＿
b) 掌を下向ける	＿＿	＿＿	＿＿
c) 掌を横向ける	＿＿	＿＿	＿＿
7. 交互にタッピング			
a) セラピストが先に	＿＿	＿＿	＿＿
b) 患者が先に	＿＿	＿＿	＿＿

Volume 5　計画モジュール A
手の運動反応シート

セラピスト用 *5-3*

セッション 5

患　　　者：＿＿＿＿＿＿＿＿
日　　　時：＿＿＿＿＿＿＿＿

	全体		
1. 両手課題			
a）両手の切り替え	＿＿		
b）握るないし開くの切り替え	＿＿		
c）同時タッピング	＿＿		
	左手	**右手**	**両手**
2. 連続課題			
a）指ドラム（LF）	＿＿	＿＿	＿＿
b）指ドラム（TH）	＿＿	＿＿	＿＿
c）連続してタッピング	＿＿	＿＿	＿＿
d）7 本の指（HU）	＿＿	＿＿	＿＿
e）7 本の指（HR）	＿＿	＿＿	＿＿
f）手を動かす	＿＿	＿＿	＿＿
3. 指でタッピング			
a）人差し指	＿＿	＿＿	＿＿
b）すべての指	＿＿	＿＿	＿＿
c）2 本の指	＿＿	＿＿	＿＿
4. 手をひっくり返す	＿＿	＿＿	
5. 掌を持ち上げる	＿＿	＿＿	＿＿
6. 握るないし開く			
a）掌を上向ける	＿＿	＿＿	＿＿
b）掌を下向ける	＿＿	＿＿	＿＿
c）掌を横向ける	＿＿	＿＿	＿＿
7. 交互にタッピング			
a）セラピストが先に	＿＿	＿＿	＿＿
b）患者が先に	＿＿	＿＿	＿＿

セッション 6

患　　　者：＿＿＿＿＿＿＿＿
日　　　時：＿＿＿＿＿＿＿＿

	全体		
1. 両手課題			
a）両手の切り替え	＿＿		
b）握るないし開くの切り替え	＿＿		
c）同時タッピング	＿＿		
	左手	**右手**	**両手**
2. 連続課題			
a）指ドラム（LF）	＿＿	＿＿	＿＿
b）指ドラム（TH）	＿＿	＿＿	＿＿
c）連続してタッピング	＿＿	＿＿	＿＿
d）7 本の指（HU）	＿＿	＿＿	＿＿
e）7 本の指（HR）	＿＿	＿＿	＿＿
f）手を動かす	＿＿	＿＿	＿＿
3. 指でタッピング			
a）人差し指	＿＿	＿＿	＿＿
b）すべての指	＿＿	＿＿	＿＿
c）2 本の指	＿＿	＿＿	＿＿
4. 手をひっくり返す	＿＿	＿＿	
5. 掌を持ち上げる	＿＿	＿＿	＿＿
6. 握るないし開く			
a）掌を上向ける	＿＿	＿＿	＿＿
b）掌を下向ける	＿＿	＿＿	＿＿
c）掌を横向ける	＿＿	＿＿	＿＿
7. 交互にタッピング			
a）セラピストが先に	＿＿	＿＿	＿＿
b）患者が先に	＿＿	＿＿	＿＿

Volume 5　計画モジュールA
手の運動反応シート

セラピスト用 5-4

セッション7

患　　者：＿＿＿＿＿＿＿＿
日　　時：＿＿＿＿＿＿＿＿

	全体		
1．両手課題			
a）両手の切り替え	＿＿		
b）握るないし開くの切り替え	＿＿		
c）同時タッピング	＿＿		
d）三連の繰り返し	＿＿		
	左手	右手	両手
2．連続課題			
a）指ドラム（LF）	＿＿	＿＿	＿＿
b）指ドラム（TH）	＿＿	＿＿	＿＿
c）連続してタッピング	＿＿	＿＿	＿＿
d）7本の指（HU）	＿＿	＿＿	＿＿
e）7本の指（HR）	＿＿	＿＿	＿＿
f）手を動かす	＿＿	＿＿	＿＿
3．指でタッピング			
a）人差し指	＿＿	＿＿	＿＿
b）すべての指	＿＿	＿＿	＿＿
c）2本の指	＿＿	＿＿	＿＿
4．手をひっくり返す	＿＿	＿＿	
5．掌を持ち上げる	＿＿	＿＿	＿＿
6．握るないし開く			
a）掌を上向ける	＿＿	＿＿	＿＿
b）掌を下向ける	＿＿	＿＿	＿＿
c）掌を横向ける	＿＿	＿＿	＿＿
7．交互にタッピング			
a）セラピストが先に	＿＿	＿＿	＿＿
b）患者が先に	＿＿	＿＿	＿＿

セッション8

患　　者：＿＿＿＿＿＿＿＿
日　　時：＿＿＿＿＿＿＿＿

	全体		
1．両手課題			
a）両手の切り替え	＿＿		
b）握るないし開くの切り替え	＿＿		
c）同時タッピング	＿＿		
d）三連の繰り返し	＿＿		
	左手	右手	両手
2．連続課題			
a）指ドラム（LF）	＿＿	＿＿	＿＿
b）指ドラム（TH）	＿＿	＿＿	＿＿
c）連続してタッピング	＿＿	＿＿	＿＿
d）7本の指（HU）	＿＿	＿＿	＿＿
e）7本の指（HR）	＿＿	＿＿	＿＿
f）手を動かす	＿＿	＿＿	＿＿
3．指でタッピング			
a）人差し指	＿＿	＿＿	＿＿
b）すべての指	＿＿	＿＿	＿＿
c）2本の指	＿＿	＿＿	＿＿
4．手をひっくり返す	＿＿	＿＿	
5．掌を持ち上げる	＿＿	＿＿	＿＿
6．握るないし開く			
a）掌を上向ける	＿＿	＿＿	＿＿
b）掌を下向ける	＿＿	＿＿	＿＿
c）掌を横向ける	＿＿	＿＿	＿＿
7．交互にタッピング			
a）セラピストが先に	＿＿	＿＿	＿＿
b）患者が先に	＿＿	＿＿	＿＿

Volume 5　計画モジュール A
手の運動反応シート

セラピスト用 5-5

セッション 9

患　　者：＿＿＿＿＿＿＿＿
日　　時：＿＿＿＿＿＿＿＿

	全体		
1. 両手課題			
a）両手の切り替え	＿＿		
b）握るないし開くの切り替え	＿＿		
c）同時タッピング	＿＿		
d）三連の繰り返し	＿＿		
	左手	**右手**	**両手**
2. 連続課題			
a）指ドラム（LF）	＿＿	＿＿	＿＿
b）指ドラム（TH）	＿＿	＿＿	＿＿
c）連続してタッピング	＿＿	＿＿	＿＿
d）7 本の指（HU）	＿＿	＿＿	＿＿
e）7 本の指（HR）	＿＿	＿＿	＿＿
f）手を動かす	＿＿	＿＿	＿＿
3. 指でタッピング			
a）人差し指	＿＿	＿＿	＿＿
b）すべての指	＿＿	＿＿	＿＿
c）2 本の指	＿＿	＿＿	＿＿
4. 手をひっくり返す	＿＿	＿＿	
5. 掌を持ち上げる	＿＿	＿＿	＿＿
6. 握るないし開く			
a）掌を上向ける	＿＿	＿＿	＿＿
b）掌を下向ける	＿＿	＿＿	＿＿
c）掌を横向ける	＿＿	＿＿	＿＿
7. 交互にタッピング			
a）セラピストが先に	＿＿	＿＿	＿＿
b）患者が先に	＿＿	＿＿	＿＿

セッション 10

患　　者：＿＿＿＿＿＿＿＿
日　　時：＿＿＿＿＿＿＿＿

	全体		
1. 両手課題			
a）両手の切り替え	＿＿		
b）握るないし開くの切り替え	＿＿		
c）同時タッピング	＿＿		
d）三連の繰り返し	＿＿		
	左手	**右手**	**両手**
2. 連続課題			
a）指ドラム（LF）	＿＿	＿＿	＿＿
b）指ドラム（TH）	＿＿	＿＿	＿＿
c）連続してタッピング	＿＿	＿＿	＿＿
d）7 本の指（HU）	＿＿	＿＿	＿＿
e）7 本の指（HR）	＿＿	＿＿	＿＿
f）手を動かす	＿＿	＿＿	＿＿
3. 指でタッピング			
a）人差し指	＿＿	＿＿	＿＿
b）すべての指	＿＿	＿＿	＿＿
c）2 本の指	＿＿	＿＿	＿＿
4. 手をひっくり返す	＿＿	＿＿	
5. 掌を持ち上げる	＿＿	＿＿	＿＿
6. 握るないし開く			
a）掌を上向ける	＿＿	＿＿	＿＿
b）掌を下向ける	＿＿	＿＿	＿＿
c）掌を横向ける	＿＿	＿＿	＿＿
7. 交互にタッピング			
a）セラピストが先に	＿＿	＿＿	＿＿
b）患者が先に	＿＿	＿＿	＿＿

Volume 5　計画モジュール A
手の運動反応シート

セラピスト用 5-6

セッション 11

患　　者：＿＿＿＿＿＿＿＿＿＿
日　　時：＿＿＿＿＿＿＿＿＿＿

	全体
1．両手課題	
a）両手の切り替え	＿＿
b）握るないし開くの切り替え	＿＿
c）同時タッピング	＿＿
d）三連の繰り返し	＿＿

	左手	右手	両手
2．連続課題			
a）指ドラム（LF）	＿＿	＿＿	＿＿
b）指ドラム（TH）	＿＿	＿＿	＿＿
c）連続してタッピング	＿＿	＿＿	＿＿
d）7 本の指（HU）	＿＿	＿＿	＿＿
e）7 本の指（HR）	＿＿	＿＿	＿＿
f）手を動かす	＿＿	＿＿	＿＿
3．指でタッピング			
a）人差し指	＿＿	＿＿	＿＿
b）すべての指	＿＿	＿＿	＿＿
c）2 本の指	＿＿	＿＿	＿＿
4．手をひっくり返す	＿＿	＿＿	
5．掌を持ち上げる	＿＿	＿＿	＿＿
6．握るないし開く			
a）掌を上向ける	＿＿	＿＿	＿＿
b）掌を下向ける	＿＿	＿＿	＿＿
c）掌を横向ける	＿＿	＿＿	＿＿
7．交互にタッピング			
a）セラピストが先に	＿＿	＿＿	＿＿
b）患者が先に	＿＿	＿＿	＿＿

セッション 12

患　　者：＿＿＿＿＿＿＿＿＿＿
日　　時：＿＿＿＿＿＿＿＿＿＿

	全体
1．両手課題	
a）両手の切り替え	＿＿
b）握るないし開くの切り替え	＿＿
c）同時タッピング	＿＿
d）三連の繰り返し	＿＿

	左手	右手	両手
2．連続課題			
a）指ドラム（LF）	＿＿	＿＿	＿＿
b）指ドラム（TH）	＿＿	＿＿	＿＿
c）連続してタッピング	＿＿	＿＿	＿＿
d）7 本の指（HU）	＿＿	＿＿	＿＿
e）7 本の指（HR）	＿＿	＿＿	＿＿
f）手を動かす	＿＿	＿＿	＿＿
3．指でタッピング			
a）人差し指	＿＿	＿＿	＿＿
b）すべての指	＿＿	＿＿	＿＿
c）2 本の指	＿＿	＿＿	＿＿
4．手をひっくり返す	＿＿	＿＿	
5．掌を持ち上げる	＿＿	＿＿	＿＿
6．握るないし開く			
a）掌を上向ける	＿＿	＿＿	＿＿
b）掌を下向ける	＿＿	＿＿	＿＿
c）掌を横向ける	＿＿	＿＿	＿＿
7．交互にタッピング			
a）セラピストが先に	＿＿	＿＿	＿＿
b）患者が先に	＿＿	＿＿	＿＿

Volume 6　計画モジュール B
手の運動反応シート

セラピスト用 *6-1*

セッション 1

患　　者：＿＿＿＿＿＿＿＿＿＿＿＿＿＿
日　　時：＿＿＿＿＿＿＿＿＿＿＿＿＿＿

	全体
1. 両手課題	
a）両手の切り替え	＿＿
b）握るないし開くの切り替え	＿＿
c）同時タッピング	＿＿
d）三連の繰り返し	＿＿

	左手	右手	両手
2. 連続課題			
a）指ドラム（LF）	＿＿	＿＿	＿＿
b）指ドラム（TH）	＿＿	＿＿	＿＿
c）連続してタッピング	＿＿	＿＿	＿＿
d）7 本の指（HU）	＿＿	＿＿	＿＿
e）7 本の指（HR）	＿＿	＿＿	＿＿
f）手を動かす	＿＿	＿＿	＿＿
3. 指でタッピング			
a）人差し指	＿＿	＿＿	＿＿
b）すべての指	＿＿	＿＿	＿＿
c）2 本の指	＿＿	＿＿	＿＿
4. 手をひっくり返す	＿＿	＿＿	
5. 掌を持ち上げる	＿＿	＿＿	＿＿
6. 握るないし開く			
a）掌を上向ける	＿＿	＿＿	＿＿
b）掌を下向ける	＿＿	＿＿	＿＿
c）掌を横向ける	＿＿	＿＿	＿＿
7. 交互にタッピング			
a）セラピストが先に	＿＿	＿＿	＿＿
b）患者が先に	＿＿	＿＿	＿＿

セッション 2

患　　者：＿＿＿＿＿＿＿＿＿＿＿＿＿＿
日　　時：＿＿＿＿＿＿＿＿＿＿＿＿＿＿

	全体
1. 両手課題	
a）両手の切り替え	＿＿
b）握るないし開くの切り替え	＿＿
c）同時タッピング	＿＿
d）三連の繰り返し	＿＿

	左手	右手	両手
2. 連続課題			
a）指ドラム（LF）	＿＿	＿＿	＿＿
b）指ドラム（TH）	＿＿	＿＿	＿＿
c）連続してタッピング	＿＿	＿＿	＿＿
d）7 本の指（HU）	＿＿	＿＿	＿＿
e）7 本の指（HR）	＿＿	＿＿	＿＿
f）手を動かす	＿＿	＿＿	＿＿
3. 指でタッピング			
a）人差し指	＿＿	＿＿	＿＿
b）すべての指	＿＿	＿＿	＿＿
c）2 本の指	＿＿	＿＿	＿＿
4. 手をひっくり返す	＿＿	＿＿	
5. 掌を持ち上げる	＿＿	＿＿	＿＿
6. 握るないし開く			
a）掌を上向ける	＿＿	＿＿	＿＿
b）掌を下向ける	＿＿	＿＿	＿＿
c）掌を横向ける	＿＿	＿＿	＿＿
7. 交互にタッピング			
a）セラピストが先に	＿＿	＿＿	＿＿
b）患者が先に	＿＿	＿＿	＿＿

Volume 6　計画モジュール B
手の運動反応シート

セラピスト用 *6-2*

セッション 3

患　　者：＿＿＿＿＿＿＿＿＿＿
日　　時：＿＿＿＿＿＿＿＿＿＿

	全体		
1．両手課題			
a）両手の切り替え	＿＿		
b）握るないし開くの切り替え	＿＿		
c）同時タッピング	＿＿		
d）三連の繰り返し	＿＿		
	左手	**右手**	**両手**
2．連続課題			
a）指ドラム（LF）	＿＿	＿＿	＿＿
b）指ドラム（TH）	＿＿	＿＿	＿＿
c）連続してタッピング	＿＿	＿＿	＿＿
d）7本の指（HU）	＿＿	＿＿	＿＿
e）7本の指（HR）	＿＿	＿＿	＿＿
f）手を動かす	＿＿	＿＿	＿＿
3．指でタッピング			
a）人差し指	＿＿	＿＿	＿＿
b）すべての指	＿＿	＿＿	＿＿
c）2本の指	＿＿	＿＿	＿＿
4．手をひっくり返す	＿＿	＿＿	
5．掌を持ち上げる	＿＿	＿＿	＿＿
6．握るないし開く			
a）掌を上向ける	＿＿	＿＿	＿＿
b）掌を下向ける	＿＿	＿＿	＿＿
c）掌を横向ける	＿＿	＿＿	＿＿
7．交互にタッピング			
a）セラピストが先に	＿＿	＿＿	＿＿
b）患者が先に	＿＿	＿＿	＿＿

セッション 4

患　　者：＿＿＿＿＿＿＿＿＿＿
日　　時：＿＿＿＿＿＿＿＿＿＿

	全体		
1．両手課題			
a）両手の切り替え	＿＿		
b）握るないし開くの切り替え	＿＿		
c）同時タッピング	＿＿		
d）三連の繰り返し	＿＿		
	左手	**右手**	**両手**
2．連続課題			
a）指ドラム（LF）	＿＿	＿＿	＿＿
b）指ドラム（TH）	＿＿	＿＿	＿＿
c）連続してタッピング	＿＿	＿＿	＿＿
d）7本の指（HU）	＿＿	＿＿	＿＿
e）7本の指（HR）	＿＿	＿＿	＿＿
f）手を動かす	＿＿	＿＿	＿＿
3．指でタッピング			
a）人差し指	＿＿	＿＿	＿＿
b）すべての指	＿＿	＿＿	＿＿
c）2本の指	＿＿	＿＿	＿＿
4．手をひっくり返す	＿＿	＿＿	
5．掌を持ち上げる	＿＿	＿＿	＿＿
6．握るないし開く			
a）掌を上向ける	＿＿	＿＿	＿＿
b）掌を下向ける	＿＿	＿＿	＿＿
c）掌を横向ける	＿＿	＿＿	＿＿
7．交互にタッピング			
a）セラピストが先に	＿＿	＿＿	＿＿
b）患者が先に	＿＿	＿＿	＿＿

Volume 6　計画モジュール B
手の運動反応シート

セラピスト用 *6-3*

セッション 5

患　　者：＿＿＿＿＿＿＿＿＿＿＿＿

日　　時：＿＿＿＿＿＿＿＿＿＿＿＿

	全体
1. 両手課題	
a）両手の切り替え	＿＿
b）握るないし開くの切り替え	＿＿
c）同時タッピング	＿＿
d）三連の繰り返し	＿＿

	左手	右手	両手
2. 連続課題			
a）指ドラム（LF）	＿＿	＿＿	＿＿
b）指ドラム（TH）	＿＿	＿＿	＿＿
c）連続してタッピング	＿＿	＿＿	＿＿
d）7 本の指（HU）	＿＿	＿＿	＿＿
e）7 本の指（HR）	＿＿	＿＿	＿＿
f）手を動かす	＿＿	＿＿	＿＿
3. 指でタッピング			
a）人差し指	＿＿	＿＿	＿＿
b）すべての指	＿＿	＿＿	＿＿
c）2 本の指	＿＿	＿＿	＿＿
4. 手をひっくり返す	＿＿	＿＿	
5. 掌を持ち上げる	＿＿	＿＿	＿＿
6. 握るないし開く			
a）掌を上向ける	＿＿	＿＿	＿＿
b）掌を下向ける	＿＿	＿＿	＿＿
c）掌を横向ける	＿＿	＿＿	＿＿
7. 交互にタッピング			
a）セラピストが先に	＿＿	＿＿	＿＿
b）患者が先に	＿＿	＿＿	＿＿

セッション 6

患　　者：＿＿＿＿＿＿＿＿＿＿＿＿

日　　時：＿＿＿＿＿＿＿＿＿＿＿＿

	全体
1. 両手課題	
a）両手の切り替え	＿＿
b）握るないし開くの切り替え	＿＿
c）同時タッピング	＿＿
d）三連の繰り返し	＿＿

	左手	右手	両手
2. 連続課題			
a）指ドラム（LF）	＿＿	＿＿	＿＿
b）指ドラム（TH）	＿＿	＿＿	＿＿
c）連続してタッピング	＿＿	＿＿	＿＿
d）7 本の指（HU）	＿＿	＿＿	＿＿
e）7 本の指（HR）	＿＿	＿＿	＿＿
f）手を動かす	＿＿	＿＿	＿＿
3. 指でタッピング			
a）人差し指	＿＿	＿＿	＿＿
b）すべての指	＿＿	＿＿	＿＿
c）2 本の指	＿＿	＿＿	＿＿
4. 手をひっくり返す	＿＿	＿＿	
5. 掌を持ち上げる	＿＿	＿＿	＿＿
6. 握るないし開く			
a）掌を上向ける	＿＿	＿＿	＿＿
b）掌を下向ける	＿＿	＿＿	＿＿
c）掌を横向ける	＿＿	＿＿	＿＿
7. 交互にタッピング			
a）セラピストが先に	＿＿	＿＿	＿＿
b）患者が先に	＿＿	＿＿	＿＿

Volume 6　計画モジュール B
手の運動反応シート

セラピスト用 *6-4*

セッション 7

患　　者：＿＿＿＿＿＿＿＿＿＿
日　　時：＿＿＿＿＿＿＿＿＿＿

	全体
1．両手課題	
a）両手の切り替え	＿＿
b）握るないし開くの切り替え	＿＿
c）同時タッピング	＿＿
d）三連の繰り返し	＿＿

	左手	右手	両手
2．連続課題			
a）指ドラム（LF）	＿＿	＿＿	＿＿
b）指ドラム（TH）	＿＿	＿＿	＿＿
c）連続してタッピング	＿＿	＿＿	＿＿
d）7 本の指（HU）	＿＿	＿＿	＿＿
e）7 本の指（HR）	＿＿	＿＿	＿＿
f）手を動かす	＿＿	＿＿	＿＿
3．指でタッピング			
a）人差し指	＿＿	＿＿	＿＿
b）すべての指	＿＿	＿＿	＿＿
c）2 本の指	＿＿	＿＿	＿＿
4．手をひっくり返す	＿＿	＿＿	
5．掌を持ち上げる	＿＿	＿＿	＿＿
6．握るないし開く			
a）掌を上向ける	＿＿	＿＿	＿＿
b）掌を下向ける	＿＿	＿＿	＿＿
c）掌を横向ける	＿＿	＿＿	＿＿
7．交互にタッピング			
a）セラピストが先に	＿＿	＿＿	＿＿
b）患者が先に	＿＿	＿＿	＿＿

セッション 8

患　　者：＿＿＿＿＿＿＿＿＿＿
日　　時：＿＿＿＿＿＿＿＿＿＿

	全体
1．両手課題	
a）両手の切り替え	＿＿
b）握るないし開くの切り替え	＿＿
c）同時タッピング	＿＿
d）三連の繰り返し	＿＿

	左手	右手	両手
2．連続課題			
a）指ドラム（LF）	＿＿	＿＿	＿＿
b）指ドラム（TH）	＿＿	＿＿	＿＿
c）連続してタッピング	＿＿	＿＿	＿＿
d）7 本の指（HU）	＿＿	＿＿	＿＿
e）7 本の指（HR）	＿＿	＿＿	＿＿
f）手で動かす	＿＿	＿＿	＿＿
3．指でタッピング			
a）人差し指	＿＿	＿＿	＿＿
b）すべての指	＿＿	＿＿	＿＿
c）2 本の指	＿＿	＿＿	＿＿
4．手をひっくり返す	＿＿	＿＿	
5．掌を持ち上げる	＿＿	＿＿	＿＿
6．握るないし開く			
a）掌を上向ける	＿＿	＿＿	＿＿
b）掌を下向ける	＿＿	＿＿	＿＿
c）掌を横向ける	＿＿	＿＿	＿＿
7．交互にタッピング			
a）セラピストが先に	＿＿	＿＿	＿＿
b）患者が先に	＿＿	＿＿	＿＿

前頭葉・実行機能プログラム（FEP）

Volume 3

ワーキングメモリモジュール A

本人用課題用紙

セッション 1～8

セッション1

1. ば ま ぶ ち
くお
と

2. ど ふ
か う
ぐ ふ く

3. ん は ば
ち お
ず

4. さ ち ん
あ ぶ ん
か お

5. さ ど す
ぐ
ふ
か

6. ち ん
ふ さ ば
お

7. ち お
あ ど
ふ
ぐ

8. わ ら あ
よ ぶち

9. さ ふ
あ
お ら
と

10. わ
ぱ と
ん
あ ど

11.ず ず
ぐ
は
か
ぱ

12. ふ ど
あ お
ぶ く

13. え や
ぶ う
か ら

14. お
ば
る
か ま
け え

15. さ さ
あ か ぱ
ら
ぶ

16. ぶ お じ
ふ
か る
ち

17. る
ぐ は
か る
ぶ

18.ざ
ど ふ
お あ ぐ は

19. わ い
く ば ぶ
お
ふ

20. じ
る
か は
え わ と

21. ち ぶ
あ お が ぱ

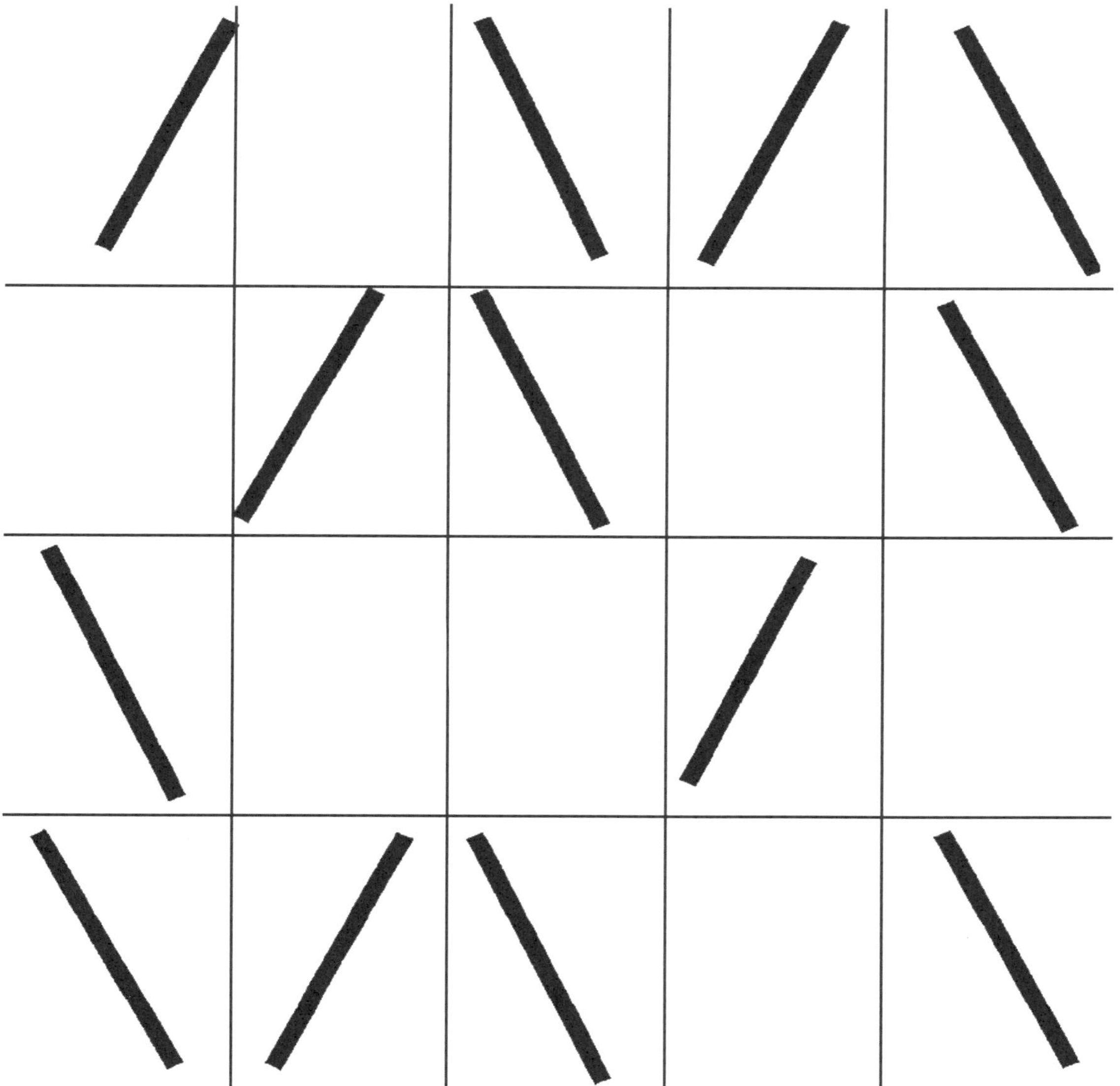

本人用 *3-1-3*

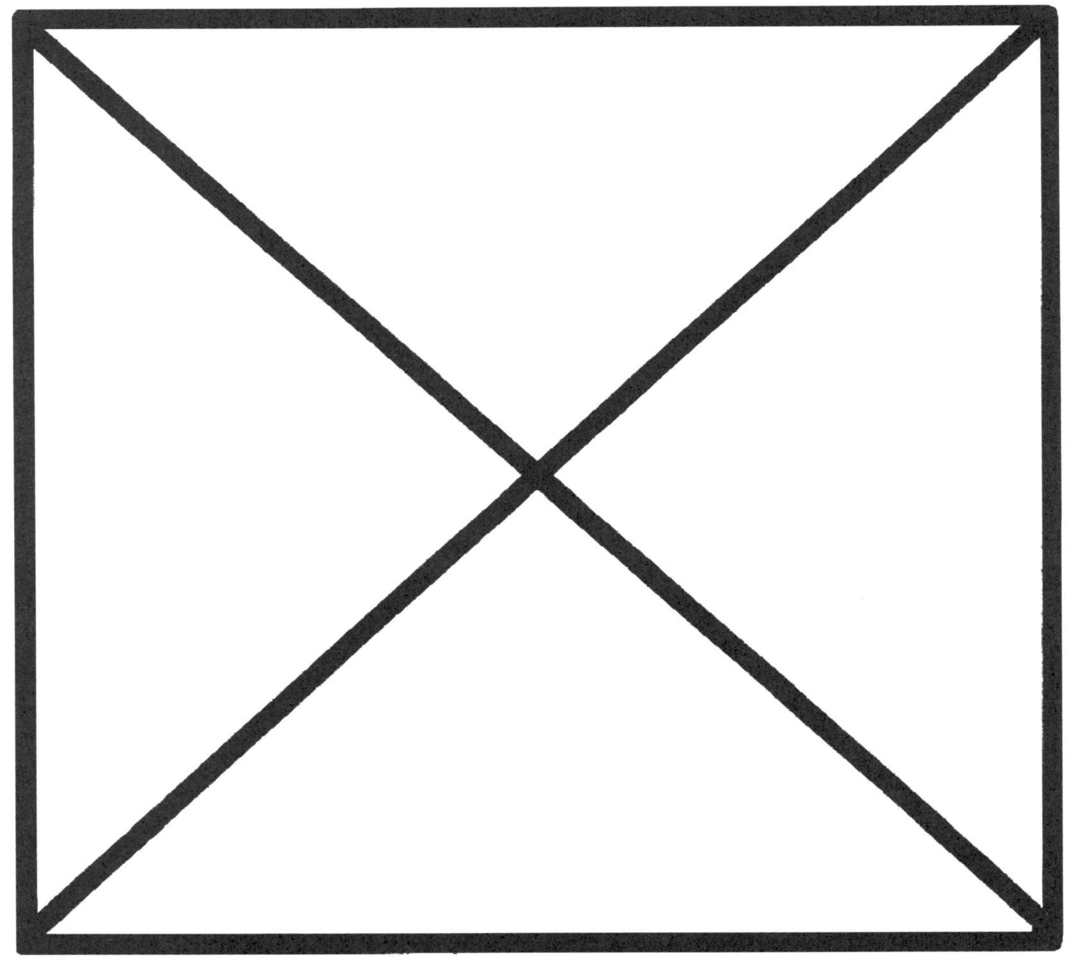

あ ゆ ざ ぱ は た は が い る ら あ た さ あ が い け わ く い
え さ い ま あ さ え ぱ お る さ い か さ た あ お え は ち わ
ら ち ら う ま ぱ え た さ ゆ あ ゆ る え た お る ふ や ま え
い ら さ あ え え さ や ふ ふ お お た ゆ あ る る ら た お だ
た い た さ は と お え ぱ か ゆ え さ ぶ う い お え ら ら え
ち え ら さ は は た な ち お た さ あ え え あ え え あ え ゆ
い た お が さ う お お が な わ る さ お だ る た ざ が な い
ゆ あ ぱ る う ま ゆ え ら さ あ え は さ さ た ざ え お な た
は が だ お る う お は た な や る ら え る い ぶ お ゆ る た
あ た ら ぶ さ あ は さ ち わ え る う ち る や や お い い ふ
ぶ さ え え ら さ る は が え た や あ ゆ う わ た お は ら た
お は た さ や る え お た な な る え え ぱ た な あ お だ お
ま ら な ふ え さ ぱ な が な い た あ か さ く さ さ あ た ち
お さ い え い お た な か ふ ら わ さ た ち う た お や あ は
た や わ い わ ま る え る ら い あ だ ち え お た あ ふ だ ら
や な ら あ え え だ ぱ さ た あ ら い え あ た は な お る い
お や た え あ い は わ あ い た だ え お ら ら ら え さ え さ
な た い る さ た は お え え だ さ ぱ さ ら い ぶ あ ち さ た
う え た ま あ い な る が な い た た い ら が ら え い い ま
る る あ わ お う ま さ ざ る さ だ ゆ た お は い さ な あ え

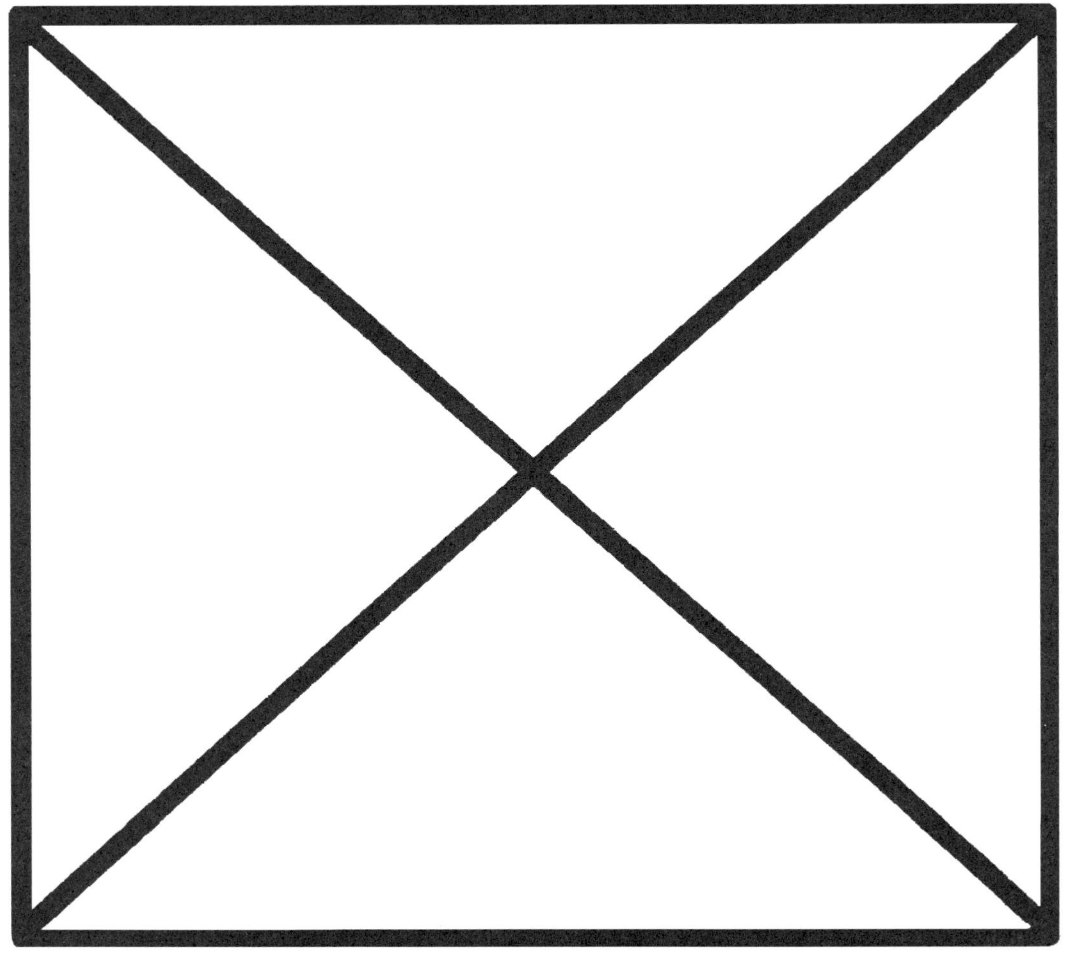

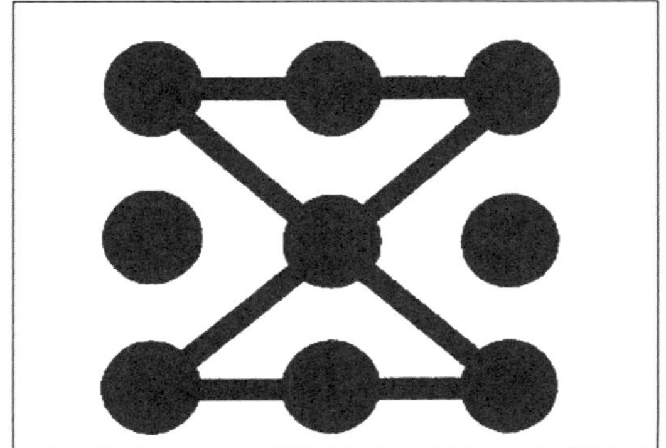

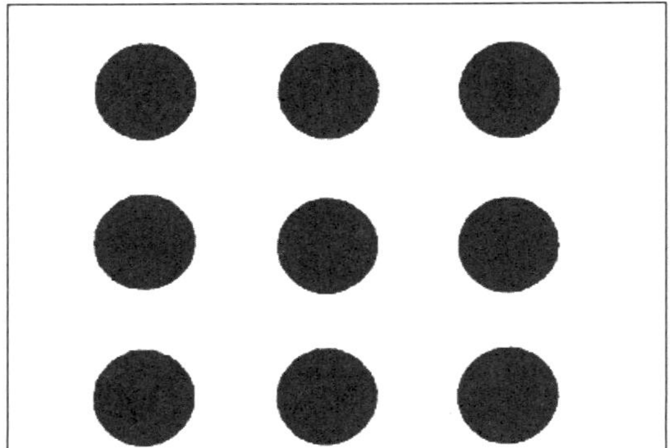

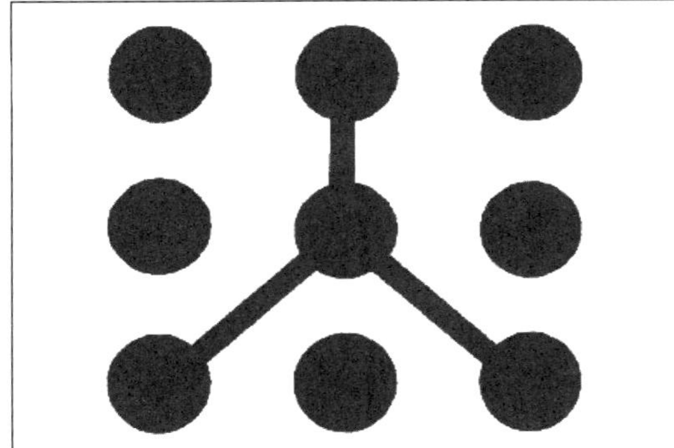

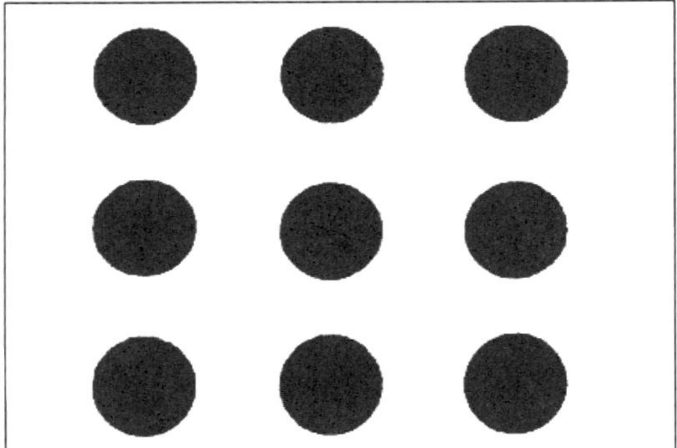

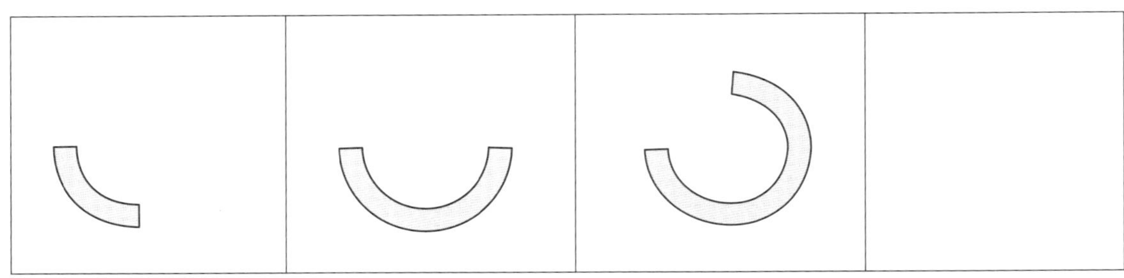

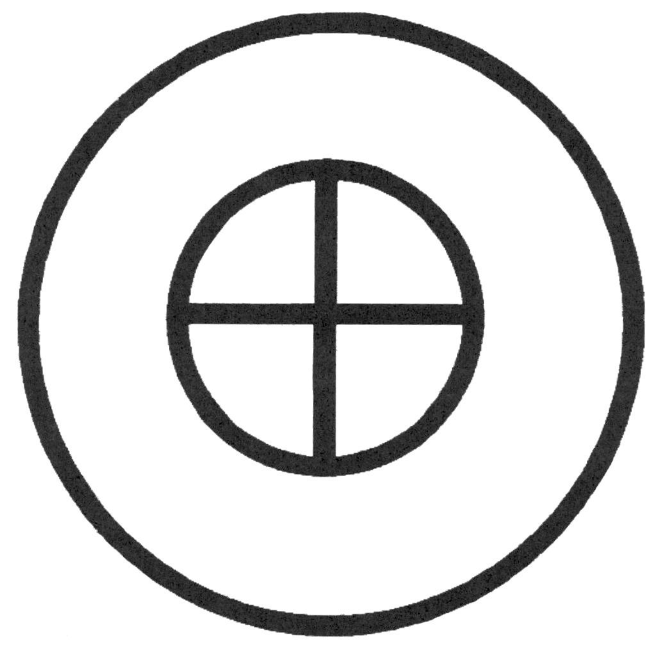

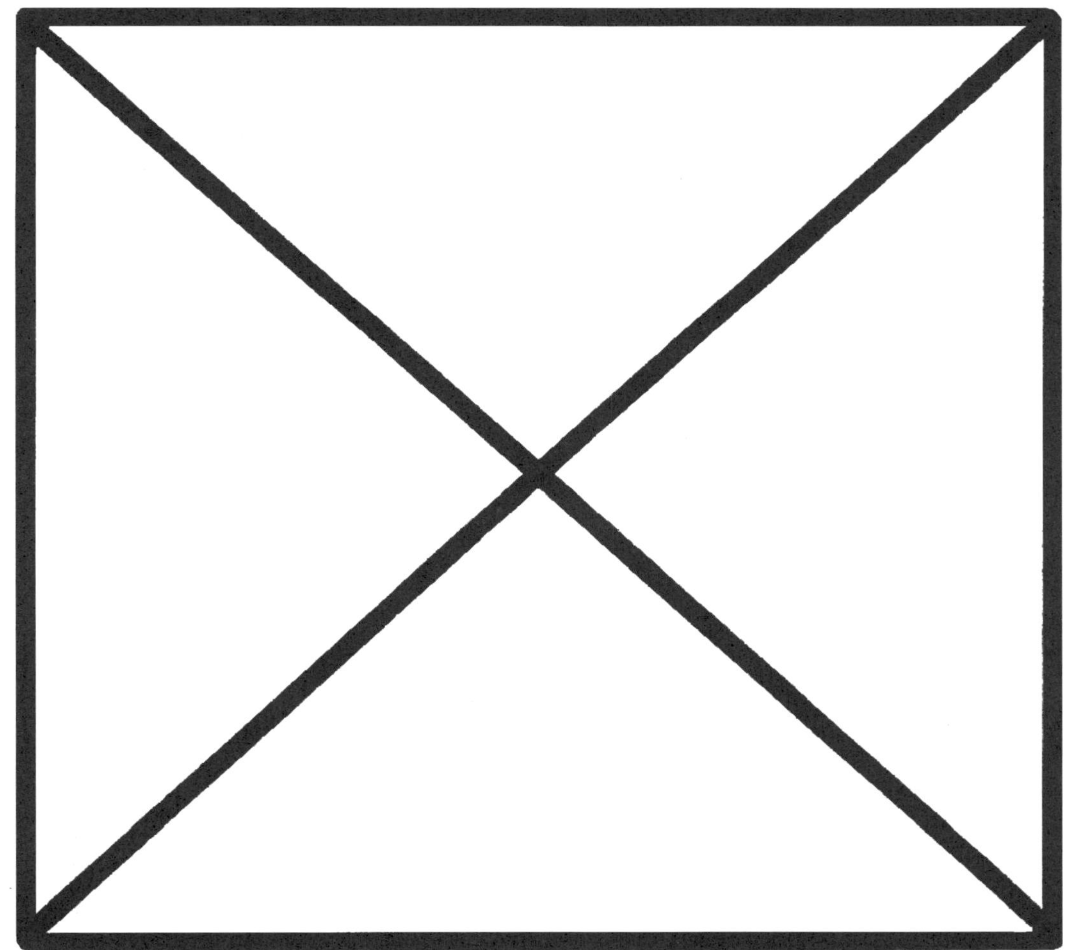

本人用 *3-1-10*

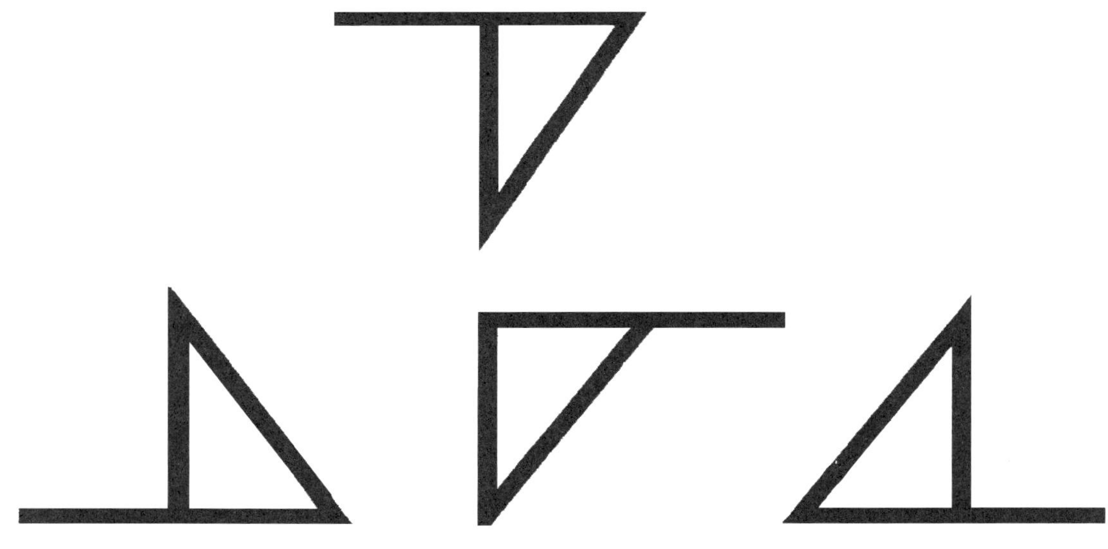

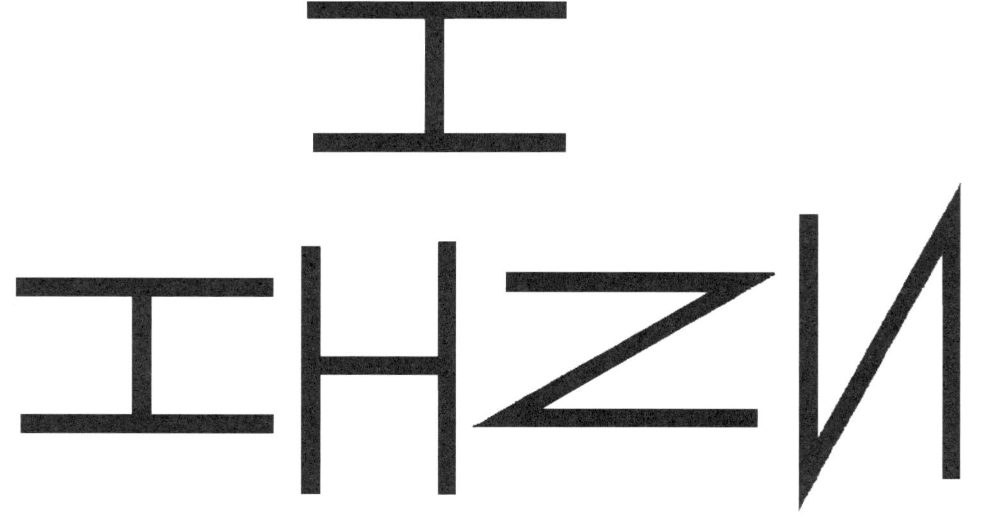

180°

T

90°

T

90°

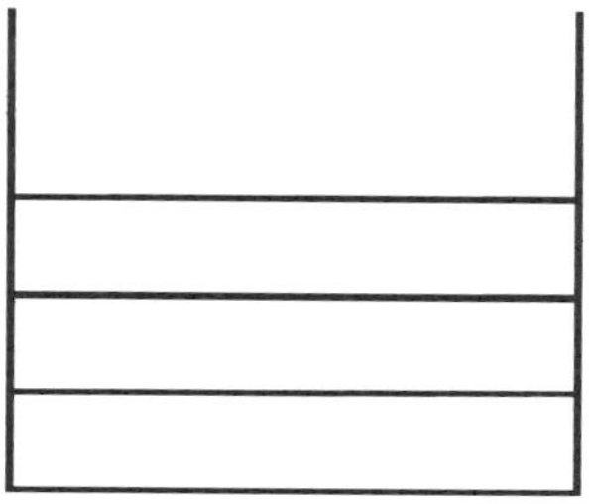

180°

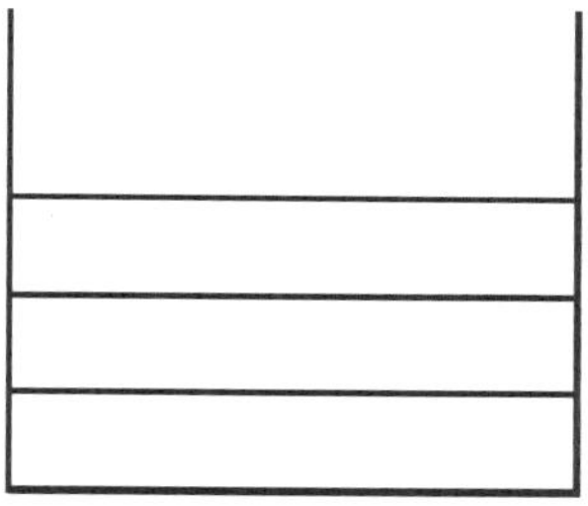

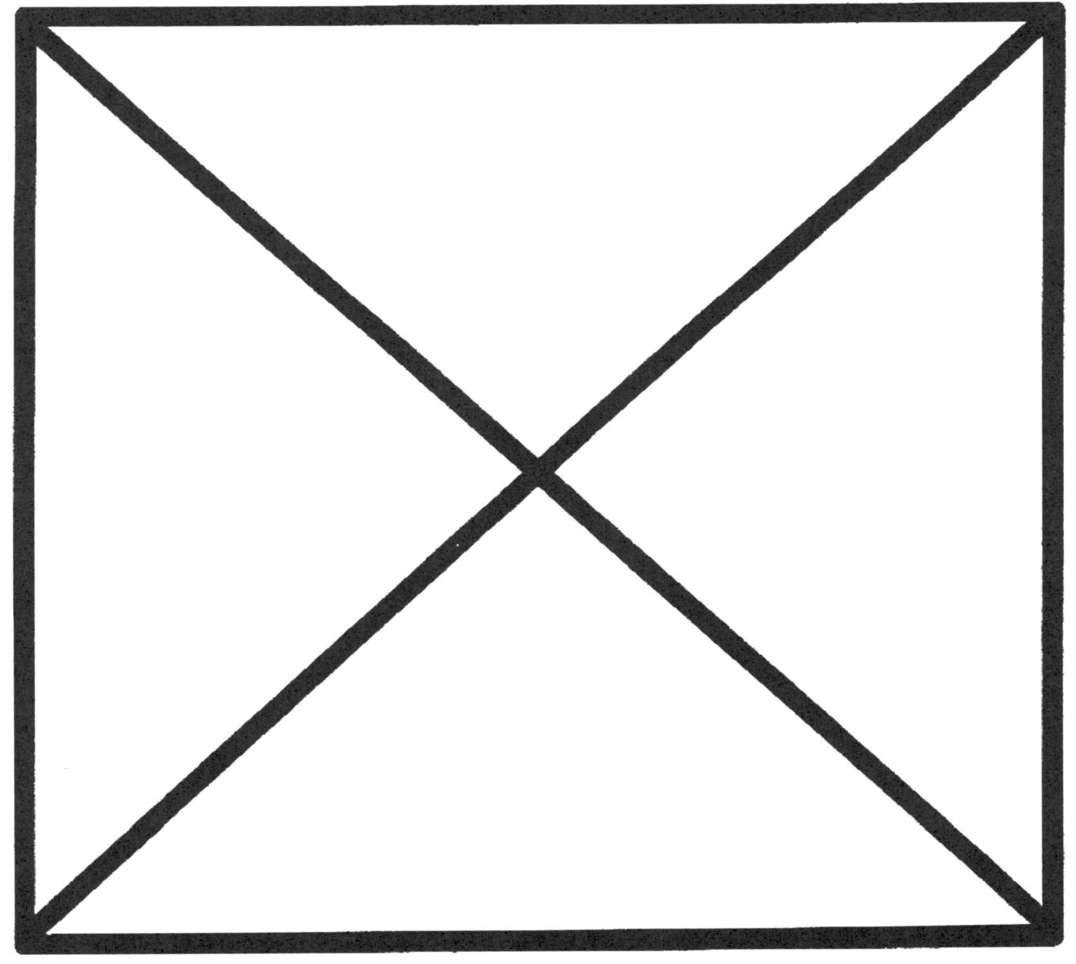

429
836
854
476
817
892
415
493

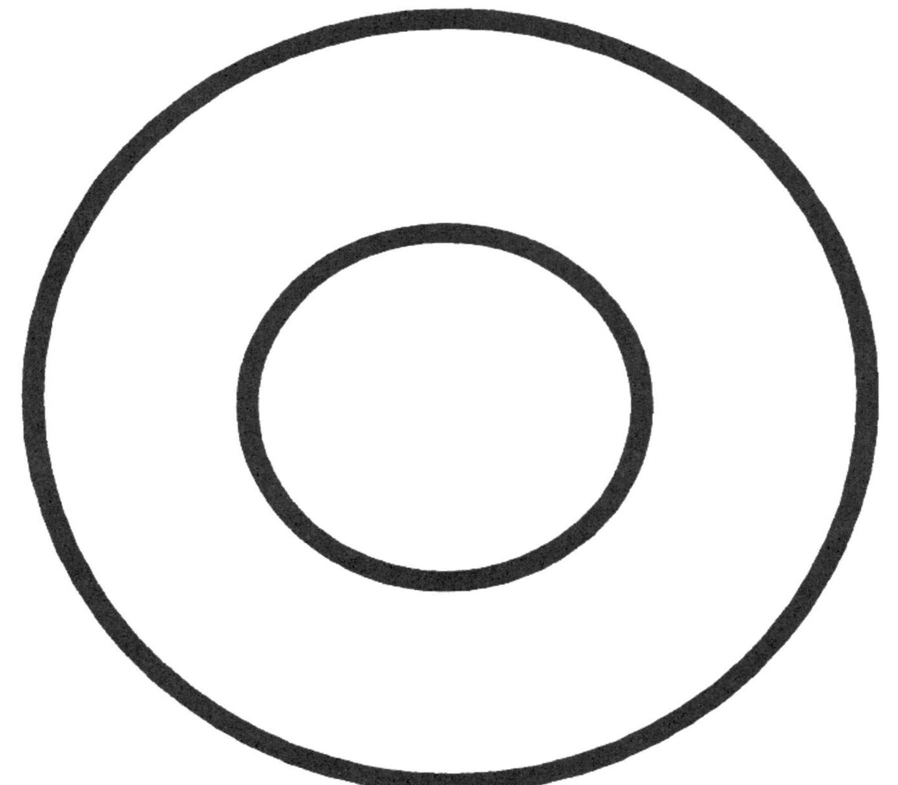

明日は水曜日です。

今日は火曜日です、

昨日は月曜日でした。そして

本人用 *3-1-19*

4 7 2 8 9 4 7 0 1 8 3 9 2 6 0 5 2 8
7 4 9 4 8 1 8 0 8 2 9 5 7 3 8 6 1 9
2 5 9 3 9 4 0 9 5 9 1 6 4 2 9 5 8 1
0 9 3 7 5 6 7 8 4 3 0 5 3 1 8 4 9 5
8 0 5 8 1 8 2 7 3 1 9 4 0 3 8 6 2 1
6 6 0 8 3 4 5 9 7 6 2 1 5 8 7 3 4 6
9 6 5 4 2 1 3 6 5 2 1 7 6 4 9 5 3 2
4 5 8 2 6 5 9 5 4 1 3 2 4 5 2 6 8 5
2 3 6 9 5 4 1 9 1 7 9 2 1 6 9 5 3 0
4 7 3 8 3 6 4 2 9 1 2 7 2 4 3 9 1 6
2 5 3 6 9 7 1 4 2 5 3 7 0 2 4 3 2 9
1 0 9 4 3 0 8 6 7 9 4 2 0 6 5 3 1 8
0 7 4 3 0 2 5 8 1 0 9 1 0 5 6 4 8 1
7 5 0 1 6 5 8 0 4 6 2 1 0 5 7 9 5 4
3 0 5 2 9 8 6 2 1 4 3 0 2 5 6 1 9 7

セッション2

1.　　か
わ
ず
た

2.　り　　る
ぶ　く

3.　　う　い　た
さ

4.　　あ
た　　し
し
あ

5.　　い
お
ぴ
た

6.　　る
く　　す
う
け

7.　ま　く　ざ
る　た

8.　　た　お
る　じ

9.　　れ　ざ
ふ　　こ
た

10.　　る
く
せ　　た
め

11.　　る　ど　す
わ
も

12.　　ぼ　す
るへ

13.　べ　　る
ぞ　さ

14.　　う
ぺ　お　　た

15.　　び　　あし
り

16.　わ　　え
せ　　く

17.　　る
ぐ　ひ
べ

18.　　た　み
ぼ
ず　わ

19.　　い
あ　た　　る
に

20.　　み　に
な　た

21.　　な
も　　お
る　ぱ

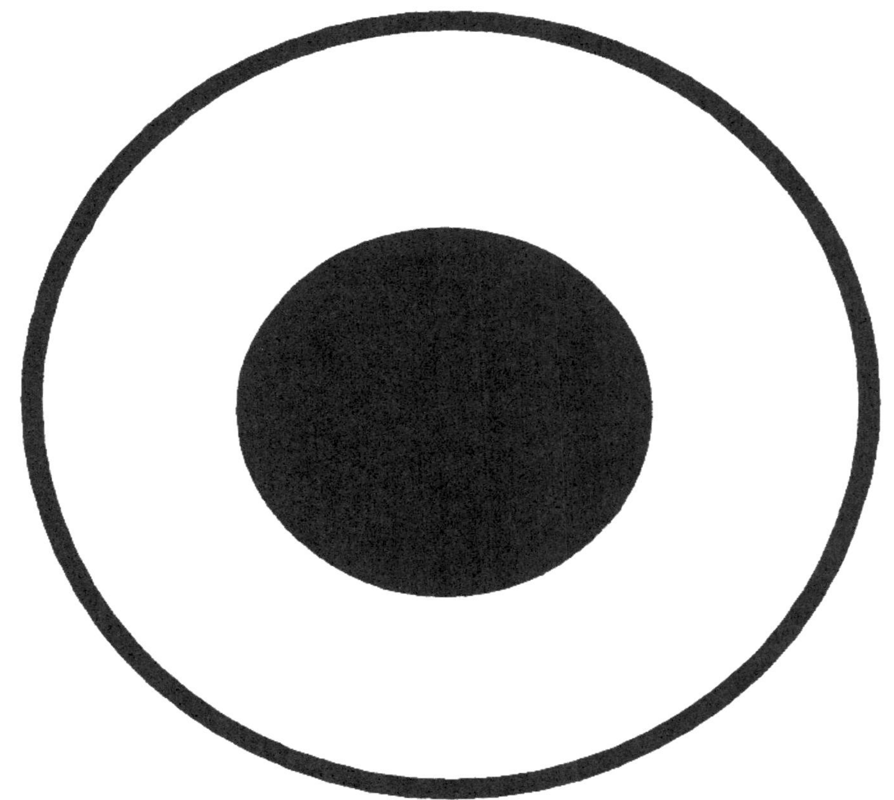

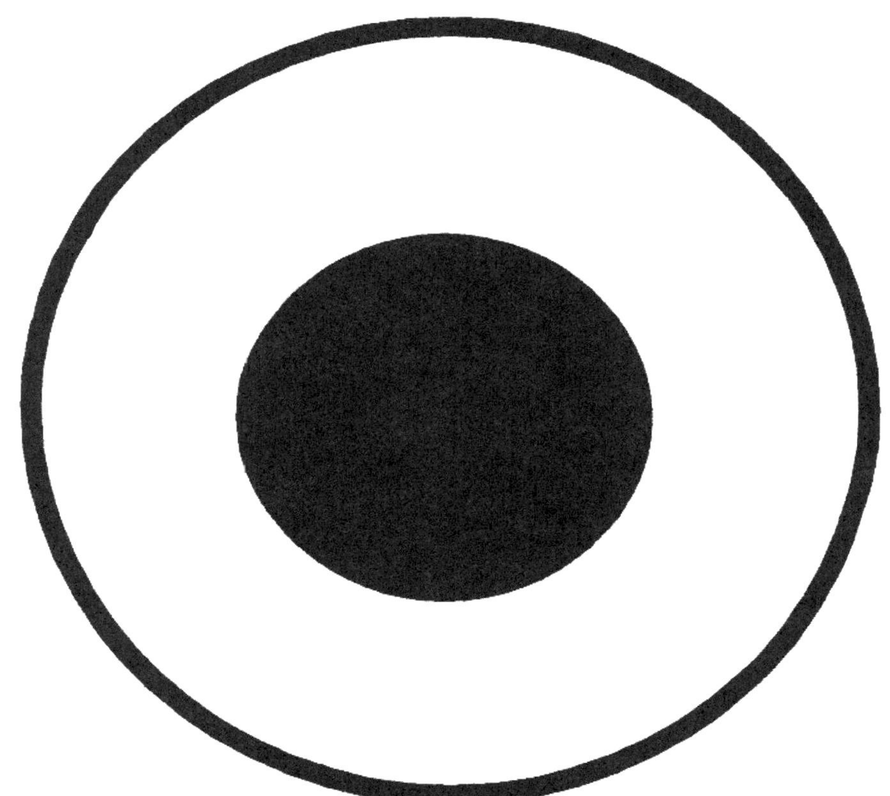

あ　ば　ざ　ぱ　は　た　は　が　い　る　ら　あ　た　さ　あ　が　い　け　わ　く　い
え　さ　い　ま　あ　さ　え　ぱ　お　る　さ　い　か　さ　た　あ　お　え　は　ち　わ
ら　ち　ら　う　ま　ぱ　え　た　さ　ば　あ　ば　る　え　た　お　る　ふ　や　ま　え
い　ら　さ　あ　え　え　さ　や　ふ　ふ　お　お　た　ば　あ　る　る　ら　た　お　だ
た　い　た　さ　は　と　お　え　ぱ　か　ば　え　さ　ぶ　う　い　お　え　ら　ら　え
ち　え　ら　さ　は　は　た　な　ち　お　た　さ　あ　え　え　あ　え　え　あ　え　ば
い　た　お　が　さ　う　お　お　が　な　わ　る　さ　お　だ　る　た　ざ　が　な　い
ば　あ　ぱ　る　う　ま　ば　え　ら　さ　あ　え　は　さ　さ　た　ざ　え　お　な　た
は　が　だ　お　る　う　お　は　た　な　や　る　ら　え　る　い　ぶ　お　ば　る　た
あ　た　ら　ぶ　さ　あ　は　さ　ち　わ　え　る　う　ち　る　や　や　お　い　い　ふ
ぶ　さ　え　え　ら　さ　る　は　が　え　た　や　あ　ば　う　わ　た　お　は　ら　た
お　は　た　さ　や　る　え　お　た　な　な　る　え　え　ぱ　た　な　あ　お　だ　お
ま　ら　な　ふ　え　さ　ぱ　な　が　な　い　た　あ　か　さ　く　さ　さ　あ　た　ち
お　さ　い　え　い　お　た　な　か　ふ　ら　わ　さ　た　ち　う　た　お　や　あ　は
た　や　わ　い　わ　ま　る　え　る　ら　い　あ　だ　ち　え　お　た　あ　ふ　だ　ら
や　な　ら　あ　え　え　だ　ぱ　さ　た　あ　ら　い　え　あ　た　は　な　お　る　い
お　や　た　え　あ　い　は　わ　あ　い　た　だ　え　お　ら　ら　ら　え　さ　え　さ
な　た　い　る　さ　た　は　お　え　え　だ　さ　ぱ　さ　ら　い　ぶ　あ　ち　さ　た
う　え　た　ま　あ　い　な　る　が　な　い　た　た　い　ら　が　ら　え　い　い　ま
る　る　あ　わ　お　う　ま　さ　ざ　る　さ　だ　ば　た　お　は　い　さ　な　あ　え

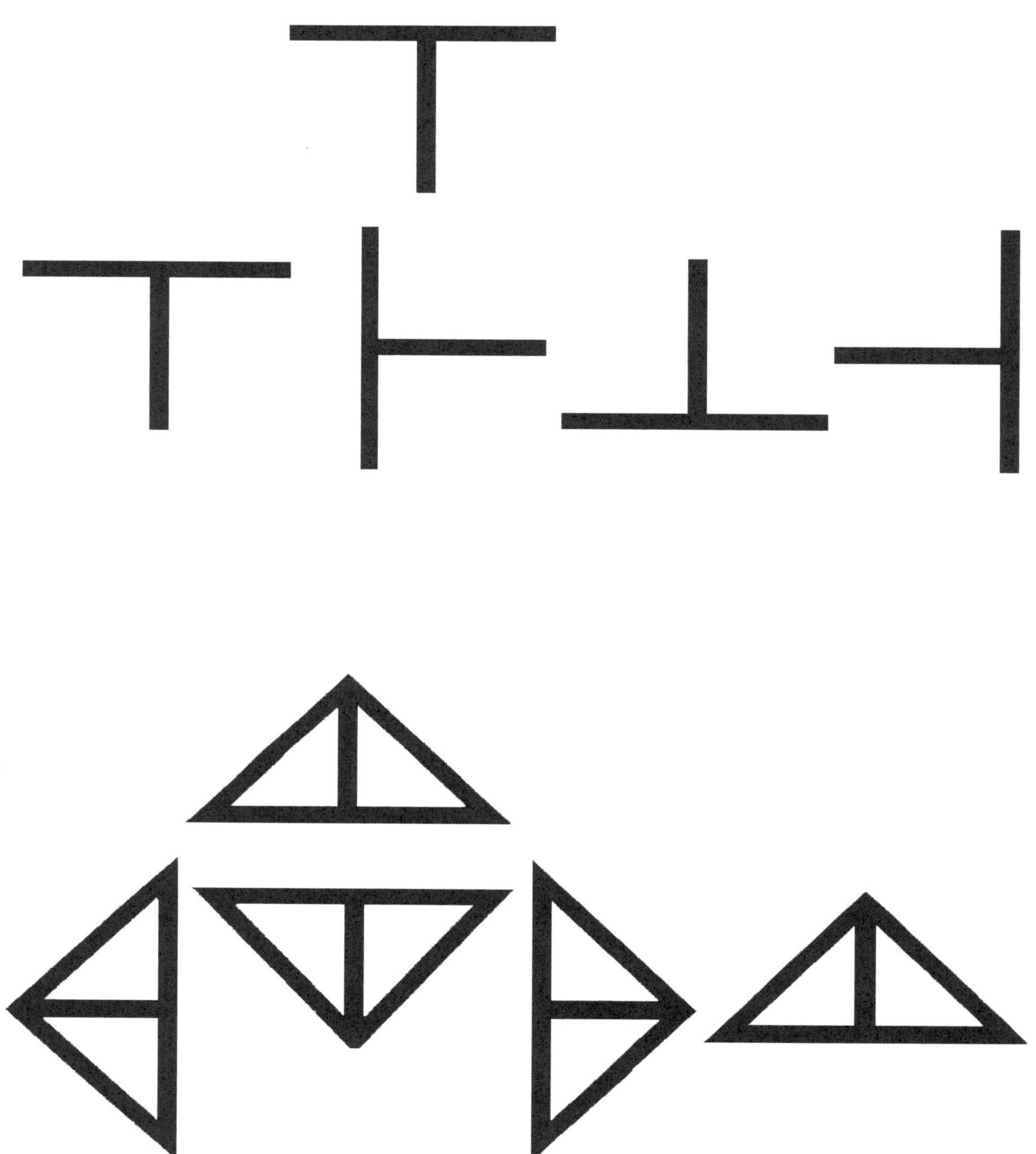

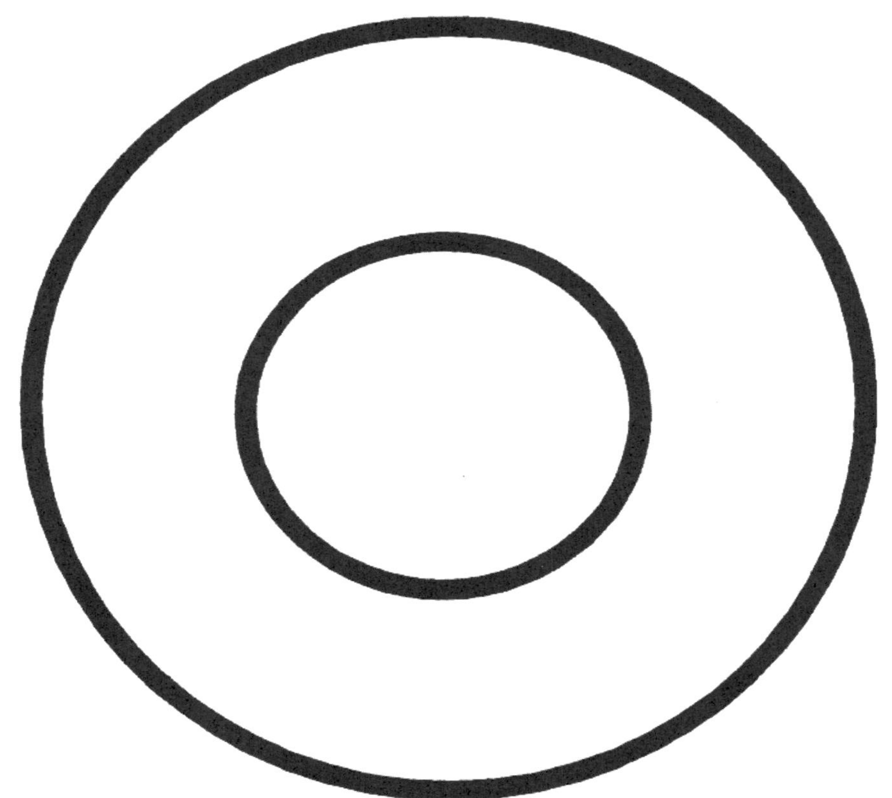

90°

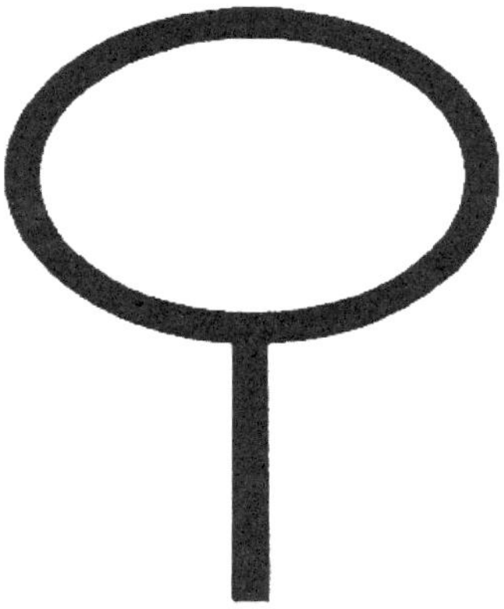

180°

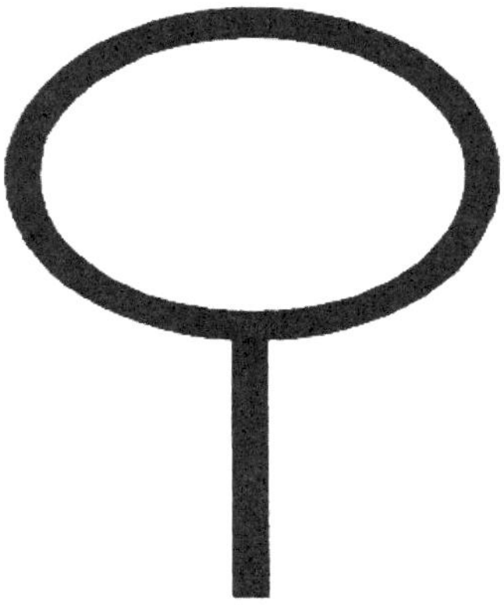

90°

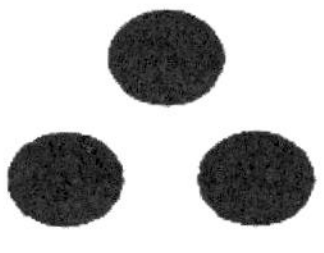

180°

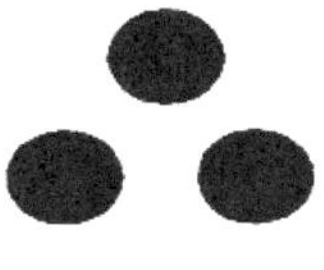

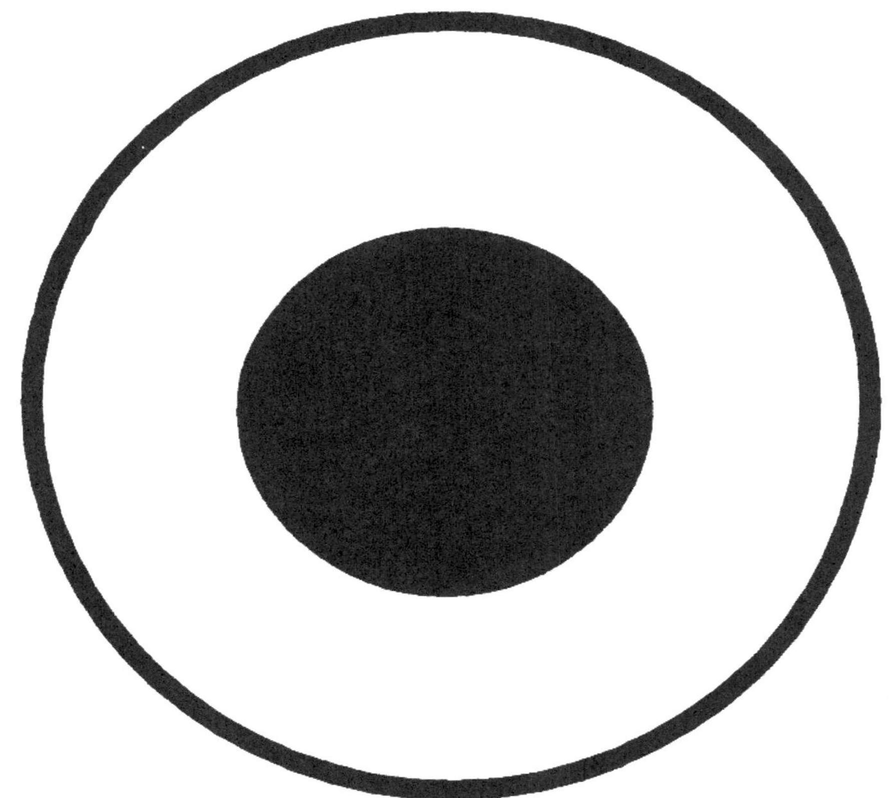

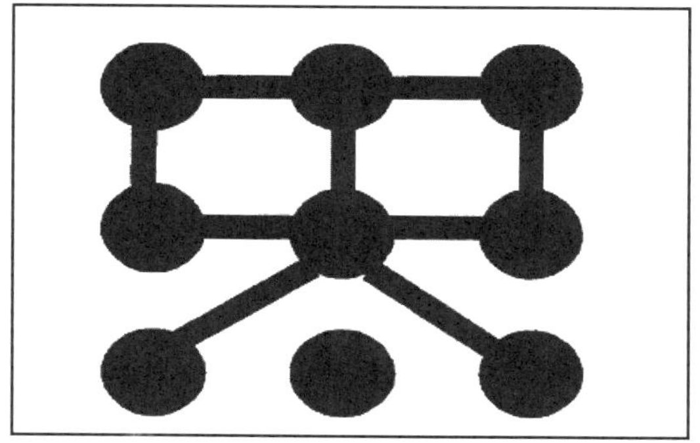
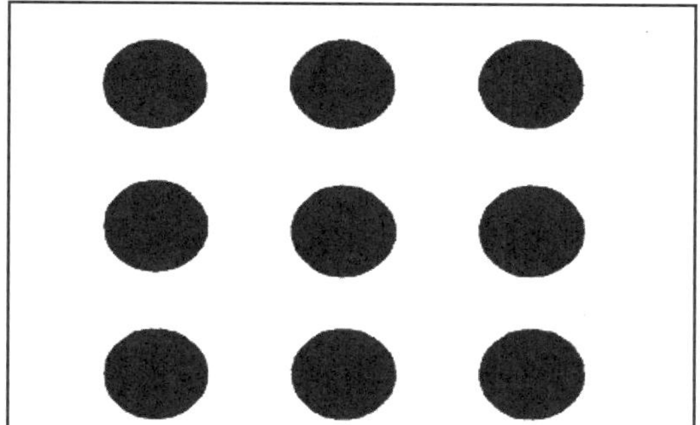
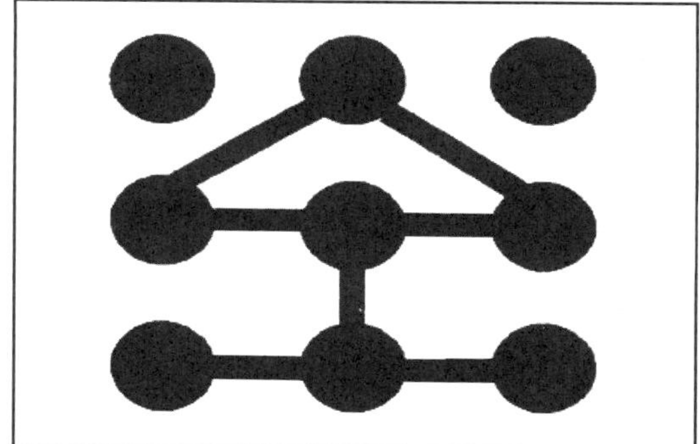
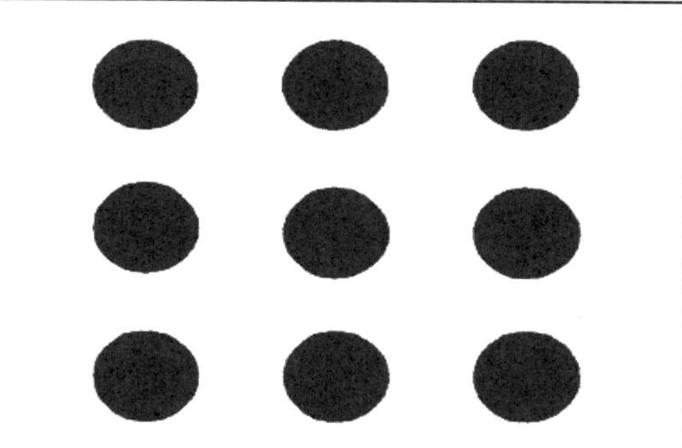
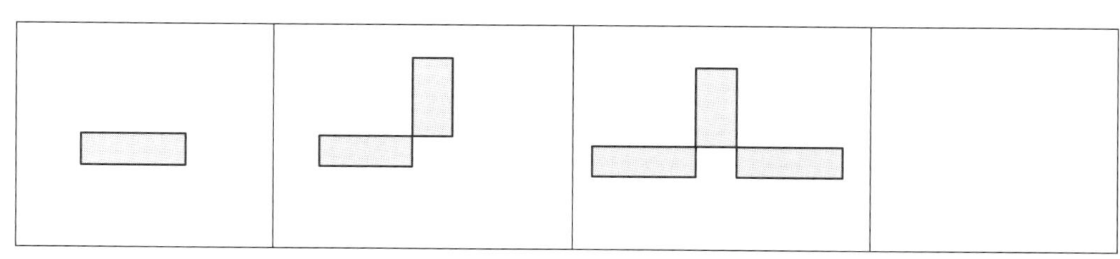

本人用 3-2-14

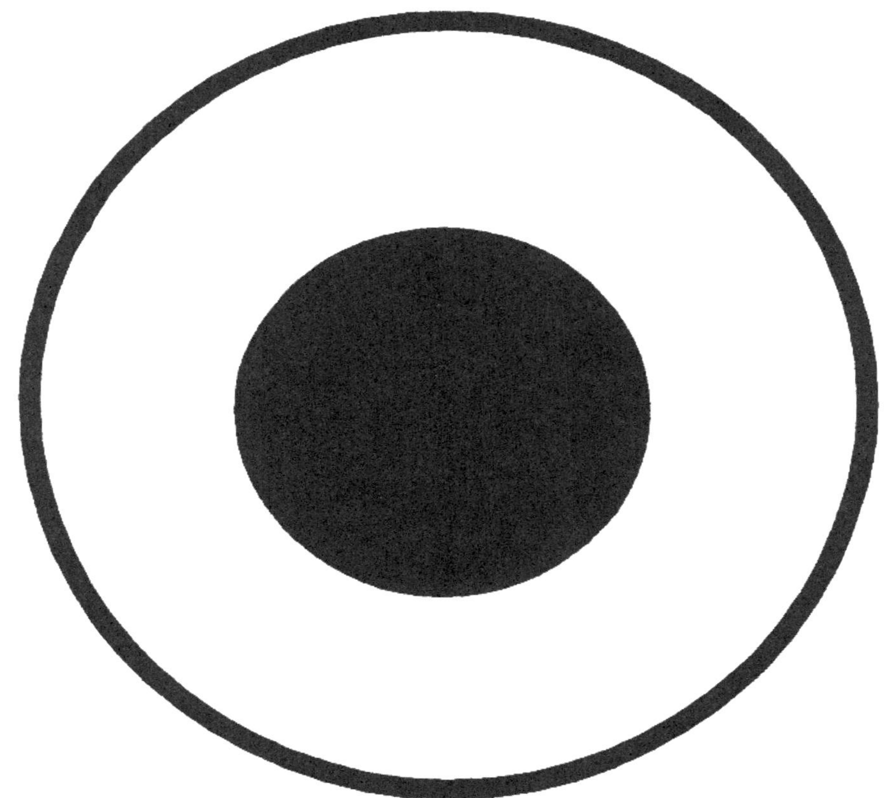

ひつじ

へび

さる

うさぎ

とり

たつ

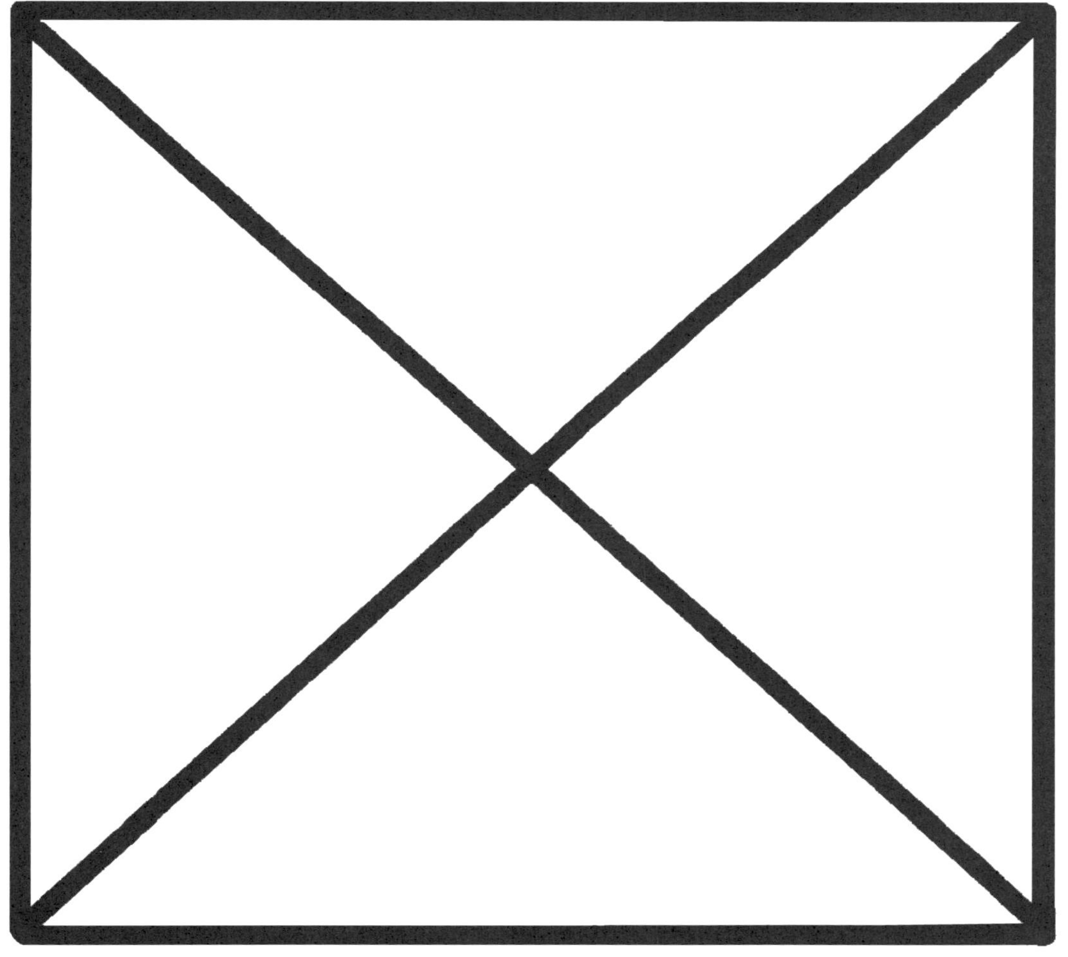

それから今夜になるだろう。

朝だ。

次は今日の午後になるだろう。

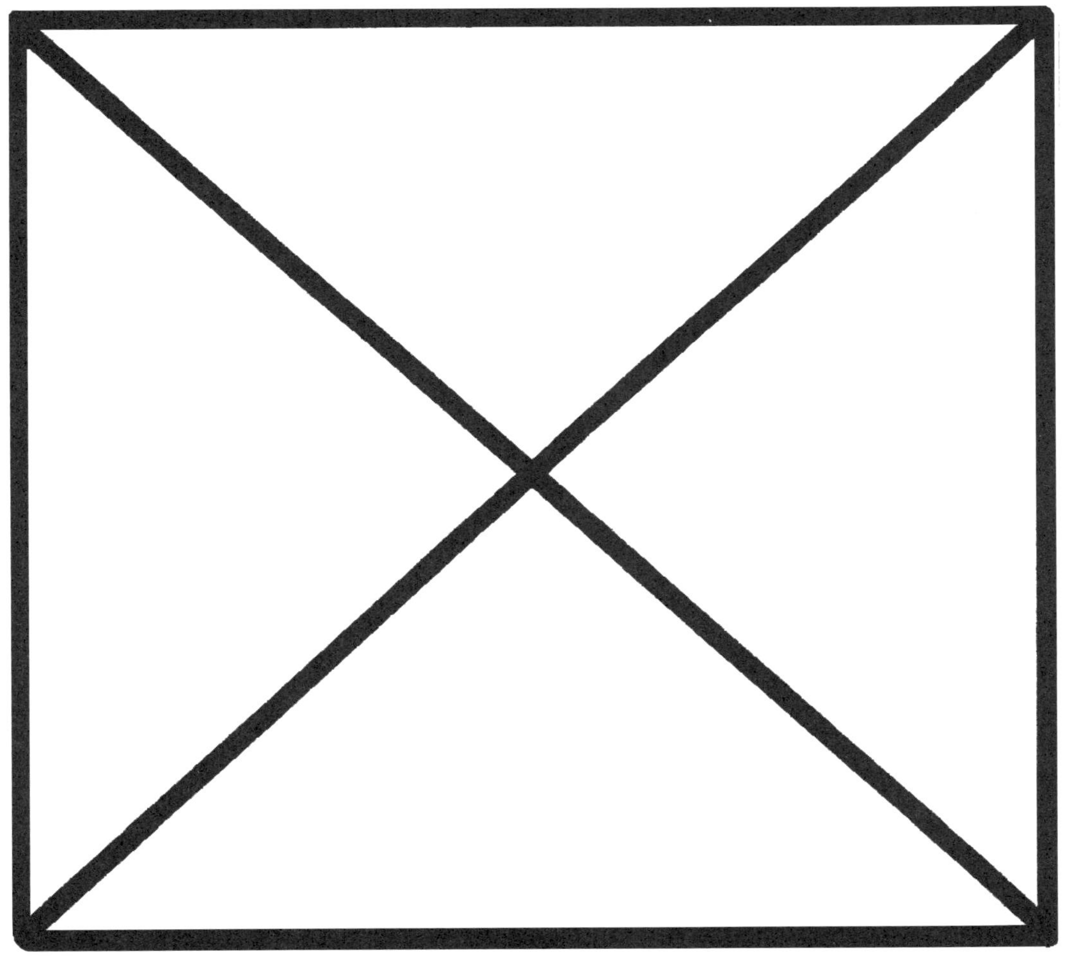

上 中 下	上 中 下
上 中 下	中 上 下
上 中 下	下 中 上
中 上 下	上 中 下
下 中 上	上 中 下

上 下 中	上 中 下
上 下 中	中 下 上
下 上 中	中 上 下
下 中 上	中 上 下
上 中 下	上 中 下

上 中 下	上 中 下
上 中 下	上 下 中
上 中 下	上 下 中
上 中 下	下 中 上
中 下 上	上 中 下

下 上 中	下 中 上

中 下 上	上 中 下

上 下 中	中 下 上

中 上 下	下 中 上

上 中 下	上 下 中

上 中 下	上 中 下

上 中 下	中 上 下

上 中 下	下 中 上

中 上 下	上 中 下

下 中 上	上 中 下

セッション3

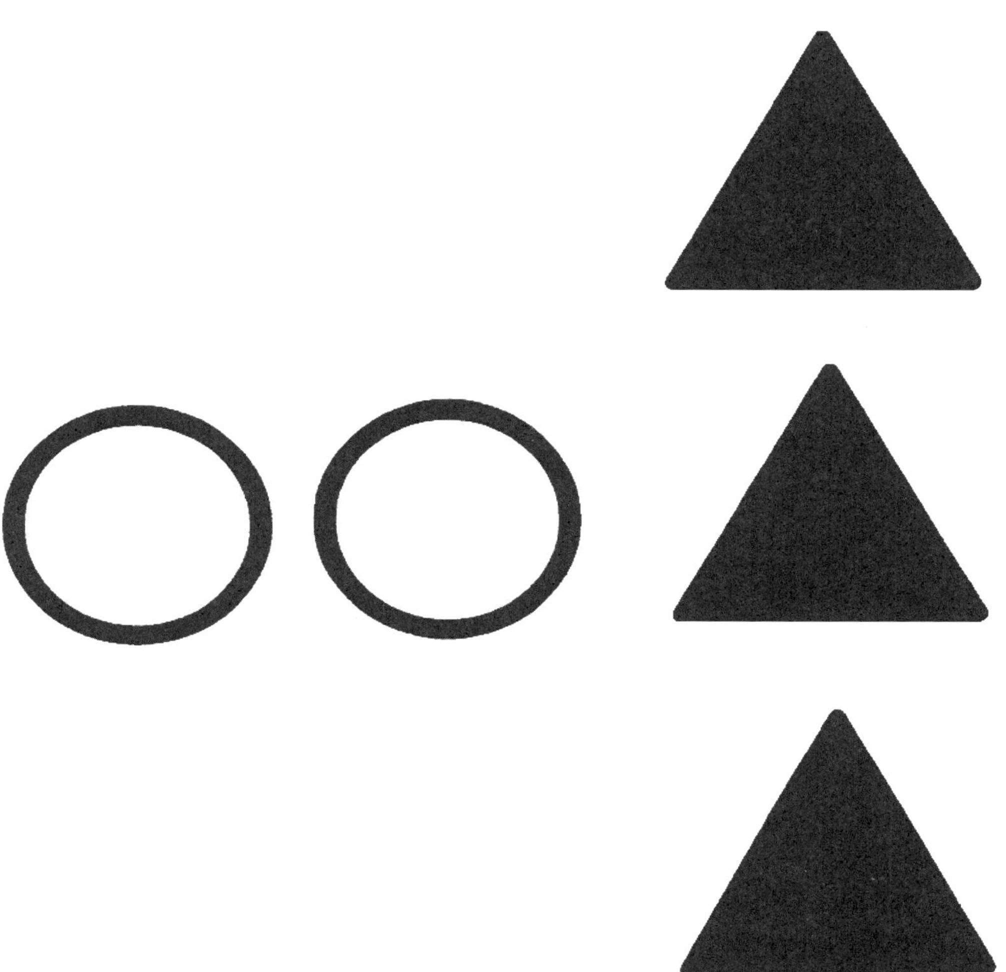

1. あ
お
う
る

2. ぶ ば
た
げ

3.
に へ お

4. ば あ
る
て わ

5. う ぴ
た
れ
ほ

6. か か け
ね
う た ね

7.
ば
ふ め
た ぺ

8. る そ
べ
ぐ

9. う
れ
お
ふ た
る

10. ぶ く
せ る
め

11. あ ど す
え る

12. ぼ た
ぼ
う う

13. べ お
る さ

14. う
た り
ぬ
け

15. る あ
せ さ

16. わ え
た く

17. め え る
う せ

18. た
ぼ
ず わ

19.
ぺ こ
わ た に

20. に
な
え
ひ

21. よ る
お
ぱ
た も

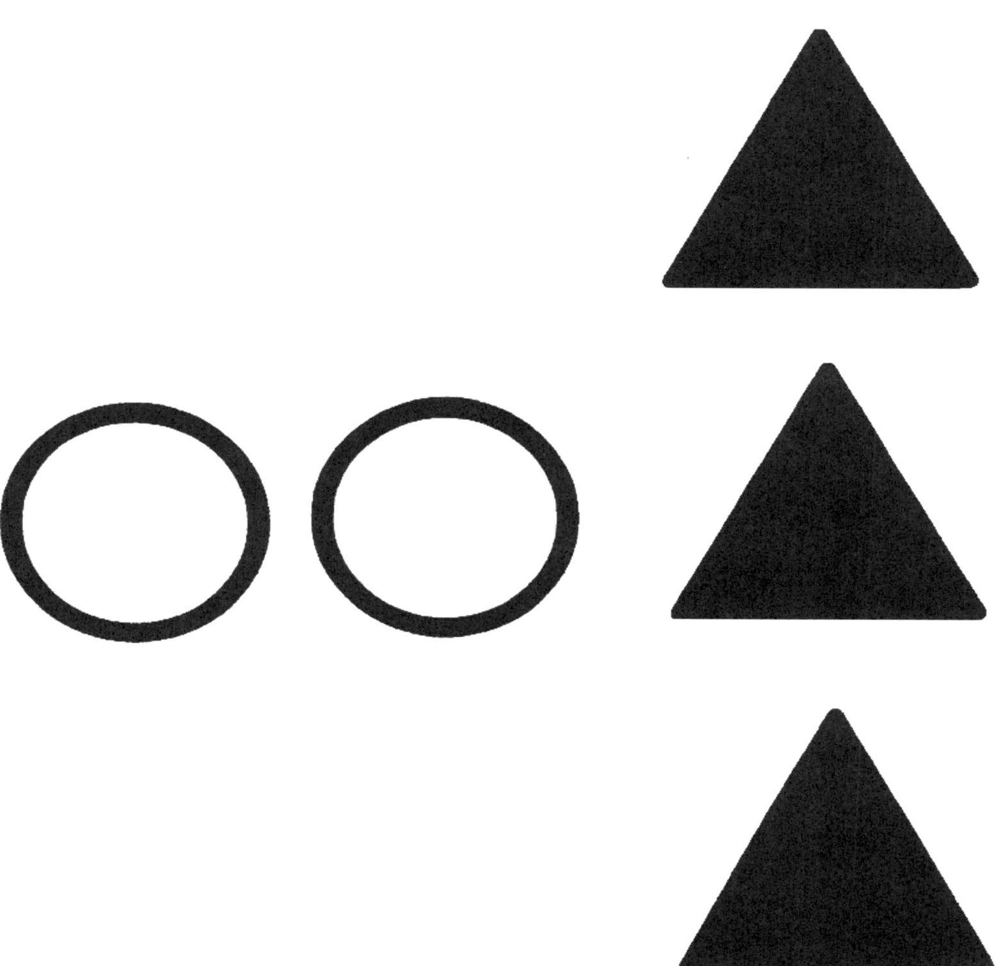

あ　ば　ざ　ぱ　は　た　は　が　い　る　ら　あ　た　さ　あ　が　い　け　わ　く　い
え　さ　い　ま　あ　さ　え　ぱ　お　る　さ　い　か　さ　た　あ　お　え　は　ち　わ
ら　ち　ら　う　ま　ぱ　え　た　さ　ば　あ　ば　る　え　た　お　る　ふ　や　ま　え
い　ら　さ　あ　え　え　さ　や　ふ　ふ　お　お　た　ば　あ　る　る　ら　た　お　だ
た　い　た　さ　は　と　お　え　ぱ　か　ば　え　さ　ぶ　う　い　お　え　ら　ら　え
ち　え　ら　さ　は　は　た　な　ち　お　た　さ　あ　え　え　あ　え　え　あ　え　ば
い　た　お　が　さ　う　お　お　が　な　わ　る　さ　お　だ　る　た　ざ　が　な　い
ば　あ　ぱ　る　う　ま　ば　え　ら　さ　あ　え　は　さ　さ　た　ざ　え　お　な　た
は　が　だ　お　る　う　お　は　た　な　や　る　ら　え　る　い　ぶ　お　ば　る　た
あ　た　ら　ぶ　さ　あ　は　さ　ち　わ　え　る　う　ち　る　や　や　お　い　い　ふ
ぶ　さ　え　え　ら　さ　る　は　が　え　た　や　あ　ば　う　わ　た　お　は　ら　た
お　は　た　さ　や　る　え　お　た　な　な　る　え　え　ぱ　た　な　あ　お　だ　お
ま　ら　な　ふ　え　さ　ぱ　な　が　な　い　た　あ　か　さ　く　さ　さ　あ　た　ち
お　さ　い　え　い　お　た　な　か　ふ　ら　わ　さ　た　ち　う　た　お　や　あ　は
た　や　わ　い　わ　ま　る　え　る　ら　い　あ　だ　ち　え　お　た　あ　ふ　だ　ら
や　な　ら　あ　え　え　だ　ぱ　さ　た　あ　ら　い　え　あ　た　は　な　お　る　い
お　や　た　え　あ　い　は　わ　あ　い　た　だ　え　お　ら　ら　ら　え　さ　え　さ
な　た　い　る　さ　た　は　お　え　え　だ　さ　ぱ　さ　ら　い　ぶ　あ　ち　さ　た
う　え　た　ま　あ　い　な　る　が　な　い　た　た　い　ら　が　ら　え　い　い　ま
る　る　あ　わ　お　う　ま　さ　ざ　る　さ　だ　ば　た　お　は　い　さ　な　あ　え

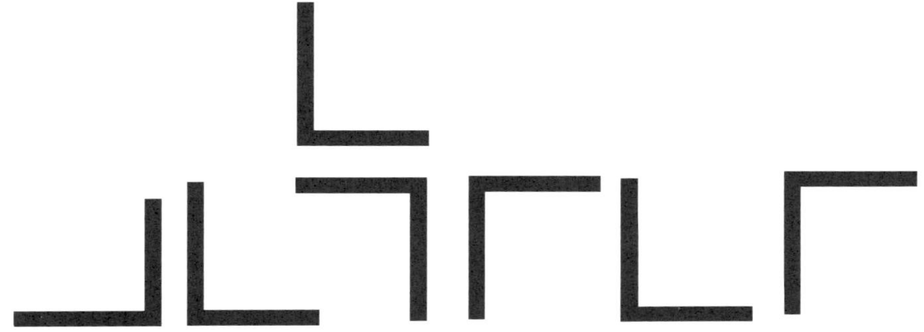

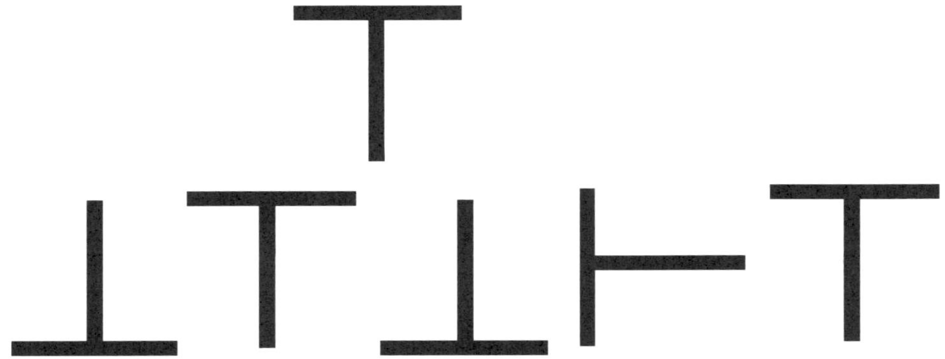

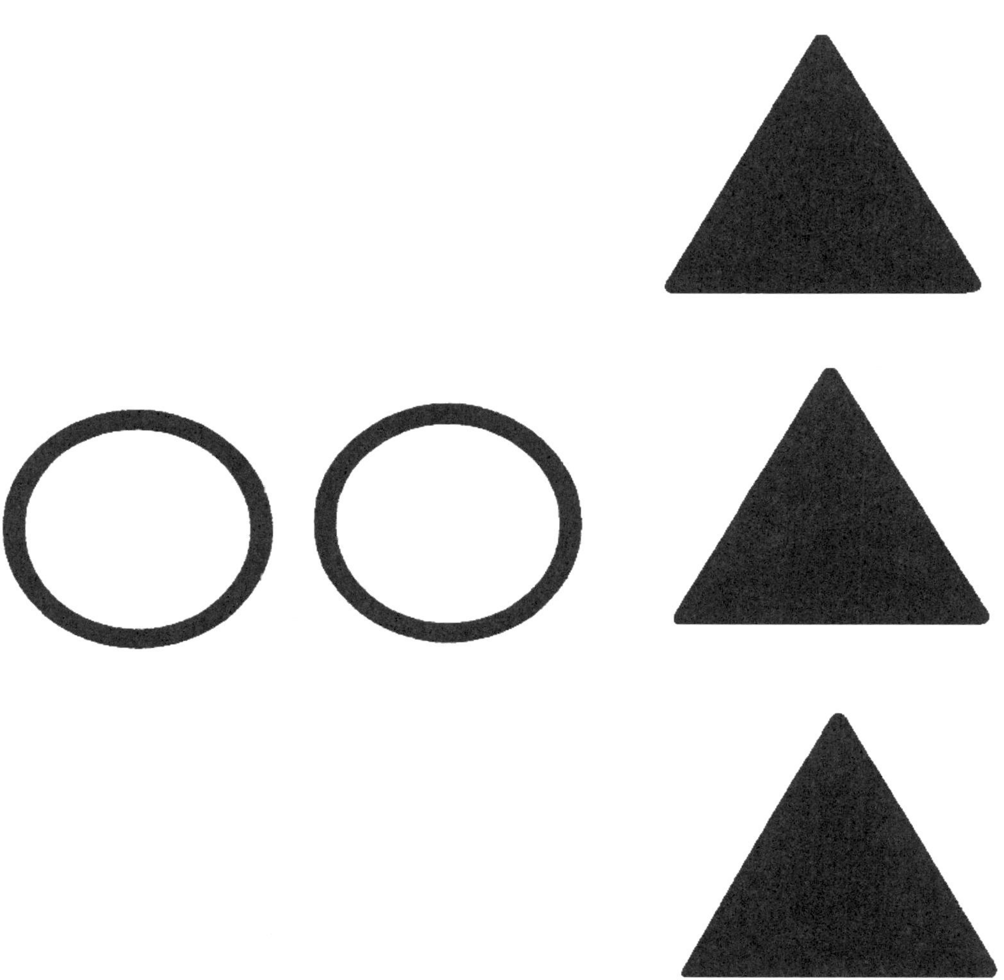

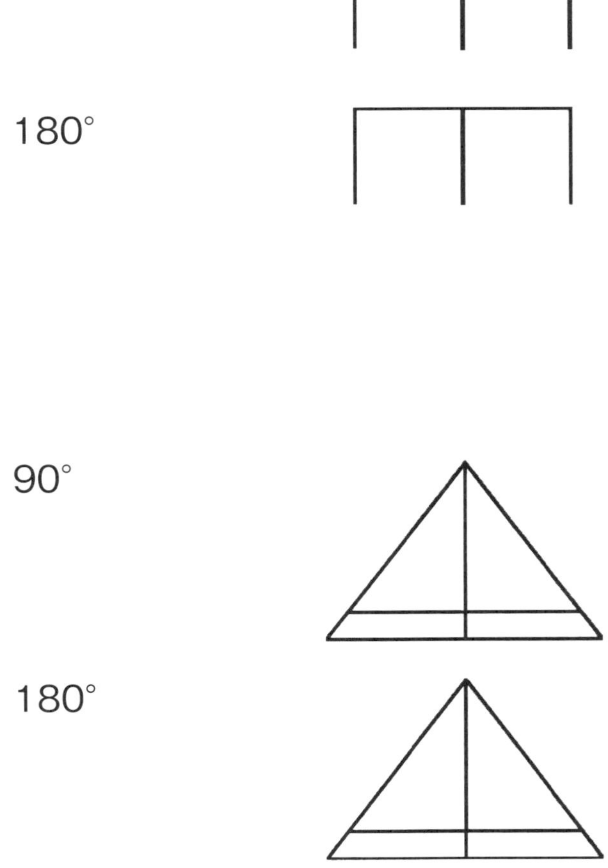
90°
180°
90°
180°

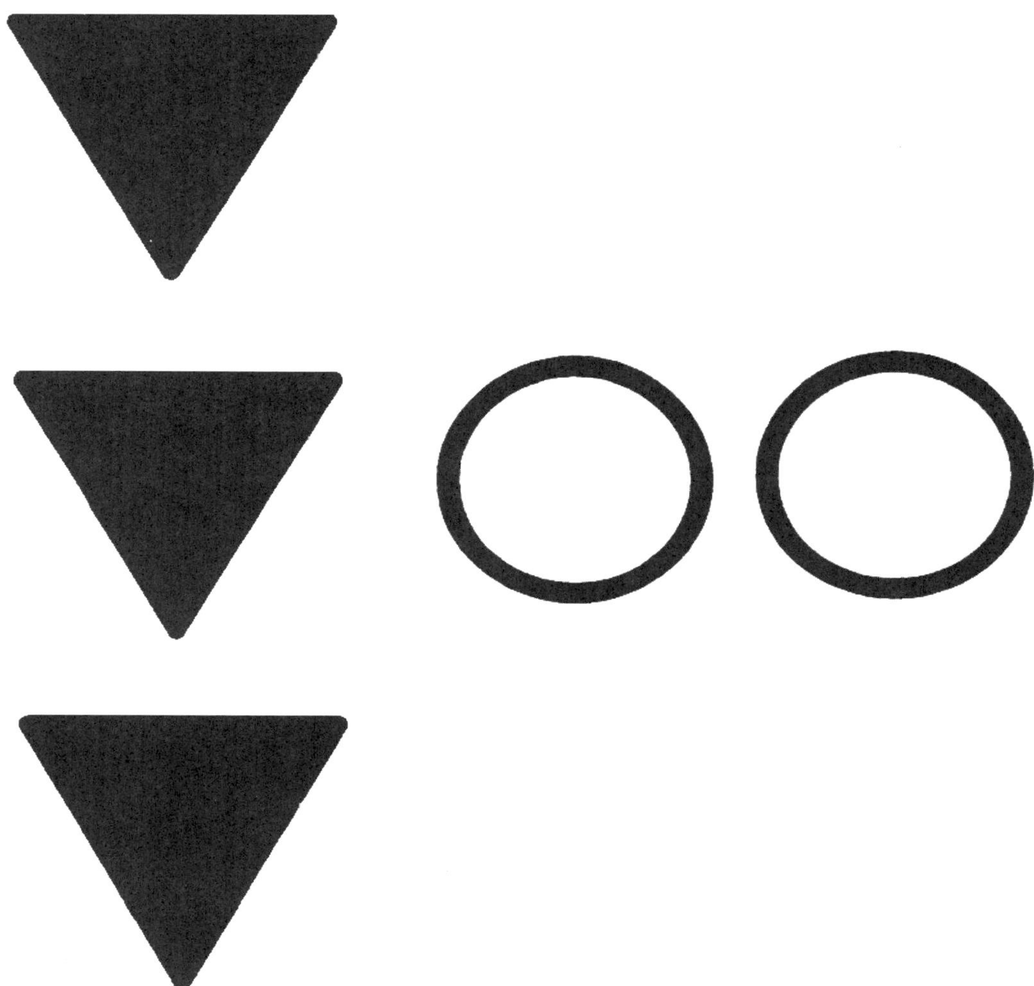

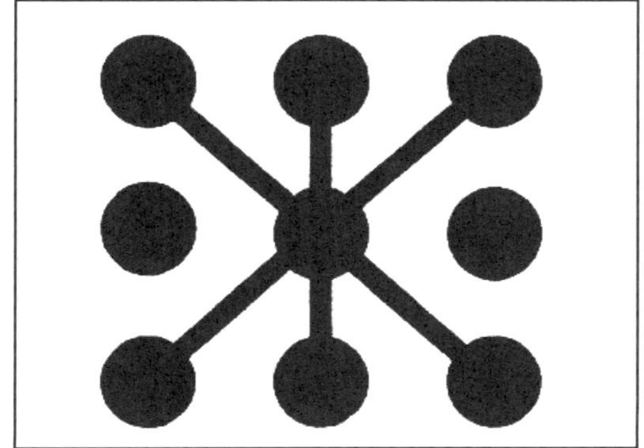
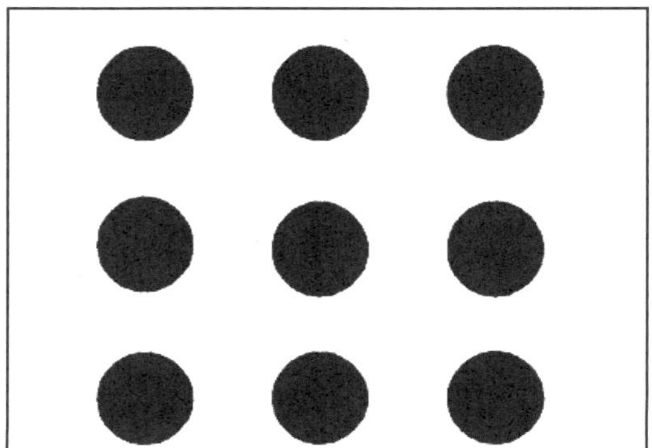
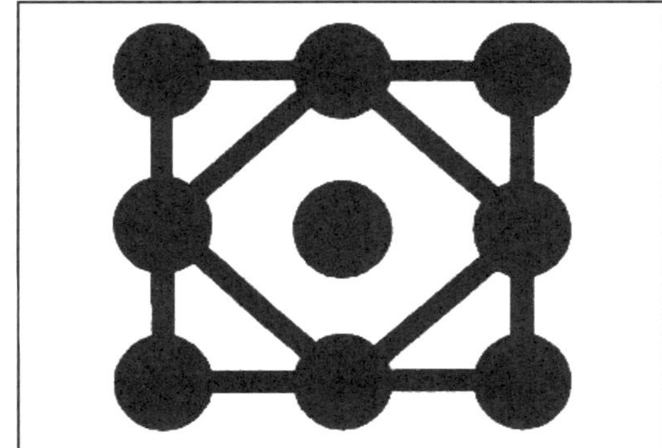
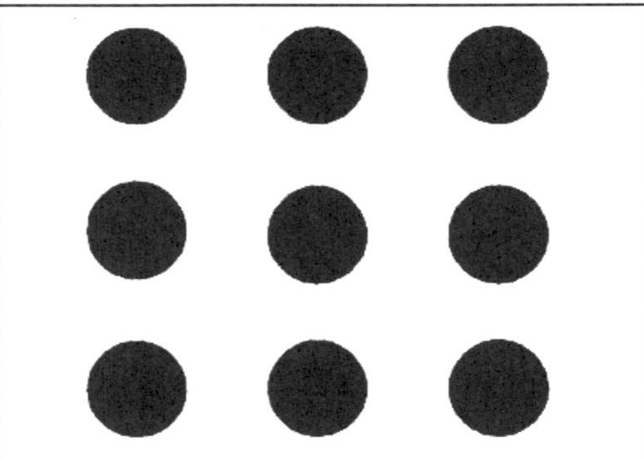
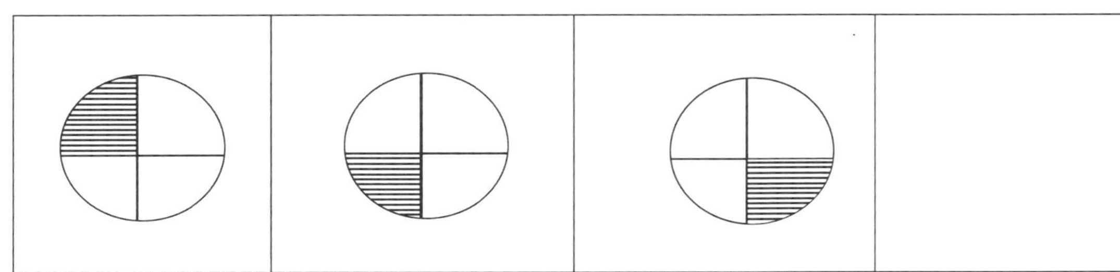

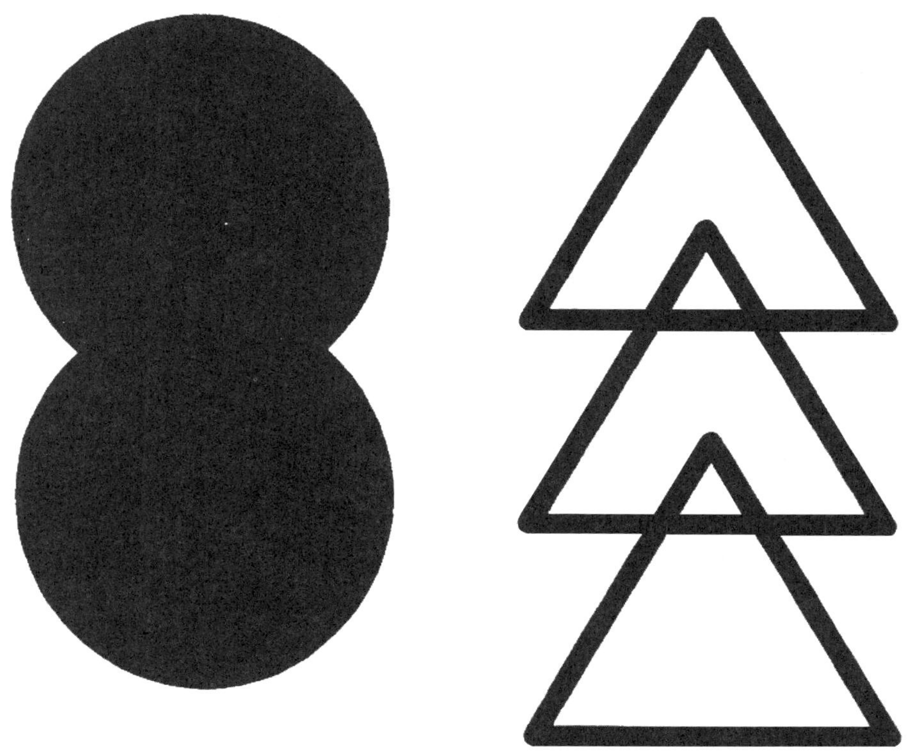

215
108
349
158
276
396
176
245
375

風船は２回膨らむことは決してない。

それは割れた。

私たちは風船を吹いた。

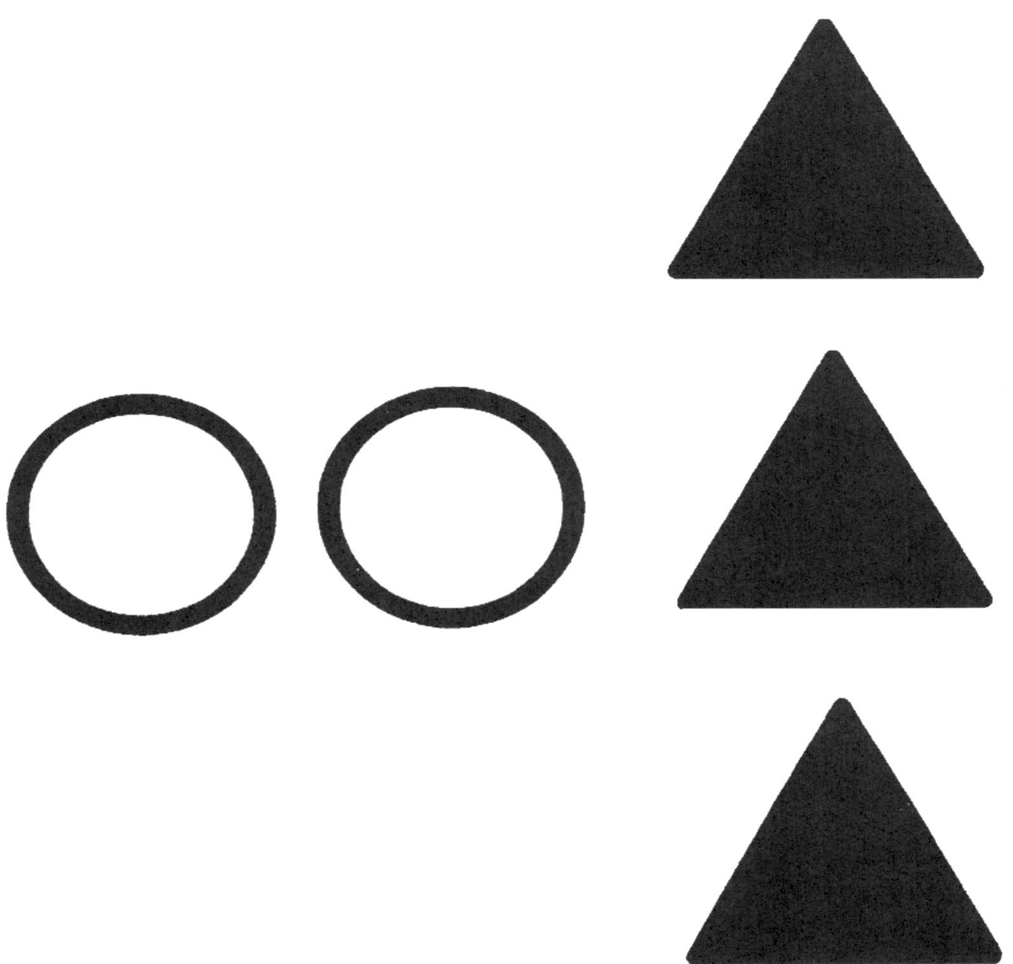

本人用 3-3-16

本人用 *3-3-17*

太い　**細い**　細い　太い

細い　**太い**　太い　**細い**

太い　細い　**細い**　細い

太い　太い　細い　**太い**

細い　太い　細い　太い

本人用 *3-3-18*

太い　細い　**細い**　太い　**太い**　**細い**　太い　細い　太い

細い　太い　**太い**　**細い**　太い　細い　**太い**　細い　細い　細い

太い　細い　細い　太い　細い　太い　細い

細い　太い　太い　**細い**　太い　**太い**　**細い**　太い　細い　太い

太い　細い　**太い**　**細い**　太い　**太い**　**細い**　太い　太い　細い　太い

細い　太い　細い　太い　**太い**　細い　太い　細い

太い　細い　**細い**　太い　**太い**　**細い**　太い

太い　細い　細い　**太い**　細い　**細い**　太い

細い　太い　細い　太い　太い　細い　**太い**　細い

太い　**細い**　太い　細い　太い　細い　細い

太い　細い　細い　太い　太い　細い　太い　細い　太い　細い　太い　細い

細い　細い　太い　太い　太い　細い　太い

太い　太い　細い　太い　細い　太い　細い　太い　細い　太い　太い

太い　太い　細い　太い　太い　細い　細い

細い　太い　細い　太い　細い　太い　太い　太い　細い　細い

太い　細い　太い　細い　太い　細い　太い　細い

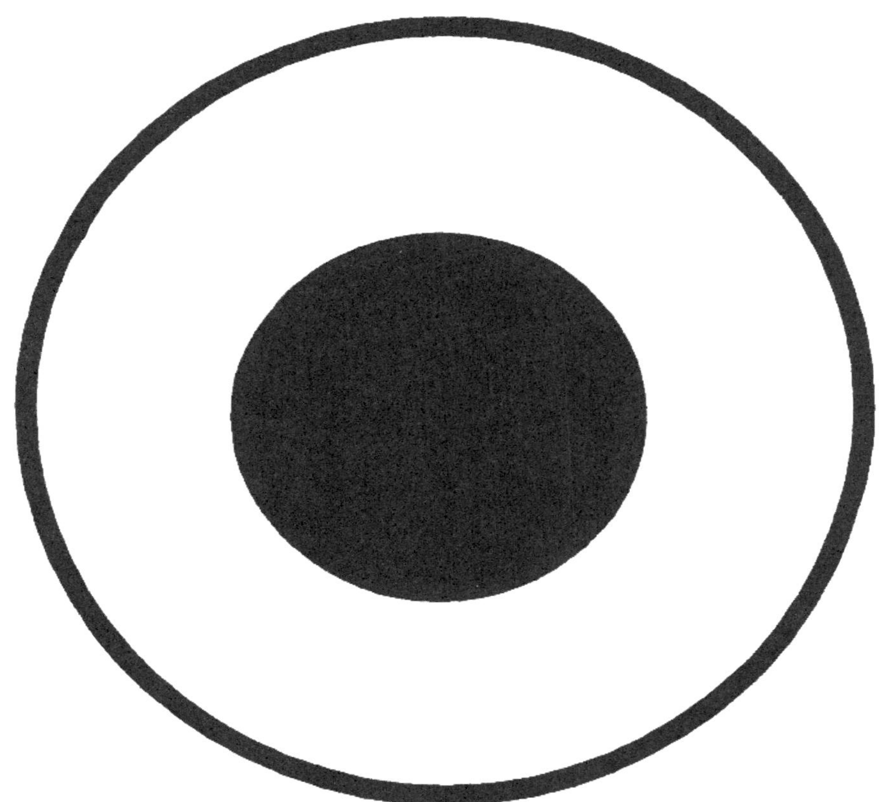

セッション4

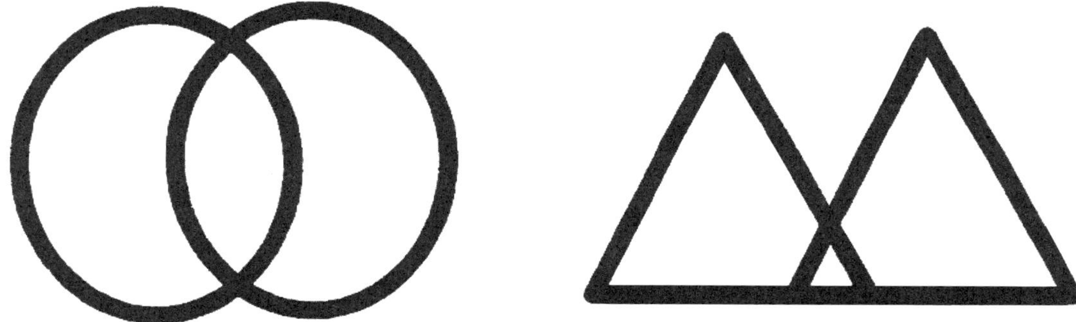

本人用 *3-4-2*

1. か
わ
あ
う

2. る
あ
え
べ

3. い た
う え

4. お か
う か

5. い
よ
ぴ
る

6. る ち
る え
む

7. う わ わ
へ た

8. よ た か
え

9. え た
る
う
わ

10. る
よ え た

11. え
ひ わ か
も

12. う
え へ
せ
て

13. べ
ぞ え
ぶ

14. か つ そ
ふ う

15. び あ
り
ね

16. わ
せ う く
ひ え

17. め る
ぐ う
え

18. て み
ぼ
ず わ

19. あ い る
え

20. ふ ふ
う た

21. み な
も ふ
え

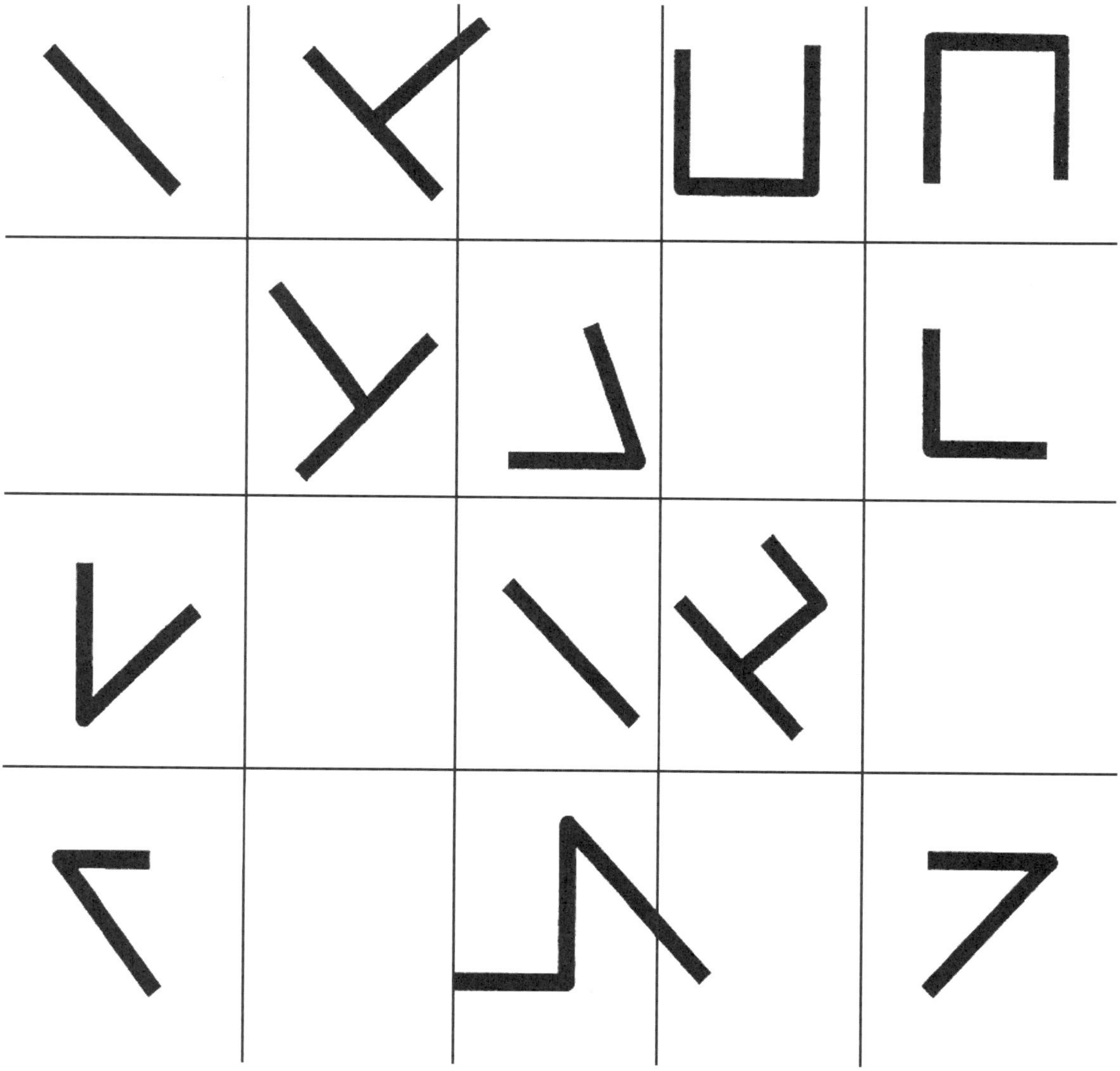

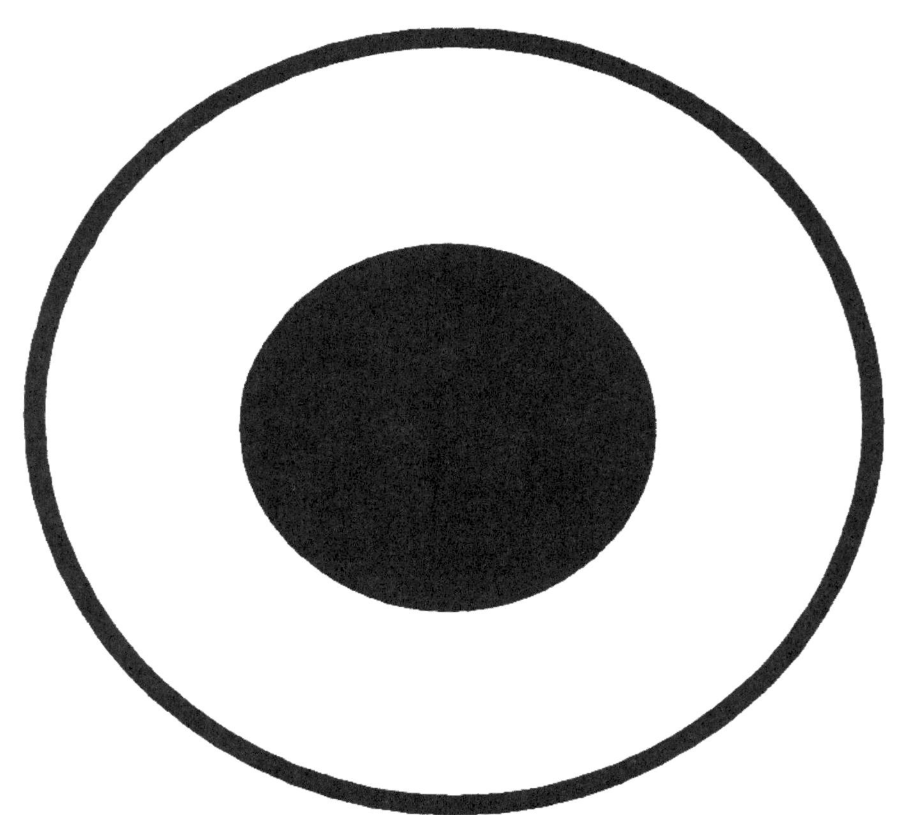

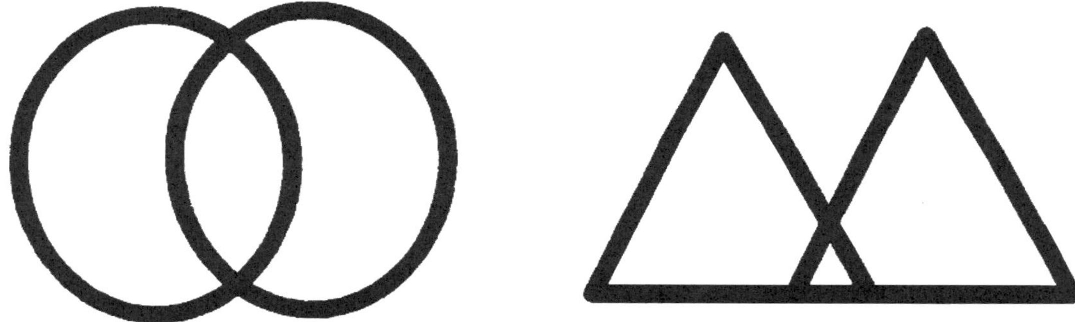

本人用 *3-4-8*

あ　ば　ざ　ぱ　は　た　つ　が　い　る　ら　あ　た　さ　あ　が　い　け　わ　く　い
え　さ　い　る　あ　さ　え　ぱ　お　る　さ　い　か　さ　た　あ　お　え　は　ち　わ
ら　ち　ら　う　ま　ぱ　え　た　さ　ば　あ　つ　る　え　た　お　る　ふ　や　ま　え
い　ら　さ　あ　え　え　つ　や　ふ　ふ　お　お　る　ば　あ　る　る　ら　た　お　だ
た　い　た　さ　は　と　お　え　ぱ　か　ば　え　さ　ぶ　う　い　お　え　ら　ら　え
ち　え　ら　さ　は　は　た　る　ち　お　つ　さ　あ　え　え　あ　え　え　あ　え　ば
い　た　お　が　さ　う　お　お　が　な　わ　る　さ　お　だ　る　た　ざ　が　な　い
ば　あ　ぱ　る　う　ま　ば　え　つ　さ　あ　え　は　さ　さ　た　ざ　え　お　な　た
は　が　だ　お　る　う　お　は　た　な　や　る　ら　え　る　い　ぶ　る　ば　る　た
あ　た　ら　ぶ　つ　あ　は　さ　ち　わ　え　る　う　ち　る　や　や　お　い　い　ふ
ぶ　さ　え　え　ら　さ　る　つ　が　え　た　や　あ　ば　う　わ　た　お　は　ら　た
お　は　た　さ　や　る　え　お　た　な　な　る　え　え　ぱ　た　な　あ　お　だ　お
ま　ら　な　ふ　え　さ　ぱ　な　が　な　い　た　あ　か　さ　く　さ　つ　あ　つ　ち
お　さ　い　え　い　お　た　な　か　ふ　ら　わ　さ　た　ち　う　た　お　や　あ　は
た　や　わ　い　わ　ま　ぴ　え　る　る　い　あ　だ　つ　え　お　た　あ　ふ　だ　ら
や　な　ら　あ　え　え　だ　ぱ　さ　た　あ　ら　い　え　あ　た　は　な　お　る　い
お　や　つ　え　あ　い　は　わ　あ　い　た　だ　え　お　ら　ら　ら　え　さ　え　さ
な　た　い　る　さ　た　は　つ　え　え　だ　さ　ぱ　さ　ら　い　ぶ　あ　ち　さ　た
う　え　た　ま　あ　い　な　る　が　な　い　た　た　い　ら　つ　る　え　い　い　ま
る　る　あ　わ　お　う　る　さ　ざ　る　さ　だ　ば　た　お　は　い　さ　な　あ　え

180°

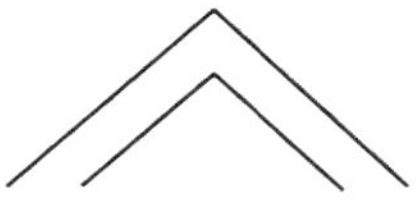

90°

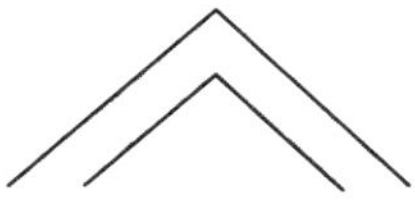

180°

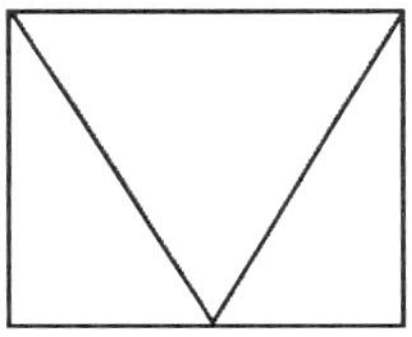

90°

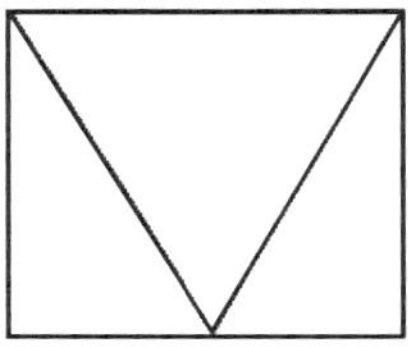

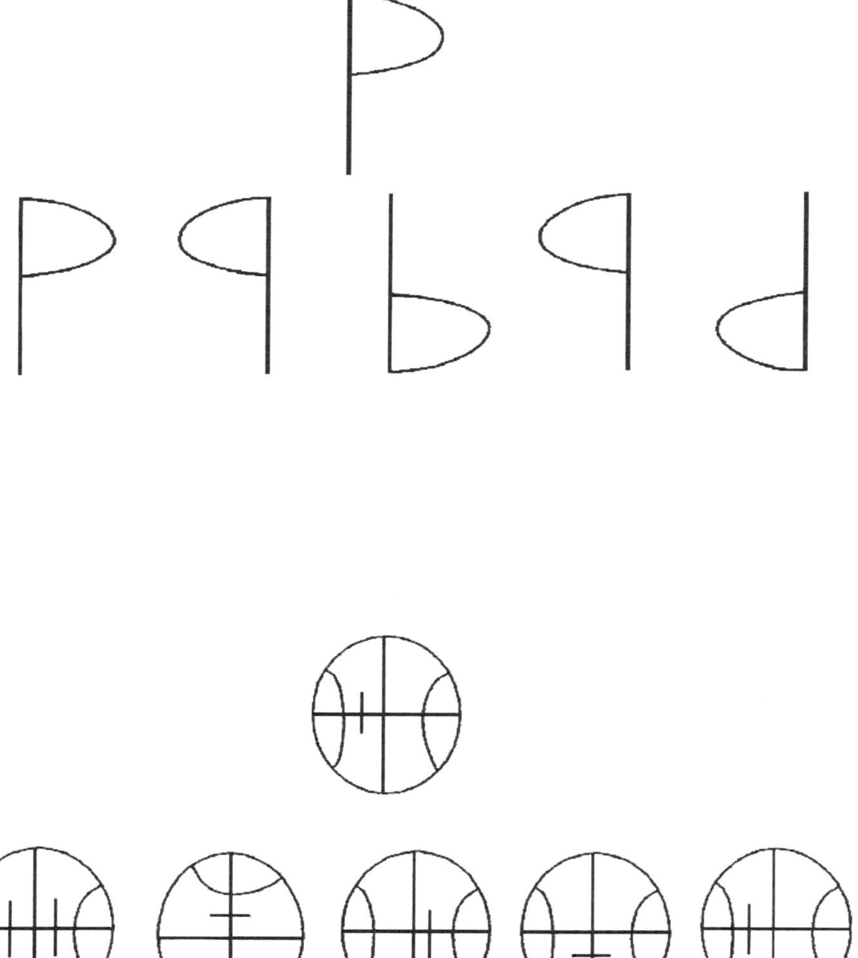

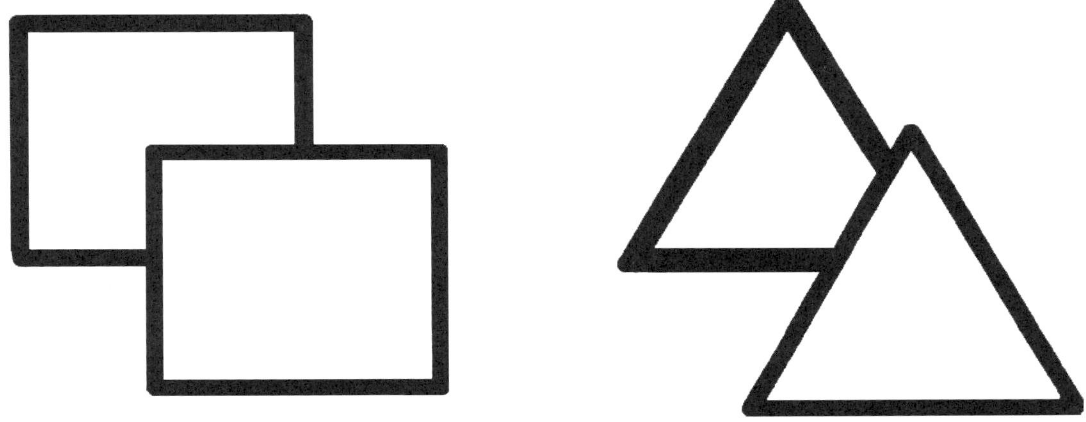

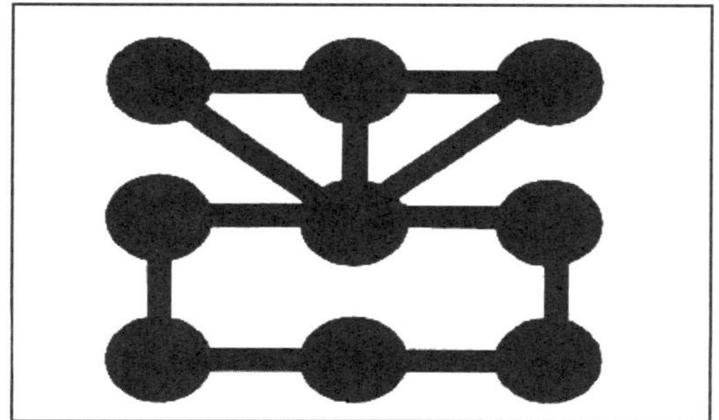
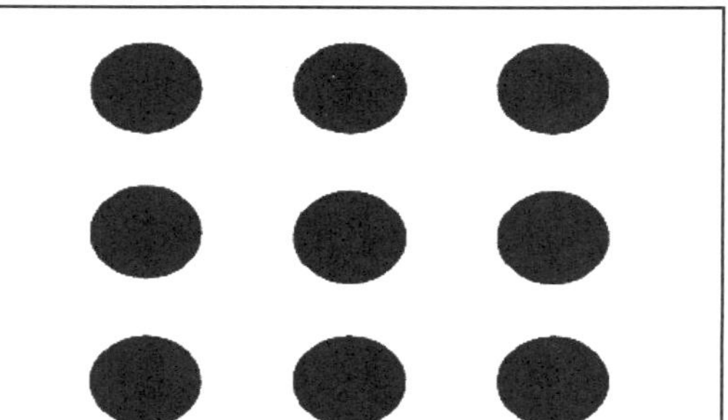
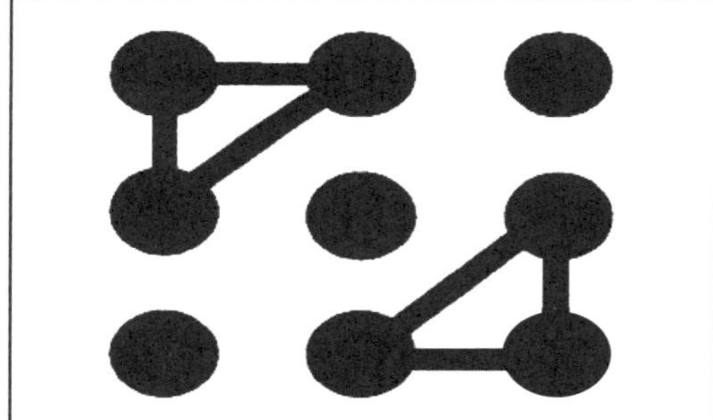
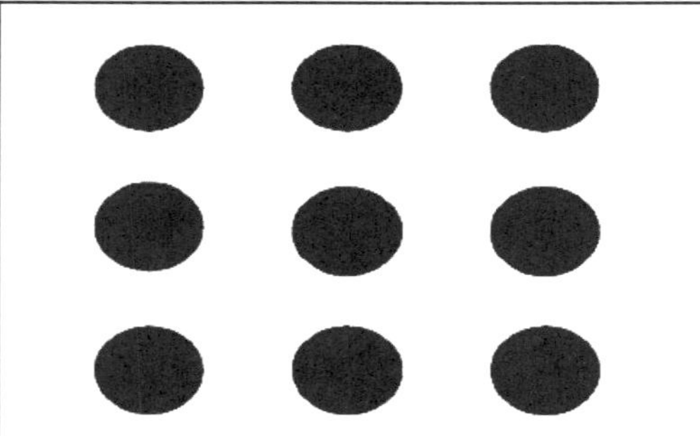
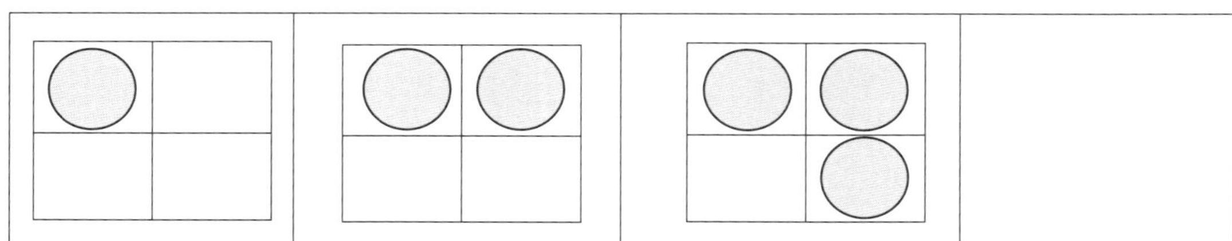

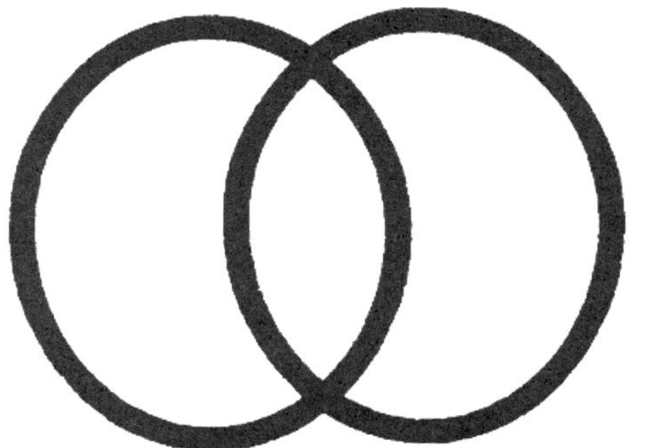

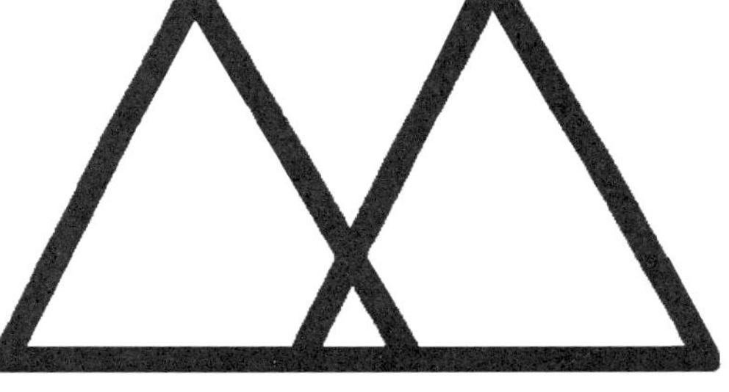

たおなわきさるふ

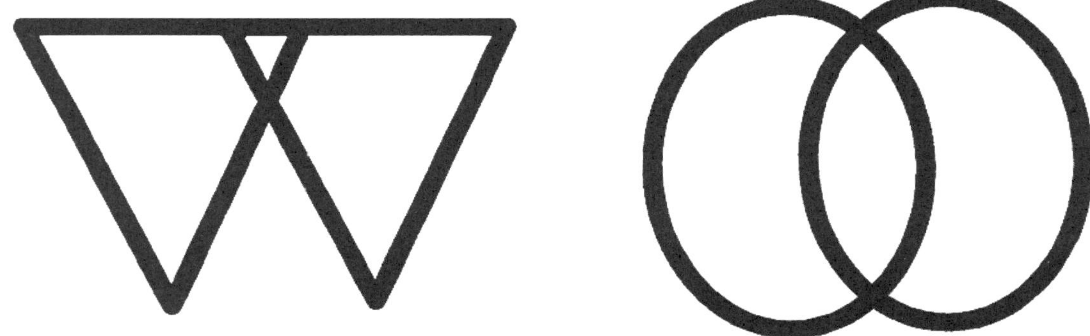

テレビ番組表をみていて、ひろしは２つの良い番組が同時に放送されることに気付いた。

ひろしはドイツの歴史に興味を持っていたので戦争映画をみることに決めた。

１つの番組は西部劇で、もう１つは第二次世界大戦についての物語だった。

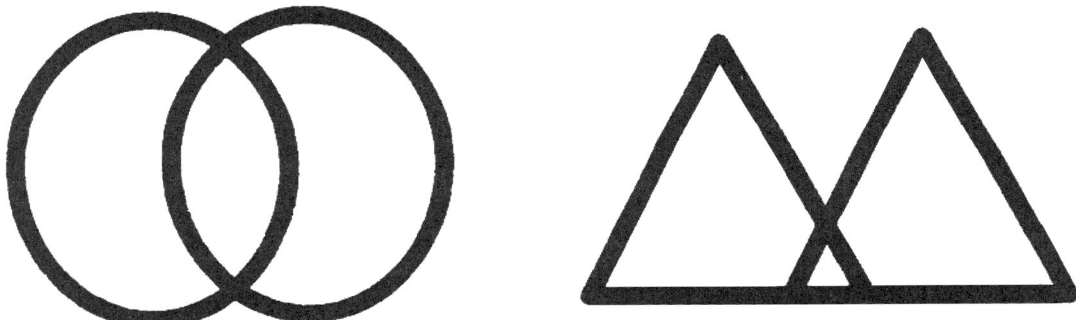

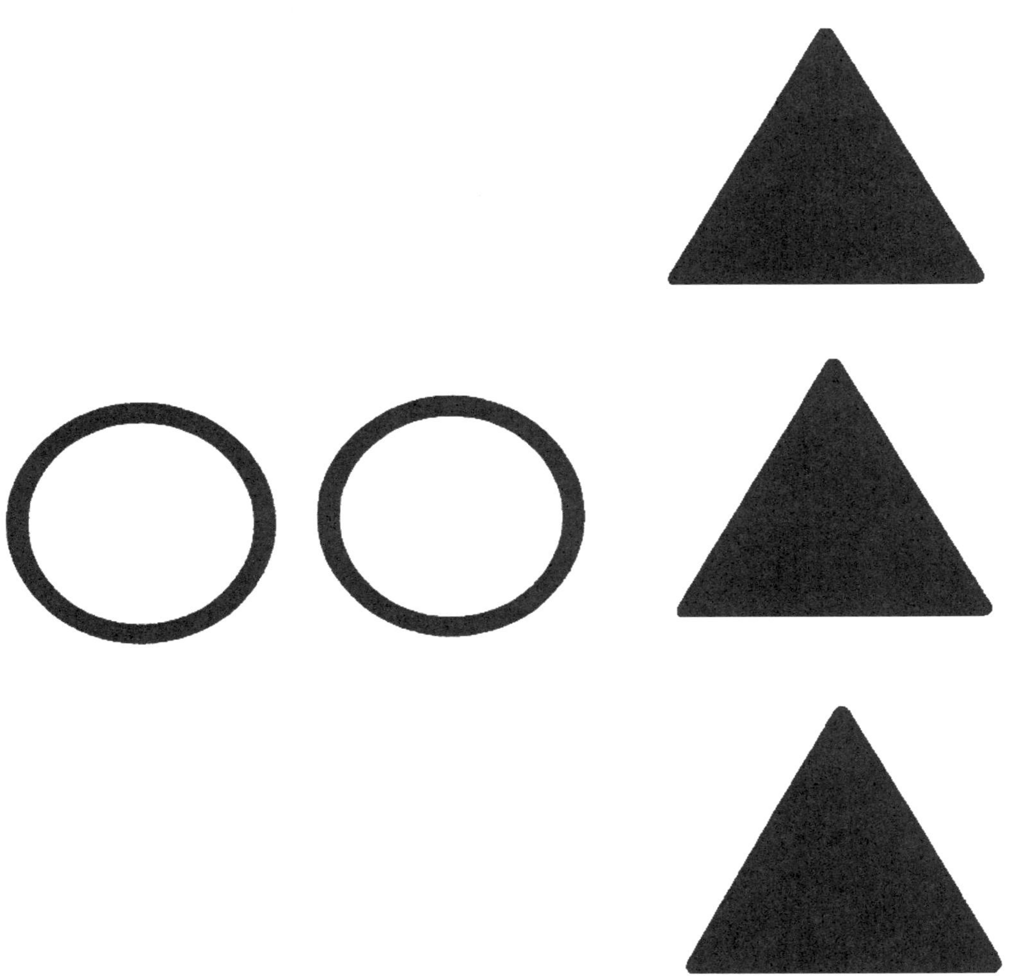

ヘヘ
ヘ ヘ
ヘ ヘ
ヘ
ヘ

ロロロロロロ
ロ ロ
ロ ロ
ロ ロ
ロロロロロロ

イ
イ
イ イ
イ イ
イ
イ

コココココココ
コ
コ
コ
コ
コココココココ

サササササササ
サ
サ
サ
サ
ササ

ニニニニニ

ニニニニニニニ

ス
ス
ス
ス ス
ス ス
スス

ニニニニニニニ
ニ
ニ
ニニ
ニ ニ
ニ ニ

ヌヌヌヌヌヌ
ヌ
ヌ
ヌヌ
ヌ ヌ
ヌ ヌ

シシ
シ
シシ シ
シ
シ
シシシ

ヌヌヌヌヌヌヌ
ヌ
ヌ ヌ
ヌ
ヌ ヌ
ヌ ヌ
ヌ ヌ

ト
ト
ト ト
ト ト
ト
ト

タタタタ
タ タ
タ タ タ
タ
タ
タ
タ

オ
オオオオオオオ
オオ
オ オ
オ オ
オ オ

カカカカカカカ
カ
カ
カ
カ
カカ

レ レ
レレレレレ
レ レ
レ レ
レ
レ

イ
イ
イ イ
イ イ
イ
イ

サ サ
サササササ
サ サ
サ サ
サ
サ

コココココココ
コ
コ
コ
コ
コココココココ

トトトトトトト
ト
ト
ト
ト
トトトトトトト

タ
タ
タ タ
タ タ
タ
タ

ココココココ
ココココココココココ
コ
コ
コ
ココ

フフフフフフフ
フ
フ
フ
フ
フフ

オ
オオオオオオオ
オオ
オ オ
オ オ
オ オ

サ　サ
サササササ
サ　サ
サ　サ
サ
サ

ロロ
ロ　ロ
ロ　ロ
ロ
ロ

オ
オオオオオオオ
オオ
オ　オ
オ　オ
オ　オ

ススススススス
ス
ス
スス
ス　ス
ス　ス

レ
レ
レ
レ　レ
レ　レ
レレ

ニニニニニニ
ニ
ニ
ニ
ニ
ニニニニニニ

ロロロロロロ
ロ　ロ
ロ　ロ
ロ　ロ
ロロロロロロ

フフフフフフフ
フ
フ
フ
フ
フフ

ニニニニニ
ニニニニニニニ

ユユユユユ
ユ
ユ
ユ
ユ
ユユユユユユユユユユ

レ　レ
レレレレレ
レ　レ
レ　レ
レ
レ

タ
タ
タ　タ
タ　タ
タ
タ

タタタタ
タ　タ
タ　タ　タ
タ
タ
タ
タ

カ
カカカカカカ
カ　カ
カカ　カカ
カ　カ
カ　カ
カ　カ

コココココココ
コ
コ
コ
コ
コココココココ

ス
スス
ス
ス　ス
ス　ス
スス

シシ
シ
シシ　シ
シ
シ
シシシ

フフフフフフフ
フ
フ
フ
フ
フフ

ヌヌヌヌヌヌ
ヌ
ヌ
ヌヌ
ヌ　ヌ
ヌ　ヌ

イ
イ
イ　イ
イ　イ
イ
イ

ト
ト
ト　ト
ト　ト
ト
ト

イイイイイイ
イ　イ
イ　イ
イ　イ
イイイイイイ

タタタタ
タ　タ
タ　タ　タ
タ
タ
タ
タ

ヌヌヌヌヌヌヌ
ヌ
ヌ　ヌ
ヌ
ヌ　ヌ
ヌ　ヌ
ヌ　ヌ

ユユユユユ
ユ
ユ
ユ
ユ
ユユユユユユユユユユ

ヌヌヌヌヌヌヌ
ヌ
ヌ ヌ
ヌ
ヌ ヌ
ヌ ヌ
ヌ ヌ

イ
イ
イイ
イ イ
イ
イ

コココココココ
コ
コ
コ
コ
コココココココ

ニニニニニニニ
ニ
ニ
ニ
ニ
ニ
ニニニニニニニ

ニニニニニ
ニニニニニニニニ

ウ
ウ
ウウウウウウウウ
ウ ウ
ウ
ウ
ウ
ウ

オ
オオオオオオオ
オオ
オ オ
オ オ
オ オ

ヘヘ
ヘ ヘ
ヘ
ヘ ヘ
ヘ

トトトトトトト
ト
ト
ト
ト
トトトトトトト

イ
イ
イイ
イ イ
イ
イ

ココココココ
コ
コ
コ
コ
ココココココ

サ サ
ササササササ
サ サ
サ サ
サ
サ

タ
タ
タ タ
タ タ
タ
タ

レ
レ
レ
レ レ
レ レ
レレ

ロロロロロロ
ロ ロ
ロ ロ
ロ ロ
ロロロロロロ

ラ
ラララララララ
ララ
ラ ラ
ラ ラ
ラ ラ

ススススススス
ス
ス
スス
ス ス
ス ス

シシ
シ
シシ シ
シ
シ
シシシ

ヌヌヌヌヌヌヌ
ヌ
ヌ ヌ
ヌ
ヌ ヌ
ヌ ヌ
ヌ ヌ

カカカカ
カ カ
カ カ カ
カ
カ
カ
カ

ララララララ
ラララララララララララ
ラ
ラ
ラ
ラ
ララ

カ
カカカカカカ
カ カ
カ カ
カ カ
カ カ
カ カ

フフフフフフフ
フ
フ
フ
フ
フフ

コココココココ
コ
コ
コ
コ
コココココココ

カカカカカカカ
カ
カ
カ
カ
カカ

シシ
シ
シシ シ
シ
シ
シシシ

トトトトトトト
ト
ト
ト
ト ト
ト ト
ト ト

ウ
ウ
ウウウウウウウ
ウ ウ
ウ
ウ
ウ
ウ

ササササササササ
サ
サ
サ
サ
ササ

ヌヌヌヌヌヌヌ
ヌ
ヌ ヌ
ヌ
ヌ ヌ
ヌ ヌ
ヌ ヌ

カ
カカカカカカ
カ カ
カ カ
カ カ
カ カ
カ カ

ララララララ
ララララララララララ
ラ
ラ
ラ
ラ
ララ

スススススス
ス
ス
スス
ス ス
ス ス

レ レ
レ レ レ レ レ
レ レ
レ レ
レ
レ

フフフフフフフ
フ
フ
フ
フ
フフ

サ サ
サササササ
サ サ
サ サ
サ
サ

タタタタ
タ タ
タ タ タ
タ
タ
タ
タ

ロロロロロロ
ロ ロ
ロ ロ
ロ ロ
ロロロロロロ

イイイイイイ
イ イ
イ イ
イ イ
イイイイイイ

ニニニニニニ
ニニニニニニニニ

ユユユユユ
ユ
ユ
ユ
ユ
ユユユユユユユユユ

ヘ
ヘヘヘヘヘヘヘ
ヘヘ
ヘ ヘ
ヘ ヘ
ヘ ヘ

イ
イ
イ イ
イ イ
イ
イ

タタタタ
タ タ
タ タ タ
タ
タ
タ
タ

ヘヘ
ヘ ヘ
ヘ ヘ
ヘ
ヘ

ヌヌヌヌヌヌヌ
ヌ
ヌ ヌ
ヌ
ヌ ヌ
ヌ ヌ
ヌ ヌ

カカカカカカカ
カ
カ
カ
カ
カカ

ヘヘ
ヘ ヘ
ヘ ヘ
ヘ
ヘ
ヘ

ロロロロロロ
ロ ロ
ロ ロ
ロ ロ
ロロロロロロ

イ
イ
イ イ
イ イ
イ
イ

コココココココ
コ
コ
コ
コ
コココココココ

ササササササササ
サ
サ
サ
サ
ササ

ニニニニニ
ニニニニニニニ

ス
ス
ス
ス ス
ス ス
スス

ニニニニニニニ
ニ
ニ
ニニ
ニ ニ
ニ ニ

ヌヌヌヌヌヌ
ヌ
ヌ
ヌヌ
ヌ ヌ
ヌ ヌ

シシ
シ
シシ シ
シ
シ
シシシ シ

ヌヌヌヌヌヌヌ
ヌ
ヌ ヌ
ヌ
ヌ ヌ
ヌ ヌ
ヌ ヌ

ト
ト
ト ト
ト ト
ト
ト

タタタタ
タ タ
タ タ タ
タ
タ
タ
タ

オ
オオオオオオオ
オオ
オ オ
オ オ
オ オ

カカカカカカカ
カ
カ
カ
カ
カカ

レ レ
レレレレレレ
レ レ
レ レ
レ
レ

イ
イ
イ イ
イ イ
イ
イ

サ サ
サササササ
サ サ
サ サ
サ
サ

コココココココ
コ
コ
コ
コ
コココココココ

トトトトトトト
ト
ト
ト
ト
トトトトトトト

タ
タ
タ タ
タ タ
タ
タ

ココココココ
コココココココココ
コ
コ
コ
コ
ココ

フフフフフフフ
フ
フ
フ
フ
フフ

オ
オオオオオオオ
オオ
オ オ
オ オ
オ オ

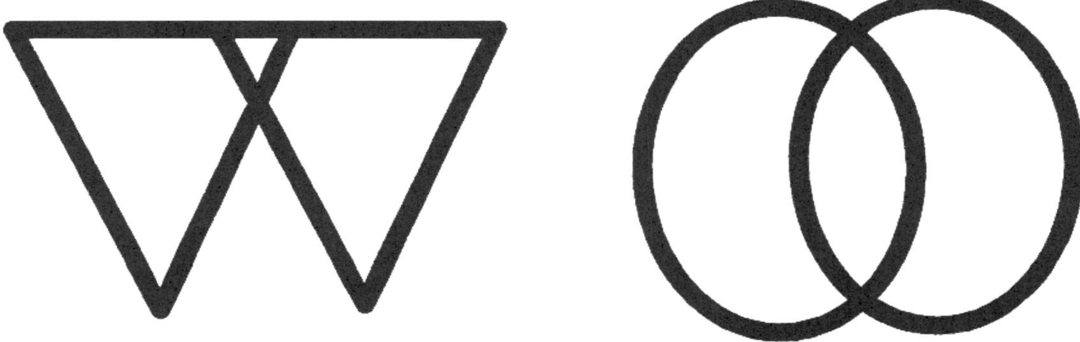

セッション５

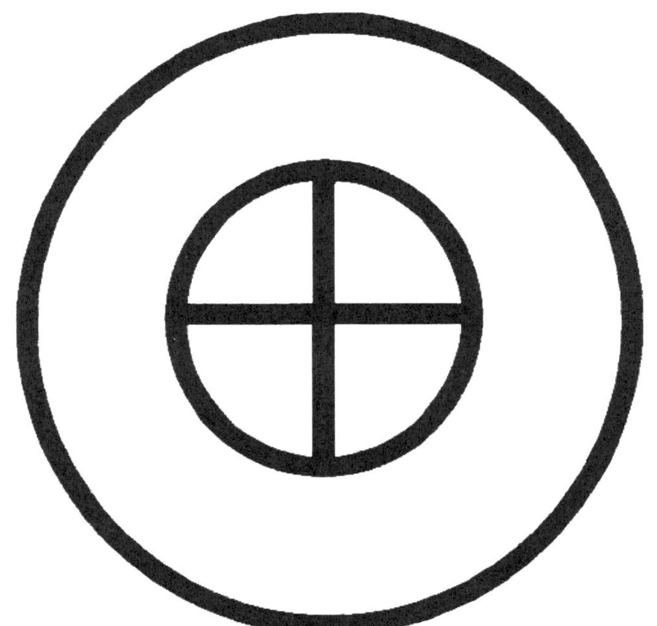

本人用 *3-5-3*

1. く　か
わ り と そ
ぬ う
た　ぜ

2. り　る
し へ げ　よ
そ
ま
れ

3. う　ち
さ　れ み い
つ へ
せ　そ　　なめ

4. あ　　り そ
たよ　さ
いね
て　　とよ

5. よ　い え
う あ　さ そ
とぴ　え

6. う る　　けえ
く す
う よ　せそ
け ひ

7. く　よ
け
ざ　に
そ ち

8. た　お
る じ
ふ ふ
め　へ

9. れ　ざ
ふ き じ い
り　よ　たし

10. く　に
せ　た
め　ひ
そ　よ
ぎ

11. る お れ そ
え い
よ　えさ も

12. ぼ う
る　そ　へ
か　ち え
と　によ

13. く　る
む　え
れ さ　ぐ ん
ふ

14. ふ う わ
ぺ　た
し そ
あ た よ

15. び　し
り の　けよ
さ そ　え
せ み

16. わ に そ
ふ　せ
し き
そ　ら
え
よ

17. そ る
ぐ　い
べ べ　い
い　ふ そ
い あ え く

18. さ た み　え
あ さ　そ
え ず　わ　で
めよ

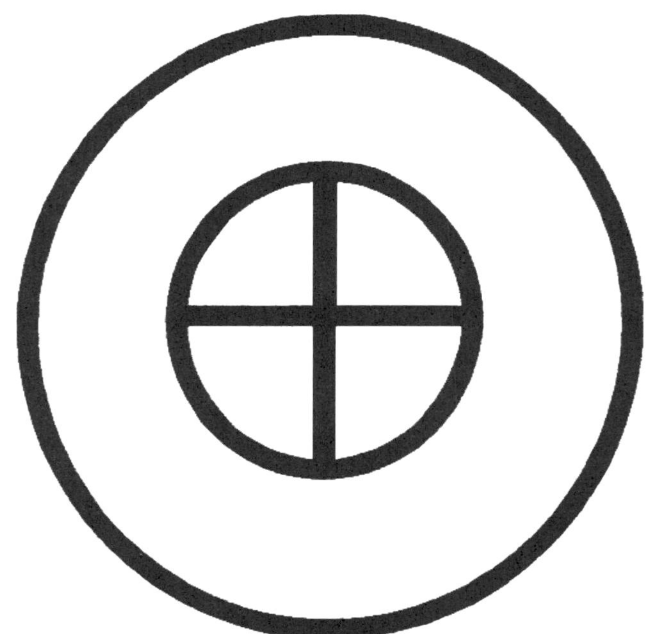

あ ば ざ ぱ は た ぴ が い る ら あ た さ あ が い け わ く い
え さ い る あ さ え ぱ お る さ い か さ た あ お え は ち わ
ら ち ら う ま ぱ え た さ ば あ ぴ る え た お る ふ や ま え
い ら さ あ え え ぴ や ふ ふ お お る ば あ る る ら た お だ
た い た さ は と お え ぱ か ば え さ ぶ う い お え ら ら え
ち え ら さ は は た る ち お ぴ さ あ え え あ え え あ え ば
い た お が さ う お お が な わ る さ お だ る た ざ が な い
ば あ ぱ る う ま ば え ぴ さ あ え は さ さ た ざ え お な た
は が だ お る う お は た な や る ら え る い ぶ る ば る た
あ た ら ぶ ぴ あ は さ ち わ え る う ち る や や お い い ふ
ぶ さ え え ら さ る ぴ が え た や あ ば う わ た お は ら た
お は た さ や る え お た な な る え え ぱ た な あ お だ お
ま ら な ふ え さ ぱ な が な い た あ か さ く さ ぴ あ ぴ ち
お さ い え い お た な か ふ ら わ さ た ち う た お や あ は
た や わ い わ ま ぴ え る る い あ だ ぴ え お た あ ふ だ ら
や な ら あ え え だ ぱ さ た あ ら い え あ た は な お る い
お や ぴ え あ い は わ あ い た だ え お ら ら ら え さ え さ
な た い る さ た は ぴ え え だ さ ぱ さ ら い ぶ あ ち さ た
う え た ま あ い な る が な い た た い ら ぴ る え い い ま
る る あ わ お う る さ ざ る さ だ ば た お は い さ な あ え

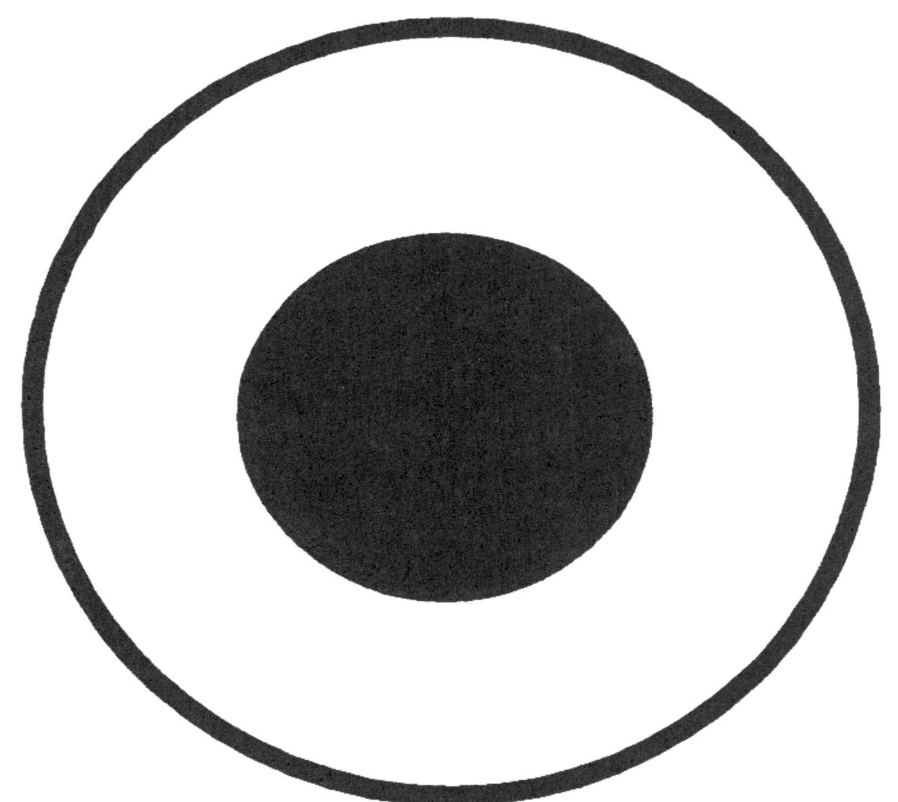

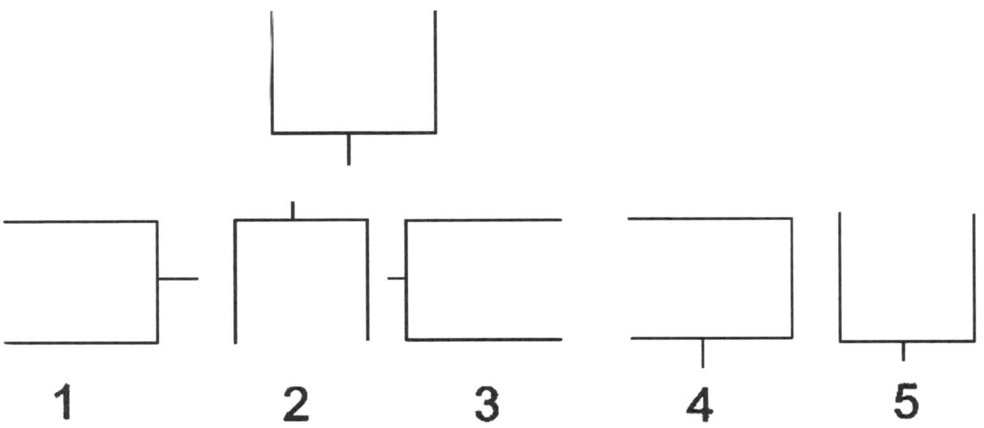
1
2
3
4
5

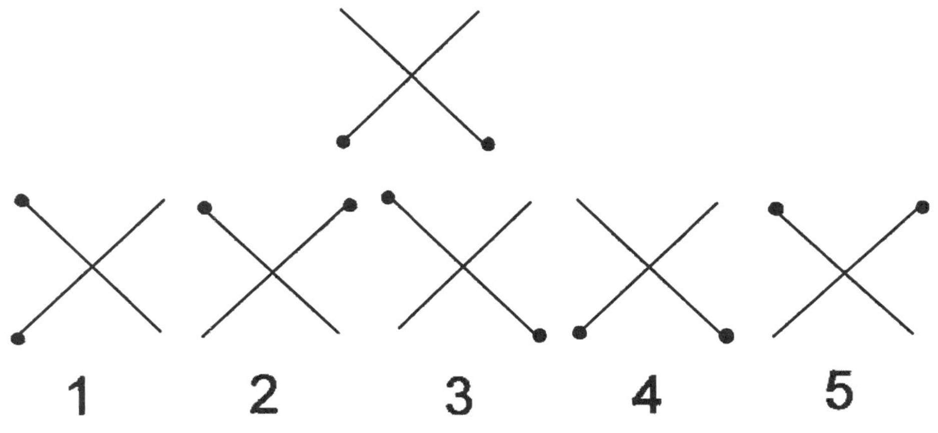
1
2
3
4
5

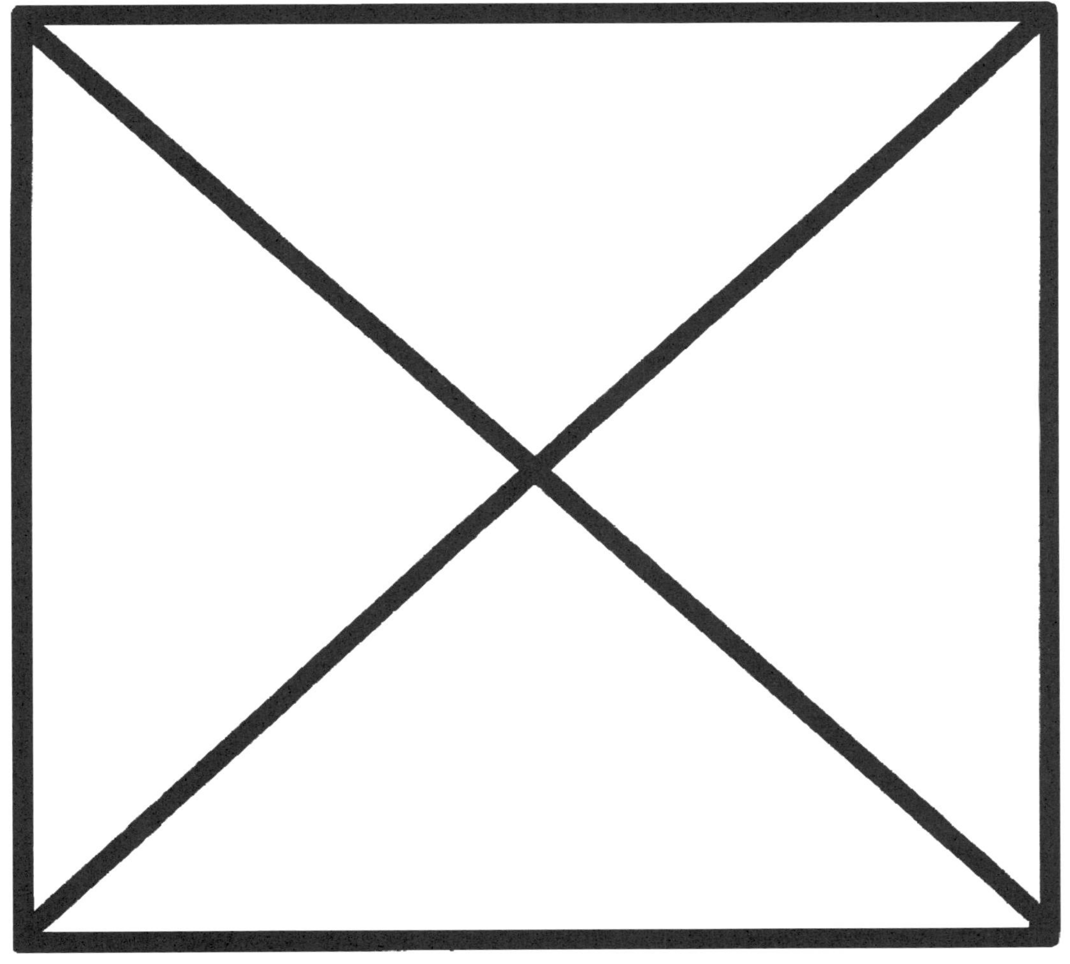

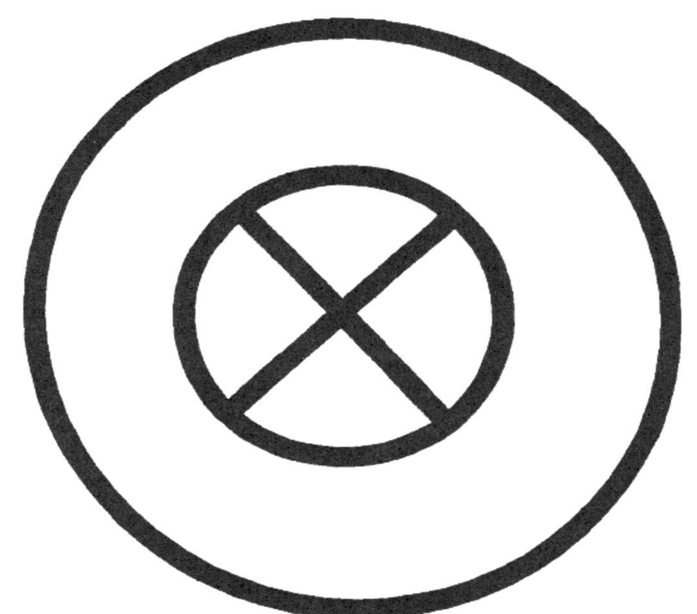

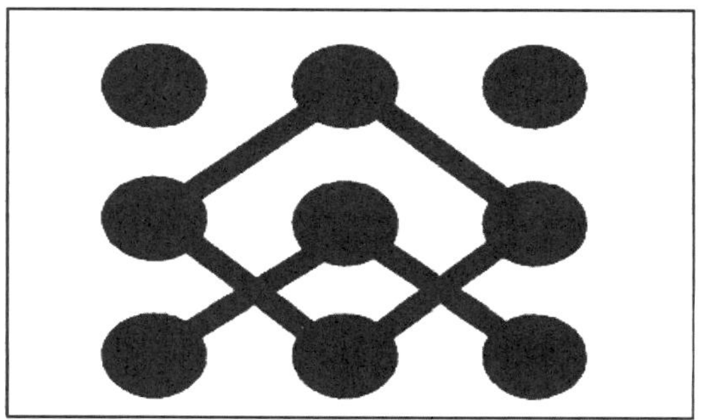
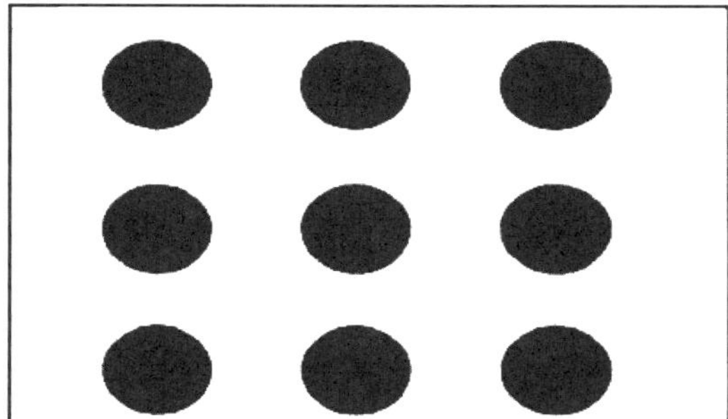
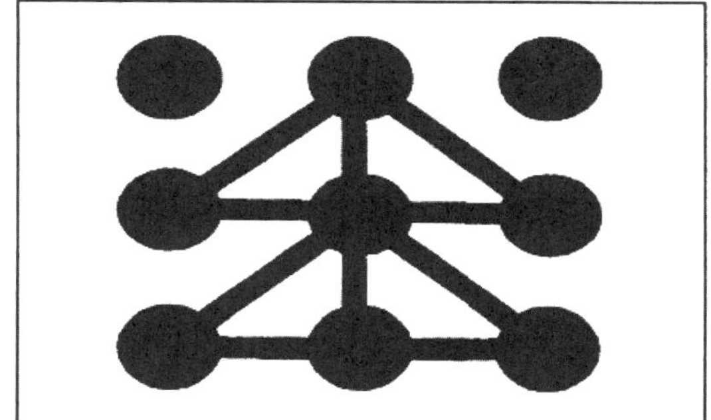
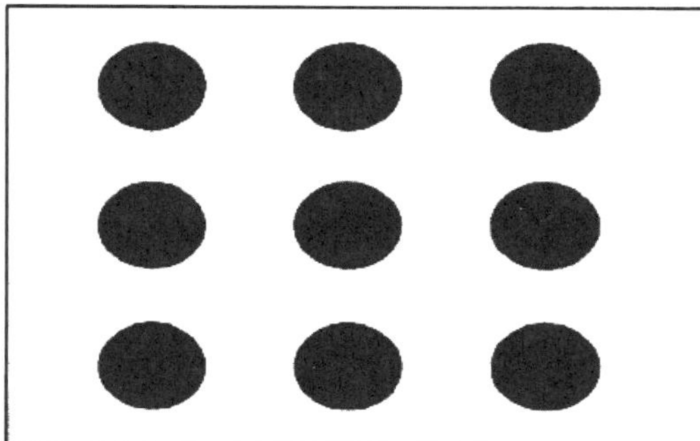

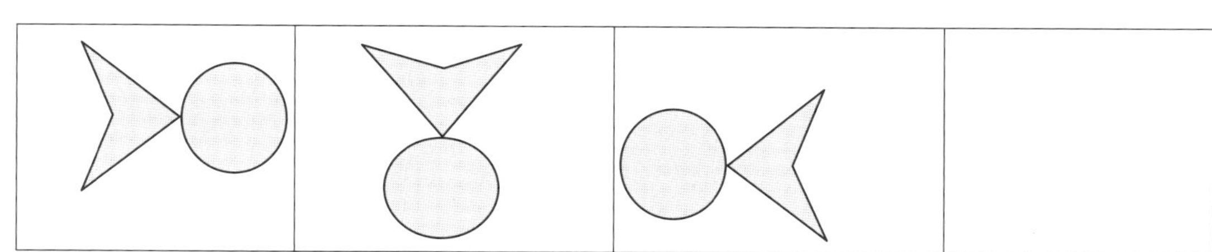

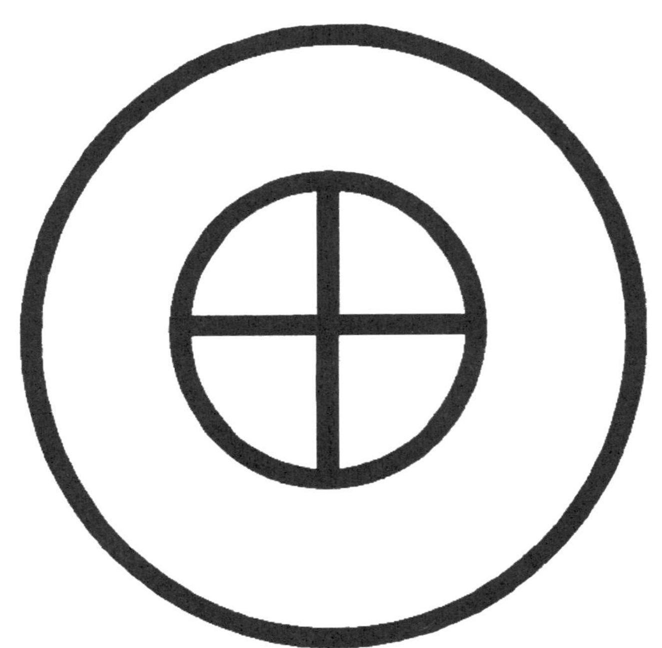

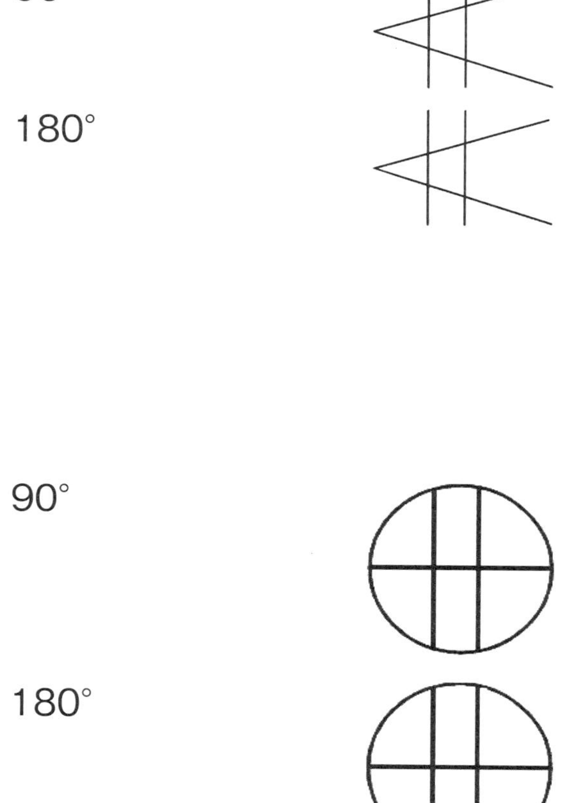
90°
180°
90°
180°

712

986

537

923

561

745

978

526

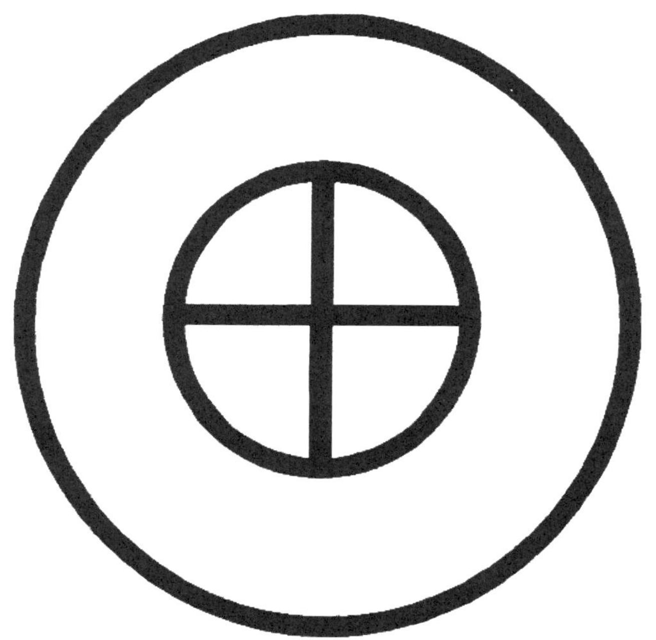

猫が魚を食べる。

私は友達に話しかけた。

私は番号をダイヤルした。

私は受話器を持ち上げた。

私は発信音が鳴るのを聞いた。

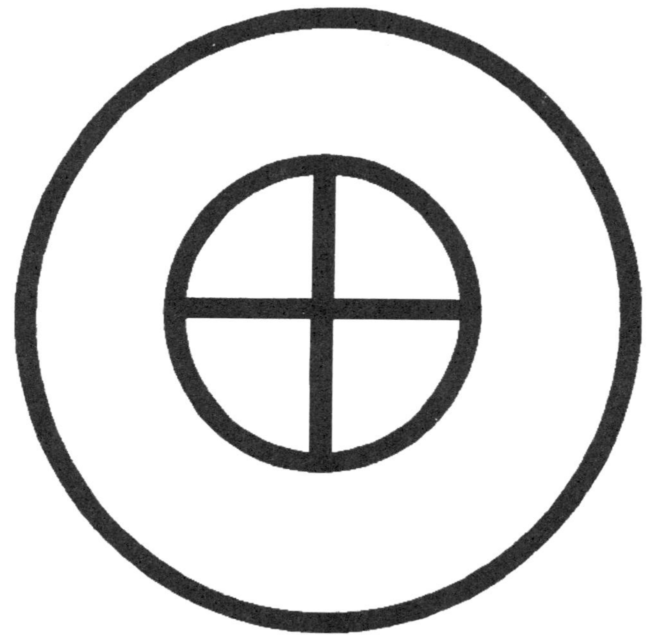

細い　太い　細い　太い　**太い**　細い　太い　細い

太い　細い　**細い**　太い　**太い**　**細い**　**太い**

太い　細い　細い　**太い**　細い　**細い**　太い

太い　**細い**　太い　細い　太い　**細い**　太い

細い　太い　細い　太い　太い　細い　**太い**　細い

太い　**細い**　太い　細い　太い　細い　細い

太い　細い　**細い**　太い　**太い**　細い　太い　細い　太い

細い　太い　太い　細い　太い　細い　**太い**　細い　細い　細い

太い　細い　細い　太い　細い　太い　細い

細い　太い　太い　**細い**　太い　**太い**　**細い**　太い　細い　太い

太い　細い　**太い**　**細い**　太い　**太い**　**細い**　太い　太い　細い　太い

太い　細い　**細い**　太い　**太い**　**細い**　太い　細い　太い　**細い**　太い　細い

細い　**細い**　太い　**太い**　太い　**細い**　太い

太い　**太い**　**細い**　太い　細い　太い　細い　太い　**細い**　太い　**太い**

太い　太い　**細い**　太い　**太い**　細い　**細い**

細い　太い　細い　太い　細い　太い　**太い**　**太い**　細い　**細い**

太い　細い　**太い**　**細い**　太い　細い　太い　**細い**

本人用 *3-5-23*

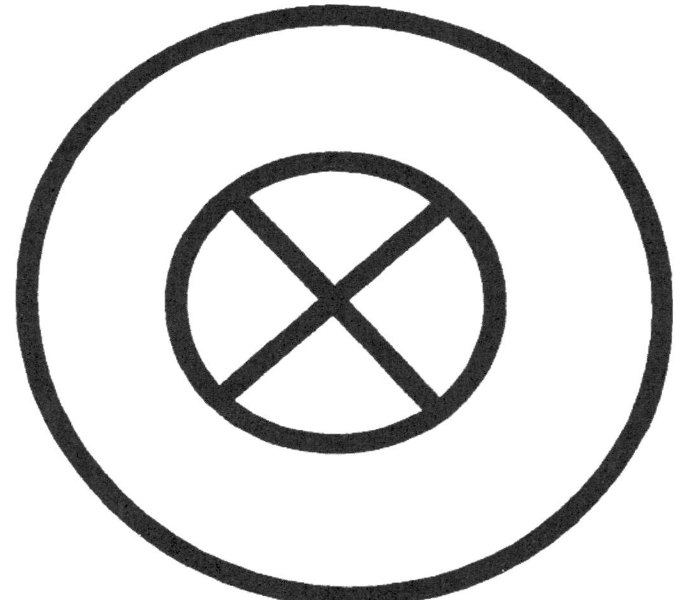

セッション6

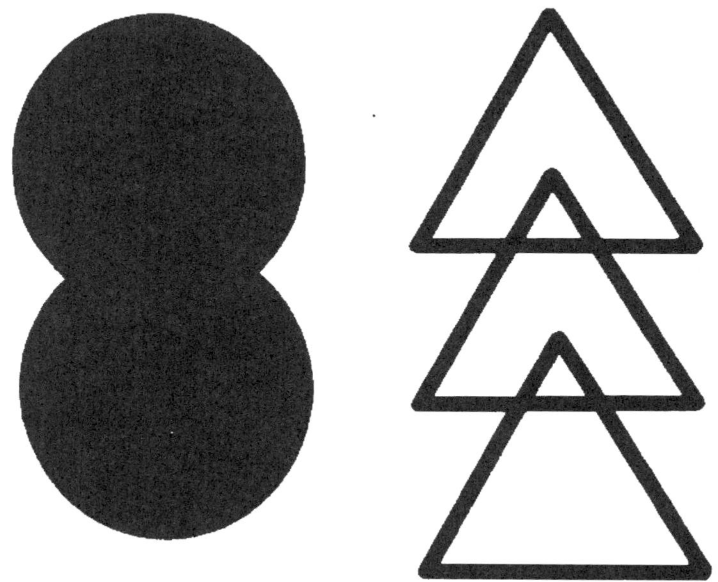

1. や か
わ ね
く ひ う

2. り み る
ぶ
い ら お

3. た
ぷ ひ
す ん む

4. あ べ せ で
た ひ
ゆ ぷ

5. か い
ふ ふ
ぐ ひ

6. と る ら
え ん す
り

7. ま く
け た
か わ ひ
た

8. け た お
ひ じ
ぶ ら

9. ざ
え ふ ぐ
あ い ら

10. ゆ く ぷ
で た
め ひ

11. る え
く ば
わ ゆ
さ

12. ぼ う
る へ
く ひ あ

13. る
ぞ
ひ わ
ゆ
く る

14. うたり
ぺぐひ

15. い ん あし
ん
え れ

16. わ え
ぶ せ さ
ひ

17. わ ゆ た
ぐ ぷ
い じ

18. み
ぼ
ひ わ
み り
ち い

19. さ い
る る
ゆ
ぶ

20. ひ に
な た
わ な み

21. ば
も も
も ひ
れ お

あ	ば	ざ	ぱ	は	た	ぴ	が	い	る	ら	あ	た	さ	あ	が	い	け	わ	く	い
え	さ	い	る	あ	さ	え	ぱ	お	る	さ	い	か	さ	た	あ	お	え	は	ち	わ
ら	ち	ら	う	ま	ぱ	え	た	さ	ば	あ	ぴ	る	え	た	お	る	ふ	や	ま	え
い	ら	さ	あ	え	え	ぴ	や	ふ	ふ	お	お	る	ば	あ	る	る	ら	た	お	だ
た	い	た	さ	は	と	お	え	ぱ	か	ば	え	さ	ぶ	う	い	お	え	ら	ら	え
ち	え	ら	さ	は	は	た	る	ち	お	ぴ	さ	あ	え	え	あ	え	ま	あ	え	ば
い	た	お	が	さ	う	お	お	が	な	わ	る	さ	お	だ	る	た	ざ	が	な	い
ば	あ	ぱ	る	う	ま	ば	え	ぴ	さ	あ	え	は	さ	さ	た	ざ	え	お	な	た
は	が	だ	お	る	う	お	ま	た	な	や	る	ら	え	る	い	ぶ	る	ば	る	た
あ	た	ら	ぶ	ぴ	あ	は	さ	ち	わ	え	る	う	ち	る	や	や	お	い	い	ふ
ぶ	さ	え	え	ら	さ	る	ぴ	が	え	た	や	あ	ば	う	わ	た	お	は	ら	た
お	は	た	さ	や	る	え	お	た	な	な	る	え	え	ぱ	た	な	あ	お	だ	お
ま	ら	な	ふ	え	さ	ぱ	な	が	な	い	た	あ	か	さ	く	さ	ぴ	あ	ぴ	ち
お	さ	い	え	い	お	た	な	か	ふ	ら	わ	さ	た	ち	う	た	お	や	あ	は
た	や	わ	い	わ	ま	ぴ	え	る	る	い	あ	だ	ぴ	え	お	た	あ	ふ	だ	ら
や	な	ら	あ	ま	え	だ	ぱ	さ	た	あ	ら	い	え	あ	た	は	な	お	る	い
お	や	ぴ	え	あ	い	は	わ	あ	い	た	だ	え	お	ら	ら	ら	え	さ	え	さ
な	た	い	る	さ	た	は	ぴ	え	え	だ	さ	ぱ	さ	ら	い	ぶ	あ	ま	さ	た
う	え	た	ま	あ	い	な	る	が	な	い	た	た	い	ら	ぴ	る	え	い	い	ま

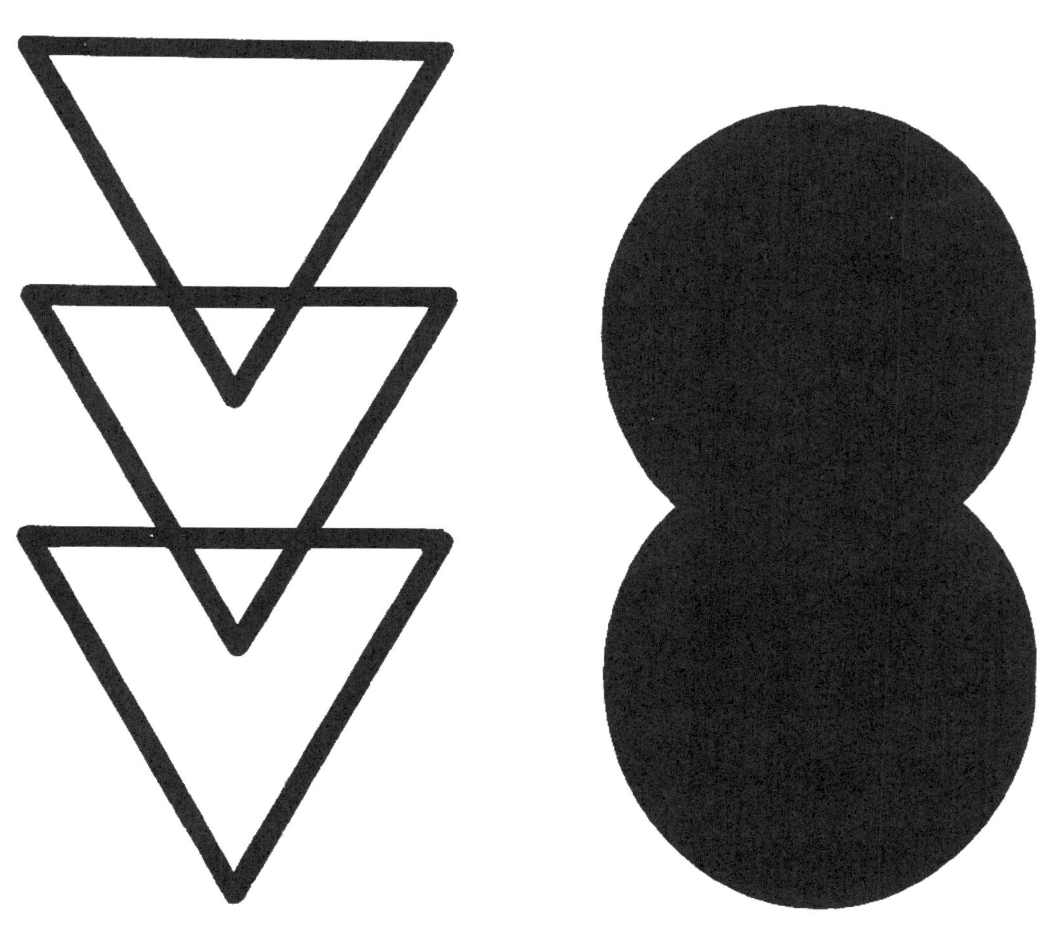

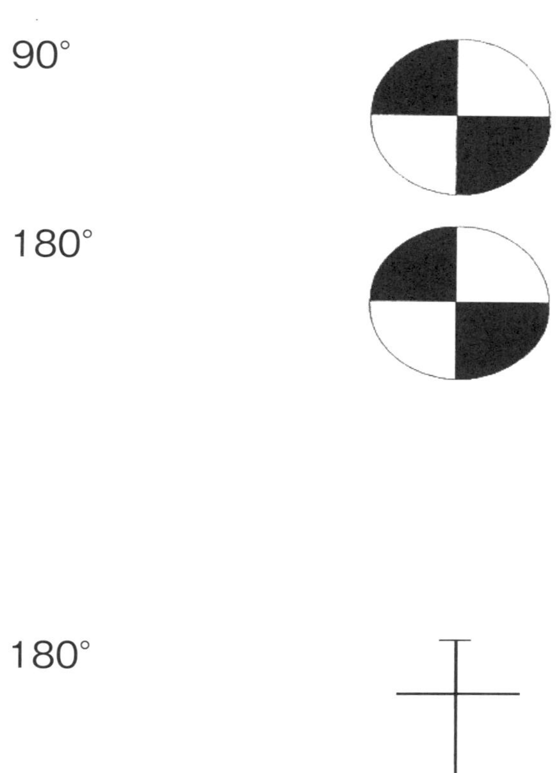
90°
180°
180°
90°

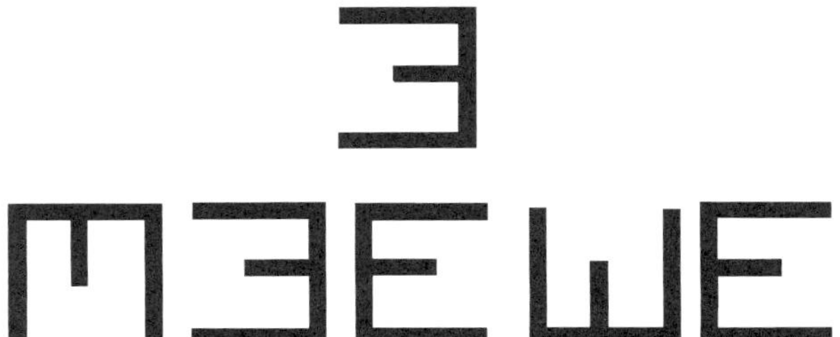

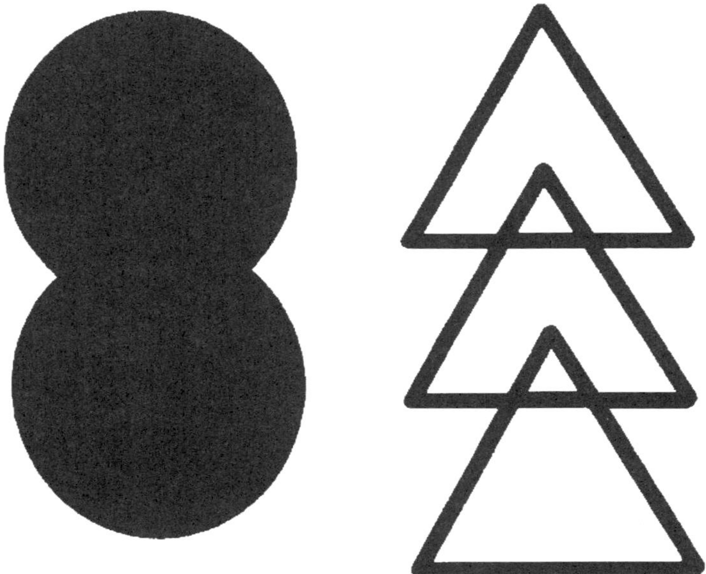

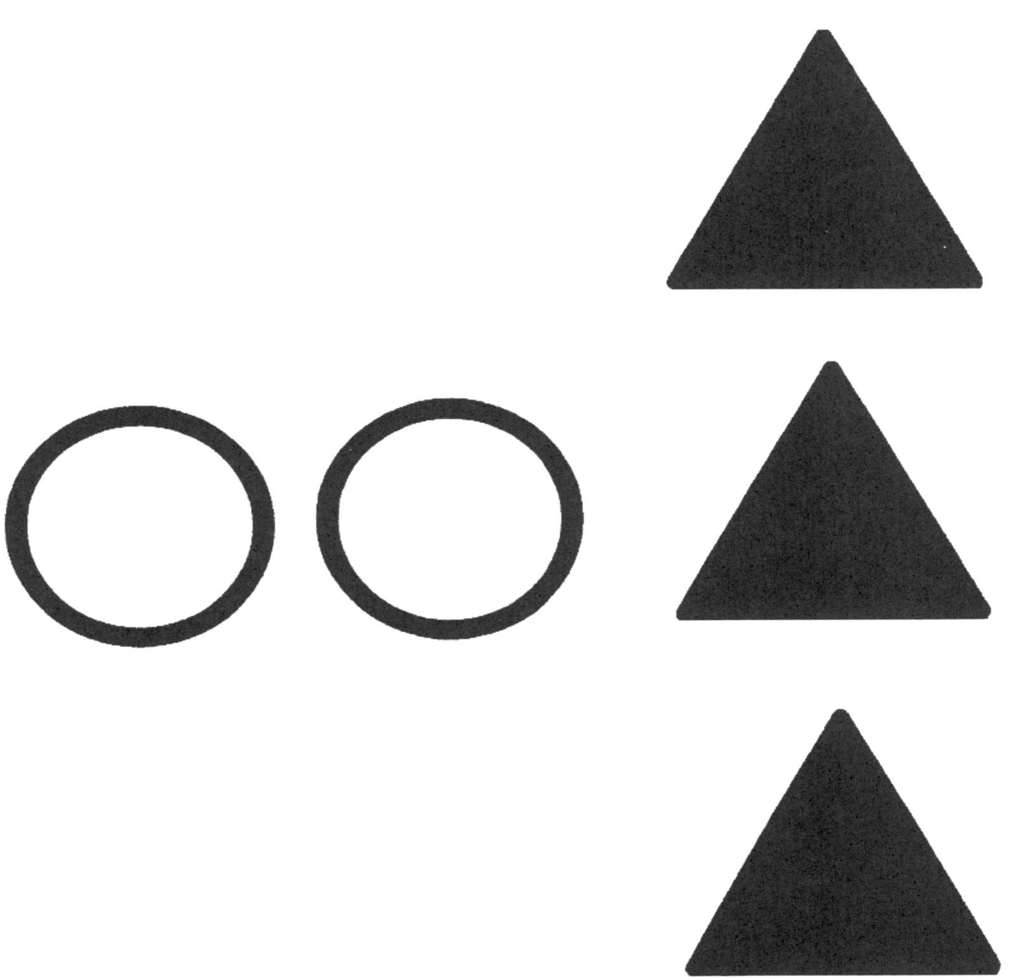

火曜日

木曜日

日曜日

水曜日

土曜日

月曜日

金曜日

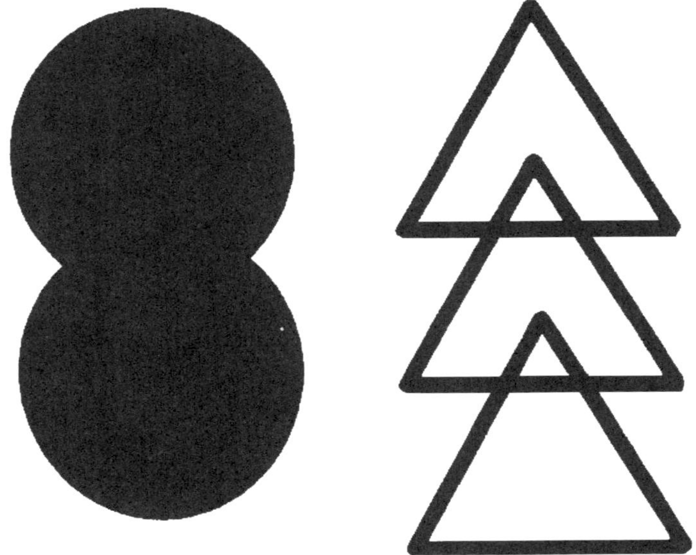

a）火が燃えていた。

b）火が燃えるだろう。

c）火が燃えている。

さとるは動物園に行きたがっている。

ヘレンが乾かすために洗濯紐に並べておいた洗濯物が雨でびしょびしょになった。

ヘレンが洗濯紐に洗濯物を干している時、空に雲があることに気付いた。

1時間後、雨が降り始めた。

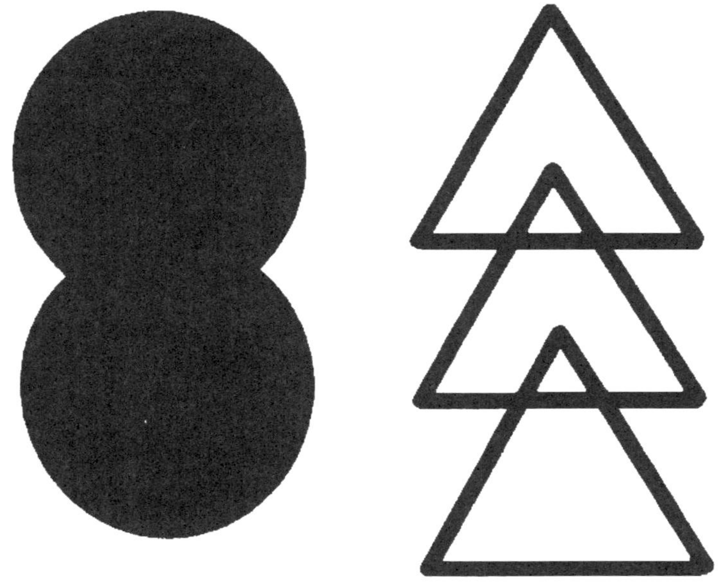

中 下 上	下 中 上
上 下 中	上 中 下
下 中 上	下 上 中
中 下 上	下 上 中
上 中 下	中 上 下

上 下 中	上 中 下
上 下 中	中 下 上
下 上 中	中 上 下
下 中 上	中 上 下
上 中 下	上 中 下

下 上 中	下 中 上
中 下 上	上 中 下
上 下 中	中 下 上
中 上 下	下 中 上
上 中 下	上 下 中

上 中 下	上 中 下
上 中 下	中 上 下
上 中 下	下 中 上
中 上 下	上 中 下
下 中 上	上 中 下

中 下 上

下 中 上

上 下 中

上 中 下

下 中 上

下 上 中

中 下 上

下 上 中

上 中 下

中 上 下

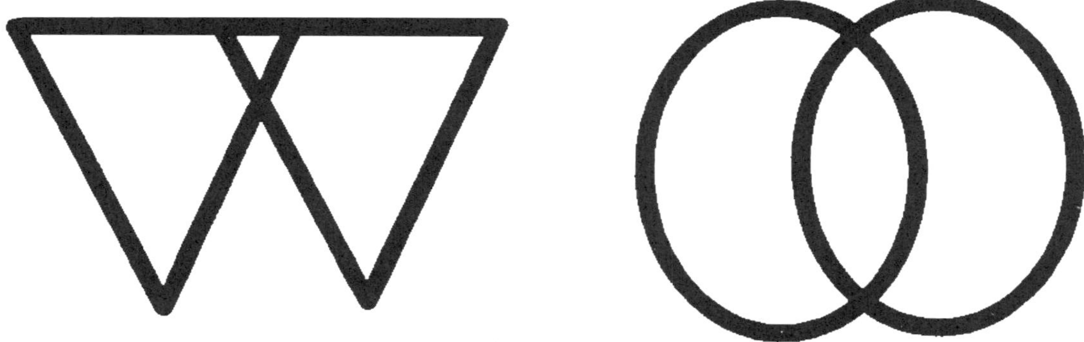

セッション７

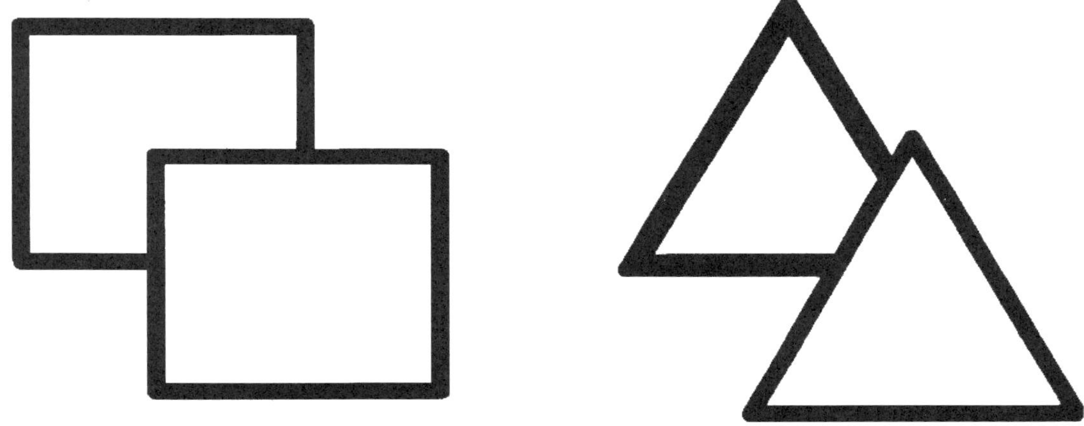

1. け さ
わ し
は う
さ
あ

2. え り る
ち は
わ ぷ
さひ

3. お た
ぷ り
し ひ
わ こ

4. え ぼ く
あ ね せ
ぷ む

5. い り
う わ し
ぴ ず
りそ

6. る い あ
け す
く せ
け は

7. ざ
す ず た む
で あ む
ら さ
ん は

8. た ふしひ
いおる
ら
ず

9. ふ れ ざ
び さ し ひ
あ た

10. く よ
あ し
たか
わめ
わ

11. と
ふ え
は う で
ず い
い

12. り あ う
が け
るし
お わ

13. ず る
え
ぢ ぱ
ひ

14. ね う
ぺ ひ
で て
り お

15. びうふ
り ざひる
る
は

あ　ば　ざ　ぱ　は　た　ぴ　が　い　る　ら　あ　た　さ　あ　が　い　け　わ　く　い
え　さ　い　る　あ　さ　え　ぱ　お　る　さ　い　か　さ　た　あ　お　え　は　ち　わ
ら　ち　ら　う　ま　ぱ　え　た　さ　ば　あ　ぴ　る　え　た　お　る　ふ　や　ま　え
い　ら　さ　あ　え　え　ぴ　や　ふ　ふ　お　お　る　ば　あ　る　る　ら　た　お　だ
た　い　た　さ　は　と　お　え　ぱ　か　ば　え　さ　ぶ　う　い　お　え　ら　ら　え
ち　え　ら　さ　は　は　た　る　ち　お　ぴ　さ　あ　え　え　あ　え　ま　あ　え　ば
い　た　お　が　さ　う　お　お　が　な　わ　る　さ　お　だ　る　た　ざ　が　な　い
ば　あ　ぱ　る　う　ま　ば　え　ぴ　さ　あ　え　は　さ　さ　た　ざ　え　お　な　た
は　が　だ　お　る　う　お　ま　た　な　や　る　ら　え　る　い　ぶ　る　ば　る　た
あ　た　ら　ぶ　ぴ　あ　は　さ　ち　わ　え　る　う　ち　る　や　や　お　い　い　ふ
ぶ　さ　え　え　ら　さ　る　ぴ　が　え　た　や　あ　ば　う　わ　た　お　は　ら　た
お　は　た　さ　や　る　え　お　た　な　な　る　え　え　ぱ　た　な　あ　お　だ　お
ま　ら　な　ふ　え　さ　ぱ　な　が　な　い　た　あ　か　さ　く　さ　ぴ　あ　ぴ　ち
お　さ　い　え　い　お　た　な　か　ふ　ら　わ　さ　た　ち　う　た　お　や　あ　は
た　や　わ　い　わ　ま　ぴ　え　る　る　い　あ　だ　ぴ　え　お　た　あ　ふ　だ　ら
や　な　ら　あ　ま　え　だ　ぱ　さ　た　あ　ら　い　え　あ　た　は　な　お　る　い
お　や　ぴ　え　あ　い　は　わ　あ　い　た　だ　え　お　ら　ら　ら　え　さ　え　さ
な　た　い　る　さ　た　は　ぴ　え　え　だ　さ　ぱ　さ　ら　い　ぶ　あ　ま　さ　た
う　え　た　ま　あ　い　な　る　が　な　い　た　た　い　ら　ぴ　る　え　い　い　ま
る　る　あ　わ　お　う　る　さ　ざ　る　さ　だ　ば　た　お　は　い　さ　な　あ　え
あ　る　ら　お　が　な　い　さ　え　ぴ　い　ぱ　な　え　ざ　お　ら　ふ　は　た　さ

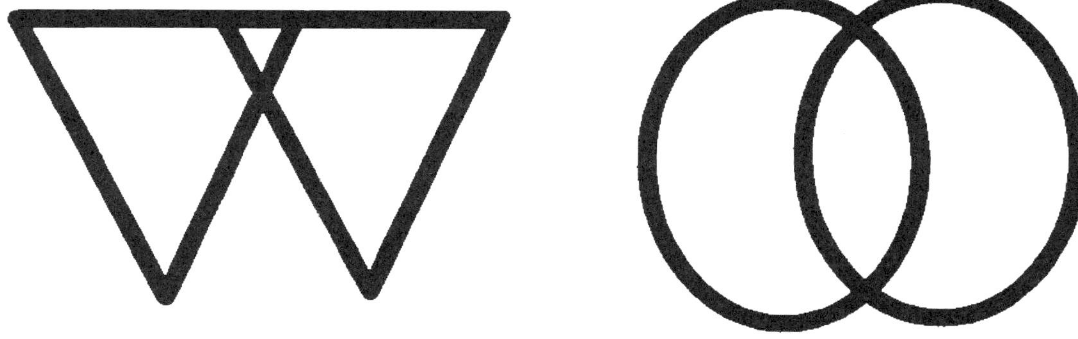

d

d q p d b p

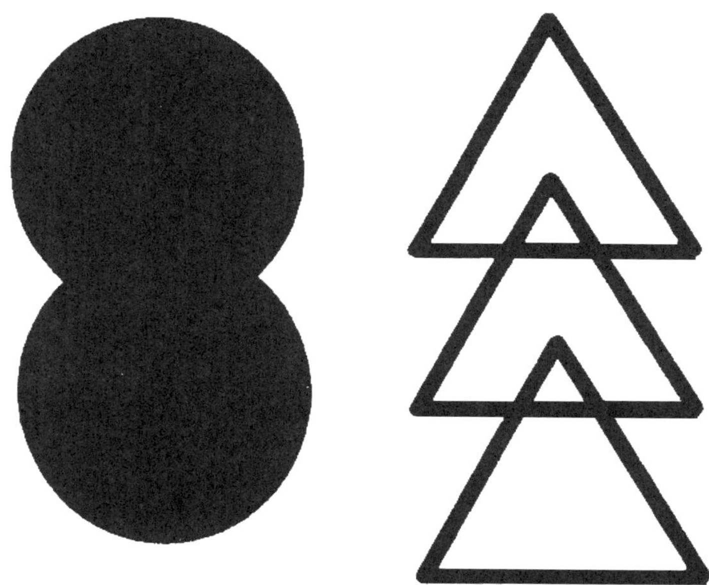

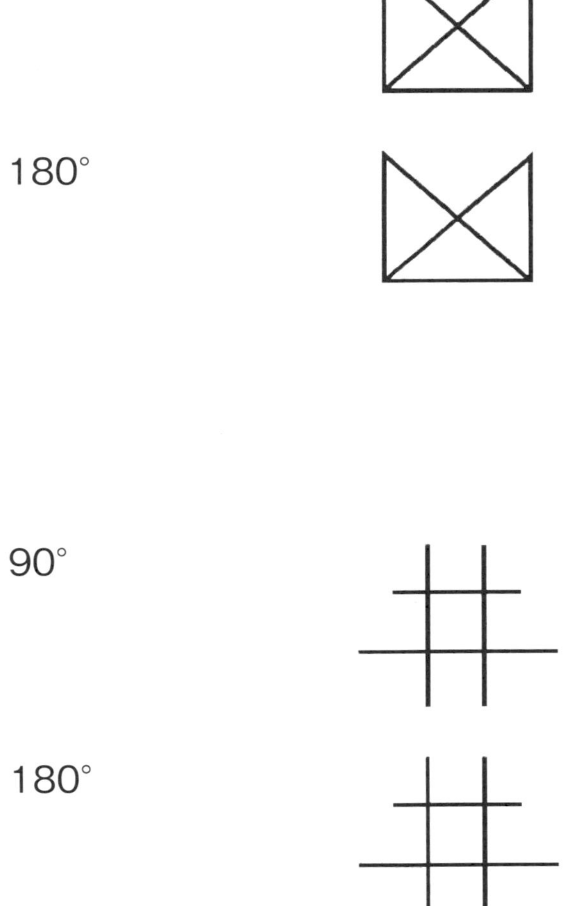
90°
180°
90°
180°

本人用 *3-7-10*

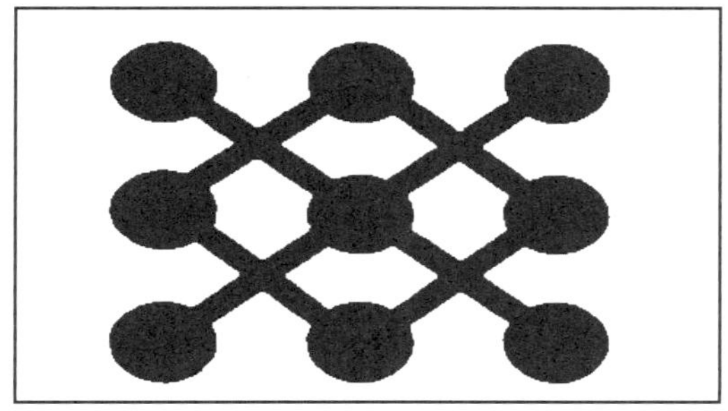

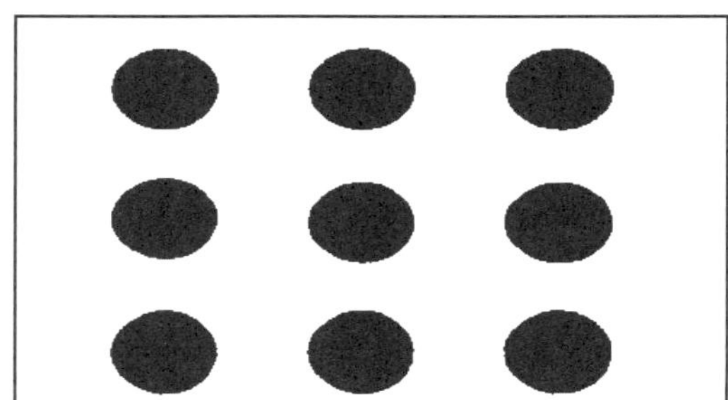

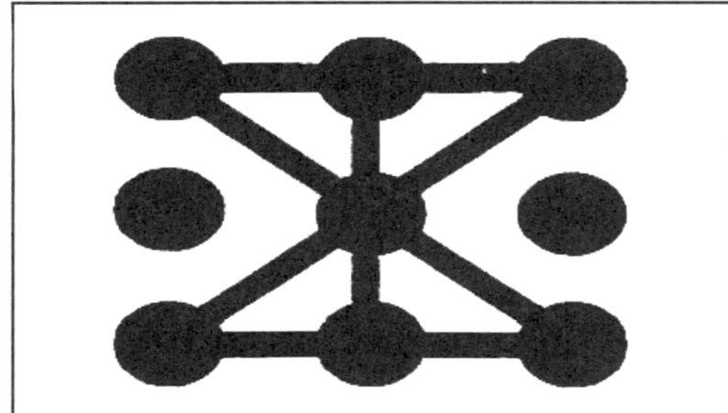

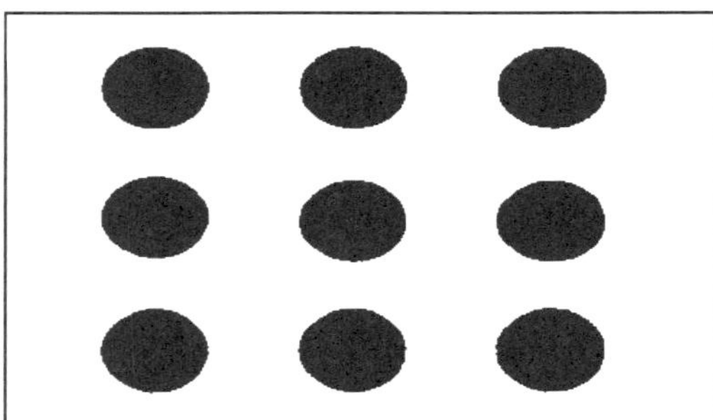

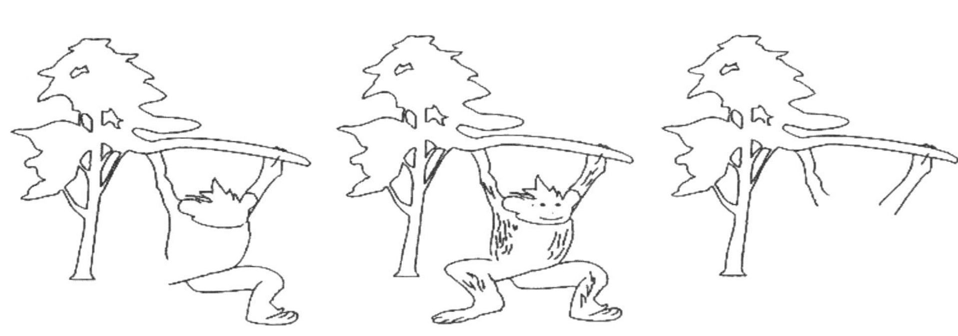

627
988
665
544
973
589
536
641
952

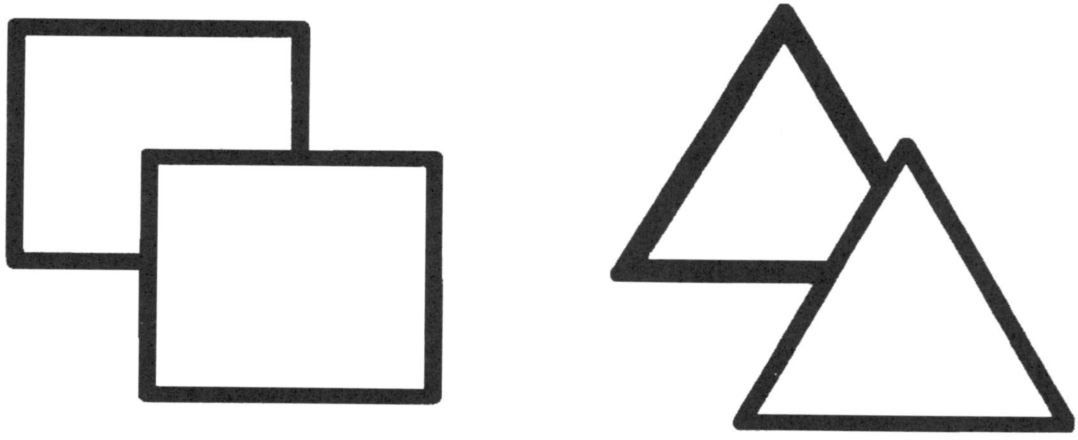

彼は強壮飲料を飲んだ。

彼は強壮飲料を飲んでいる。

彼は強壮飲料を飲むでしょう。

彼はあの本を読みたがるだろう。

私は街まで自動車を運転していた。

私は自動車に乗り込んだ。

本通りに駐車した。

そこに着くのに20分かかった。

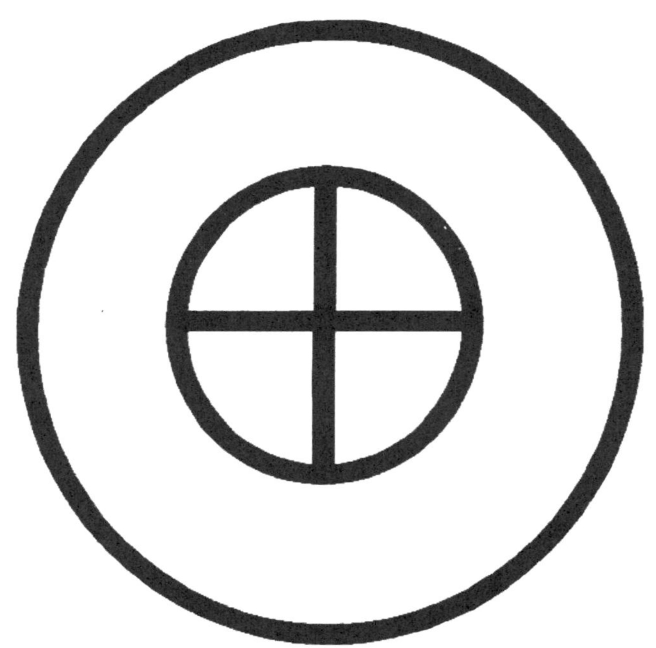

本人用 *3-7-18*

4 7 2 8 9 4 7 0 1 8 3 9 2 6 0 5 2 8

7 4 9 4 8 1 8 0 8 2 9 5 7 3 8 6 1 9

2 5 9 3 9 4 0 9 5 9 1 6 4 2 9 5 8 1

0 9 3 7 5 6 7 8 4 3 0 5 3 1 8 4 9 5

8 0 5 8 1 8 2 7 3 1 9 4 0 3 8 6 2 1

6 6 0 8 3 4 5 9 7 6 2 1 5 8 7 3 4 6

9 6 5 4 2 1 3 6 5 2 1 7 6 4 9 5 3 2

4 5 8 2 6 5 9 5 4 1 3 2 4 5 2 6 8 5

2 3 6 9 5 4 1 9 1 7 9 2 1 6 9 5 3 0

4 7 3 8 3 6 4 2 9 1 2 7 2 4 3 9 1 6

2 5 3 6 9 7 1 4 2 5 3 7 0 2 4 3 2 9

1 0 9 4 3 0 8 6 7 9 4 2 0 6 5 3 1 8

0 7 4 3 0 2 5 8 1 0 9 1 0 5 6 4 8 1

7 5 0 1 6 5 8 0 4 6 2 1 0 5 7 9 5 4

3 0 5 2 9 8 6 2 1 4 3 0 2 5 6 1 9 7

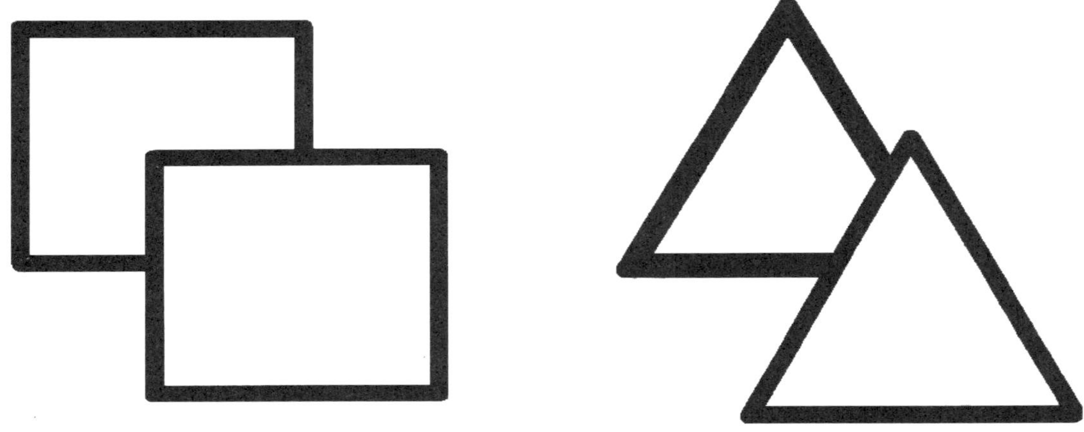

セッション8

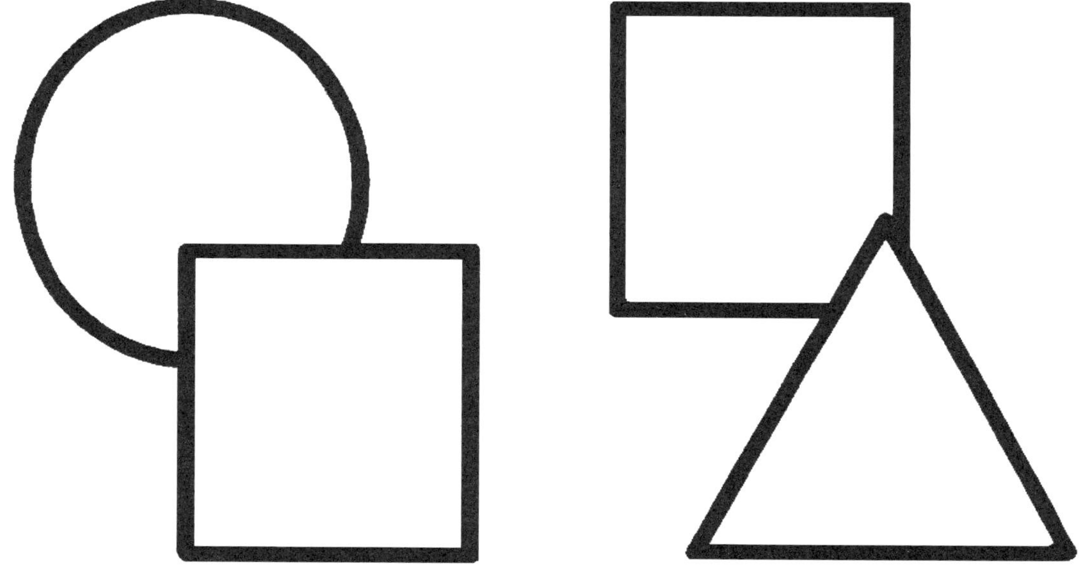

1. か
り
く は
ず く ぜ

2. ひ は
ぶ
な
は せ

3. う
ぷ
あ
う
で
な

4. ぴ あ
な は
に く
あ

5. い と
う じ く
な は

6. は る
じ
け く
で

7. ま あ ざ
た
い
は

8. た お
る じ
ち
は ぺ く

9. あ ざ
な は
た く

10. ん ひ な
み た
は く

11. な す
か で は
な うたく

12. あ さ う
る
ぢ は く
り

13. る
じは
え い
わ つ

14. る う
ひ
く に な

15. あ し
り め
せ な は

16. わ き
は じ
ざ

17. ひ る
ぐ ぷ
て は

18. あ み
ぼ な
じ
ず く
い

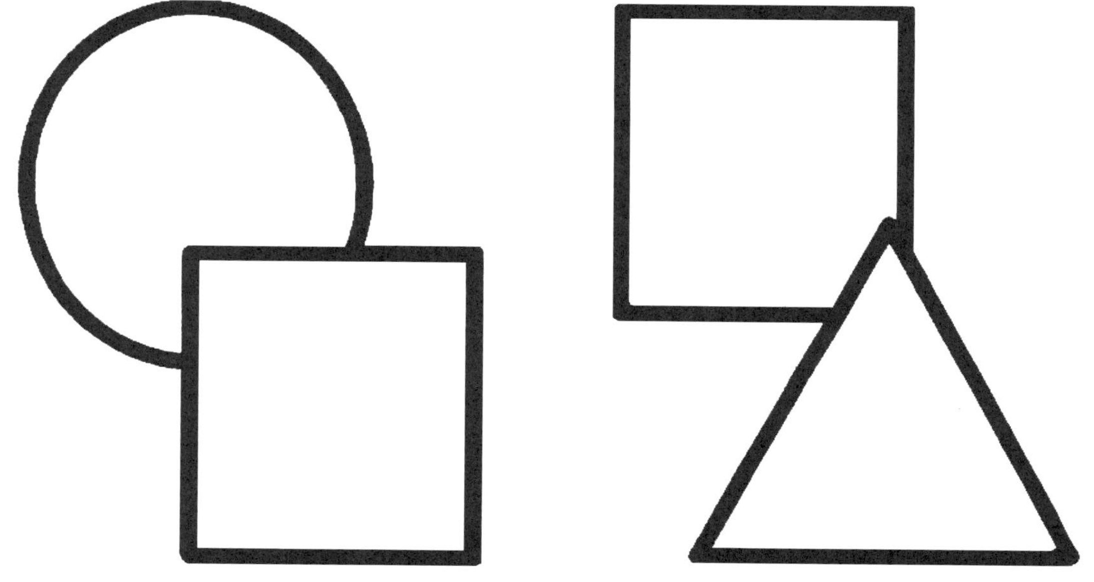

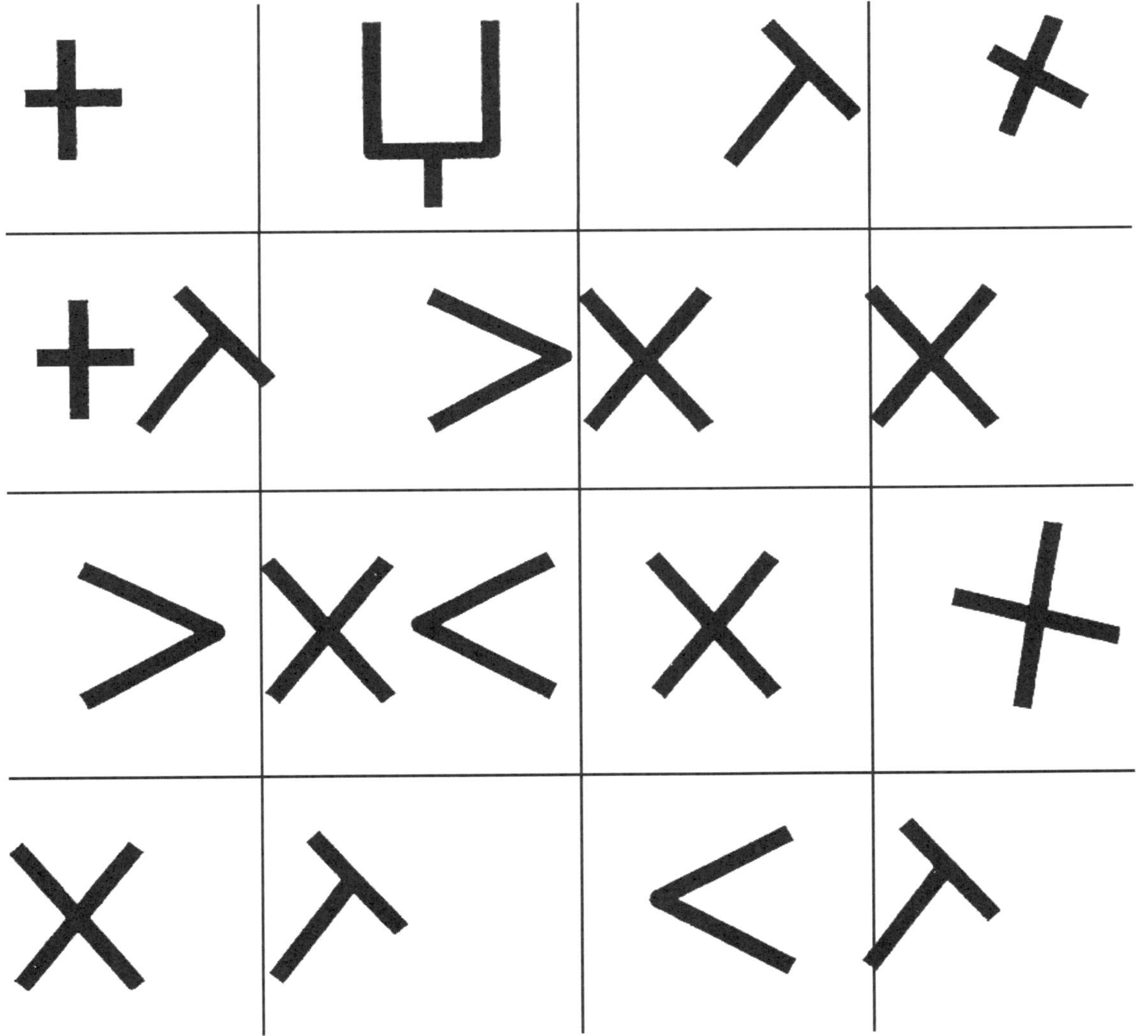

本人用 3-8-6

あ　ば　ざ　ぱ　は　た　ぴ　が　い　る　ら　あ　た　し　あ　が　い　け　わ　く　い
え　さ　い　る　あ　さ　え　ぱ　お　る　し　い　か　さ　た　あ　お　え　は　ち　わ
ら　ち　ら　う　ま　ぱ　え　た　さ　ば　あ　ぴ　る　え　た　お　る　ふ　や　ま　え
い　ら　し　あ　え　え　ぴ　や　ふ　ふ　お　お　る　ば　あ　る　る　ら　た　お　だ
た　い　た　さ　は　と　お　え　ぱ　か　ば　え　さ　ぶ　う　い　お　え　ら　ら　え
ち　え　ら　し　は　は　た　る　ち　お　ぴ　さ　あ　え　え　あ　え　ま　あ　え　ば
い　た　お　が　さ　う　お　お　が　な　わ　る　し　お　だ　る　た　ざ　が　な　い
ば　あ　ぱ　る　う　ま　ば　え　ぴ　さ　あ　え　は　さ　し　た　ざ　え　お　な　た
は　が　だ　お　る　う　お　ま　た　な　や　る　ら　え　る　い　ぶ　る　ば　る　た
あ　た　ら　ぶ　ぴ　あ　は　さ　ち　わ　え　る　う　ち　る　や　や　お　い　い　ふ
ぶ　さ　え　え　ら　し　る　ぴ　が　え　た　や　あ　ば　う　わ　た　お　は　ら　た
お　は　た　し　や　る　え　お　た　な　な　る　え　え　ぱ　た　な　あ　お　だ　お
ま　ら　な　ふ　え　さ　ぱ　な　が　な　い　た　あ　か　さ　く　し　ぴ　あ　ぴ　ち
お　し　い　え　い　お　た　な　か　ふ　ら　わ　さ　た　ち　う　た　お　や　あ　は
た　や　わ　い　わ　ま　ぴ　え　る　る　い　あ　だ　ぴ　え　お　た　あ　ふ　だ　ら
や　な　ら　あ　ま　え　だ　ぱ　さ　た　あ　ら　い　え　あ　た　は　な　お　る　い
お　や　ぴ　え　あ　い　は　わ　あ　い　た　だ　え　お　ら　ら　ら　え　し　え　さ
な　た　い　る　し　た　は　ぴ　え　え　だ　し　ぱ　さ　ら　い　ぶ　あ　ま　さ　た
う　え　た　ま　あ　い　な　る　が　な　い　た　た　い　ら　ぴ　る　え　い　い　ま
る　る　あ　わ　お　う　る　し　ざ　る　さ　だ　ば　た　お　は　い　し　な　あ　え

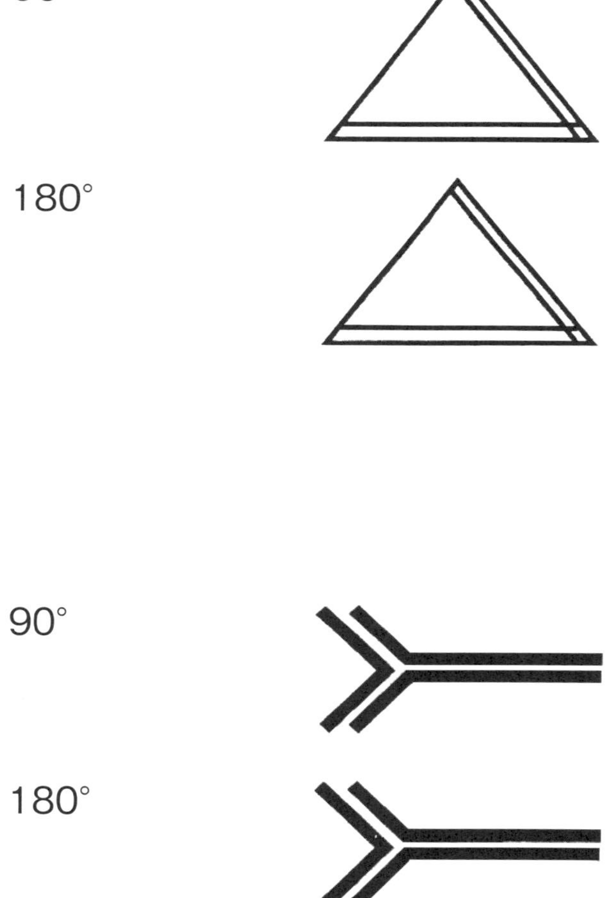
90°
180°
90°
180°

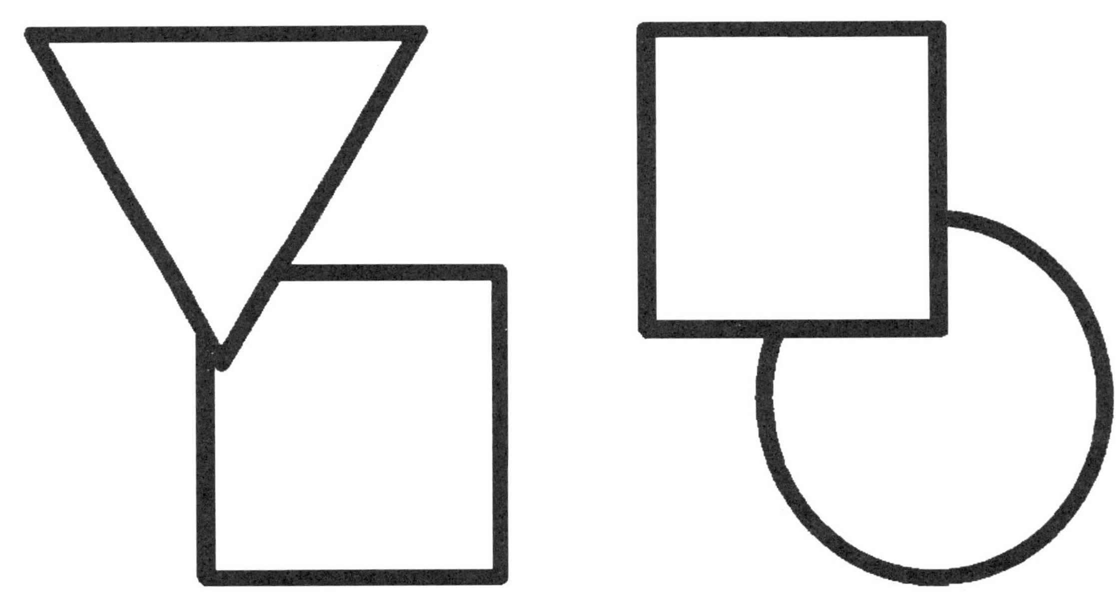

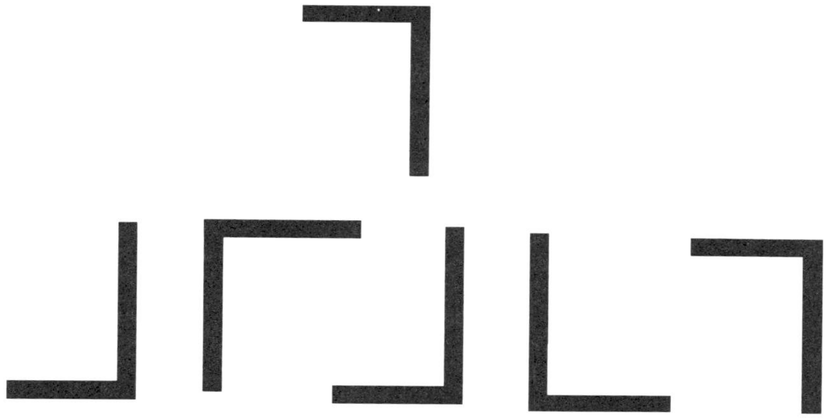

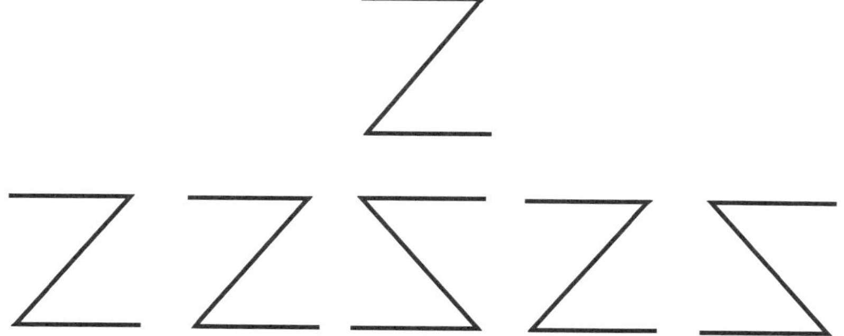

りたけくえまるふひ

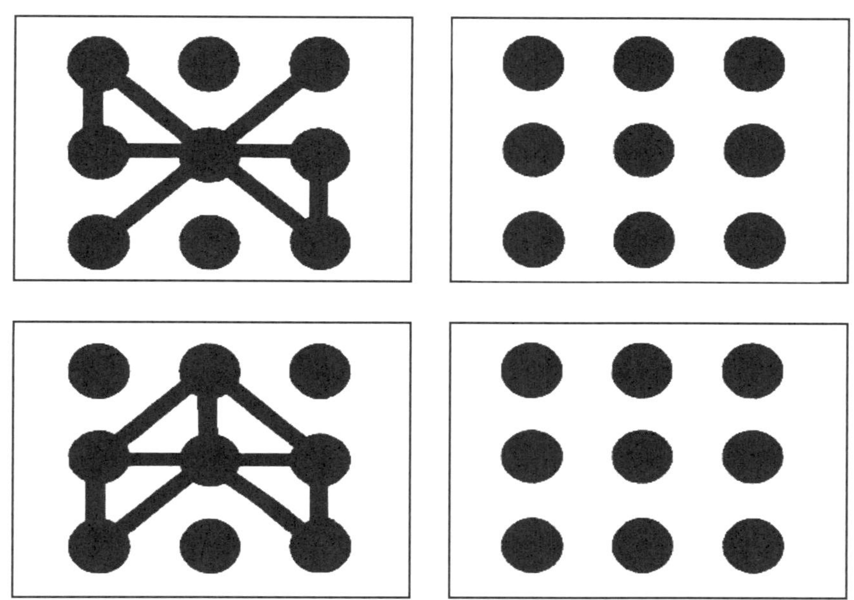

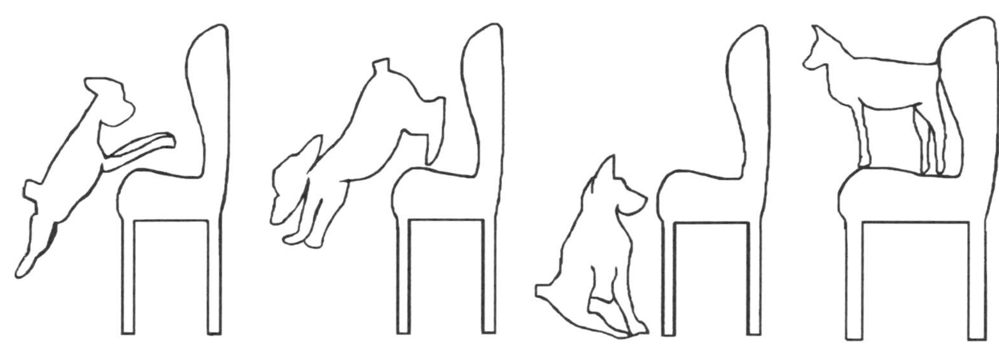

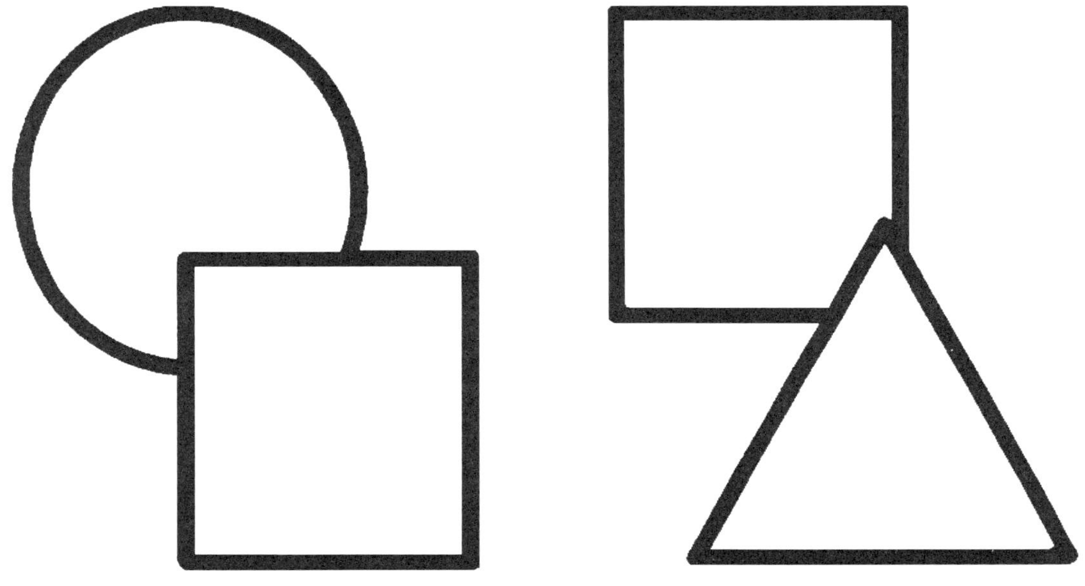

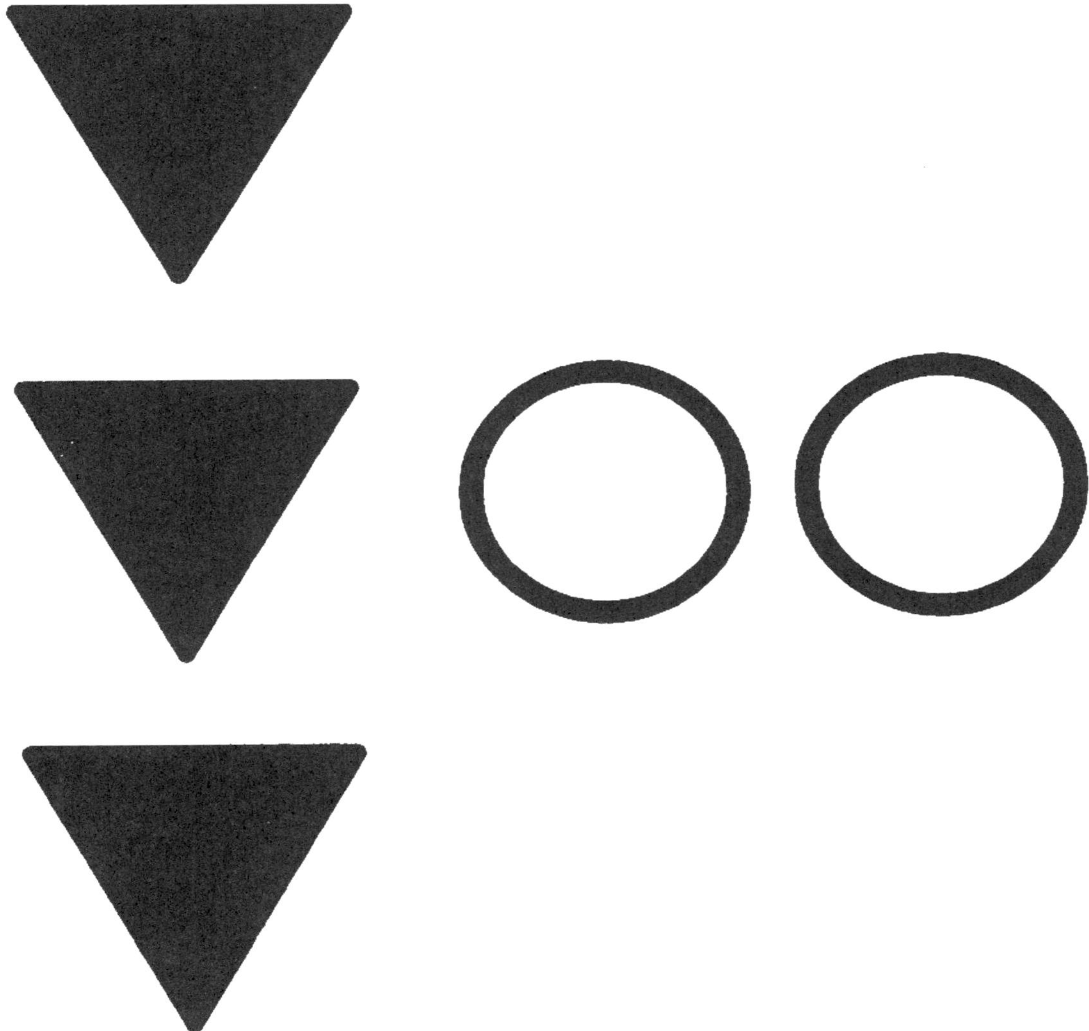

しんごは住所を書いて切手を貼った。

しんごは手紙を書いた。

彼は手紙を出しに行った。

彼はそれを封筒に入れた。

つよしとごろうは旭川動物園に行く。

私はそれを宝石・時計店に持って行くように手配した。

言うまでもなく、水で時計が壊れた。

私はそれを付けたままシャワーを使ったことを思い出した。

私は腕時計が止まっていることに気付いた。

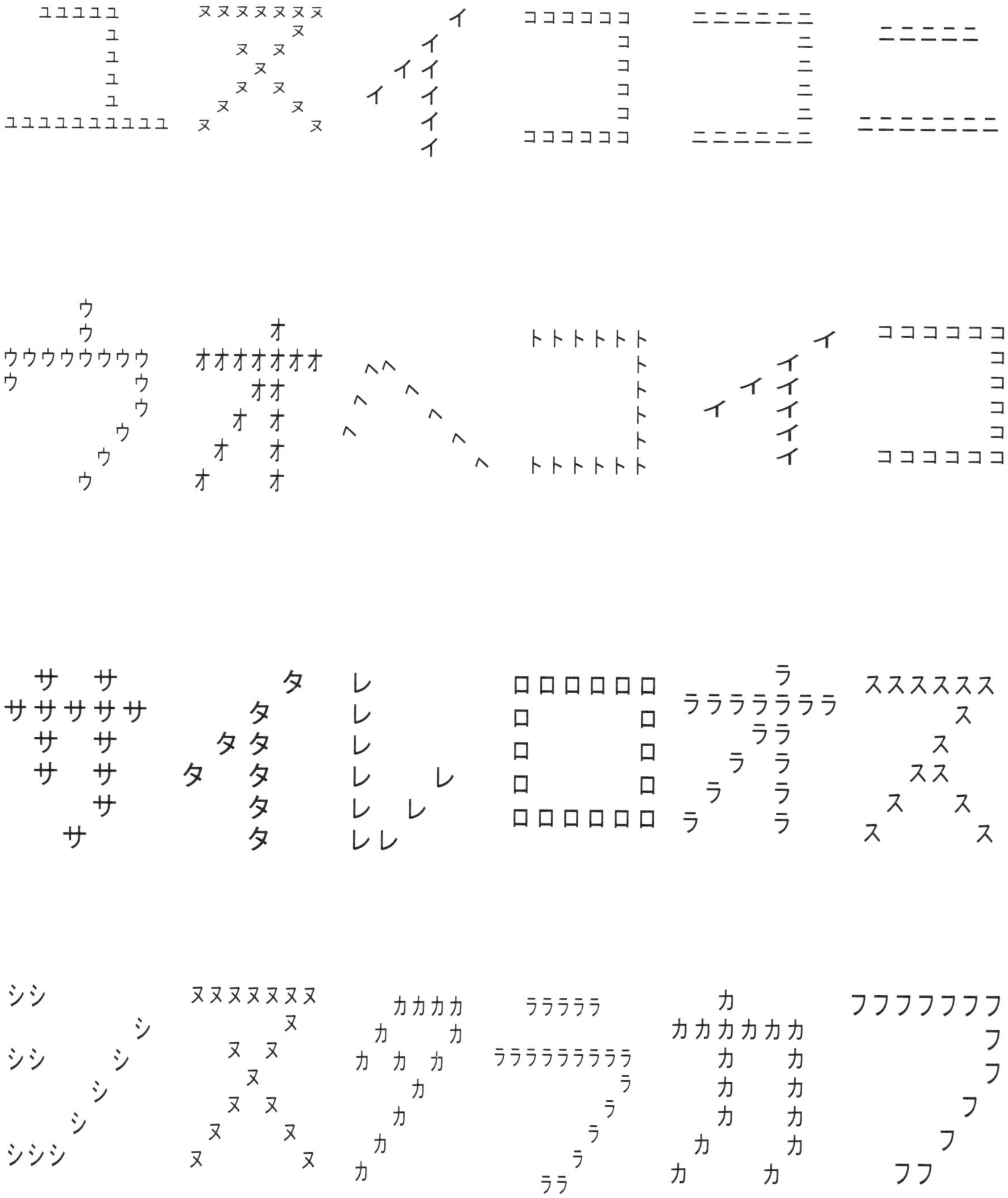

ユユユユユ
ユ
ユ
ユ
ユ
ユユユユユユユユユ

ヌヌヌヌヌヌヌ
ヌ
ヌ ヌ
ヌ
ヌ ヌ
ヌ ヌ
ヌ ヌ

イ
イ
イ イ
イ イ
イ
イ

コココココココ
コ
コ
コ
コ
コココココココ

ニニニニニニニ
ニ
ニ
ニ
ニ
ニニニニニニニ

ニニニニニニ
ニニニニニニニニ

ウ
ウ
ウウウウウウウウ
ウ ウ
ウ
ウ
ウ
ウ

オ
オオオオオオオ
オオ
オ オ
オ オ
オ オ

ヘヘ
ヘ ヘ
ヘ ヘ
ヘ ヘ
ヘ

トトトトトトト
ト
ト
ト
ト
トトトトトトト

イ
イ
イ イ
イ イ
イ
イ

コココココココ
コ
コ
コ
コ
コココココココ

サ サ
ササササ サ
サ サ
サ サ
サ
サ

タ
タ
タ タ
タ タ
タ
タ

レ
レ
レ
レ レ
レ レ
レレ

ロロロロロロ
ロ ロ
ロ ロ
ロ ロ
ロロロロロロ

ラ
ララララララララ
ララ
ラ ラ
ラ ラ
ラ ラ

ススススススス
ス
ス
スス
ス ス
ス ス

シシ
シ
シシ シ
シ
シ
シシシ

ヌヌヌヌヌヌヌ
ヌ
ヌ ヌ
ヌ
ヌ ヌ
ヌ ヌ
ヌ ヌ

カカカカ
カ カ
カ カ カ
カ
カ
カ
カ

ララララララ
ララララララララララ
ラ
ラ
ラ
ラ
ララ

カ
カカカカカカ
カ カ
カ カ
カ カ
カ カ
カ カ

フフフフフフフ
フ
フ
フ
フ
フフ

```
コココココココ
      コ
      コ
      コ
      コ
コココココココ

カカカカカカカ
      カ
      カ
     カ
    カ
  カカ

シシ
          シ
シシ      シ
        シ
      シ
シシシ シ

トトトトトトトト
      ト
     ト
    ト
   ト  ト
  ト    ト
 ト      ト
ト        ト

     ウ
     ウ
ウウウウウウウウ
ウ      ウ
        ウ
       ウ
      ウ
     ウ

ササササササササ
       サ
       サ
      サ
     サ
  ササ
```

```
ヌヌヌヌヌヌヌ
     ヌ
 ヌ  ヌ
   ヌ
 ヌ  ヌ
ヌ     ヌ
ヌ      ヌ

   カ
カカカカカカ
   カ  カ
   カ  カ
   カ  カ
  カ   カ
カ    カ

  ララララララ
ラララララララララララ
         ラ
        ラ
       ラ
      ラ
  ララ

スススススス
      ス
    ス
   スス
  ス   ス
ス       ス

レ   レ
レ レ レ レ レ
レ   レ
レ   レ
     レ
   レ

フフフフフフフ
       フ
       フ
      フ
     フ
  フフ
```

```
  サ  サ
サササササ
  サ  サ
  サ  サ
      サ
    サ

    タタタタ
  タ      タ
タ  タ  タ
      タ
    タ
  タ
タ

ロロロロロロ
ロ        ロ
ロ        ロ
ロ        ロ
ロロロロロロ

イイイイイイ
イ        イ
イ        イ
イ        イ
イイイイイイ

ニニニニニ

ニニニニニニニ

  ユユユユユ
          ユ
          ユ
          ユ
          ユ
ユユユユユユユユユ
```

```
    ヘ
ヘヘヘヘヘヘヘ
    ヘヘ
  ヘ  ヘ
 ヘ   ヘ
ヘ    ヘ

      イ
    イ
  イ イ
イ  イ
    イ
    イ

    タタタタ
  タ      タ
タ  タ  タ
      タ
    タ
  タ
タ

    ヘヘ
  ヘ    ヘ
ヘ        ヘ
            ヘ
              ヘ

ヌヌヌヌヌヌヌ
     ヌ
 ヌ  ヌ
   ヌ
 ヌ  ヌ
ヌ     ヌ
ヌ      ヌ

カカカカカカカ
      カ
      カ
     カ
    カ
  カカ
```

```
    ラ
ラララララララ
   ララ
  ラ ラ
 ラ  ラ
ラ   ラ
```

```
  カ
カカカカカカ
  カ  カ
  カ  カ
  カ  カ
 カ   カ
カ   カ
```

```
シシ
         シ
シシ     シ
       シ
     シ
シシシ
```

```
スススススス
     ス
    ス
   スス
  ス  ス
 ス    ス
```

```
ロロロロロロ
ロ    ロ
ロ    ロ
ロ    ロ
ロロロロロロ
```

```
ト
ト
トト
ト  ト
ト
ト
```

```
  ヘヘ
 ヘ  ヘ
ヘ    ヘ
       ヘ
```

```
    ウ
    ウ
ウウウウウウウウ
ウ      ウ
       ウ
      ウ
     ウ
    ウ
```

```
ニニニニニ

ニニニニニニニ
```

```
 サ    サ
ササササササササ
 サ    サ
 サ    サ
       サ
      サ
     サ
```

```
 ユユユユユ
     ユ
     ユ
     ユ
     ユ
ユユユユユユユユユユ
```

```
ユ
ユ
ユ
ユ   ユ
ユ  ユ
ユユ
```

```
レ
レ
レ
レ   レ
レ  レ
レレ
```

```
サササササササ
      サ
      サ
     サ
    サ
  ササ
```

```
スススススス
     ス
    ス
   スス
  ス  ス
 ス    ス
```

```
ニニニニニ

ニニニニニニニ
```

```
  コココココ

ココココココココ
        コ
        コ
       コ
      コ
    ココ
```

```
        オ
オオオオオオオオ
        オ
       オオ
      オ オ
     オ  オ
    オ   オ
   オ    オ
```

```
 サ    サ
ササササササ
 サ    サ
 サ    サ
       サ
      サ
     サ
```

```
  カ
カカカカカカ
  カ  カ
  カ  カ
  カ  カ
 カ   カ
カ   カ
```

```
    ウ
    ウ
ウウウウウウウ
ウ      ウ
       ウ
      ウ
     ウ
    ウ
```

```
レ
レ
レ
レ   レ
レ  レ
レレ
```

```
 ユユユユユ
     ユ
     ユ
     ユ
     ユ
ユユユユユユユユユ
```

```
  ヘヘヘヘヘ
ヘヘヘヘヘヘヘヘヘ
          ヘ
          ヘ
         ヘ
       ヘ
    ヘヘ
```

サ サ
サササササ
サ サ
サ サ
サ
サ

ロロ
ロ ロ
ロ ロ
ロ
ロ

オ
オオオオオオオ
オオ
オ オ
オ オ
オ オ

スススススス
ス
ス
スス
ス ス
ス ス

レ
レ
レ
レ レ
レ レ
レ レ

ニニニニニニニ
ニ
ニ
ニ
ニ
ニニニニニニニ

ロロロロロロ
ロ ロ
ロ ロ
ロ ロ
ロロロロロロ

フフフフフフフ
フ
フ
フ
フ
フフ

ニニニニニ
ニニニニニニニ

ユユユユユ
ユ
ユ
ユ
ユ
ユユユユユユユユユユ

レ レ
レレレレレ
レ レ
レ レ
レ
レ

タ
タ
タ タ
タ タ
タ
タ

タタタタ
タ タ
タ タ タ
タ
タ
タ
タ

カ
カカカカカカ
カ カ
カ カ
カ カ
カ カ
カ カ

ココココココ
コ
コ
コ
コ
ココココココ

ス
ス
ス
ス ス
ス ス
スス

シシ
シ
シシ シ
シ
シ
シシシ

フフフフフフフ
フ
フ
フ
フ
フフ

ヌヌヌヌヌヌ
ヌ
ヌ
ヌヌ
ヌ ヌ
ヌ ヌ

イ
イ
イイ
イ イ
イ
イ

ト
ト
トト
ト ト
ト
ト

イイイイイイ
イ イ
イ イ
イ イ
イイイイイイ

タタタタ
タ タ
タ タ タ
タ
タ
タ

ヌヌヌヌヌヌヌ
ヌ
ヌ ヌ
ヌ
ヌ ヌ
ヌ ヌ
ヌ ヌ

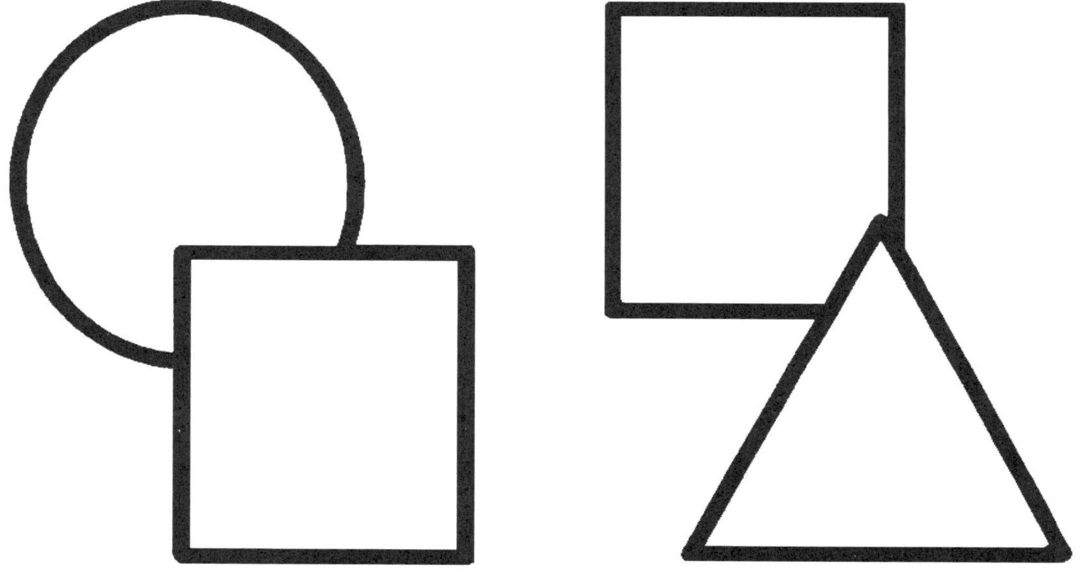

前頭葉・実行機能プログラム（FEP）

Volume 4

ワーキングメモリモジュールB

本人用課題用紙

セッション 1〜8

セッション１

<table>
<tr><td></td><td></td><td>※</td><td></td></tr>
<tr><td></td><td>※</td><td></td><td></td></tr>
<tr><td></td><td></td><td>※</td><td></td></tr>
<tr><td></td><td>※</td><td></td><td></td></tr>
</table>

1. け い
う
け お
の

2. う
た え
ち
が る

3. お う
の んぶ
ふ ぐ

4. の ぢ
け ぢ
ふ ら
に

5. が
あ べ
が ん
ず る
す く

6. い ふ
が き
ぱ う
け あ

7. え わ え
ぢ み
わ
ぱ ず

8. け す
ふ き
く の
あ み

9. よ え わの
か ぢ い
ら し
え な

10. ふ
と お
え ら い
ぷの

11. ざ しの
ふ あ
ら
な ぬ

12. ら
り か の
ぶ ら
し お

13. い
の せ お
な ら う
ふ け
じ え
い め
ぢ

14. う け
ひ り お わ
の ら
え

15. と え あ
ば ぶ
ふ ぱ
じ わ ら

6937
4276
4382

7615
6359
7291

4456
6513
6278

4789
7534
7118

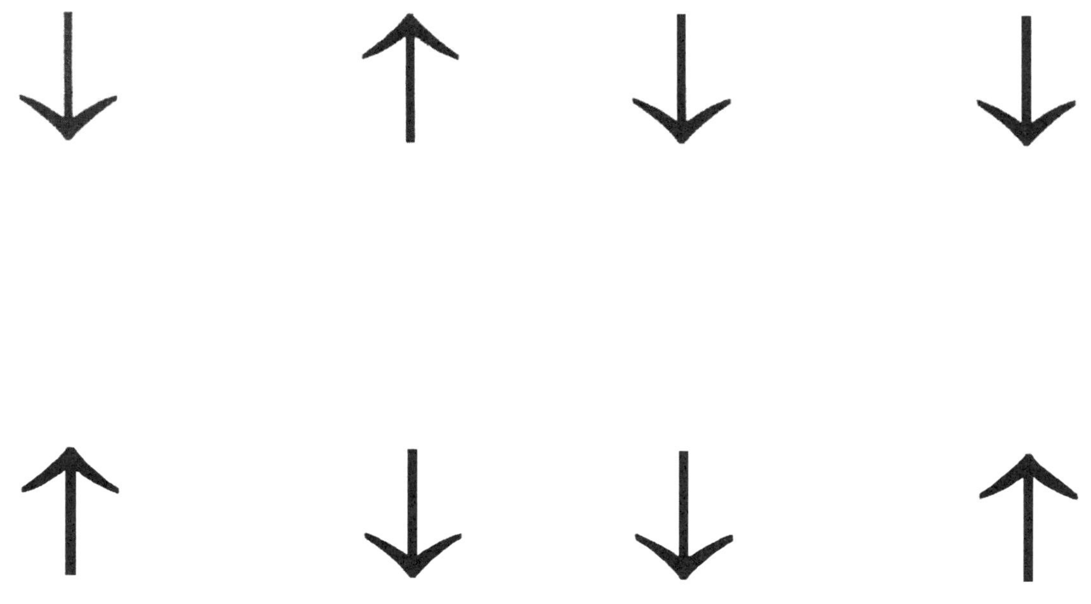

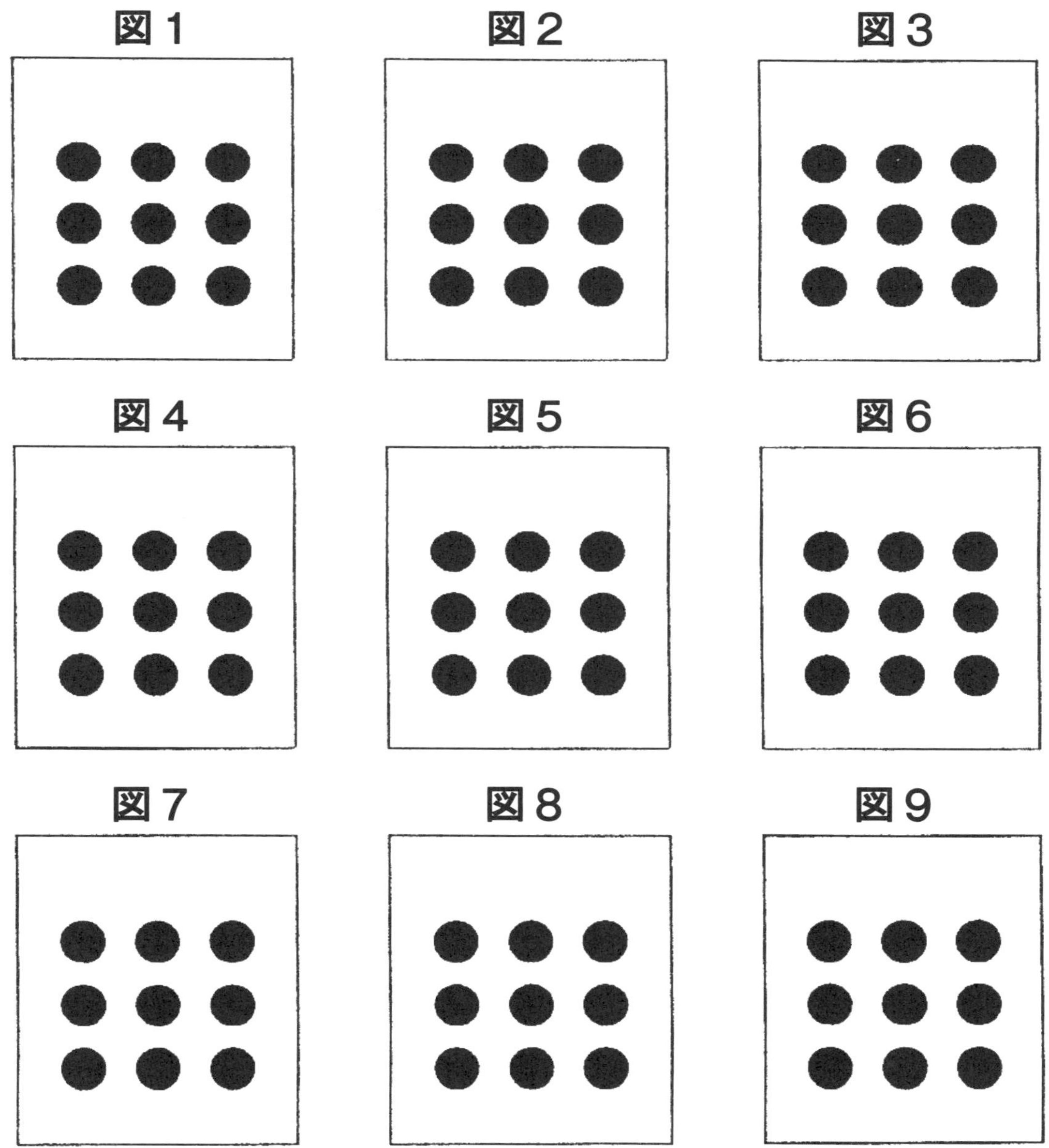
図1
図2
図3
図4
図5
図6
図7
図8
図9

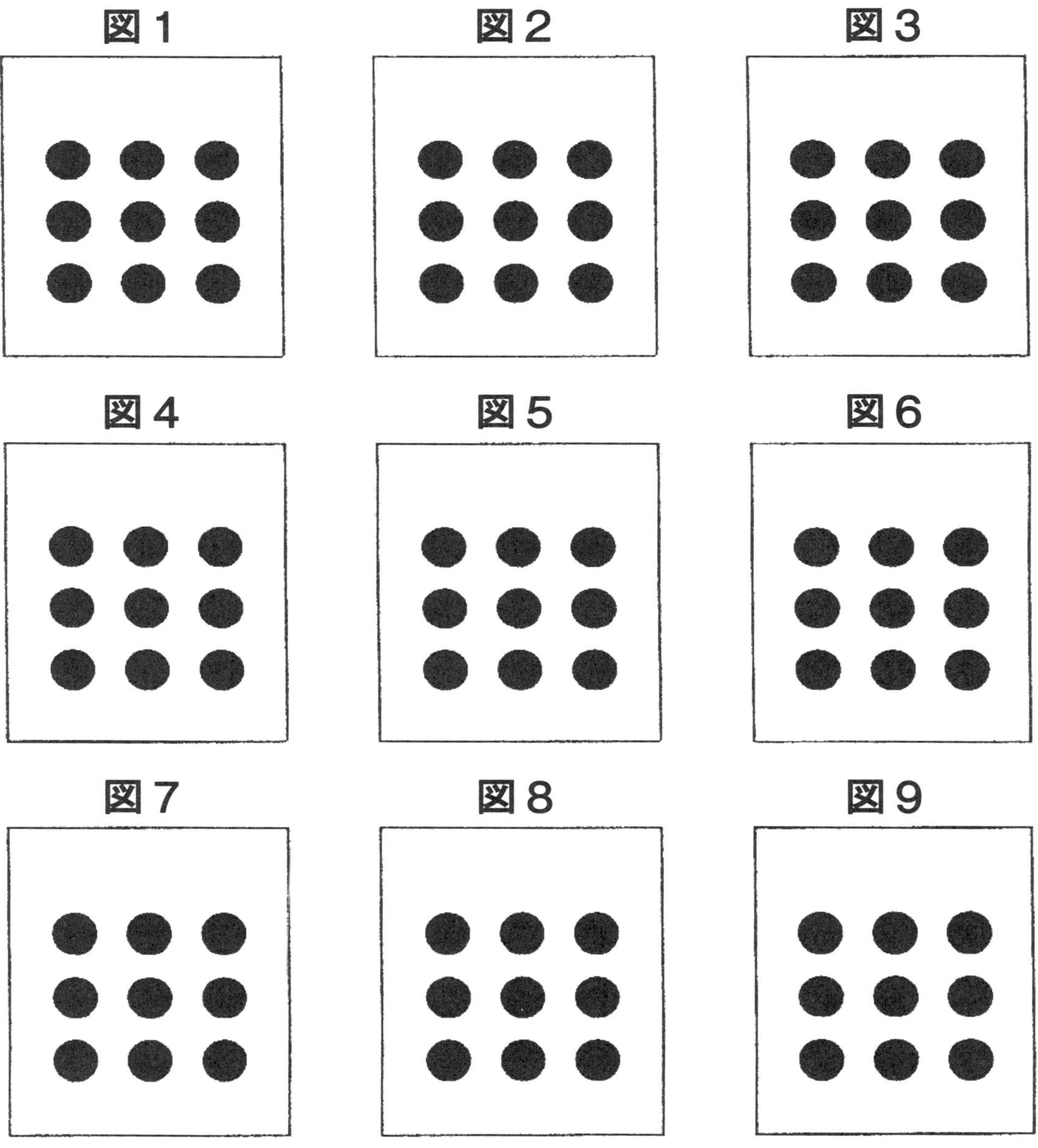
図1
図2
図3
図4
図5
図6
図7
図8
図9

私たちは毎日走る。
私たちは明日走るだろう。

私たちは走る。
私たちは毎日走る。

セッション2

☒			☒
☒			☒

ま ひ し ぬ え ら ふ わ え き お お り ば に あ ら あ し が
が り う ば ば い し へ え せ は い ら え に ふ お わ た ろ
が ひ あ ら ら い さ ね え さ お と な う は ひ こ と お え
ら え お し い り り え そ あ と ら え お け し ら き い と
え い ん お と と あ て ん か え め ろ み う す う ん お ち
ん あ し あ め ん ん そ い ほ お ろ お め ふ ね は ろ か み
え わ お は ん あ お え ふ ん お れ ふ れ ぞ ら ん い ば せ
ほ お ら と と ん へ ま と し せ わ ど ふ ら う え ろ ら ふ
し ら て ら せ ひ さ が き と ば ら え お お あ せ め さ り
て わ ん ぼ お い お さ ん え あ い え ら ん け ん た い は
い い あ お だ む こ ふ じ い や ば あ で え り い だ あ あ
き ん ら へ え ん も お え お ん え た ふ ん ま は わ さ し
ろ が が ら え り え え ろ ん ん ん さ ん い あ か あ し き
だ あ や あ ん れ お さ り す る え う ん う い け げ ど え
ば と わ い ち お ろ ぺ ん じ き う す し ん お し え り て
へ え ふ ら あ ん し お あ え ぴ い は す き ろ む で ろ た
が ば と へ え あ ぽ し お ん き い す と だ ろ し ば あ あ
い ひ い と え ん け え ろ ぞ ん し せ ろ ら と へ え は ん
ら け が ふ え す し ば た ろ え は あ ろ う あ ば け さ あ
ば う ろ ご お や ん え え あ え ば え み い う せ わ ら さ
ろ お え ん ん わ あ し き ら い わ さ れ え み た あ あ せ
あ わ ん せ え お き ふ み ら ひ ん お ん ら あ れ ひ め え
で ら ば り が り た あ あ い ん げ え ぽ ら う や た え り
ら あ い え う ふ ん げ と り い り や さ ん だ あ さ ば や
え が り せ い え き え ん あ り だ が さ お え お が ね え
や り り り ば わ あ さ ひ い ん が と お ん ろ だ お え ん
ふ あ え え え い り ふ ば さ り え さ さ お り た あ ひ ど
ひ ん と れ え ん し は あ ら だ り ん お そ り え ん ぼ お
む ふ お し え し ば え あ と と や え ば い り し ぞ お ろ
て え ど ど え ら き や さ い ろ ろ あ わ ん ろ お し き む

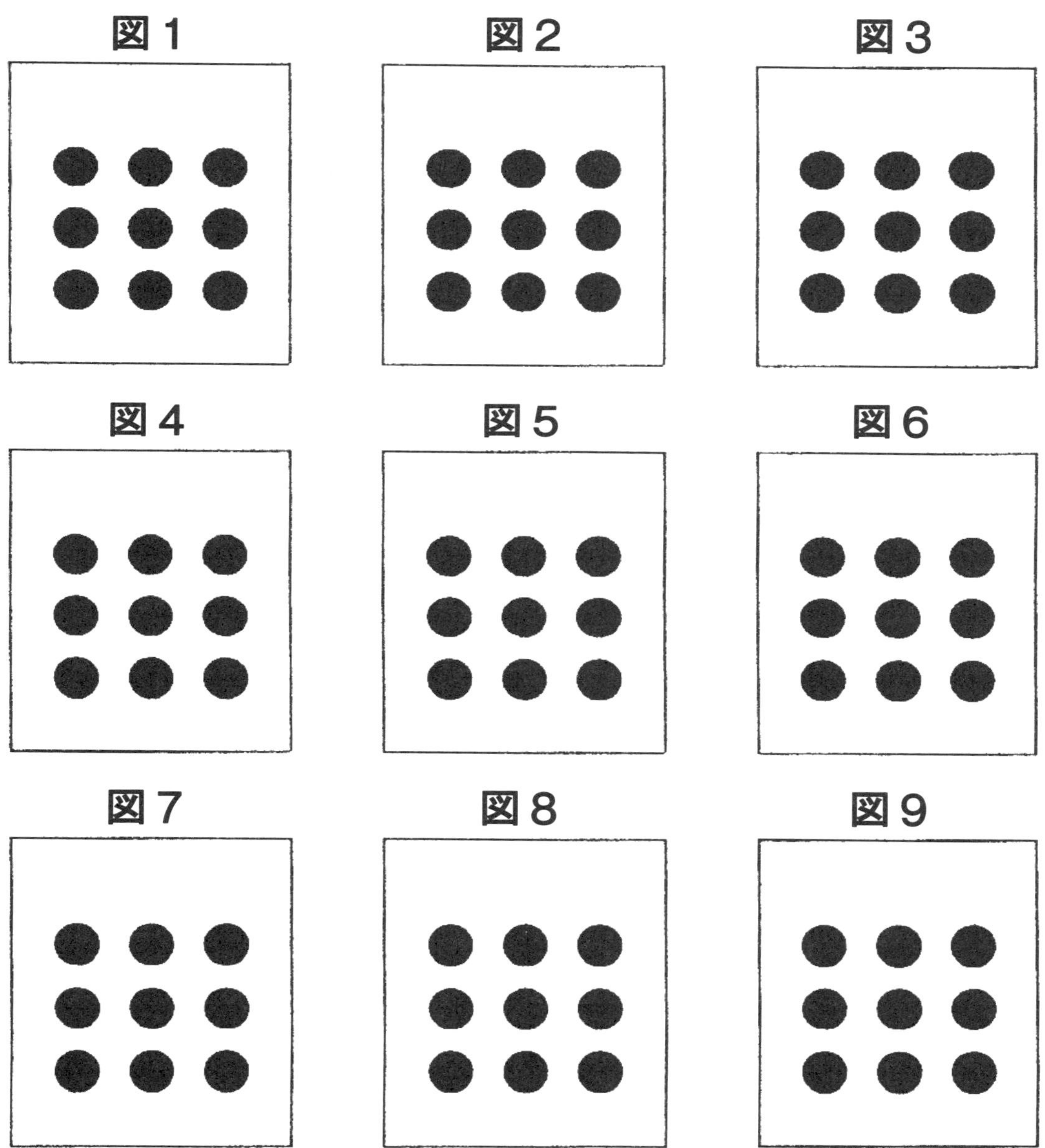
図1
図2
図3
図4
図5
図6
図7
図8
図9

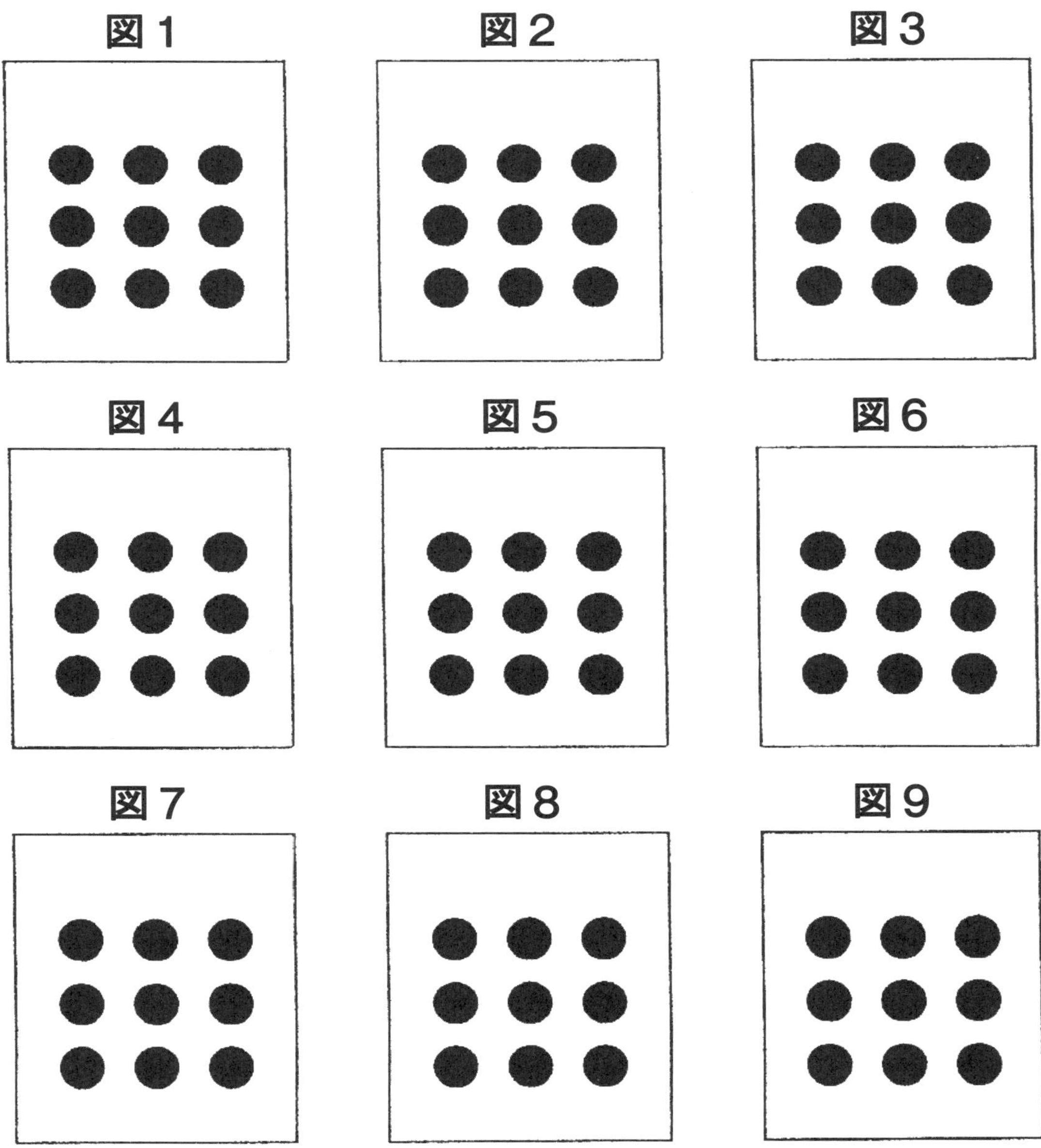
図1
図2
図3
図4
図5
図6
図7
図8
図9

あ	あ	か	か
あ	か	あ	か
あ	あ	か	あ

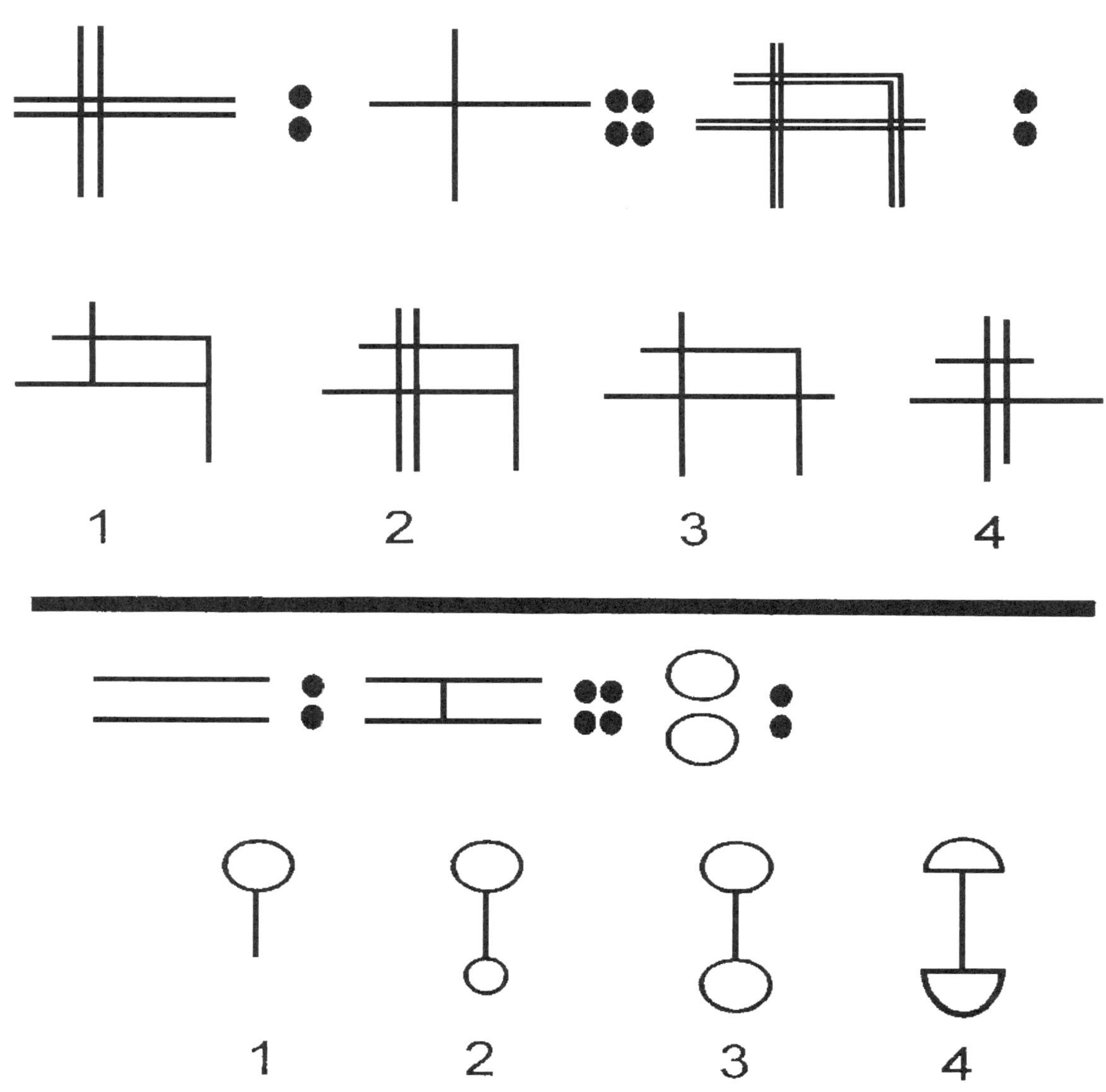
1
2
3
4
1
2
3
4

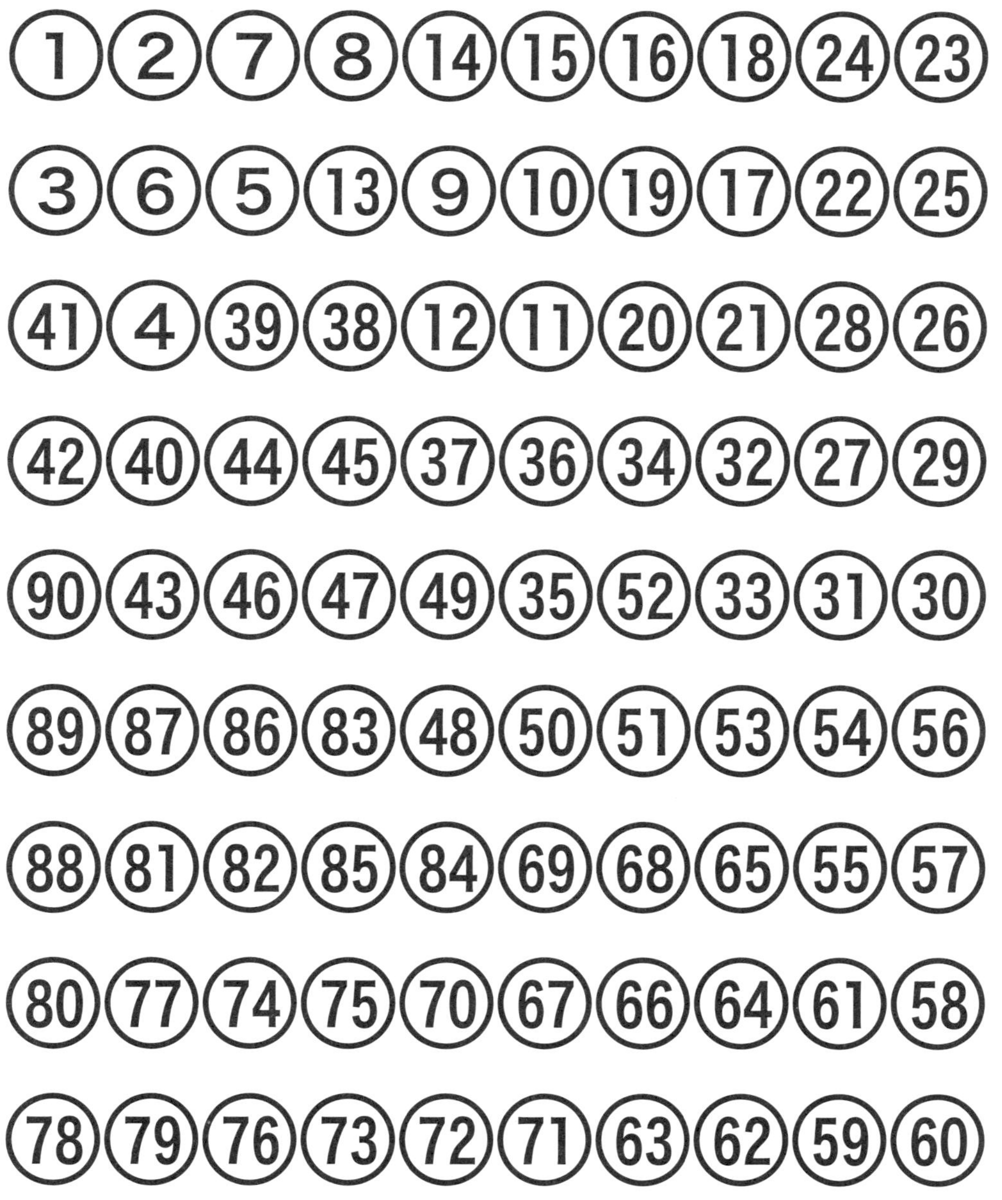
1 2 7 8 14 15 16 18 24 23
3 6 5 13 9 10 19 17 22 25
41 4 39 38 12 11 20 21 28 26
42 40 44 45 37 36 34 32 27 29
90 43 46 47 49 35 52 33 31 30
89 87 86 83 48 50 51 53 54 56
88 81 82 85 84 69 68 65 55 57
80 77 74 75 70 67 66 64 61 58
78 79 76 73 72 71 63 62 59 60

98	5	66	1	29	65	37	68	83	37	67	31	24	42	23
36	67	6	21	9	38	69	41	96	97	4	25	43	38	96
72	7	82	7	56	55	8	42	70	98	85	3	54	41	26
46	11	10	76	8	9	86	97	39	43	84	32	94	19	98
39	96	29	40	56	9	75	41	10	69	43	99	1	85	70
83	12	36	22	36	20	55	10	66	11	18	86	89	28	77
11	58	97	13	23	57	35	87	52	80	29	12	25	58	80
46	84	89	35	14	34	19	24	17	87	64	30	13	78	2
59	12	15	98	88	63	85	40	39	23	28	16	27	14	31
13	26	90	99	1	79	3	18	33	50	47	29	21	62	15
60	16	78	17	37	27	34	18	88	17	71	22	16	30	48
77	28	37	62	25	38	24	36	19	20	52	36	32	49	50
53	96	42	7	4	89	11	47	32	22	59	67	47	12	95
71	39	2	40	27	49	53	26	47	51	91	53	14	42	66

そのおもちゃはなくならないだろう。

そのおもちゃはなくなっている。

そのおもちゃはなくなった。

そのおもちゃはなくなるだろう。

セッション3

	△	○	
	△	○	
	△	○	
	△	○	

1. ん
せ む
く
ざ ふ
ふ あ る わ

2. が た
ひ じ ん
せ り わ
ば そ お

3. た え ぶ
ん せ
じ ふ
ら き
あ ぴ さ

4. よ ふ
せ く え
で ら
ざ

5. え わ ら
べ ふ ん
た さ あ

6. あ け ん
え ら む
せ が り

7. し す
ふ り
み は ふ
た あ

8. わ ぷ た
び じ る
ら あ め

9. ふ さ ぴ
き ば た
け り せ

10. そ ん み
さ ぷ
せ お
た し

11. な お ふ
せ と
う
り あ

12. り た
す け ぼ
あ じ よ

13. け め
ふ ん
あ で
さ

14. わ た め
ふ け
れ き

15. け あざ
し わ
ば え

16. だ て
ば あじ み
ふ ん せ
た

17. ば け
え た ひ
う で せ

18. あ う
ら す
む せ ぽ
ん た う

19. あ ぺ
せ み
じ き わた
み

20. み せ た
あ き り
び ぱ ふ

21. ざ う ぱ
る た ん
め ば ふ

1389
5687
1926

8734
5921
1473

5289
8143
5749

8356
1263
8745

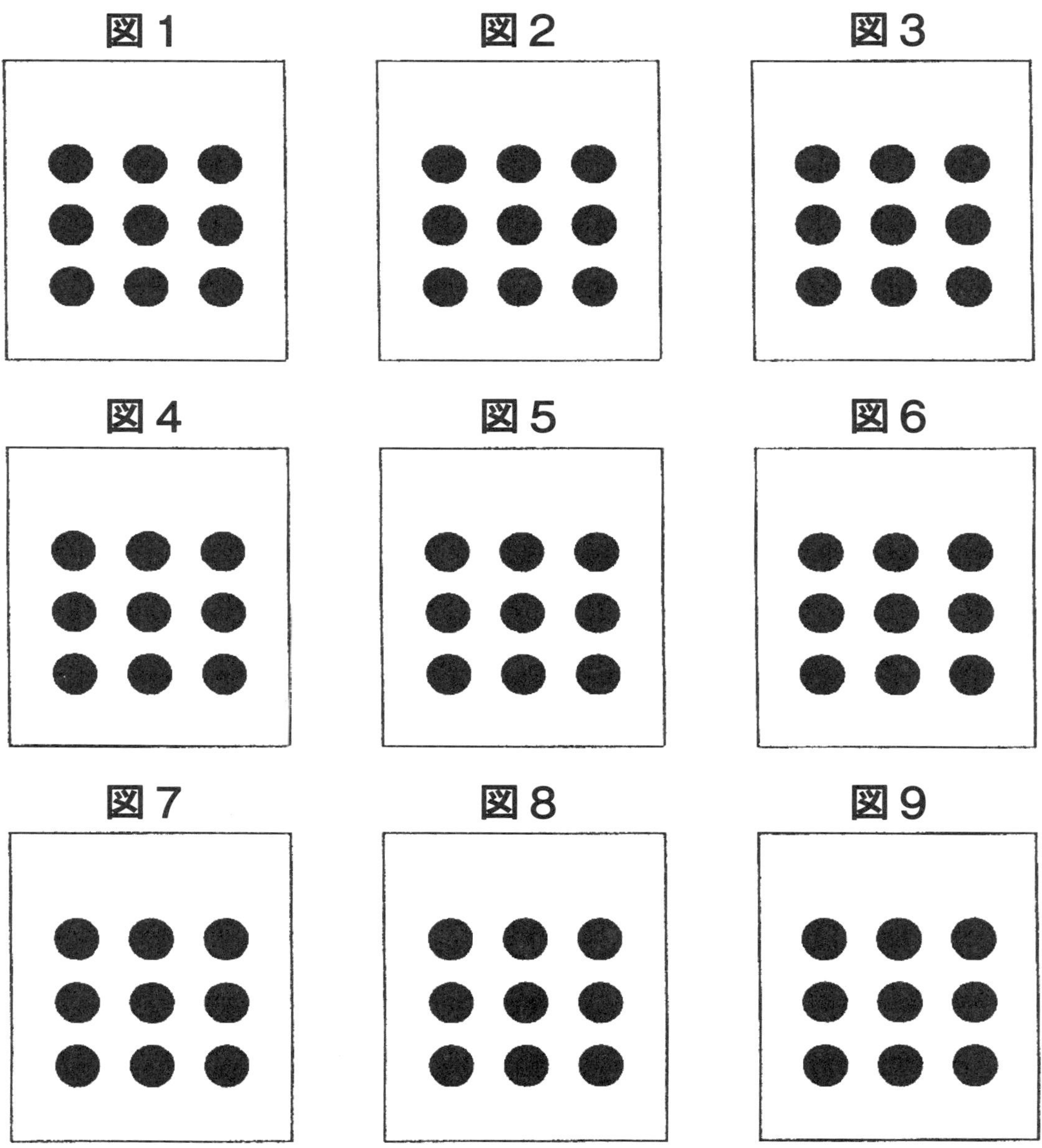
図1
図2
図3
図4
図5
図6
図7
図8
図9

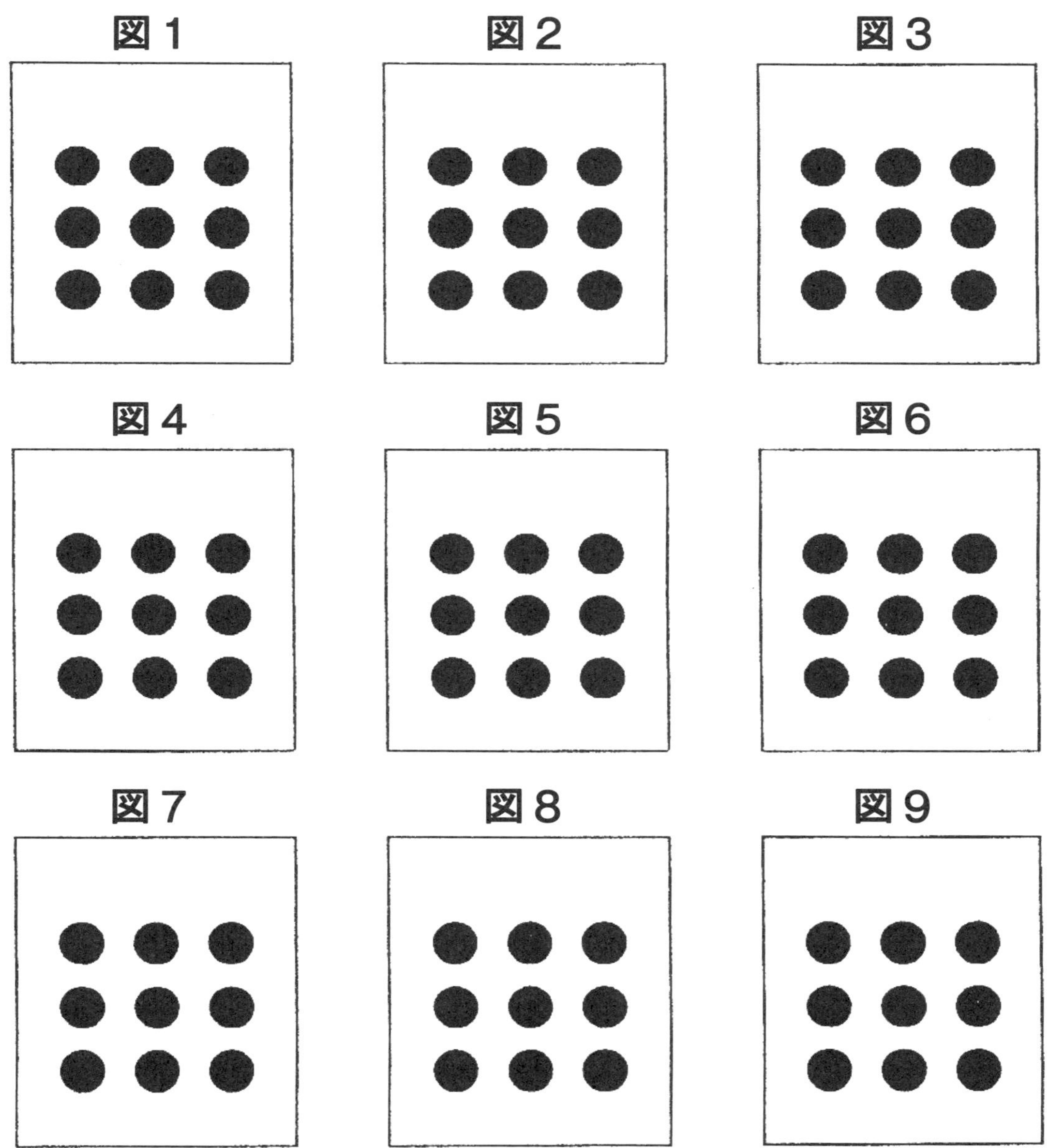
図1
図2
図3
図4
図5
図6
図7
図8
図9

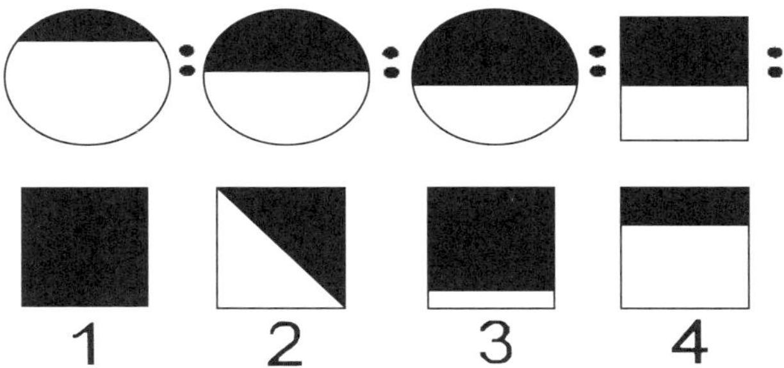
1
2
3
4

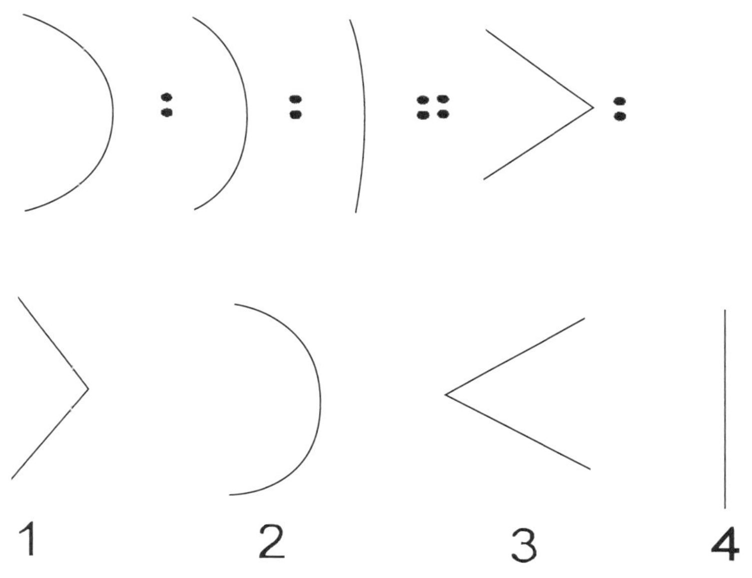
1
2
3
4

つ	て	つ	て
て	て	て	つ
つ	つ	て	つ

彼女は自転車に乗る。

彼女は自転車に乗るだろう。

彼女は自転車に乗ったことがない。

彼女は自転車に乗る予定です。

コココココココ
コ
コ
コ
コ
コココココココ

カカカカカカカ
カ
カ
カ
カ
カカ

シシ
シ
シシ　シ
シ
シ
シシシ

ト ト ト ト ト ト ト
ト
ト
ト
ト ト
ト ト ト
ト ト ト

ウ
ウ
ウウウウウウウ
ウ　ウ
ウ
ウ
ウ
ウ

サササササササ
ササ
サ
サ
サ
ササ

ヌヌヌヌヌヌヌ
ヌ
ヌ　ヌ
ヌ
ヌ　ヌ
ヌ　ヌ
ヌ　ヌ

カ
カカカカカカ
カ　カ
カ　カ
カ　カ
カ　カ
カ　カ

ラララララ
ラララララララララ
ラ
ラ
ラ
ラ
ララ

ススススススス
ス
ス
スス
ス　ス
ス　ス

レ　レ
レ レ レ レ レ
レ　レ
レ　レ
レ
レ

フフフフフフフ
フ
フ
フ
フ
フフ

サ　サ
ササササ
サ　サ
サ　サ
サ
サ

タタタタ
タ　タ
タ　タ　タ
タ
タ
タ
タ

ロロロロロロ
ロ　ロ
ロ　ロ
ロ　ロ
ロロロロロロ

イイイイイイ
イ　イ
イ　イ
イ　イ
イイイイイイ

ニニニニニニ

ニニニニニニニニ

ユユユユユ
ユ
ユ
ユ
ユ
ユユユユユユユユユ

ヘ
ヘヘヘヘヘヘヘ
ヘヘ
ヘ　ヘ
ヘ　ヘ
ヘ　ヘ

イ
イ
イ　イ
イ　イ
イ
イ

タタタタ
タ　タ
タ　タ　タ
タ
タ
タ
タ

ヘヘ
ヘ　ヘ
ヘ　ヘ
ヘ
ヘ

ヌヌヌヌヌヌヌ
ヌ
ヌ　ヌ
ヌ
ヌ　ヌ
ヌ　ヌ
ヌ　ヌ

カカカカカカカ
カ
カ
カ
カ
カカ

ラ
ラララララララ
ララ
ラ ラ
ラ ラ
ラ ラ

カ
カカカカカ カ
カ カ
カ カ
カ カ
カ カ
カ カ

シシ
シ
シシ シ
シ
シ
シシシ

ススススススス
ス
ス
スス
ス ス
ス ス

ロロロロロロ
ロ ロ
ロ ロ
ロ ロ
ロロロロロロ

ト
ト
トト
ト ト
ト
ト

ヘヘ
ヘ ヘ
ヘ ヘ
ヘ

ウ
ウ
ウウウウウウウウ
ウ ウ
ウ
ウ
ウ
ウ

ニニニニニ
ニニニニニニニ

サ サ
ササササササササ
サ サ
サ サ
サ
サ
サ

ユユユユユ
ユ
ユ
ユ
ユ
ユユユユユユユユユ

ユ
ユ
ユ
ユ ユ
ユ ユ
ユユ

レ
レ
レ
レ レ
レ レ
レレ

ササササササササ
サ
サ
サ
サ
ササ

ススススススス
ス
ス
スス
ス ス
ス ス

ニニニニニ
ニニニニニニニ

ココココココ
コココココココココ
コ
コ
コ
コ
ココ

オ
オオオオオオオ
オ
オオ
オ オ
オ オ
オ オ
オ オ

サ サ
ササササササササ
サ サ
サ サ
サ
サ
サ

カ
カカカカカカ
カ カ
カ カ
カ カ
カ カ
カ カ

ウ
ウ
ウウウウウウウ
ウ ウ
ウ
ウ
ウ
ウ

レ
レ
レ
レ レ
レ レ
レレ

ユユユユユ
ユ
ユ
ユ
ユ
ユユユユユユユユユ

ヘヘヘヘヘ
ヘヘヘヘヘヘヘヘヘ
ヘ
ヘ
ヘ
ヘ
ヘヘ

```
  サ サ
サササササ
  サ サ
  サ サ
    サ
   サ
```

```
  ロロ
 ロ  ロ
ロ    ロ
       ロ
        ロ
```

```
      オ
オオオオオオオ
     オオ
   オ オ
  オ  オ
オ    オ
```

```
ススススススス
     ス
    ス
   スス
  ス  ス
ス      ス
```

```
レ
レ
レ
レ    レ
レ  レ
レレ
```

```
ニニニニニニ
          ニ
          ニ
          ニ
          ニ
ニニニニニニ
```

```
ロロロロロロ
ロ        ロ
ロ        ロ
ロ        ロ
ロロロロロロ
```

```
フフフフフフフ
            フ
            フ
          フ
        フ
   フフ
```

```
 ニニニニニ

ニニニニニニニニ
```

```
ユユユユユ
        ユ
        ユ
        ユ
        ユ
ユユユユユユユユユユ
```

```
  レ   レ
レ レ レ レ レ
  レ   レ
  レ   レ
       レ
       レ
     レ
```

```
        タ
      タ
    タ タ
  タ   タ
       タ
       タ
       タ
```

```
    タタタタ
  タ      タ
タ  タ  タ
      タ
    タ
  タ
タ
```

```
   カ
カカカカカカ
   カ   カ
   カ   カ
   カ   カ
  カ    カ
カ     カ
```

```
ココココココ
          コ
          コ
          コ
          コ
ココココココ
```

```
ス
ス
ス
ス     ス
ス   ス
スス
```

```
シシ
          シ
シシ     シ
        シ
      シ
シシシ
```

```
フフフフフフフ
            フ
            フ
          フ
        フ
   フフ
```

```
ヌヌヌヌヌヌ
        ヌ
      ヌ
    ヌヌ
  ヌ    ヌ
ヌ        ヌ
```

```
      イ
    イ
  イイ
イ  イ
    イ
    イ
```

```
ト
ト
トト
ト   ト
ト
ト
```

```
イイイイイイ
イ        イ
イ        イ
イ        イ
イイイイイイ
```

```
    タタタタ
  タ      タ
タ  タ  タ
      タ
    タ
  タ
タ
```

```
ヌヌヌヌヌヌヌ
            ヌ
    ヌ  ヌ
      ヌ
    ヌ  ヌ
  ヌ      ヌ
ヌ          ヌ
```

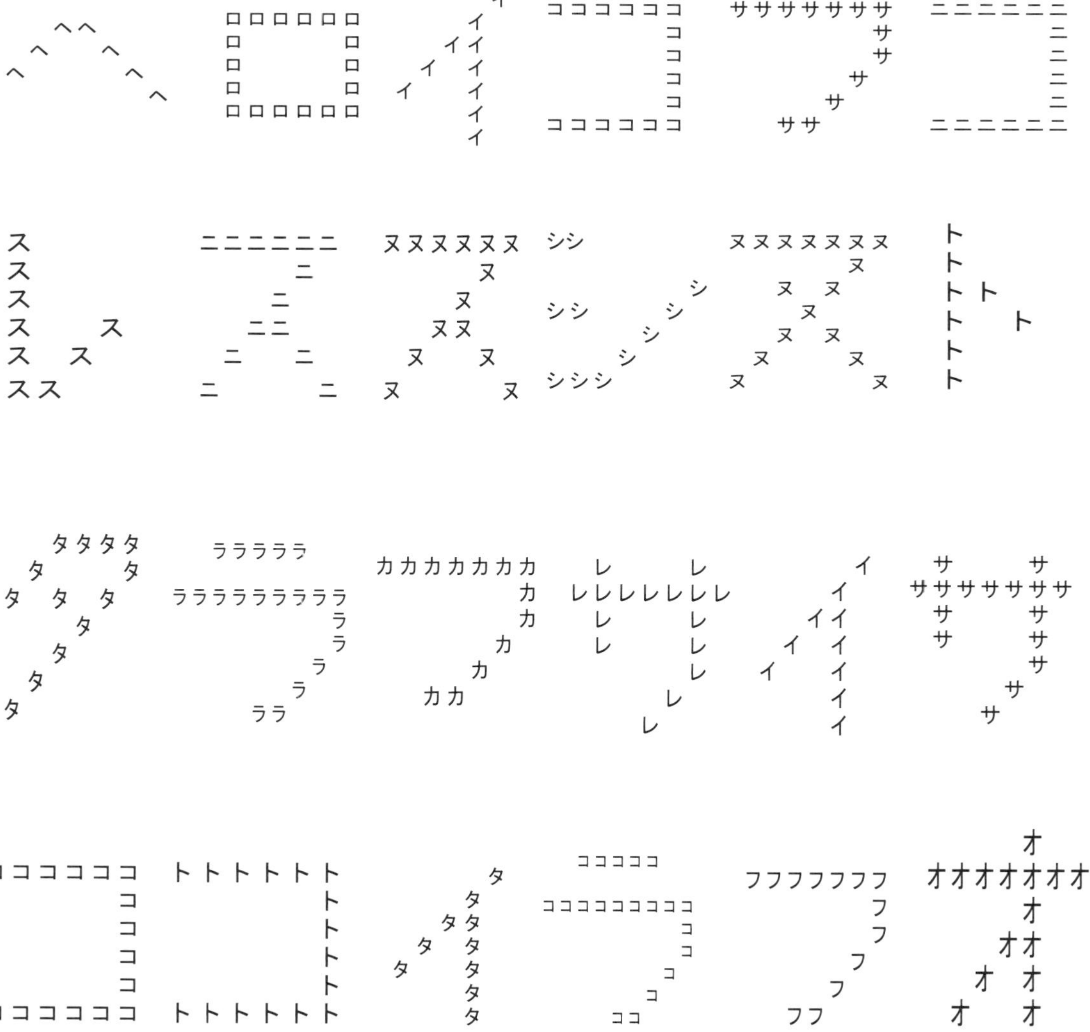

セッション4

本人用 *4-4-1*

		→	←
	→	←	
→	←		
←			

本人用 *4-4-2*

が　が　け　く　お　う　え　え　く　お　さ　だ　が　ん　が　ぴ　い　あ　お　ぴ　う

む　け　ろ　り　わ　た　た　あ　け　ち　る　う　ん　う　お　ぎ　い　さ　り　ん　ら

ひ　り　で　ひ　き　た　ま　り　さ　ん　あ　む　う　た　せ　も　お　い　お　さ　お

た　う　い　お　ひ　い　ぱ　あ　ぴ　ら　で　え　と　で　ば　た　も　お　あ　ん　ん

あ　た　え　り　ば　さ　ら　あ　で　く　ば　う　ら　む　で　お　ら　え　さ　ぱ　も

え　え　え　は　ん　う　あ　さ　う　ら　た　お　ん　ふ　お　ら　あ　さ　げ　え　え

ら　あ　け　よ　ま　う　ん　ま　お　お　せ　ん　う　あ　え　ら　え　ら　た　あ　む

わ　え　た　だ　あ　さ　た　た　せ　え　あ　ふ　い　ん　ぐ　ん　よ　い　う　い　ん

え　た　た　ら　せ　あ　ひ　た　い　ん　ぐ　で　か　ふ　で　ら　ふ　で　ふ　で　お

う　ら　う　あ　う　む　さ　お　ら　ん　ん　ん　い　ん　ぴ　よ　で　ぱ　あ　た　ら

ら　た　ぱ　ぱ　わ　ん　い　う　え　ら　が　い　い　え　い　ぱ　ろ　せ　お　ふ　う

い　え　さ　お　ぱ　ぱ　ば　べ　さ　さ　う　ら　れ　ん　よ　ら　え　お　え　ら　う

あ　あ　え　え　さ　あ　あ　え　ひ　た　ば　ば　れ　お　さ　ふ　ば　え　せ　え　だ

ん　ふ　あ　ら　ら　よ　せ　が　ろ　お　い　あ　ふ　ば　れ　う　い　あ　わ　わ　た

ん　い　け　ら　い　あ　せ　お　お　ら　で　ら　れ　せ　ら　ゆ　く　う　え　ぶ　お

あ　ん　で　ひ　た　さ　み　が　で　ま　よ　た　ろ　お　お　あ　さ　み　は　は　は

い　せ　え　ら　た　ん　ひ　が　い　ら　た　せ　ひ　が　た　ろ　お　た　え　お　ば

ら　ひ　ぐ　う　お　ら　ぴ　ろ　ら　い　い　あ　ら　ま　ば　あ　ん　だ　ら　わ　ん

う　え　ほ　お　う　あ　ら　え　か　あ　ろ　ふ　ん　れ　い　み　ぎ　い　ろ　た　わ

え　う　か　ら　れ　れ　あ　さ　ん　お　よ　め　た　ろ　ぱ　ろ　ぺ　あ　あ　う　お

ま　ろ　お　そ　れ　さ　え　あ　え　ひ　た　さ　え　て　か　あ　た　か　え　ぽ　さ

て　つ　て　て

つ　て　つ　て

て　て　つ　て

その犬はいつも遊んでいる。

常にその犬は遊んでいる。

その犬と遊びなさい。

その犬は陽気だ。

：／～］

★［：＋

～＋￥（

★）／～

～］＋：

：／～★

：×￥）

～）×：

★：～／

～＋］￥

：／（×

★￥］～

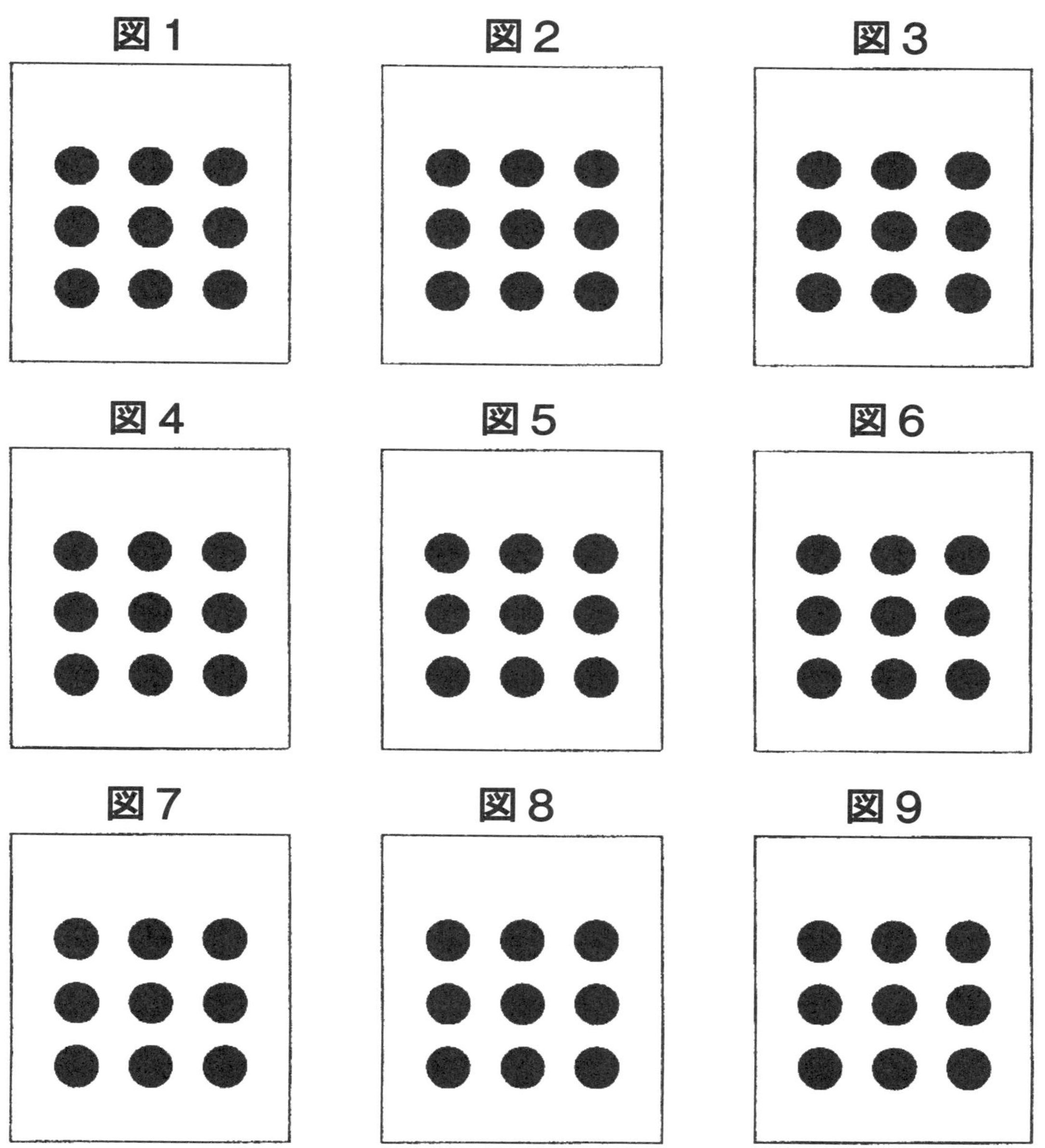
図1
図2
図3
図4
図5
図6
図7
図8
図9

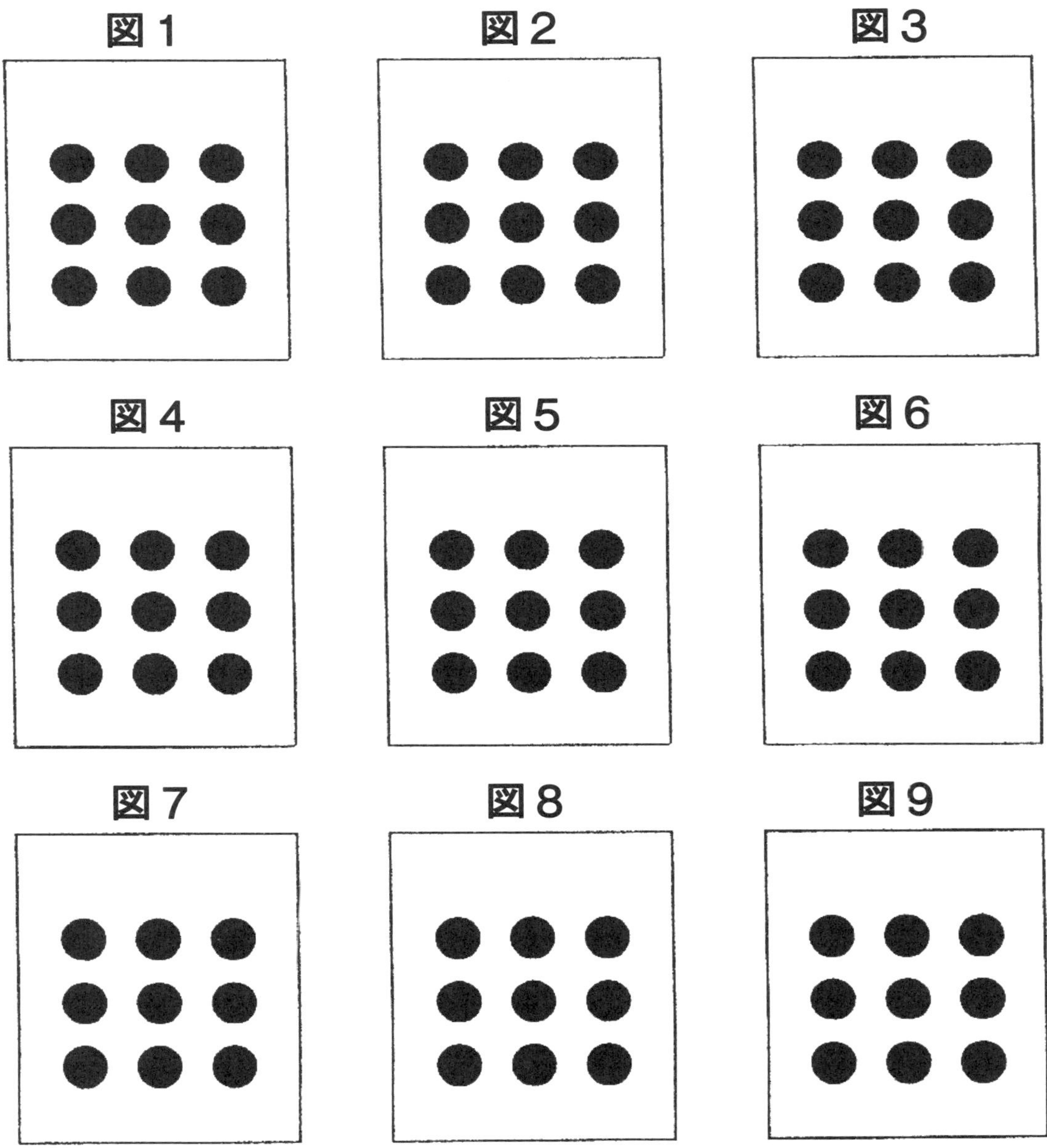
図1
図2
図3
図4
図5
図6
図7
図8
図9

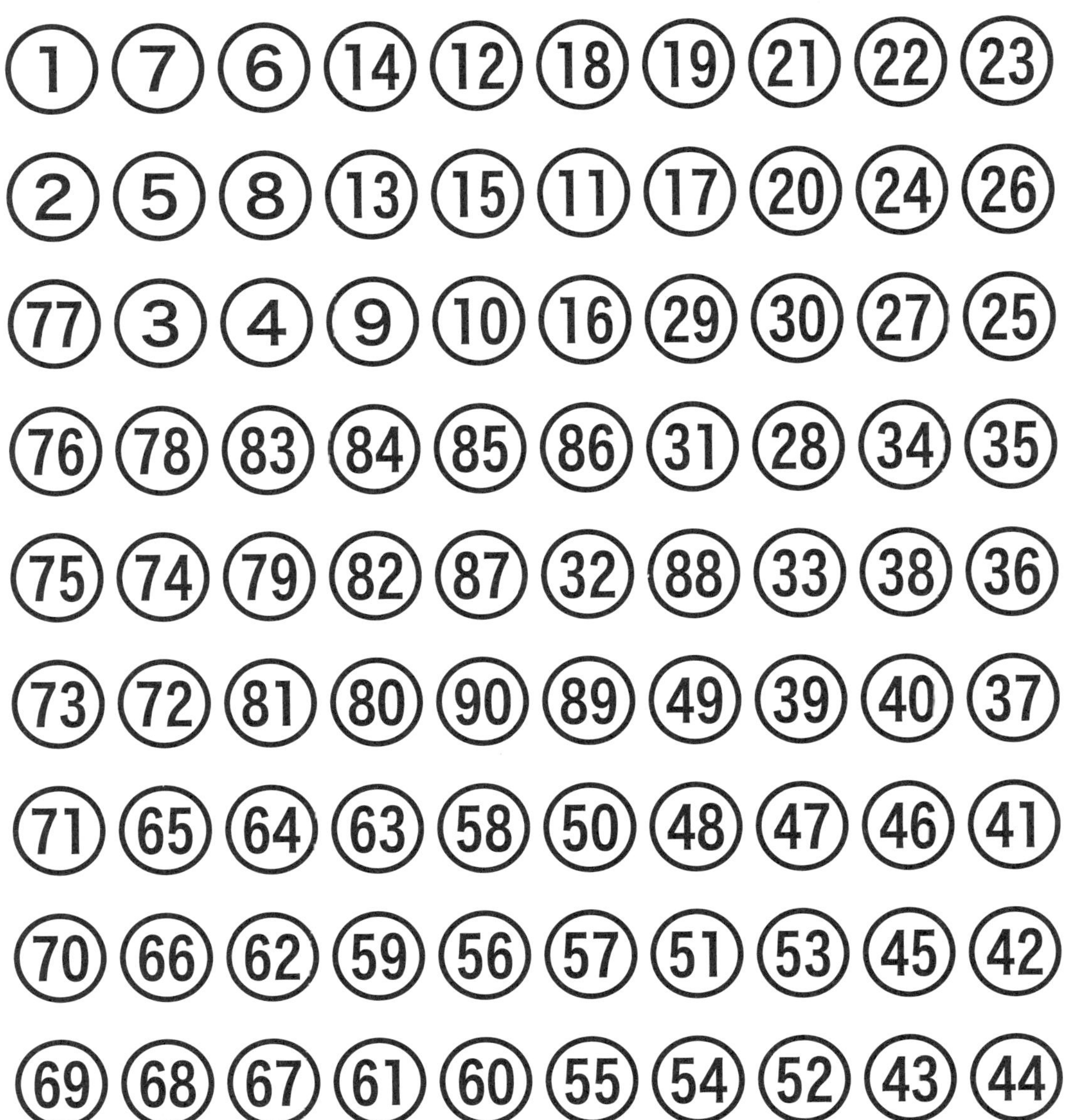
1 7 6 14 12 18 19 21 22 23
2 5 8 13 15 11 17 20 24 26
77 3 4 9 10 16 29 30 27 25
76 78 83 84 85 86 31 28 34 35
75 74 79 82 87 32 88 33 38 36
73 72 81 80 90 89 49 39 40 37
71 65 64 63 58 50 48 47 46 41
70 66 62 59 56 57 51 53 45 42
69 68 67 61 60 55 54 52 43 44

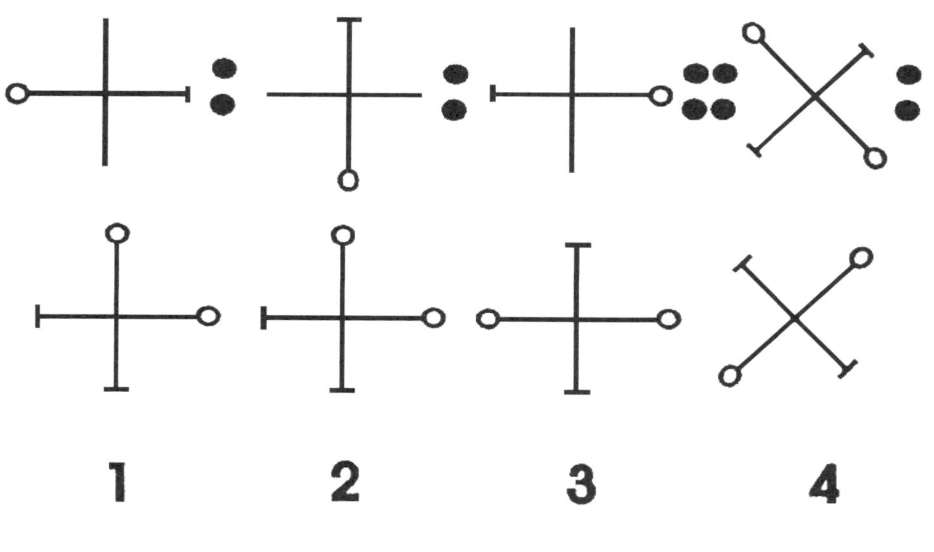
1
2
3
4

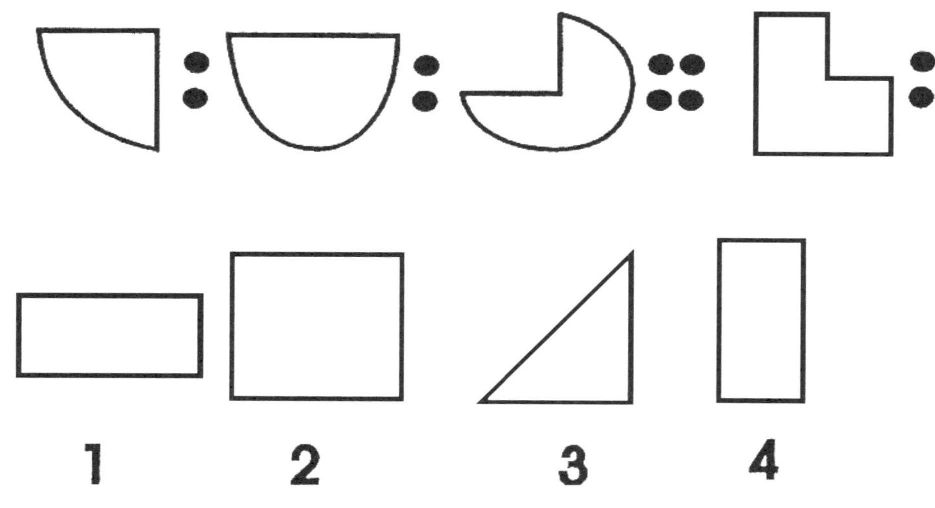
1
2
3
4

上 中 下	上 中 下
上 中 下	中 上 下
上 中 下	下 中 上
中 上 下	上 中 下
下 中 上	上 中 下

中 下 上	下 中 上
上 下 中	上 中 下
下 中 上	下 上 中
中 下 上	下 上 中
上 中 下	中 上 下

下 上 中	下 中 上
中 下 上	上 中 下
上 下 中	中 下 上
中 上 下	下 中 上
上 中 下	上 下 中

上 中 下	上 中 下
上 中 下	上 下 中
上 中 下	上 下 中
上 中 下	下 中 上
中 下 上	上 中 下

上 下 中	上 中 下
上 下 中	中 下 上
下 上 中	中 上 下
下 中 上	中 上 下
上 中 下	上 中 下

セッション5

1. け あ
かるさ

たふか
でざ

2. いえお
じひが ら

でざ
ま
れ

3. いう
さ い

おわざ
さ らで

4. ば せだ
さ ん
いわ ざ
か ふ

5. ぱおえ
わあさ
んらふ
ら

6. うけ ら
じさ
ざ え せ
べ

7. ら わ
ま あ
ざ ば
ば ざけえ

8. ざい た
か らめ
ひ され
ら せ

9. あ ざ
ふら い
ん え ださ

10. いん
か ば
けめ
べわ
がえ

11. さ おら
あ えい せ
ら えさ

12. ばけ
さ た ふ
が わ
で んざ

13. けわせ
め けえ
で さ せら
は た

14. ら わえ
があ さ
さ じら ふ
あみざ

15. でえよ
んさけ
け らふ
ざせざ

16. あさけ
ふば わ
じ えか
さ でせ た

17. えけさ
めらい
らわ ん い
い さ

18. えざせば
け ざ
ふ せら
め ばひん

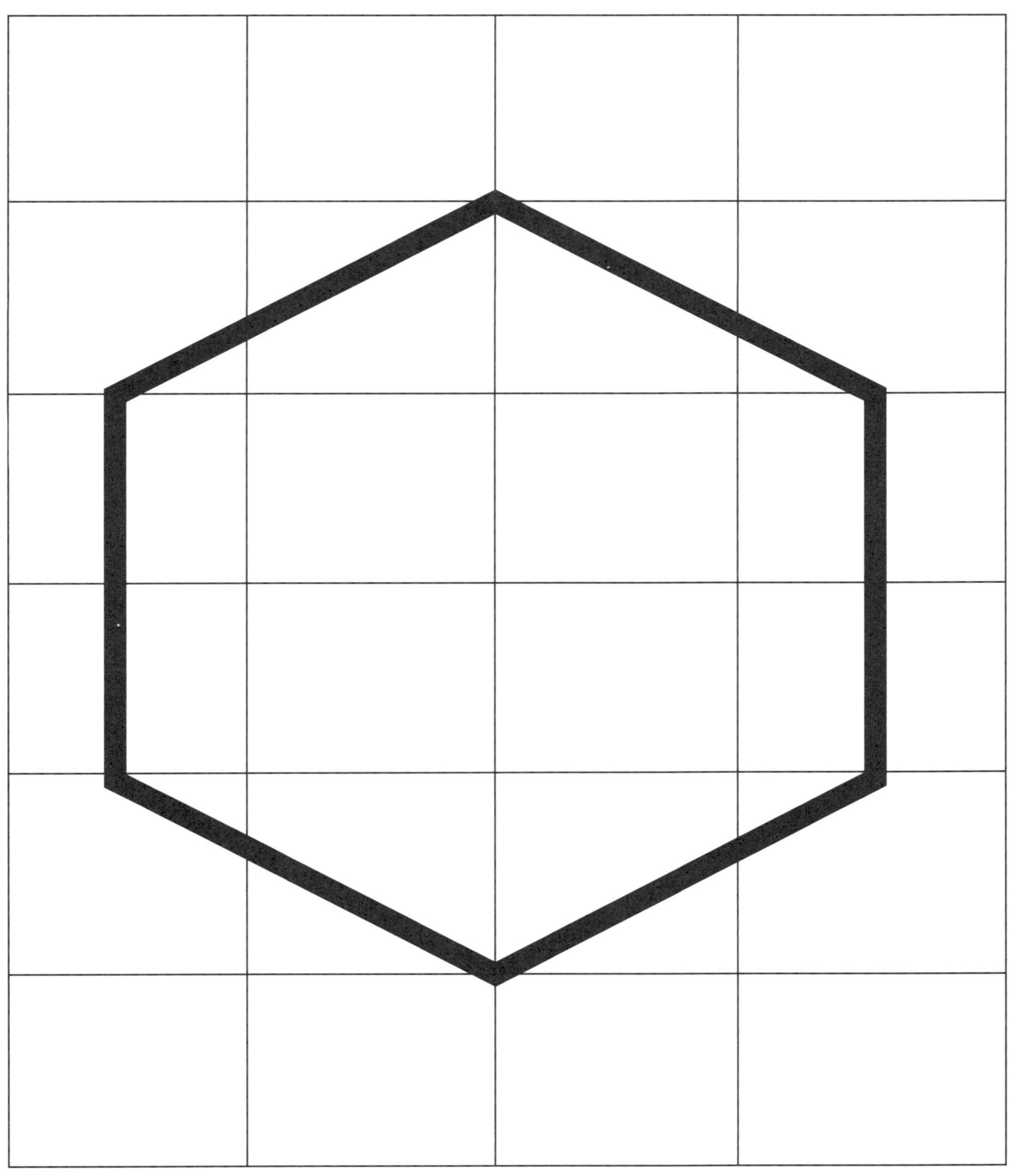

本人用 *4-5-3*

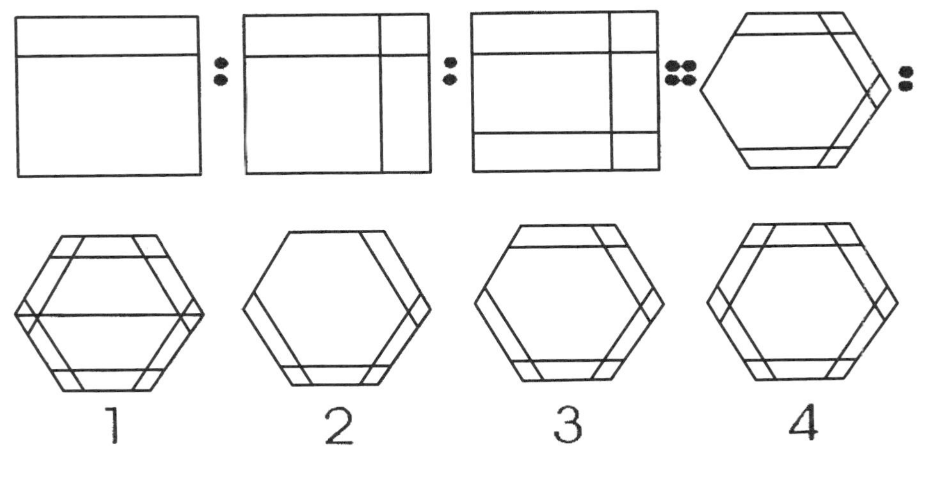
1
2
3
4

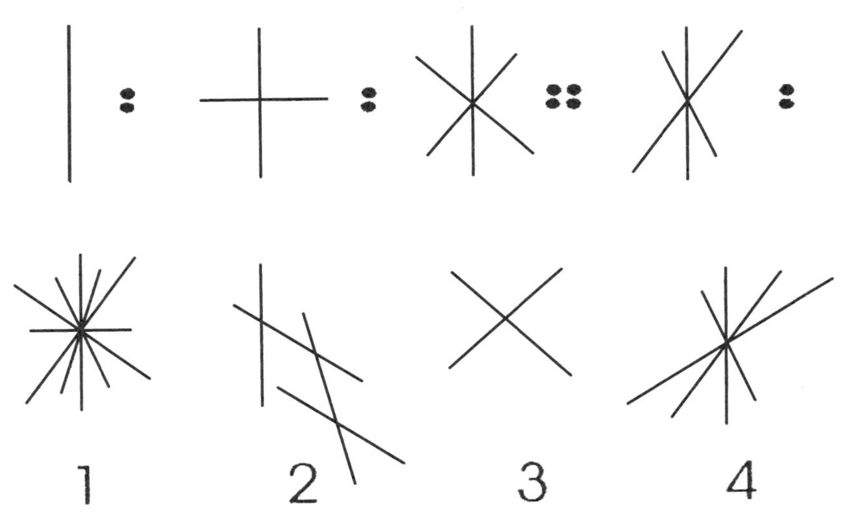
1
2
3
4

て	あ	あ	て
て	て	あ	て
あ	て	あ	て
て	あ	て	て

3724
5176
2958

2314
5298
5437

2637
3185
5769

3427
2815
3762

私はその本を読みました。

その本は私によって読まれるだろう。

私はその本を読んでいるところです。

その本は私によって読まれているところです。

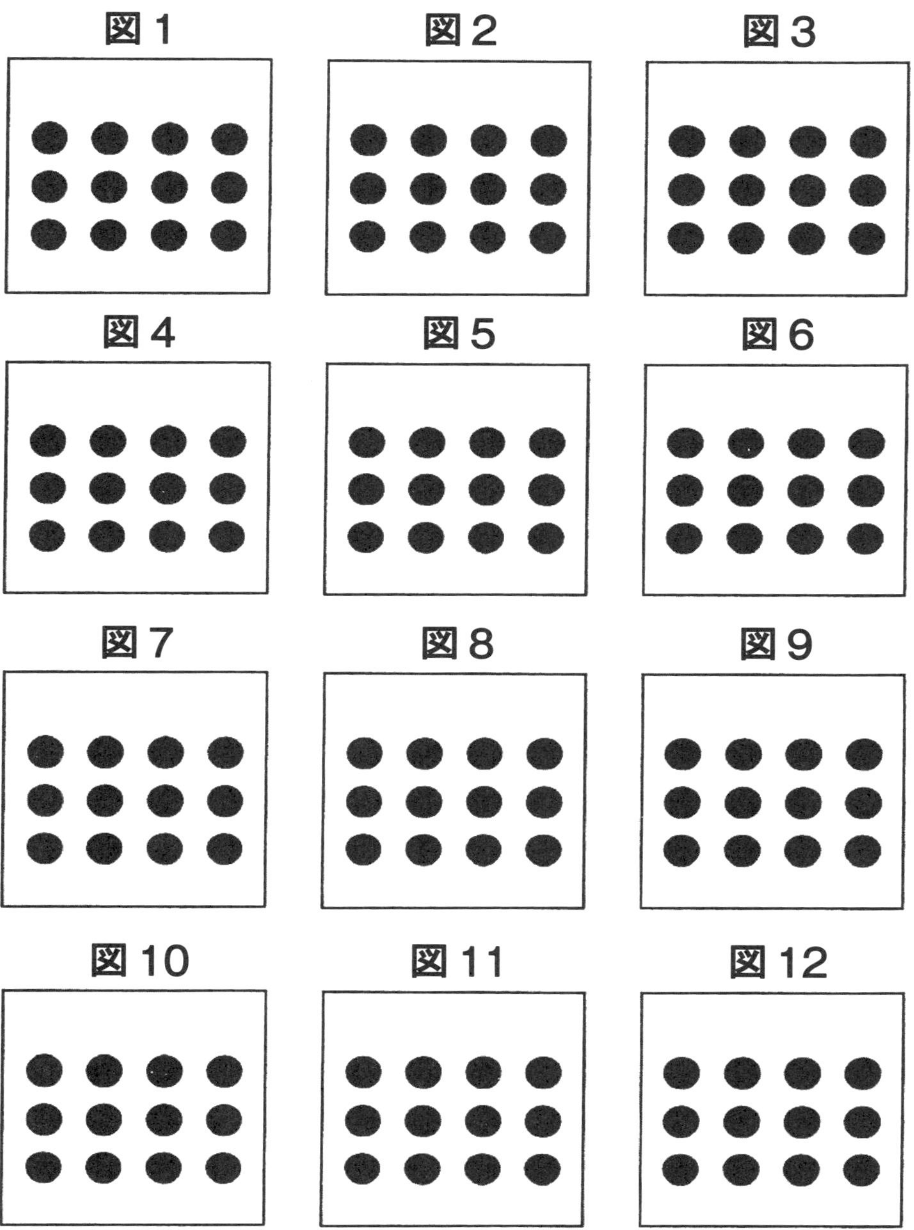
図1
図2
図3
図4
図5
図6
図7
図8
図9
図10
図11
図12

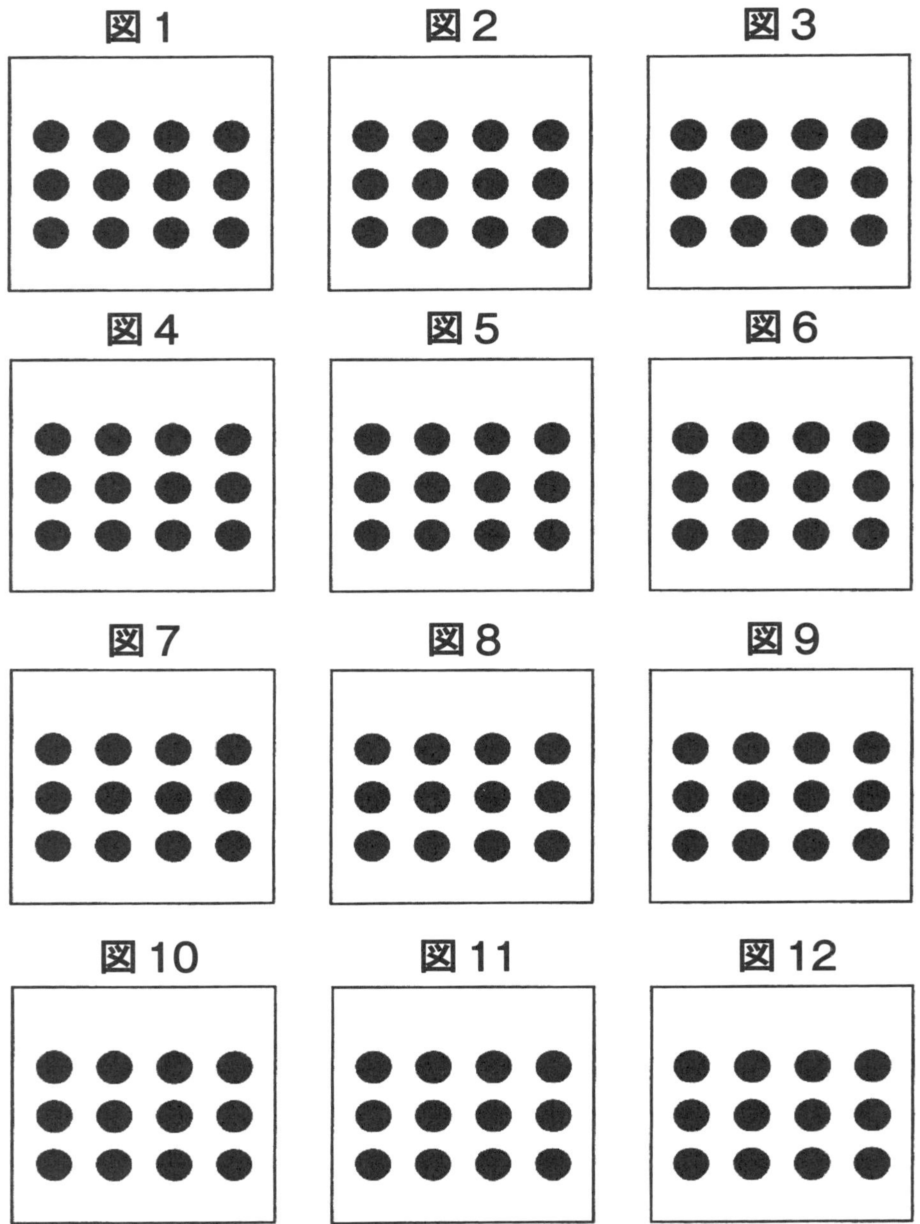
図 1
図 2
図 3
図 4
図 5
図 6
図 7
図 8
図 9
図 10
図 11
図 12

98	5	66	1	29	65	37	68	83	37	67	31	24
36	67	6	21	9	38	69	41	96	97	4	25	43
72	7	82	7	56	55	8	42	70	98	85	3	54
46	11	10	76	8	9	86	97	39	43	84	32	94
39	96	29	40	56	9	75	41	10	69	43	99	1
83	12	36	22	36	20	55	10	66	11	18	86	89
11	58	97	13	23	57	35	87	52	80	29	12	25
46	84	89	35	14	34	19	24	17	87	64	30	13
59	12	15	98	88	63	85	40	39	23	28	16	27
13	26	90	99	1	79	3	18	33	50	47	29	21
60	16	78	17	37	27	34	18	88	17	71	22	16
77	28	37	62	25	38	24	36	19	20	52	36	32
53	96	42	7	4	89	11	47	32	22	59	67	47
71	39	2	40	27	49	53	26	47	51	91	53	14
42	38	41	19	85	28	58	78	14	62	30	49	12
23	96	26	98	70	77	80	2	31	15	48	50	95

セッション6

い よ え う み ん え お う わ よ ま み ろ ら う あ は ん ば ば
よ あ ほ は り た た た ら え ろ ら う あ お う ひ ん る る ら
う が ろ よ せ わ お せ る る ら れ う わ ら よ い お と お お
せ ろ て た よ せ ぱ ん お ら ら ひ よ さ さ よ こ れ ろ ら ぺ
は ひ こ さ う ば の め の さ ろ れ あ さ さ け も れ ら わ た
ん じ め ん あ あ み ぺ こ も れ れ た り お ろ お あ き あ お
ろ ら ん け お ざ れ お ぱ ひ り れ ら め た さ ろ て ら て ろ
ま ぼ が ろ よ い お た た た り さ ろ へ ろ あ た お ゆ や た
ぱ せ う ろ た い ゆ お た お あ ゆ お へ ら ゆ あ こ た ら て
ろ う れ じ さ え ら ろ ん う ざ ら ろ れ お ん ふ た た お さ
ほ ざ ろ け ね う お め ん あ ひ ひ お あ ぱ み せ ふ そ が た
が あ お も ら い こ る ん ゆ た ば よ た ふ み よ あ よ れ あ
た ぱ ぱ ほ み ぱ た き い ら い ゆ ば さ へ あ よ ひ ら あ は
ゆ た せ ぱ ぱ お ん い た る と お お ん ま た お さ そ も ぱ
ゆ ら お が あ お あ ら よ あ ん ら め め ん ら ん よ せ さ ぱ
せ お お ふ ん れ た み お う ん ら ん お み お ひ い ん お ひ
ぱ ゆ ば ふ え よ う ら き お も ら さ ほ あ れ よ い さ お あ
け れ ふ あ ら ろ お お め く ら そ も お く ま ろ さ お れ ち
き せ る え も か ひ た り ひ た た た ふ せ い せ い ぱ さ さ
さ う ね い わ よ れ ん う さ ざ あ あ お け ひ さ ふ お ろ と
い か め り あ せ わ ろ き も る お ふ ゆ な し か え ち に ん

か	あ	あ	か
か	か	あ	か
あ	か	あ	か
か	あ	か	か

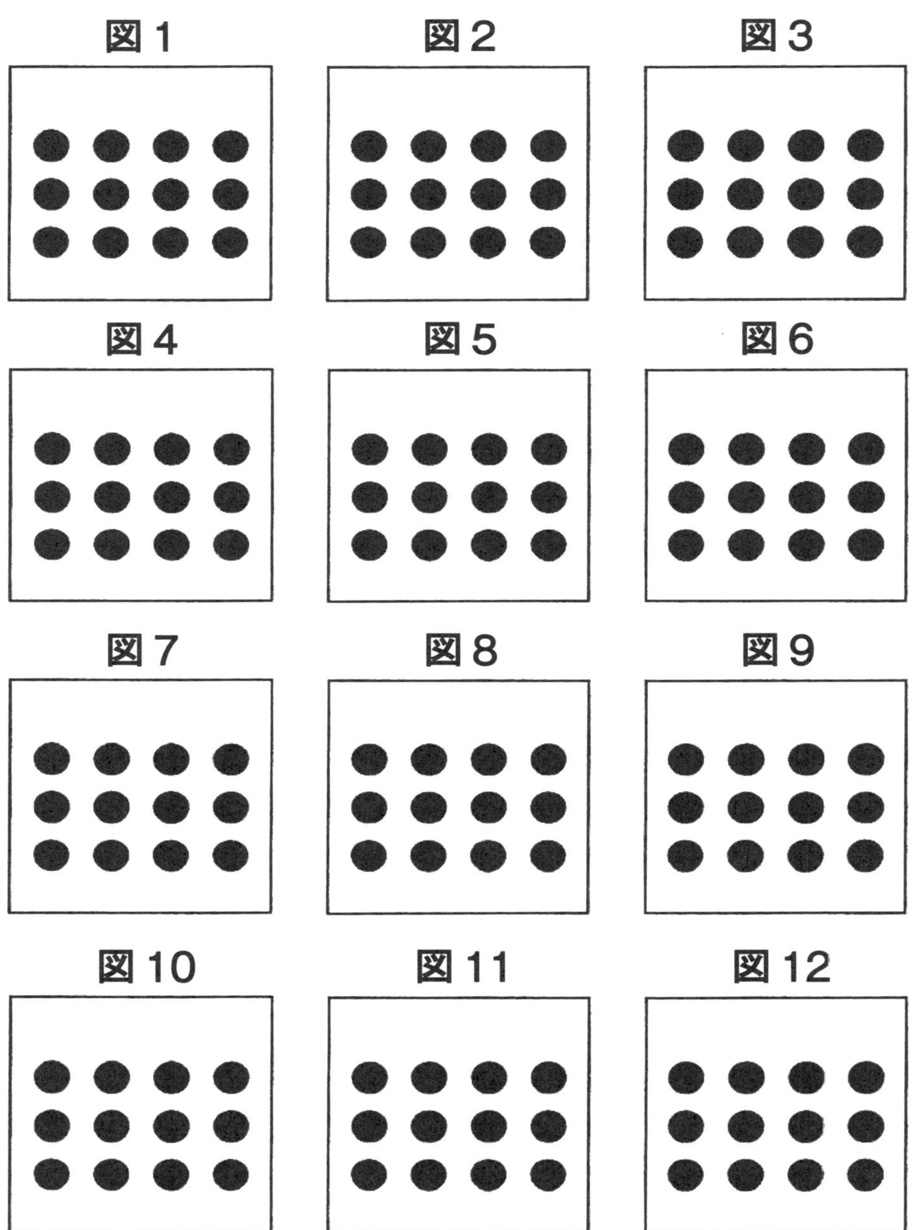
図1
図2
図3
図4
図5
図6
図7
図8
図9
図10
図11
図12

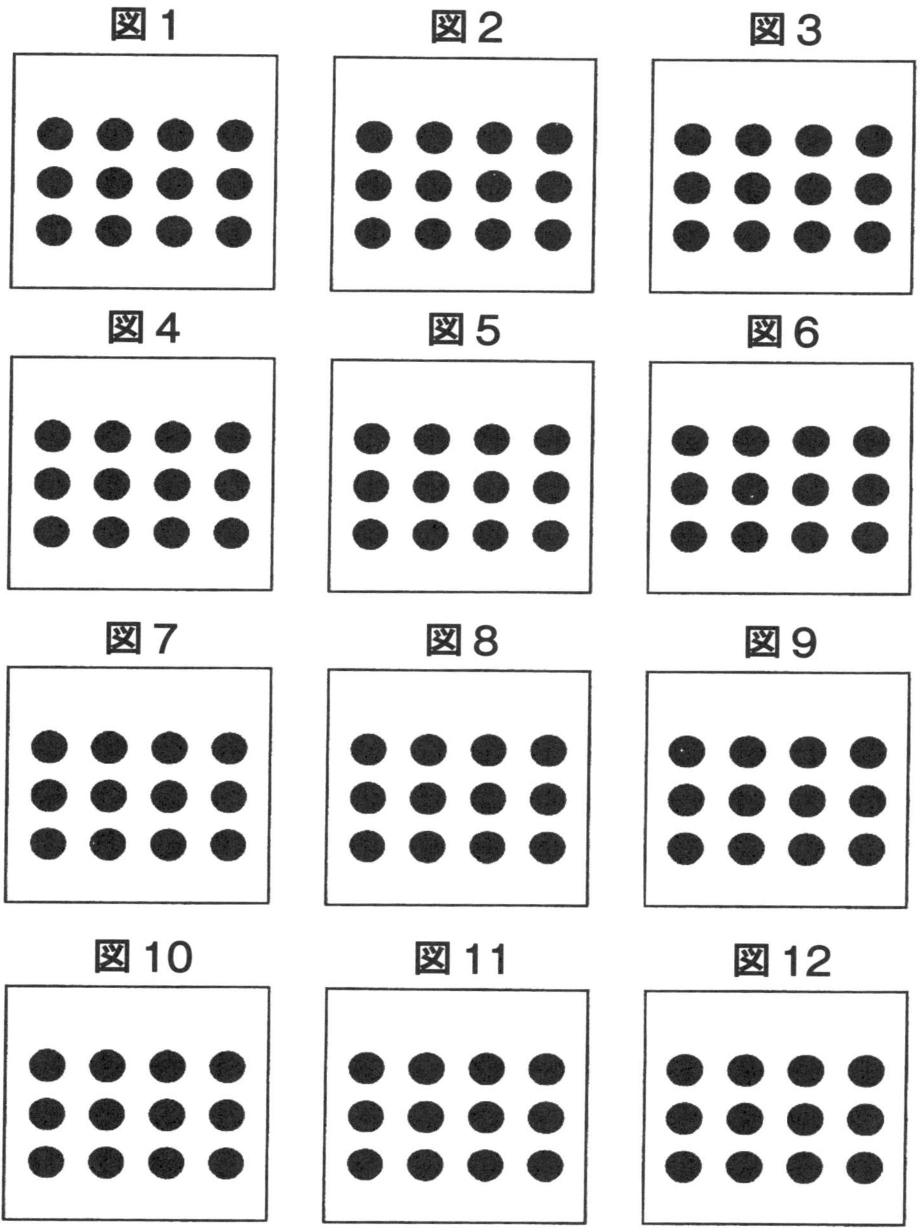
図 1
図 2
図 3
図 4
図 5
図 6
図 7
図 8
図 9
図 10
図 11
図 12

私の新しい犬には黒ぶち模様がある。

私の新しい犬は黒ぶち模様だ。

私の新しい犬には黒ぶち模様がない。

私の犬には新しい黒ぶち模様がある。

△／～＝

○＋？%

C★￥＋

～￥%★

～？＝＼

○★／￥

C%＝＋

～＝？＼

○？★%

～＼＋＝

C＋%￥

○／★？

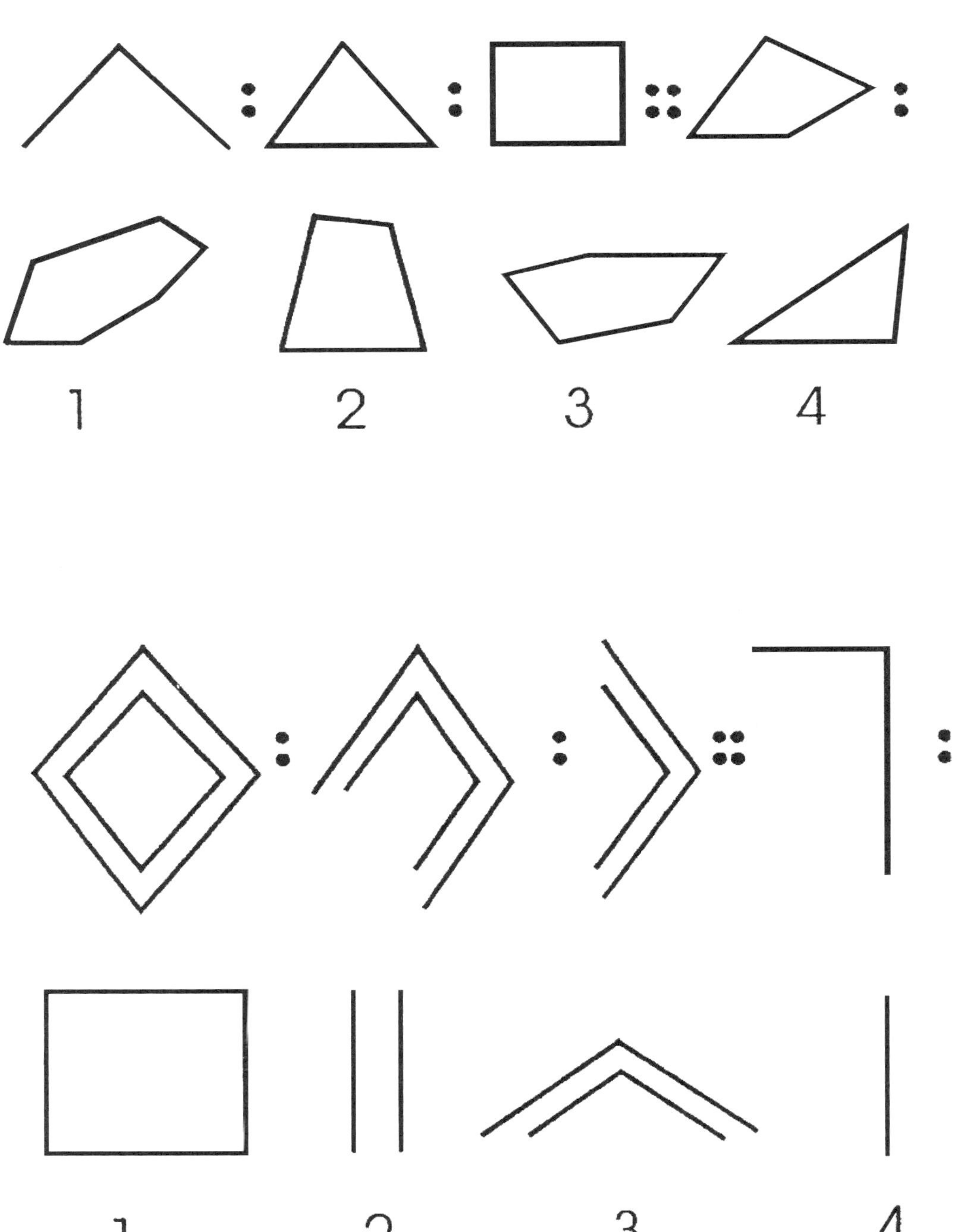
:
:
::
:
1
2
3
4
:
:
::
:
1
2
3
4

```
　　　　ラ
ラララララララ
　　　ララ
　　ラ　ラ
　ラ　　ラ
ラ　　　ラ
```

```
　　　カ
カカカカカカ
　　　カ　カ
　　　カ　カ
　　　カ　カ
　　カ　　カ
カ　　　カ
```

```
シシ
　　　　　シ
シシ　　シ
　　　シ
　　シ
シシシ
```

```
ススススススス
　　　　　ス
　　　　ス
　　　スス
　　ス　　ス
ス　　　　　ス
```

```
ロロロロロロ
ロ　　　　ロ
ロ　　　　ロ
ロ　　　　ロ
ロロロロロロ
```

```
ト
ト
トト
ト　ト
ト
ト
```

```
　　ヘヘ
　ヘ　　ヘ
ヘ　　　　ヘ
　　　　　　ヘ
```

```
　　　ウ
　　　ウ
ウウウウウウウウ
ウ　　　　　　ウ
　　　　　　　ウ
　　　　　ウ
　　　　ウ
　　　ウ
```

```
ニニニニニ
ニニニニニニニ
```

```
サ　　　　サ
ササササササササ
サ　　　　サ
サ　　　　サ
　　　　　サ
　　　　サ
　　　サ
```

```
ユユユユユ
　　　　ユ
　　　　ユ
　　　　ユ
　　　　ユ
ユユユユユユユユユユ
```

```
ユ
ユ
ユ
ユ　　ユ
ユ　ユ
ユユ
```

```
レ
レ
レ
レ　　レ
レ　レ
レレ
```

```
ササササササササ
　　　　　　　サ
　　　　　　　サ
　　　　　　サ
　　　　　サ
　　　ササ
```

```
ススススススス
　　　　ス
　　　ス
　　スス
　ス　　ス
ス　　　　ス
```

```
ニニニニニ
ニニニニニニニニ
```

```
　ココココココ
ココココココココココ
　　　　　　　　　コ
　　　　　　　　　コ
　　　　　　　コ
　　　　　コ
　　　ココ
```

```
　　　　　オ
　　　　　オ
オオオオオオオオ
　　　　　オ
　　　　オオ
　　　オ　オ
　　オ　　オ
　オ　　　オ
オ　　　　オ
```

```
サ　　　　サ
ササササササササ
サ　　　　サ
サ　　　　サ
　　　　　サ
　　　　サ
　　　サ
```

```
　　　カ
カカカカカカ
　　　カ　カ
　　　カ　カ
　　　カ　カ
　　カ　　カ
カ　　　カ
```

```
　　　ウ
　　　ウ
ウウウウウウウ
ウ　　　　　ウ
　　　　　　ウ
　　　　　ウ
　　　　ウ
　　　ウ
```

```
レ
レ
レ
レ　　レ
レ　レ
レレ
```

```
　　ユユユユユ
　　　　　　ユ
　　　　　　ユ
　　　　　　ユ
　　　　　　ユ
ユユユユユユユユユユ
```

```
　　ヘヘヘヘヘ
ヘヘヘヘヘヘヘヘヘヘ
　　　　　　　　　ヘ
　　　　　　　　　ヘ
　　　　　　　　ヘ
　　　　　　　ヘ
　　　ヘヘ
```

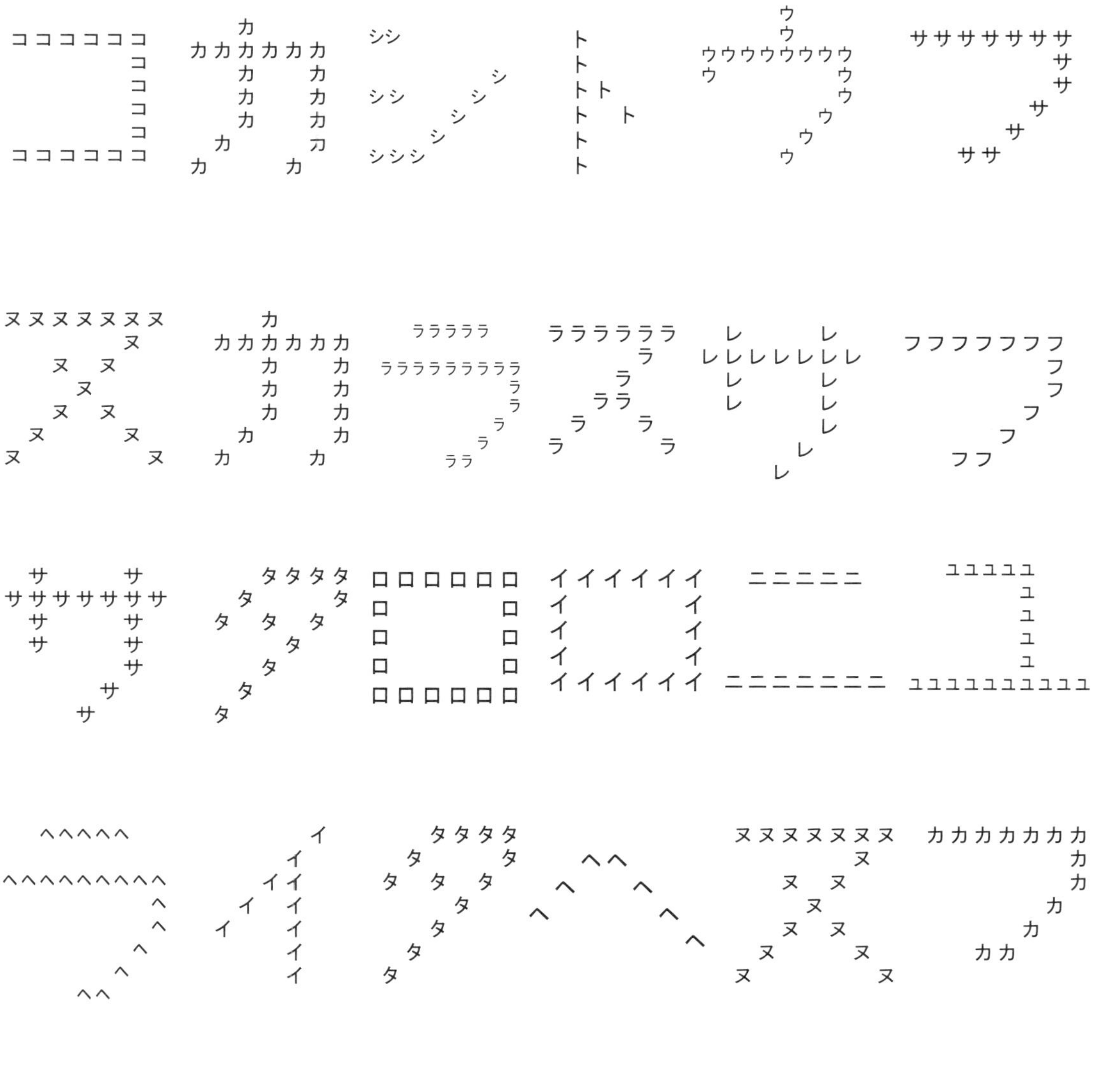

ウ
カ　ウ
コココココココ　シシ　ト　サササササササ
カカカカカカ　ウウウウウウウ　サ
コ　カ　カ　ト　ウ　ウ　サ
コ　カ　カ　シシ　シ　トト　ウ
コ　カ　カ　シ　ト　ト　ウ　サ
コ　カ　カ　シ　ト　ウ　サ
コ　カ　カ　シ　ト　ウ　サ
コココココココ　カ　カ　シシシ　ト　ウ　ササ
カ　カ

ヌヌヌヌヌヌヌ　カ
ヌ　カカカカカカ　ラララララ　ララララララ　レ　レ　フフフフフフフ
ヌ　ヌ　カ　カ　ラララララララララ　ラ　レレレレレレレ　フ
ヌ　カ　カ　ラ　ラ　レ　レ　フ
ヌ　ヌ　カ　カ　ラ　ララ　レ　レ　フ
ヌ　ヌ　カ　カ　ラ　ラ　ラ　レ　フ
ヌ　ヌ　カ　カ　ラ　ラ　ラ　レ　フ
ララ　レ　フフ
レ

サ　サ　タタタタ　ロロロロロロ　イイイイイイ　ニニニニニ　ユユユユユ
ササササササササ　タ　タ　ユ
サ　サ　タ　タ　タ　ロ　ロ　イ　イ　ユ
サ　ササ　タ　ロ　ロ　イ　イ　ユ
サ　タ　ロ　ロ　イ　イ　ユ
サ　タ　ロロロロロロ　イイイイイイ　ニニニニニニニ　ユユユユユユユユユユ
サ　タ

ヘヘヘヘヘ　イ　タタタタ　ヌヌヌヌヌヌヌ　カカカカカカカ
イ　タ　タ　ヘヘ　ヌ　カ
ヘヘヘヘヘヘヘヘヘ　イイ　タ　タ　タ　ヘ　ヘ　ヌ　ヌ　カ
ヘ　イ　イ　タ　ヌ　カ
ヘ　イ　イ　タ　ヘ　ヘ　ヌ　ヌ　カ
ヘ　イ　タ　ヘ　ヌ　ヌ　カカ
ヘ　イ　タ　ヌ　ヌ
ヘヘ

ユユユユユ
ユ
ユ
ユ
ユ
ユユユユユユユユユユ

ヌヌヌヌヌヌヌ
ヌ
ヌ ヌ
ヌ
ヌ ヌ
ヌ ヌ
ヌ ヌ

イ
イ
イ イ
イ イ
イ
イ

コココココココ
コ
コ
コ
コ
コココココココ

ニニニニニニニ
ニ
ニ
ニ
ニ
ニ
ニニニニニニニ

ニニニニニ

ニニニニニニニ

ウ
ウ
ウウウウウウウ
ウ ウ
ウ
ウ
ウ
ウ

オ
オオオオオオオ
オオ
オ オ
オ オ
オ オ

ヘヘ
ヘ
ヘ ヘ
ヘ ヘ
ヘ
ヘ

トトトトトト
ト
ト
ト
ト
トトトトトト

イ
イ
イ イ
イ イ
イ
イ

コココココココ
コ
コ
コ
コ
コココココココ

サ サ
サササササ
サ サ
サ サ
サ
サ

タ
タ
タ タ
タ タ
タ
タ

レ
レ
レ
レ レ
レ レ
レレ

ロロロロロロ
ロ ロ
ロ ロ
ロ ロ
ロロロロロロ

ラ
ラララララララ
ララ
ラ ラ
ラ ラ
ラ ラ

ススススススス
ス
ス
スス
ス ス
ス ス

シシ
シ
シシ シ
シ
シ
シシシ

ヌヌヌヌヌヌヌ
ヌ
ヌ ヌ
ヌ
ヌ ヌ
ヌ ヌ
ヌ ヌ

カカカカ
カ カ
カ カ カ
カ
カ
カ
カ

ララララララ
ラララララララララ
ラ
ラ
ラ
ラ
ララ

カ
カカカカカカ
カ カ
カ カ
カ カ
カ カ
カ カ

フフフフフフフ
フ
フ
フ
フ
フフ

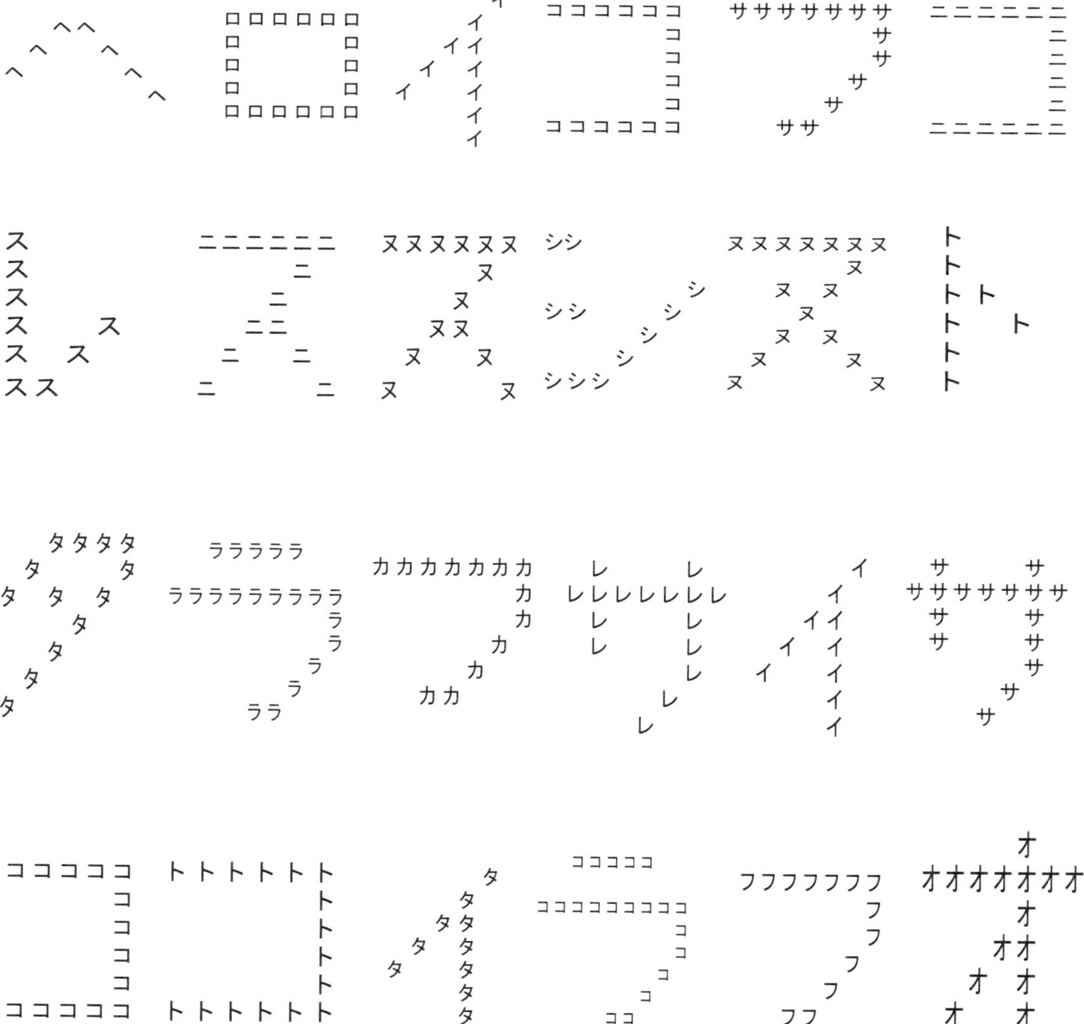

サ　サ
サササササ
サ　サ
サ　サ
サ
サ

ロロ
ロ　ロ
ロ　ロ
ロ
ロ

オ
オオオオオオオ
オオ
オ　オ
オ　オ
オ　オ

ススススススス
ス
ス
スス
ス　ス
ス　ス

レ
レ
レ
レ　レ
レ　レ
レレ

ニニニニニニニ
ニ
ニ
ニ
ニ
ニニニニニニニ

ロロロロロロ
ロ　ロ
ロ　ロ
ロ　ロ
ロロロロロロ

フフフフフフフ
フ
フ
フ
フ
フフ

ニニニニニ
ニニニニニニニニ

ユユユユユ
ユ
ユ
ユ
ユ
ユユユユユユユユユユ

レ　レ
レレレレレ
レ　レ
レ　レ
レ
レ

タ
タ
タタ
タタ
タ
タ

タタタタ
タ　タ
タ　タ　タ
タ
タ
タ
タ

カ
カカカカカカ
カ　カ
カ　カ
カ　カ
カ
カ　カ

ココココココ
コ
コ
コ
コ
ココココココ

ス
ス
ス
ス　ス
ス　ス
スス

シシ
シ
シシ
シ
シ
シ
シシシ

フフフフフフフ
フ
フ
フ
フ
フフ

ヌヌヌヌヌヌ
ヌ
ヌ
ヌヌ
ヌ　ヌ
ヌ　ヌ

イ
イ
イイ
イ　イ
イ
イ

ト
ト
トト
ト　ト
ト
ト

イイイイイイ
イ　イ
イ　イ
イ　イ
イイイイイイ

タタタタ
タ　タ
タ　タ　タ
タ
タ
タ
タ

ヌヌヌヌヌヌヌ
ヌ
ヌ　ヌ
ヌ
ヌ　ヌ
ヌ　ヌ
ヌ　ヌ

セッション７

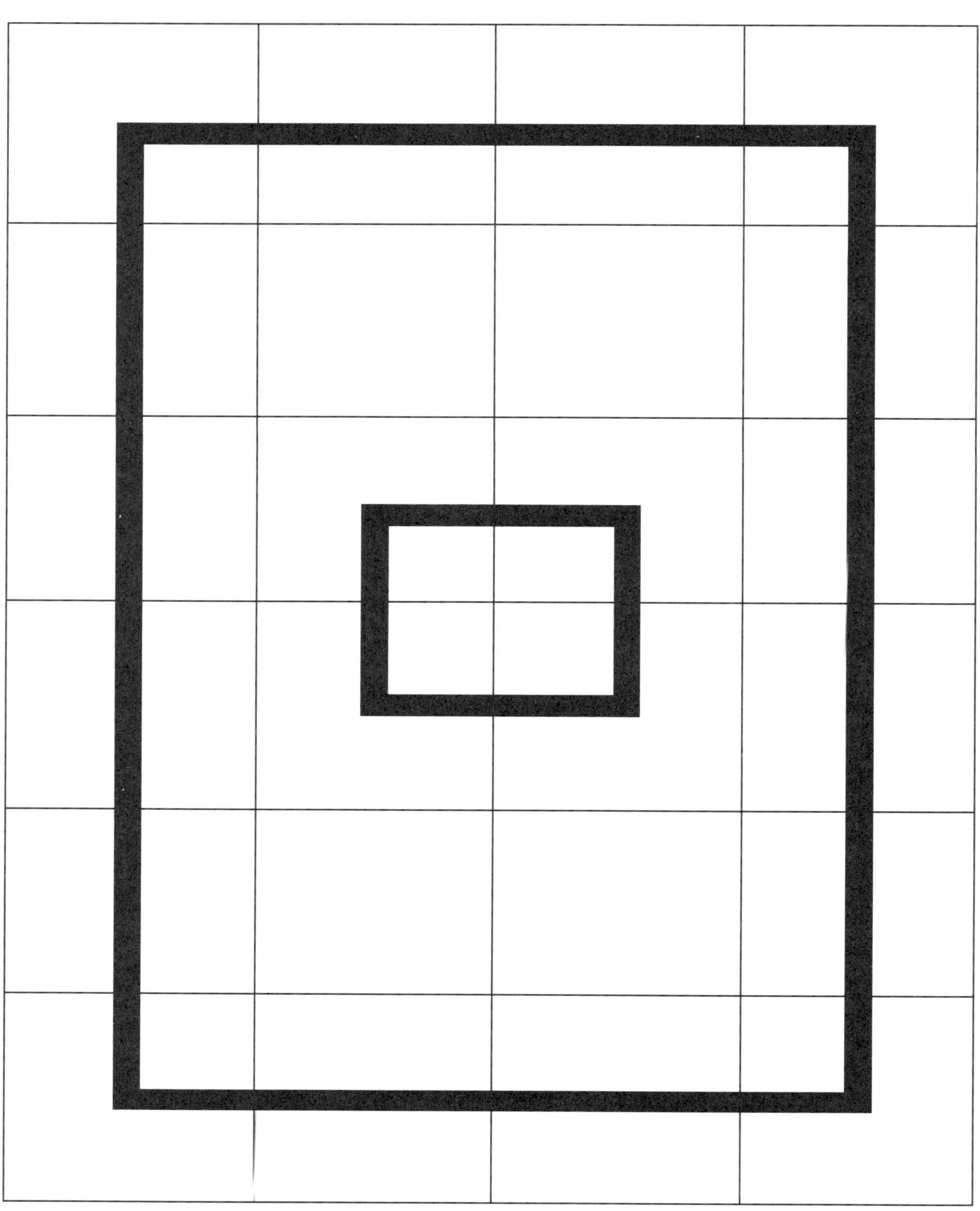

1. さ ん
え せ わ
け ざ あ て

2. よ ま ゆ
は く
い ふ お ざ

3. き
て は
わ さ なみ

4. あ へ く て
は
ざ か あ ら

5. く え お
ふ ふ あ ん
が は み

6. た よ ざ
わ な け わ
らは

7. へ ん あ
け ふ ら
え く せ

8. い ふ が
は たん
よ ま ら

9. わ う せ
え がふん
ざ ゆあ

10. ざ へ わ き
て ん
さた あ け
え

11. み せ ふ
くは か
わ ら わ ざ
く

12. い え は
み くよ た
か ん あう

13. さ
わ ら た
み よ わ
た ふ が は ざ
け

14. ま わ た や
ふがは ん み
ん え て

15. い ん さ あは
わ ん ざ
え

16. ざ ら や
へ さ わ え
ふ た ざ は

17. わ ざ せ
わ は よ
が ゆ ふ え

18. え わ は
よ ざ
み お ふ ん
え き け ら
たや

19. か た お
ら く え ら
ざ り は き
あ へ

20. て は へ き
き う け わ え
わ んみ

21. あ く ざ
さ た え さ
さ え は
ふ お あ

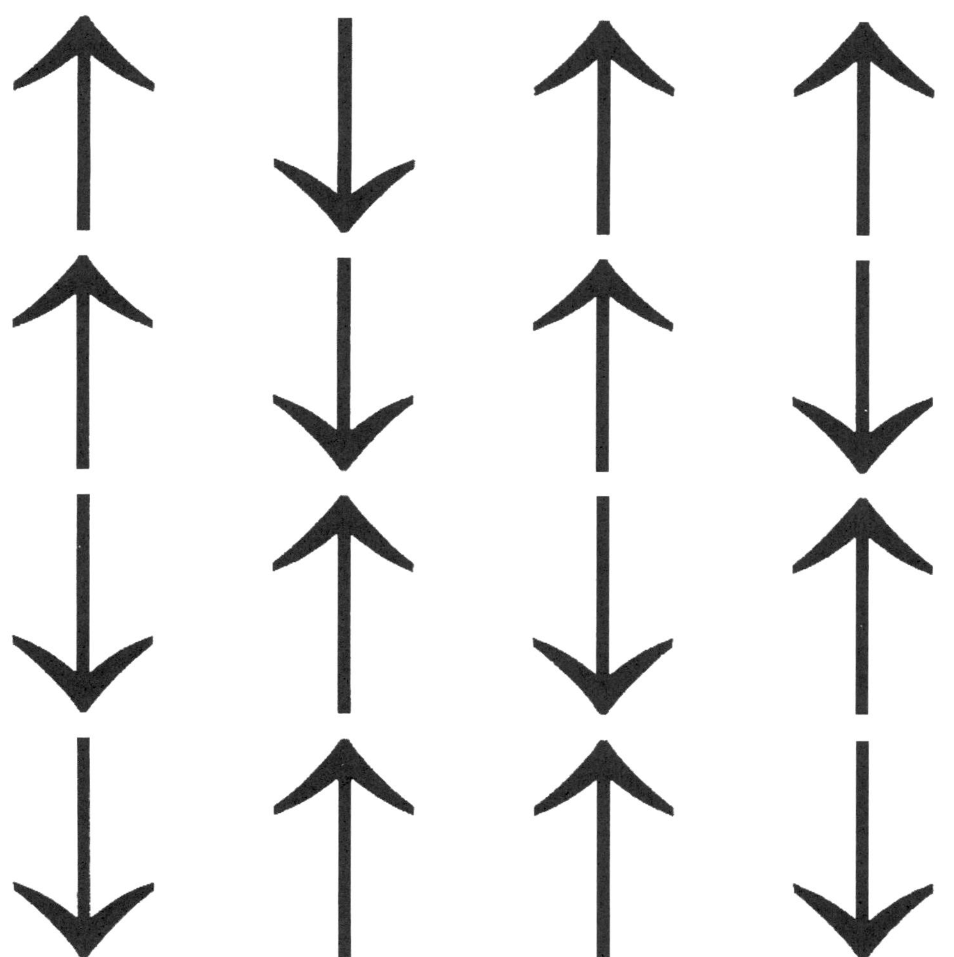

食事をとった女の子たちは全員背が高かった。

その背の高い女の子はそれを全部食べた。

その全部がその背の高い女の子によって食べられた。

2493
8716
9325

2147
9763
3894

8652
8437
3519

2976
3284
9635

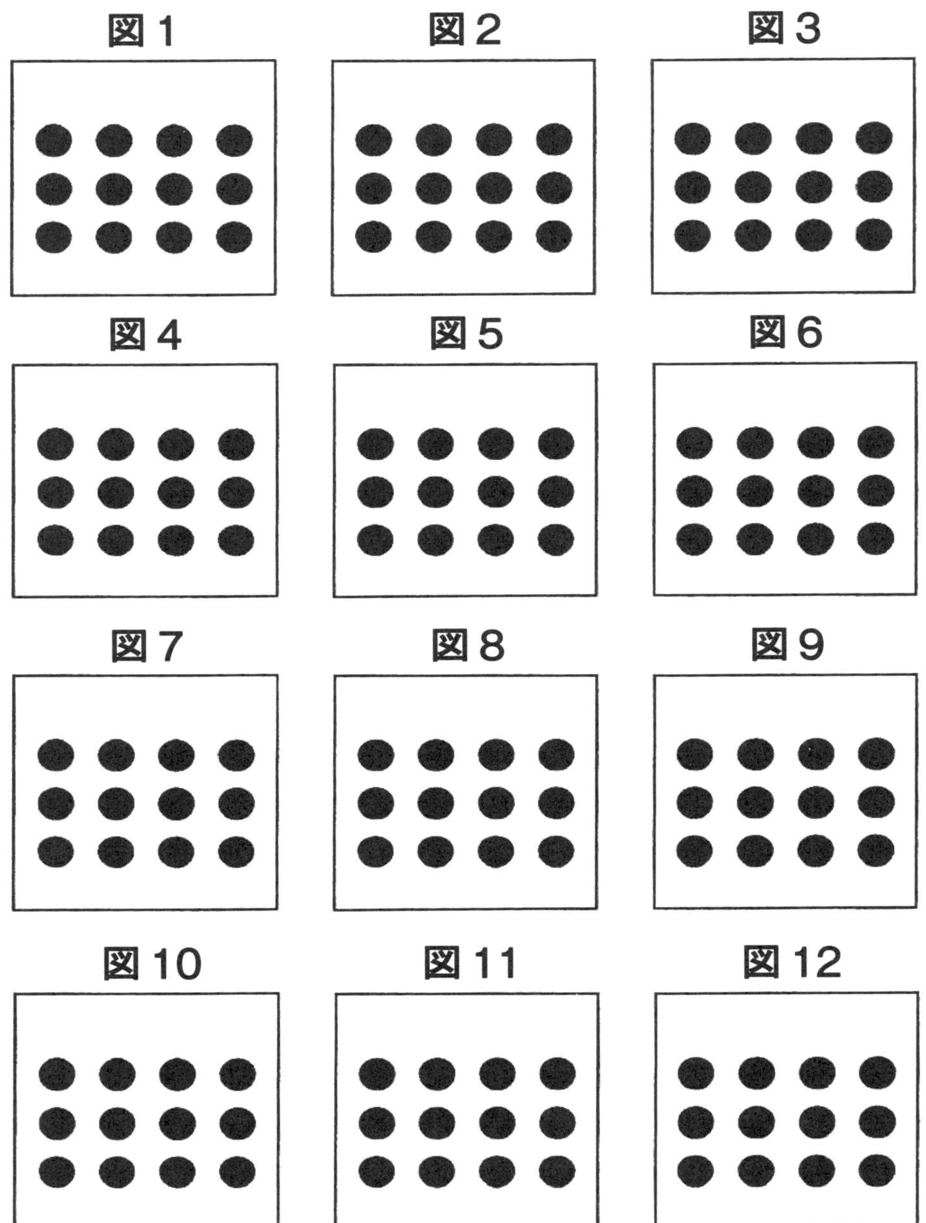
図 1
図 2
図 3
図 4
図 5
図 6
図 7
図 8
図 9
図 10
図 11
図 12

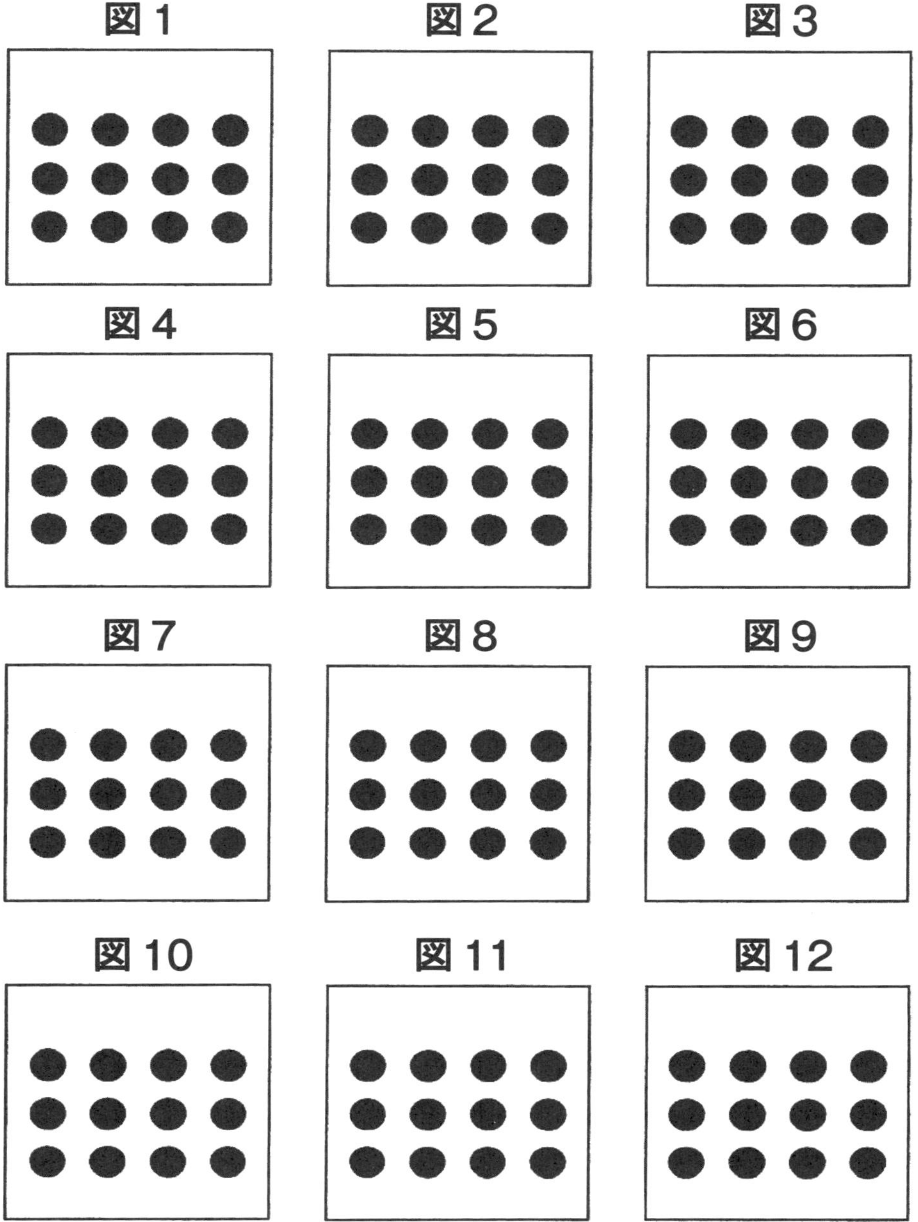
図1
図2
図3
図4
図5
図6
図7
図8
図9
図10
図11
図12

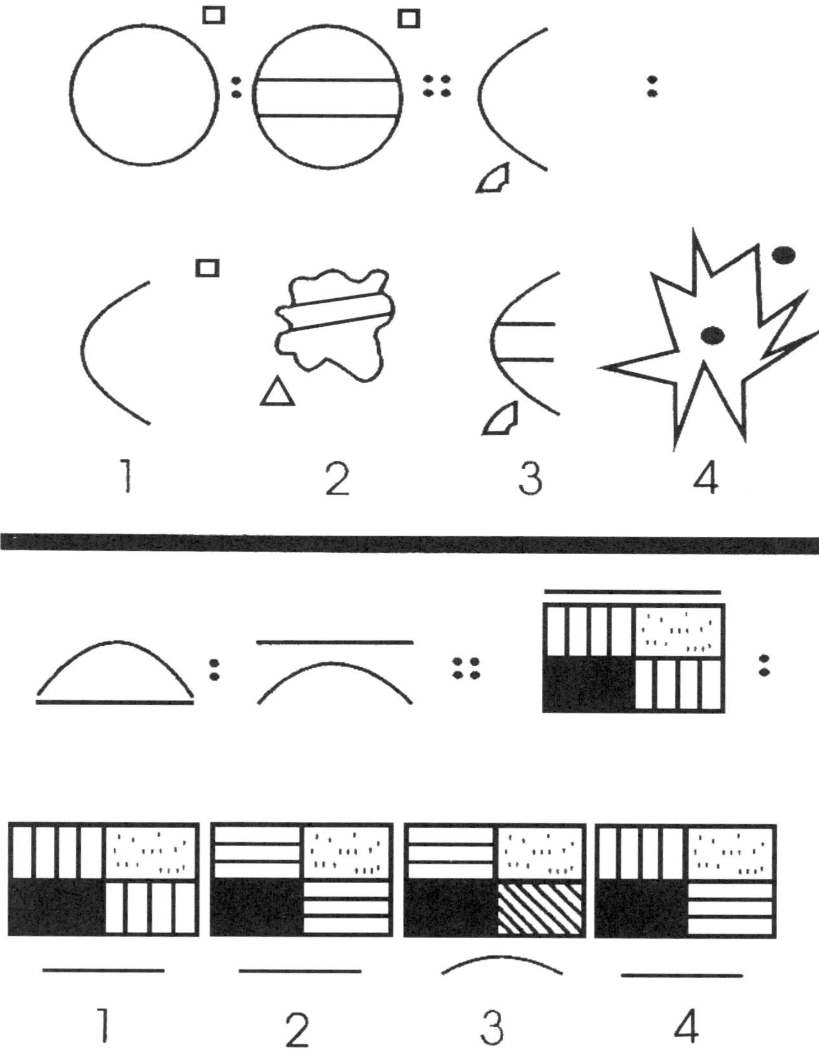
1
2
3
4
1
2
3
4

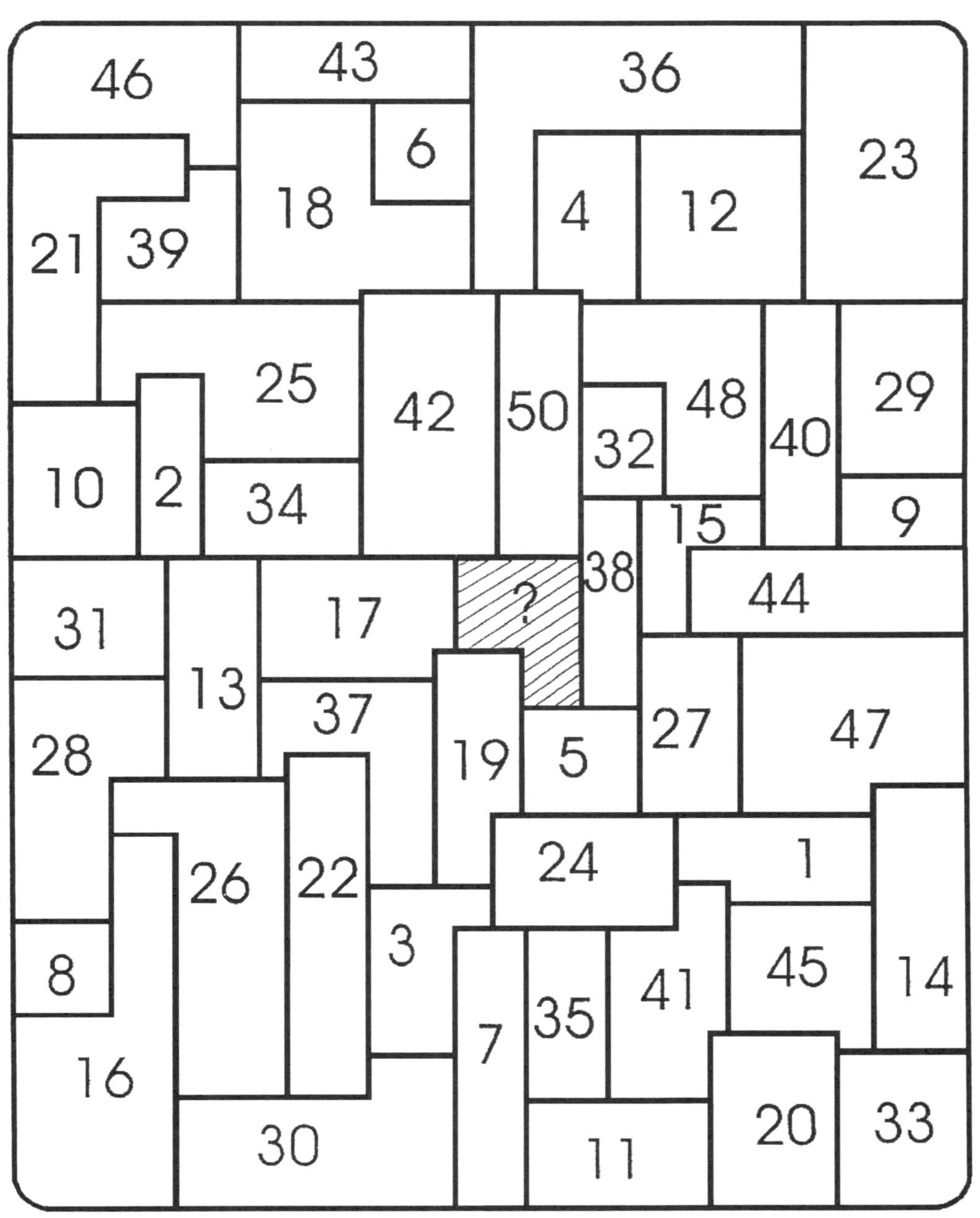
46
43
36
6
23
18
4
12
21
39
25
42
50
48
29
32
40
10
2
34
15
9
38
31
17
?
44
13
37
28
19
5
27
47
26
22
24
1
3
45
14
8
41
35
7
16
20
33
30
11

太い　**細い**　細い　太い

細い　**太い**　*太い*　**細い**

太い　細い　**細い**　細い

太い　太い　細い　**太い**

細い　太い　細い　太い

太い 細い **細い** 太い **太い** **細い** 太い
細い 太い

細い 太い **太い** **細い** 太い 細い **太い** 細い 細い 細い

太い 細い 細い 太い 細い 太い 細い

細い 太い 太い **細い** 太い ***太い*** ***細い*** 太い 細い 太い

太い 細い **太い** **細い** 太い **太い** **細い** 太い 太い 細い 太い

細い　太い　細い　太い　**太い**　細い　太い　細い

太い　細い　**細い**　太い　**太い**　**細い**　太い

太い　細い　細い　**太い**　細い　**細い**　太い

太い　**細い**　太い　細い　太い　**細い**　太い

細い　太い　細い　太い　太い　細い　**太い**　細い

太い　**細い**　太い　細い　太い　細い　細い

太い　細い　細い　太い　太い　細い　太い　細い　太い　細い　太い　細い

細い　細い　太い　太い　太い　太い　細い　太い

太い　太い　細い　太い　細い　太い　細い　太い　細い　太い　太い

太い　太い　細い　太い　太い　細い　細い

細い　太い　細い　太い　細い　太い　太い　太い　細い　細い

太い　細い　太い　細い　太い　細い　太い　細い

セッション8

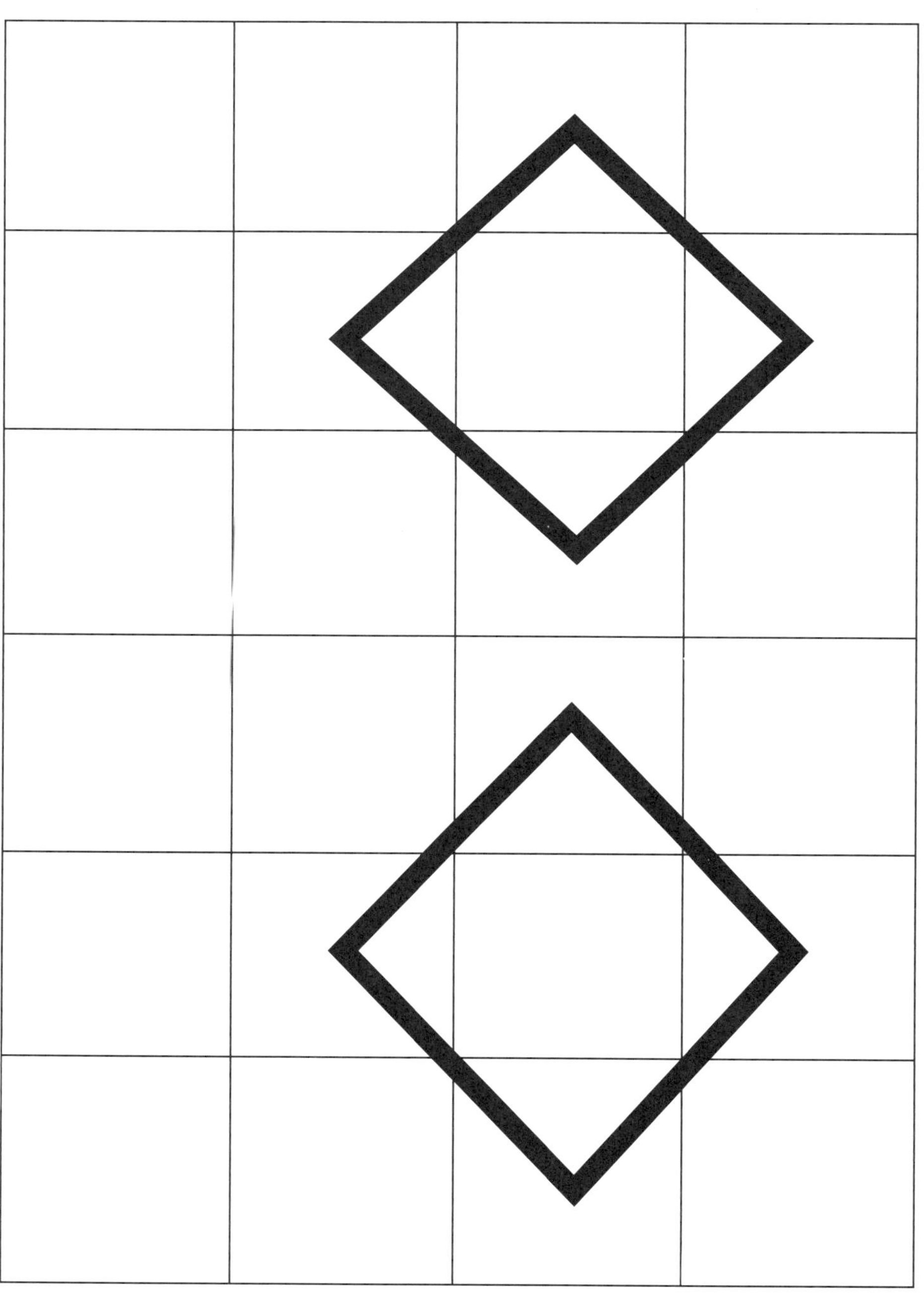

本人用 4-8-2

さ　わ　は　は　あ　た　ば　が　お　お　え　ま　い　た　な　い　た　さ　う　じ

だ　れ　え　ば　え　い　れ　え　ば　ま　あ　え　ら　だ　よ　あ　た　い　さ　さ

い　た　あ　ま　な　り　ち　ひ　い　く　う　い　た　い　た　あ　た　た　い　わ

な　あ　が　ち　お　あ　り　た　ち　お　な　さ　え　お　い　な　は　や　え　お

お　つ　え　ま　お　た　ら　お　じ　あ　ま　お　た　う　は　い　れ　え　ら　さ

お　な　ら　ろ　お　ま　あ　な　ち　ま　い　な　ろ　お　さ　さ　か　さ　ま　た

た　あ　い　え　が　え　は　あ　た　あ　え　わ　あ　ば　ら　え　た　ら　た　な

え　り　ま　う　だ　は　ご　ち　え　え　ら　さ　お　え　な　あ　ま　お　う　さ

か　ば　さ　か　ち　な　じ　な　さ　ま　ほ　よ　い　だ　な　ち　ば　ぱ　ひ　い

ち　あ　お　り　お　ば　あ　ご　お　い　え　り　り　て　よ　え　あ　あ　ゆ　た

お　ま　ら　あ　か　ま　り　わ　な　さ　い　ふ　ば　お　り　た　れ　え　く　い

ほ　お　ろ　た　お　あ　い　え　い　い　が　よ　え　さ　う　お　な　お　ぱ　よ

な　り　ゆ　ゆ　う　ま　ふ　う　あ　え　ま　な　ち　ち　な　あ　な　う　じ　あ

い　あ　ば　ぷ　ら　あ　お　ら　あ　え　ら　ま　い　え　あ　ら　ふ　え　お　さ

さ　ぱ　え　ぱ　さ　か　と　お　え　い　お　え　あ　ぱ　ろ　ふ　り　て　り　く

さ　あ　く　あ　は　う　か　ま　く　と　お　が　ひ　じ　ぱ　お　よ　ろ　お　ゆ

あ　な　ま　は　さ　い　ら　え　は　ち　あ　で　え　わ　た　あ　い　ぼ　お　た

ら　う　ふ　ろ　お　よ　じ　お　よ　い　ひ　わ　お　え　よ　た　ろ　さ　あ　ち

ば　ゆ　え　か　わ　え　な　だ　な　あ　ら　ば　あ　さ　さ　な　ば　ち　え　ば

あ　だ　い　ぷ　う　ち　ら　り　え　が　な　あ　な　え　り　り　あ　ふ　え　た

く　さ　ま　ら　ぬ　つ　ほ　た　な　ほ　に　ん　れ　ち　み　も　え　な　つ　む

ま　へ　は　ゆ　し　け　な　ゆ　さ　え　け　ろ　き　ま　や　に　て　く　さ　し

あ	つ	つ	あ
つ	あ	あ	つ
あ	つ	あ	つ
つ	あ	つ	つ

＋～％／

＝？★]

％＋（＝

＋）［）

？★＼＋

％＋＝￥

＝）？％

？～★]

％＋／～

＝＼［？

？＝★X

＋（￥＼

＝X？]

％X＝？

？％）／

そのボールが彼女によって投げられている。

彼女はそのボールを投げるつもりだ。

彼女はそのボールを投げた。

そのボールは彼女によって投げられた。

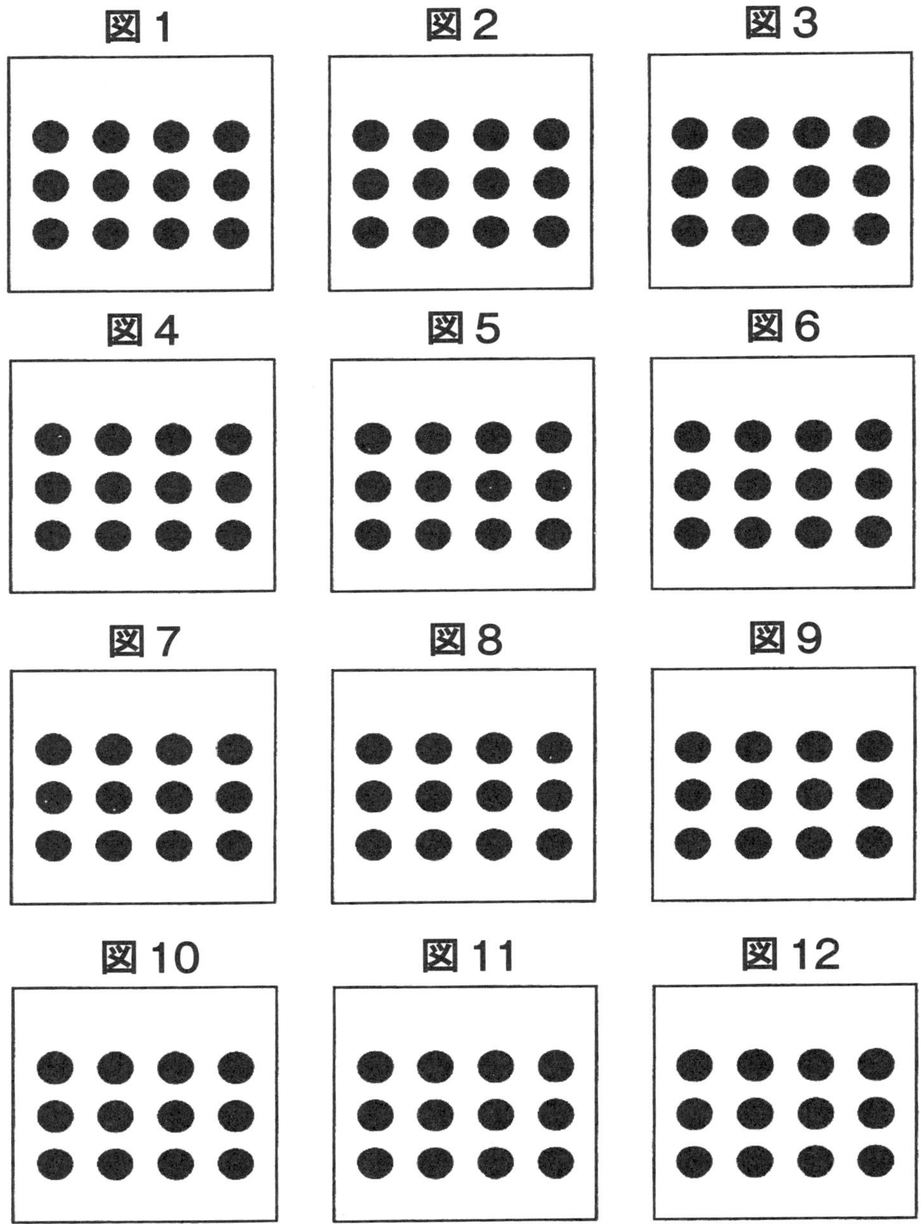
図 1
図 2
図 3
図 4
図 5
図 6
図 7
図 8
図 9
図 10
図 11
図 12

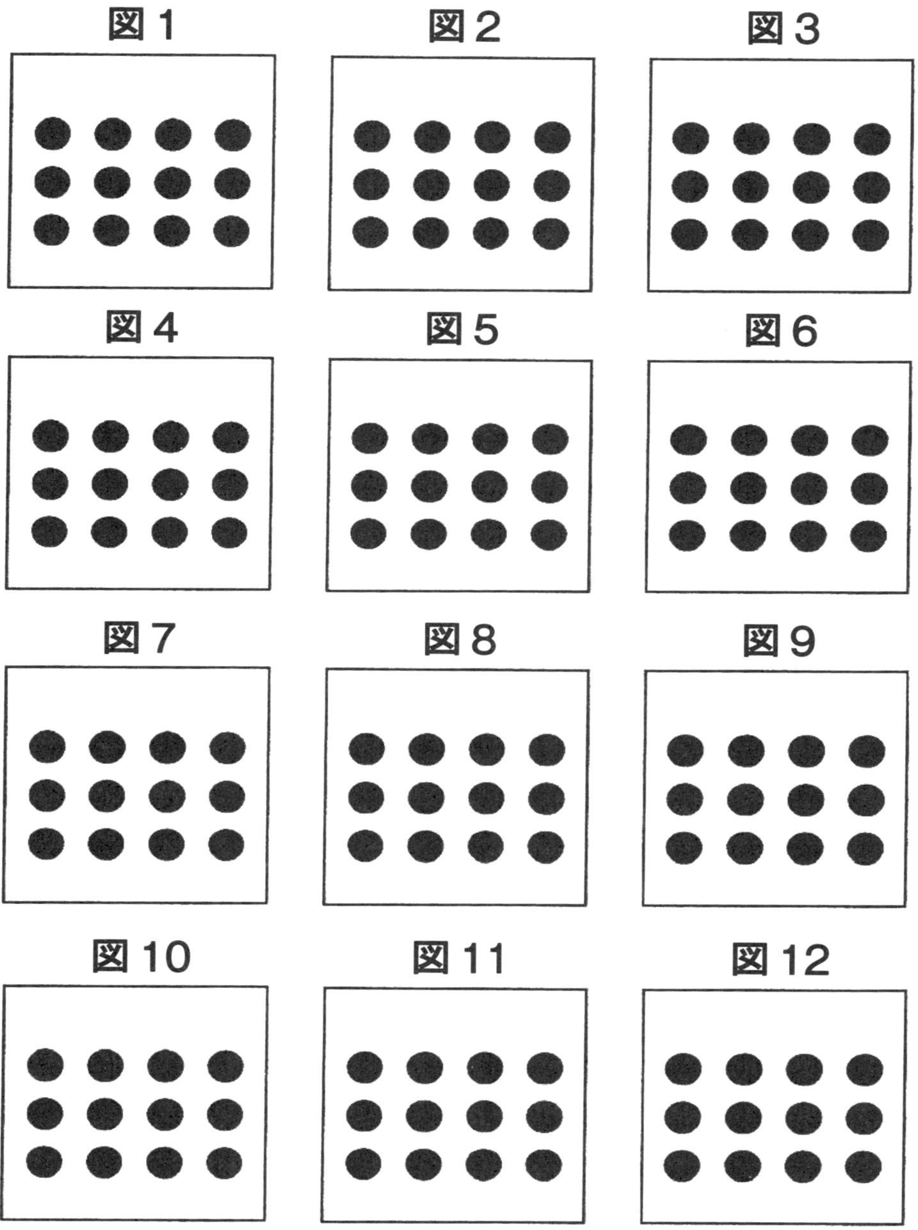
図1
図2
図3
図4
図5
図6
図7
図8
図9
図10
図11
図12

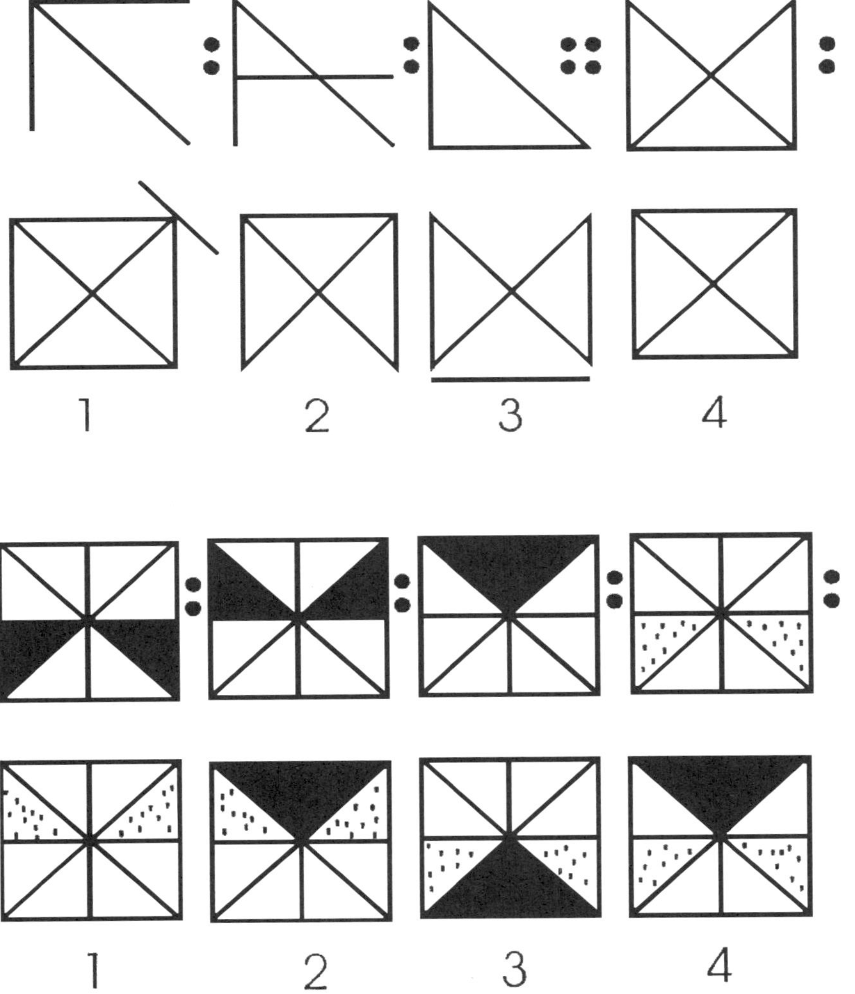
1
2
3
4
1
2
3
4

上 下 中	上 中 下
上 下 中	中 下 上
下 上 中	中 上 下
下 中 上	中 上 下
上 中 下	上 中 下

中 下 上	下 中 上
上 下 中	上 中 下
下 中 上	下 上 中
中 下 上	下 上 中
上 中 下	中 上 下

下 上 中	下 中 上
中 下 上	上 中 下
上 下 中	中 下 上
中 上 下	下 中 上
上 中 下	上 下 中

上	上
中	中
下	下

上	上
中	下
下	中

上	上
中	下
下	中

上	下
中	中
下	上

中	上
下	中
上	下

下 上 中	下 中 上
中 下 上	上 中 下
上 下 中	中 下 上
中 上 下	下 中 上
上 中 下	上 下 中

前頭葉・実行機能プログラム（FEP）

Volume 5

計画モジュール A

本人用課題用紙

セッション 1〜12

セッション1

本人用 5-1-1

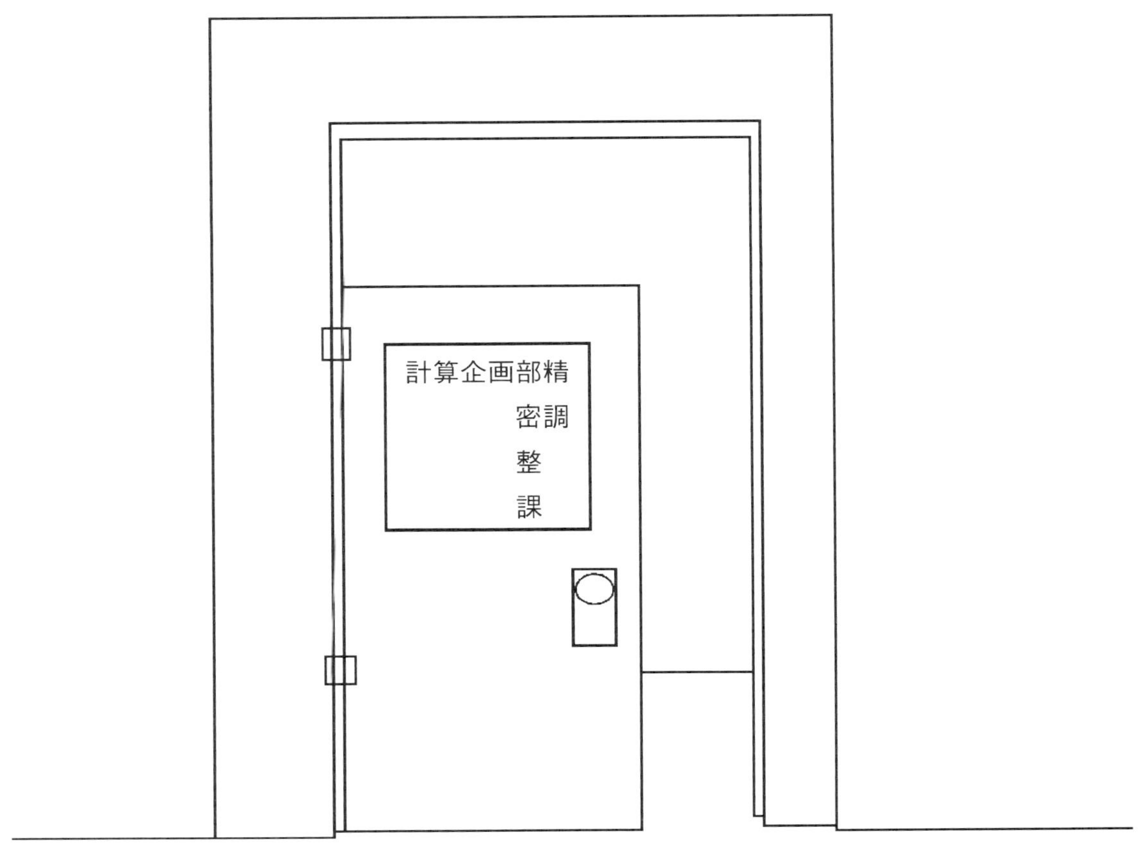

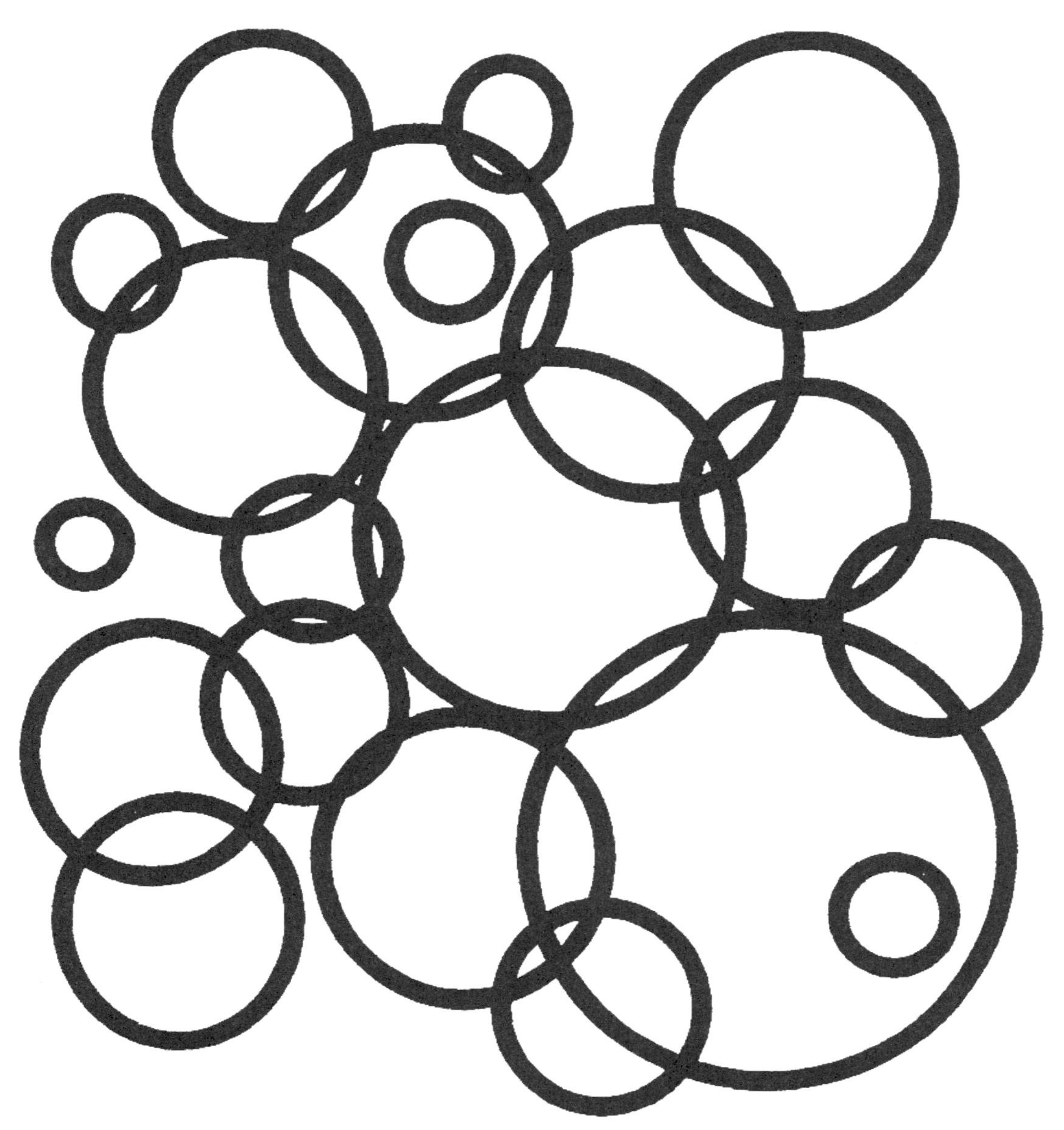

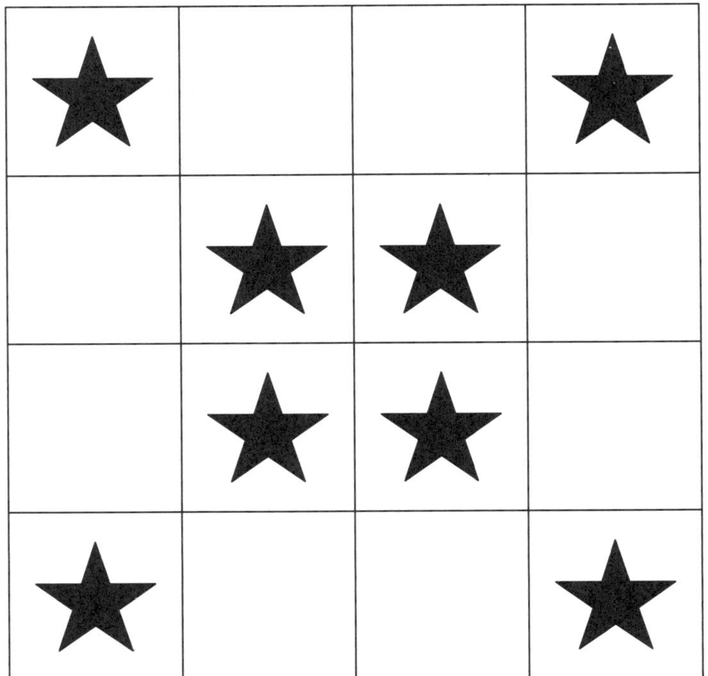

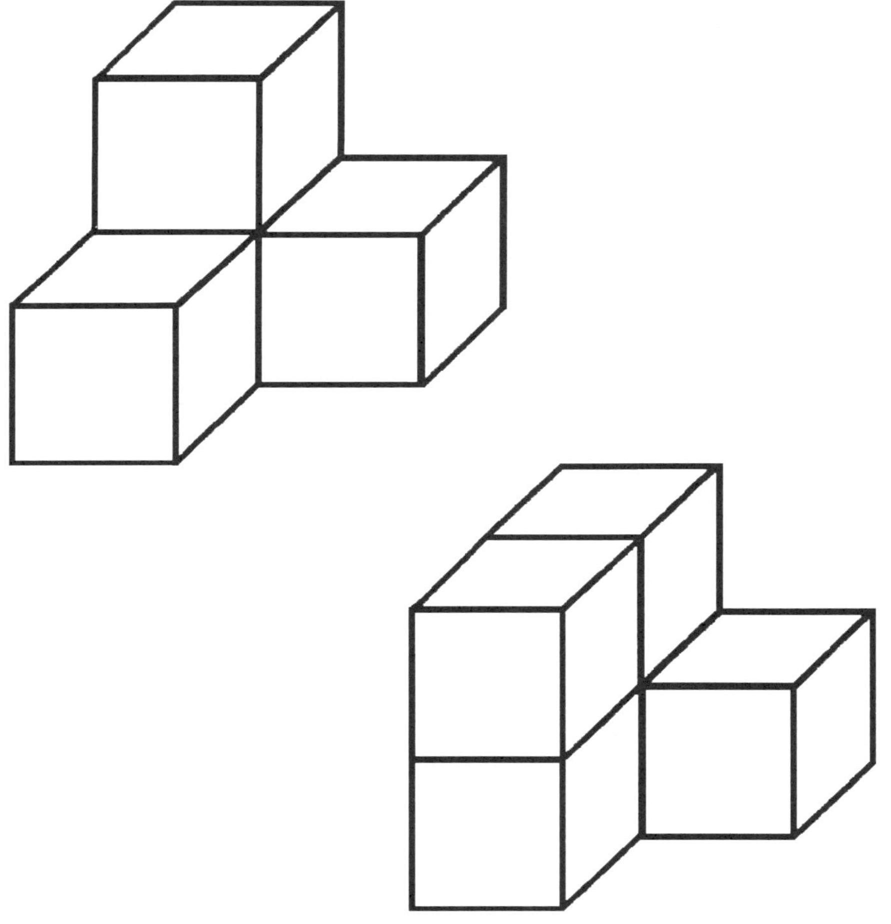

1. け　　　さ
まが
ばふる
せゆ
あえ

2. えら　な
ふえ
わぱせ
さひ

3. おえせ
うゆま
がひな
わかせ

4. えばかゆ
あくせ
じなまる
た

5. えらふ
けゆわ
さざた
ろぱ

6. ぱいら
かゆえゆま
くせふな
なば

7. けゆ
さざせさ
どま
らさゆ
なせ

8. えふげえは
いおぱせ
せゆろ
ざ

9. ふらたえ
けせさぎじ
くせゆ

10. えゆせ
あぐな
ろか
わおま

11. たけ
せふえ
ふうゆでろ
ゆせい
い

12. らたゆらい
じか
なうえ
おせふわ

13. けえあた
わさ
どなぱせゆ
はえ

14. くせで
ふえる
ゆじでぱた
ろお

15. せるうふ
ざはろ
ゆろえゆ
あばせ

本人用 5-1-7

３月
ガチョウ
紙
豚

にわとり
机
１月
４月
馬

牛
パソコン
イス
２月
七面鳥

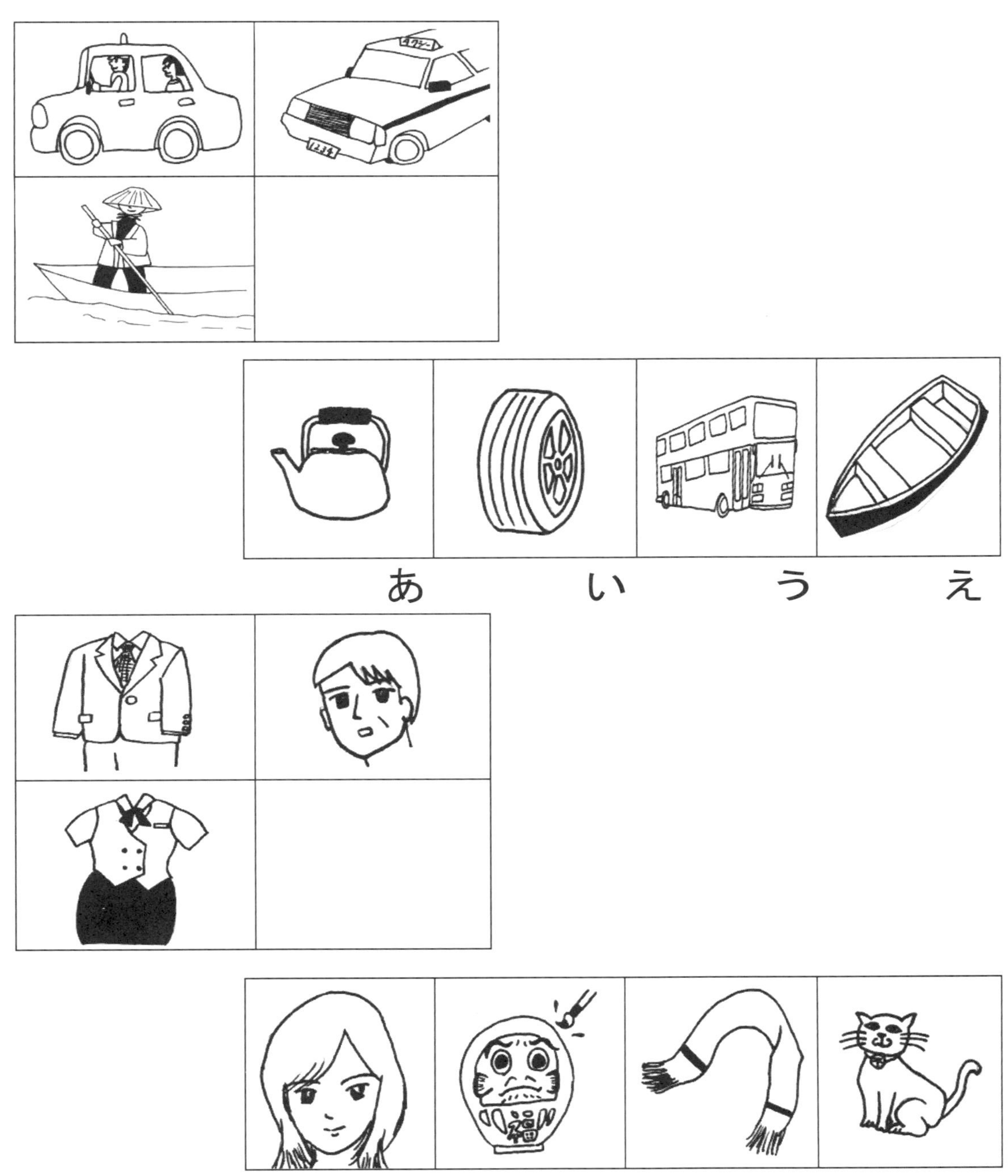
あ　い　う　え
福
あ　い　う　え

お父さん	赤ちゃん	お母さん

あ．父親
い．建築士
う．妹
え．店長

助ける	働く	遊ぶ

あ．ケーキ
い．新居
う．歌う
え．歩く

バナナ	商店	砂糖

あ．雨
い．自動車
う．小麦粉
え．食料品

針金	モーター	火花

あ．美人
い．バッテリー
う．稲光
え．謎

地球	地図	経度

あ．柱
い．天体
う．赤道
え．鮭

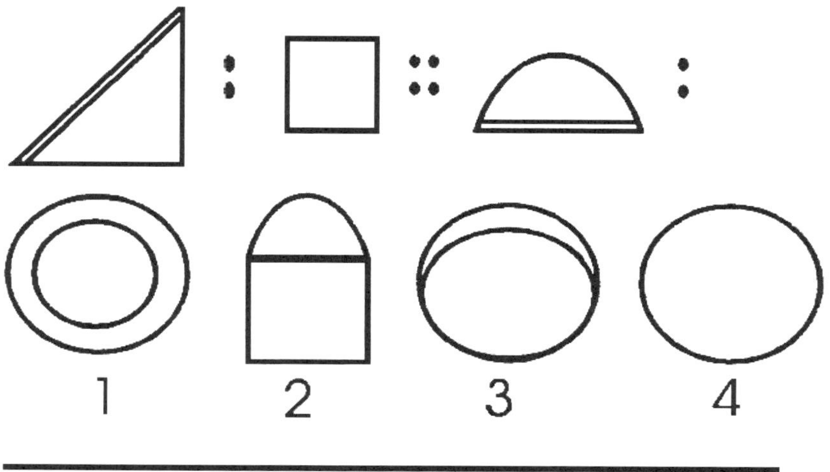
1
2
3
4

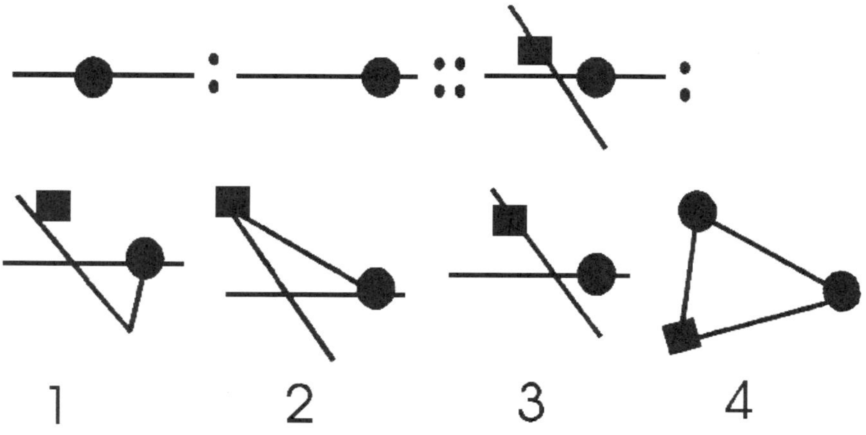
1
2
3
4

あ	あ	か	か
あ	か	あ	か
あ	あ	か	あ
か	あ	か	か

その女の子によって描かれた絵は終わりました。

その女の子は絵を描くことを終えるでしょう。

その女の子の絵は終わっていなかった。

その女の子は絵を描くことを終えています。

セッション2

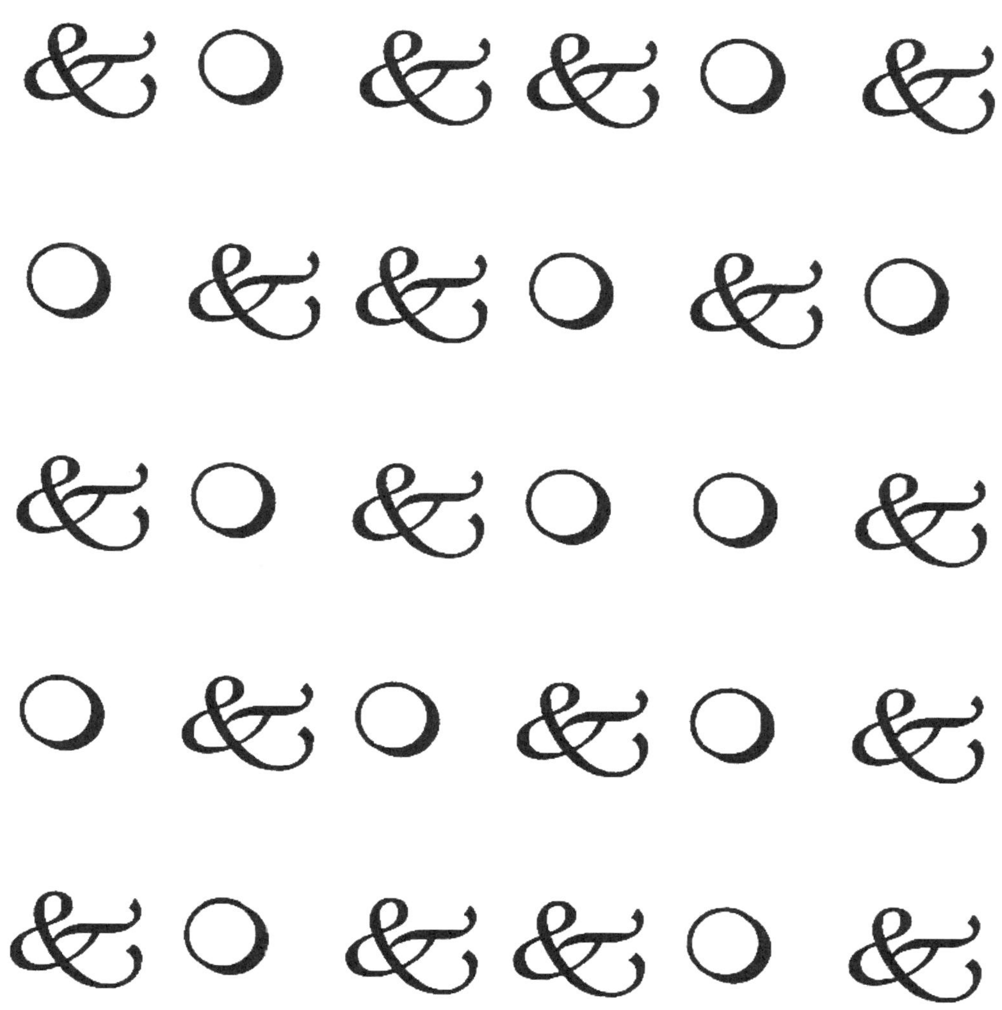

95
68
752
368
57
429
123
25
389
106

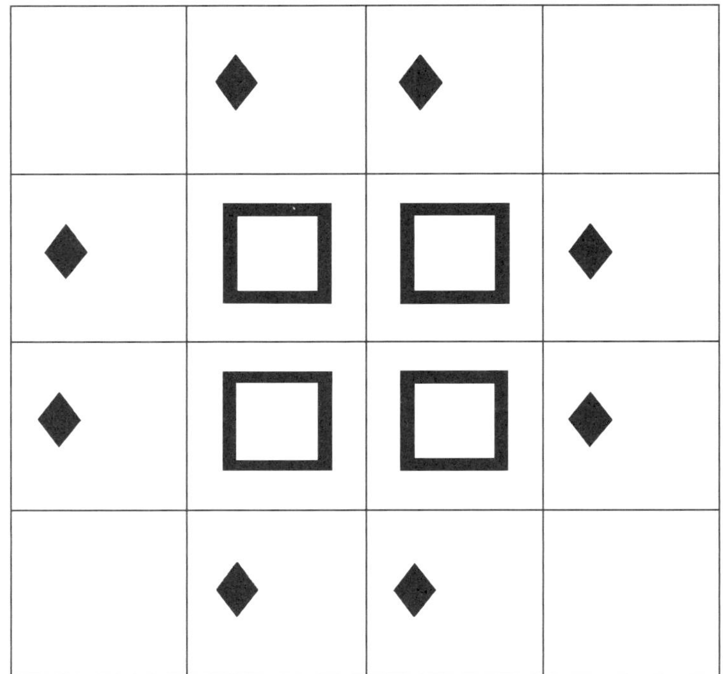

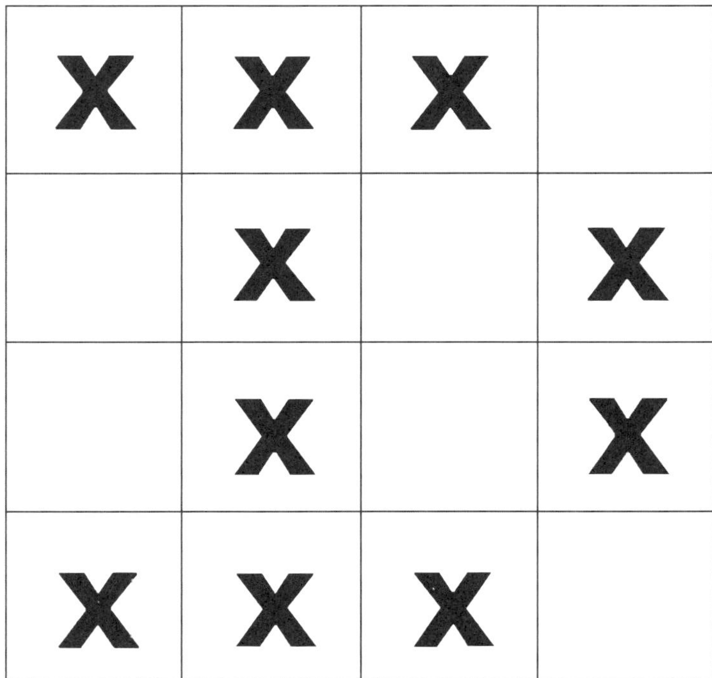
X
X
X
X
X
X
X
X
X
X

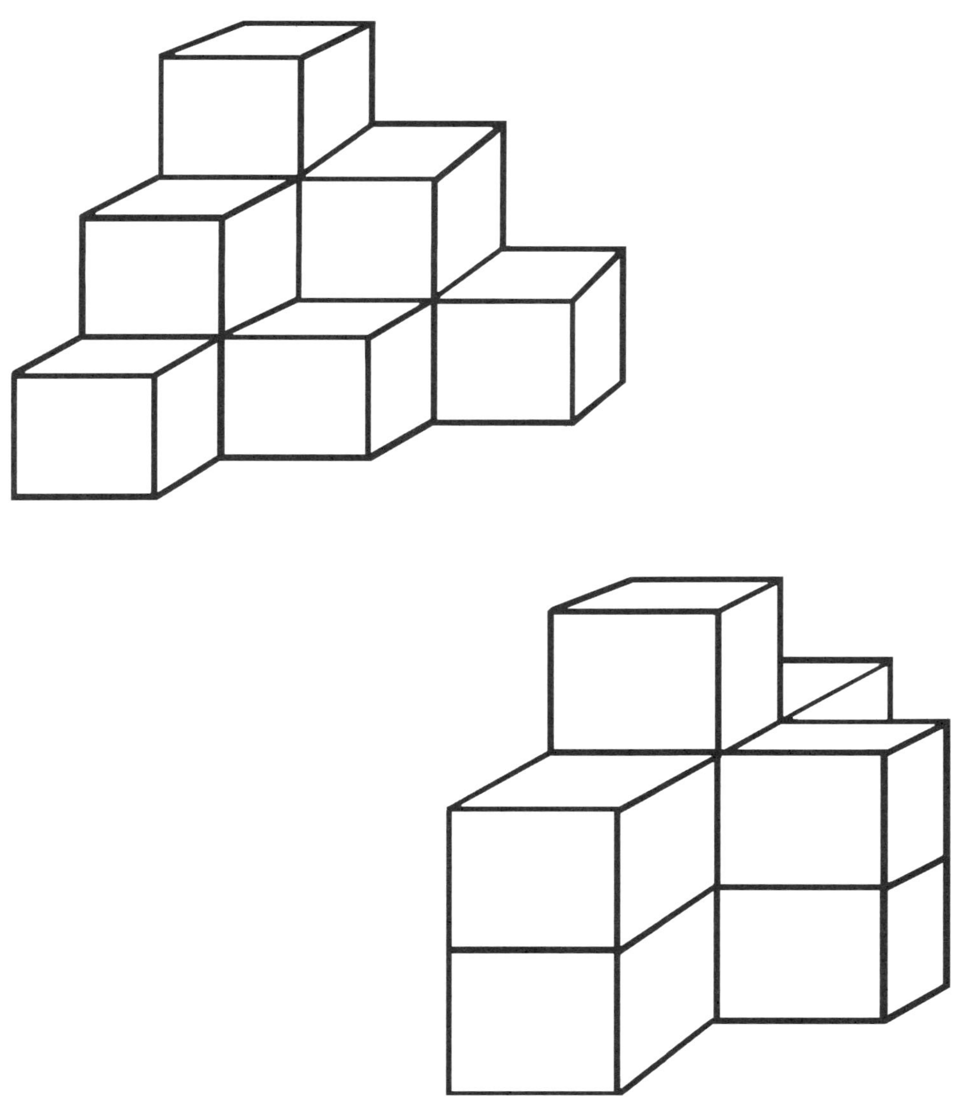

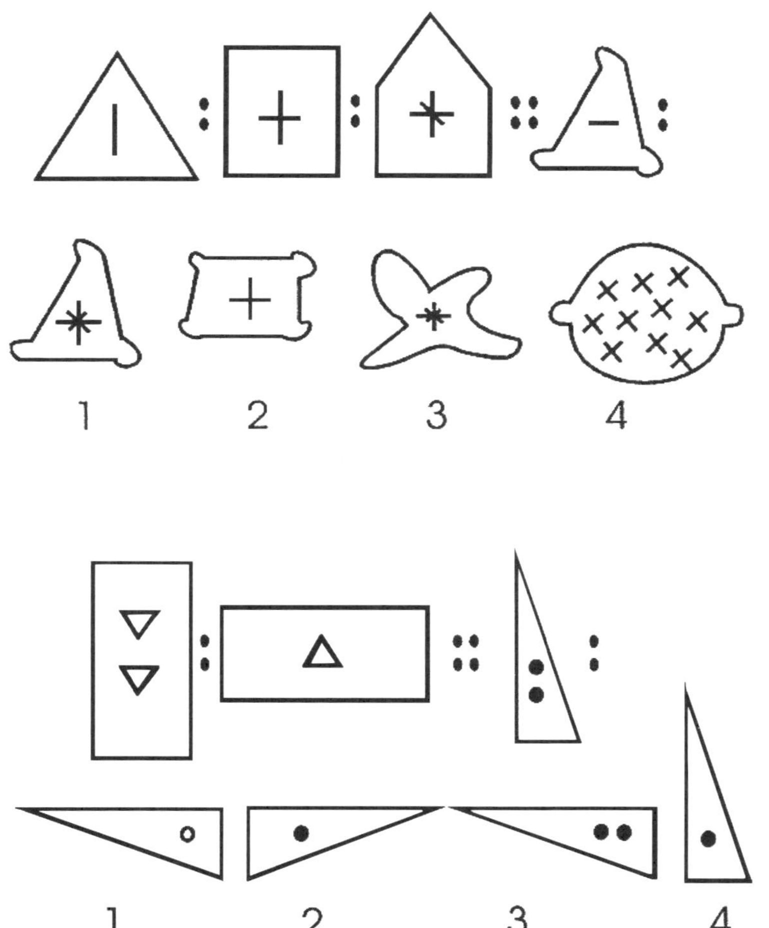
1
2
3
4
1
2
3
4

重い	大きい	どでかい

あ. 広い
い. 親指
う. 梯子
え. 高い

くちばし	巣	羽毛

あ. にわとり
い. 龍
う. さくらんぼ
え. 羽

私	あなた	彼女

あ. はい
い. 彼ら
う. これ
え. 彼

焼く	クッキー	ケーキ

あ. 料理する
い. ブロック
う. 積み上げる
え. 飴

読点	文字	斜線

あ. 過去
い. 句点
う. 数字
え. カギかっこ

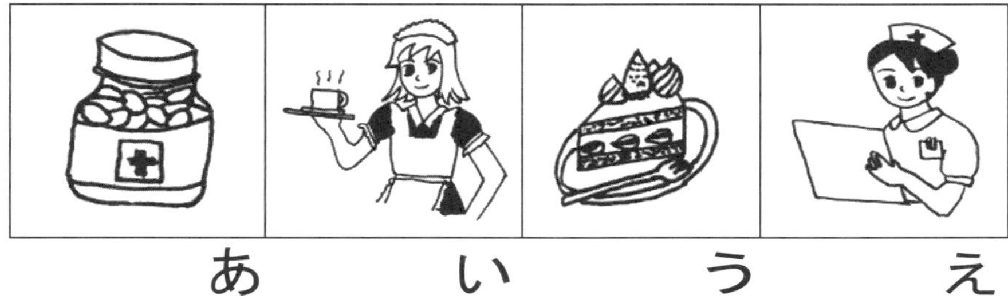

あ　い　う　え

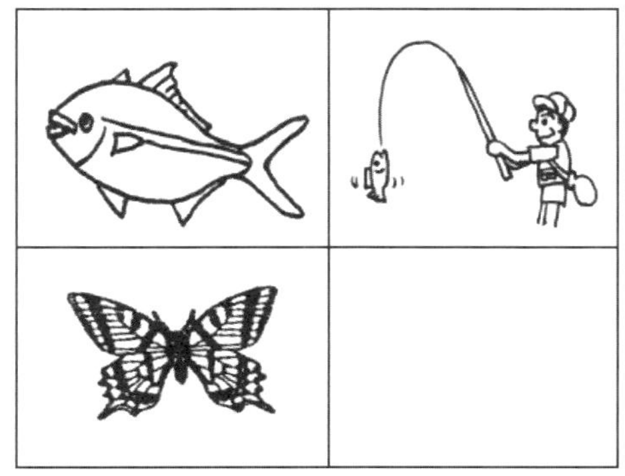

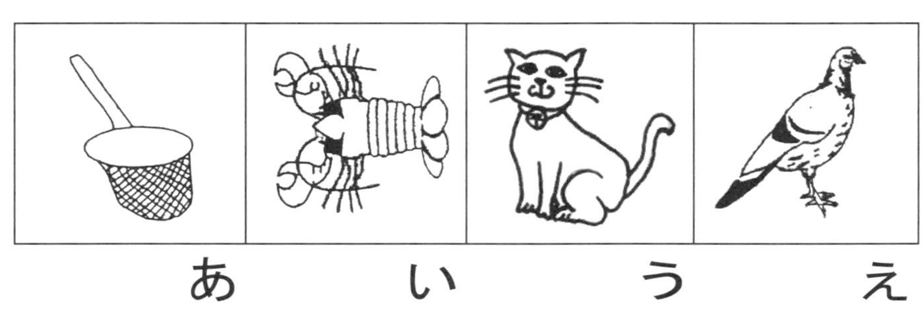

あ　い　う　え

さ わ は は あ た ば ご お お え ま い た な い た さ う じ
だ ら え ば え い ろ え ば ま あ え ら だ ゆ あ だ い さ さ
い た あ ま な ろ く は い け う い た い た あ た た い わ
な あ が く お あ ろ た ろ お な さ え お い な は や え お
お く え ま お た ら お じ あ ま お た う は い ら え ら さ
お な ら お ま あ な く ま い な ら お え さ さ か さ ま た
た あ い え が え は あ た あ え わ あ ば ら え た ら た な
え ろ ま う だ は が く え え ら さ お え な あ ま お う さ
か ば さ か く な じ な さ ま ひ ゆ い だ な く ば ぱ は い
く あ お ろ お ば あ が お い え ろ ろ だ ゆ え あ あ ゆ た
お ま ら あ ろ ま ろ わ な さ い ふ ば お ろ た ろ え く い
ぱ お ら た お あ い え い い が ゆ え さ う お な お ぱ ゆ
な る や や う ま ふ う あ え ま な く く な あ な う じ あ
い あ ば ぱ ら あ お ら あ え ら ま い え あ ら ふ え お さ
さ ぱ え ぱ さ る た お え い お え あ ぱ る ふ る だ る く
さ あ く あ は う か ま く た お が は じ ぱ お ゆ ろ お ゆ
あ な ま は さ い ら え は く あ だ え わ た あ い ば お た
ら う ふ ろ お ゆ じ お ゆ い は わ お え ゆ た る さ あ く
ば ゆ え か わ え な だ な あ ら ば あ さ さ な ば く え ば
あ だ い ぱ う く ら る え が な あ な え ろ ろ あ ふ え た
お た し ん り な つ め や り ひ ふ お こ ち な け た ね ま

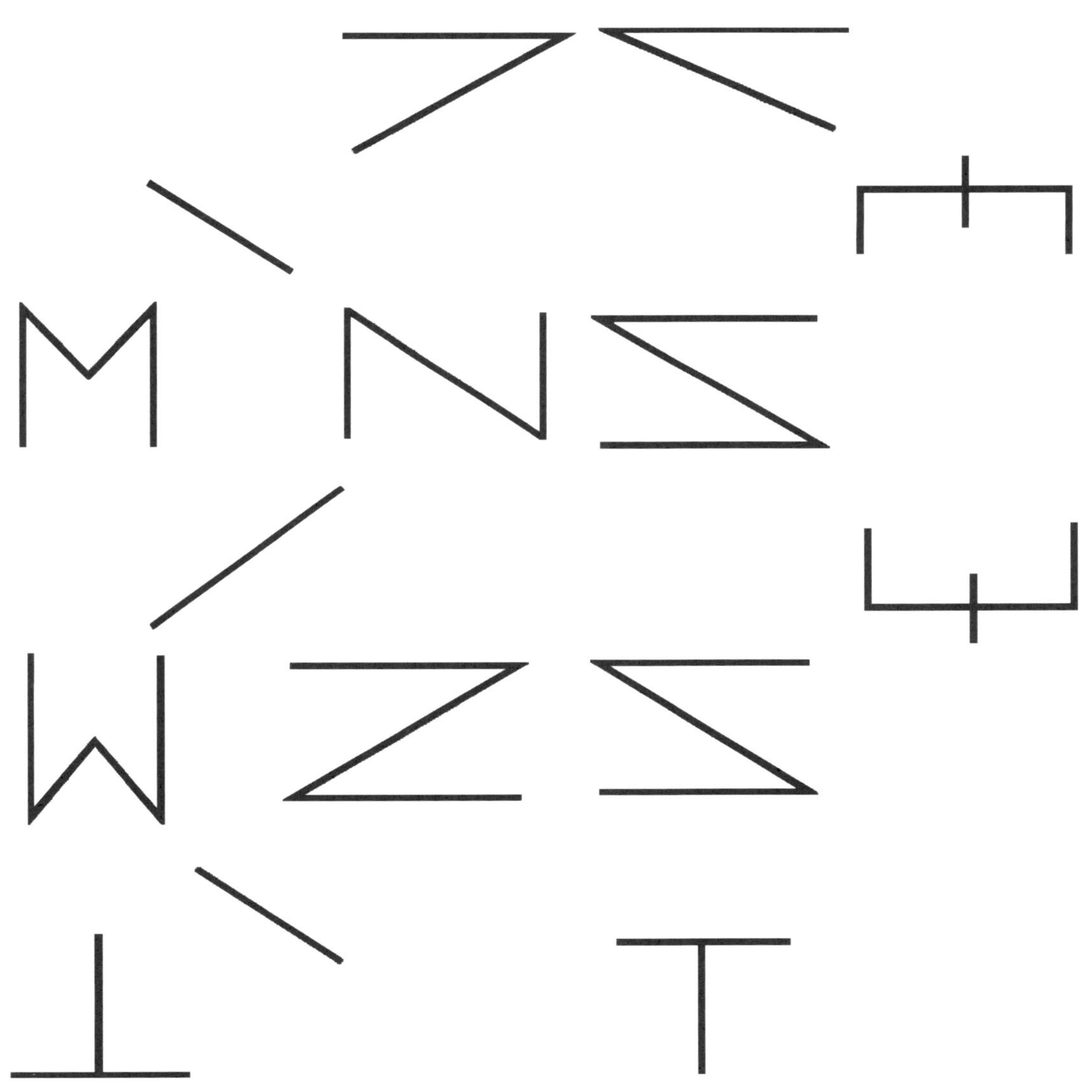

壁

ドア

秘書

窓

看護師

ペンキ

弁護士

医師

柱

かわら

1）

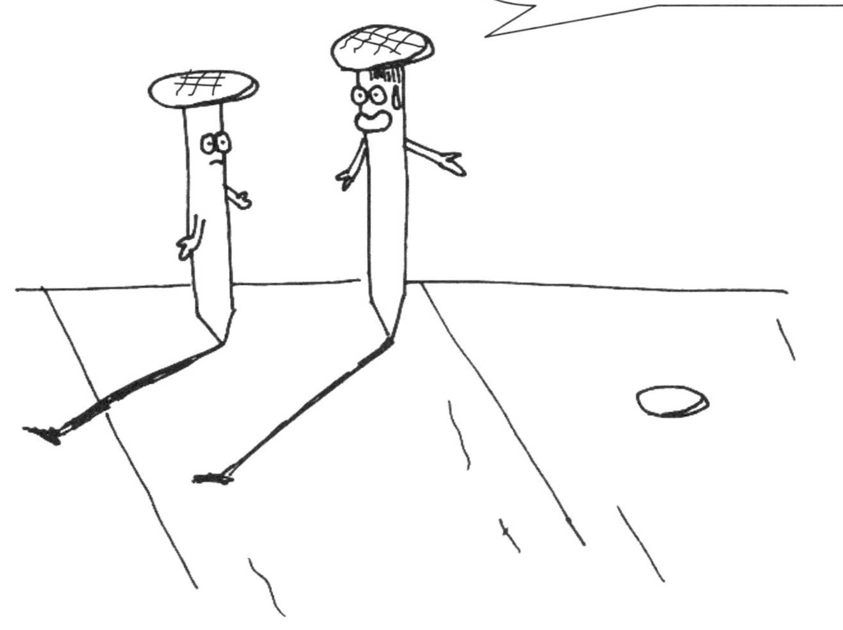
それから私は大きなバンバン
という音を聞いて、
振り向いたら彼はいなくなっ
ていました！

2）ひとしは昼食を近くのピザ屋で食べることに決めた。ピザがオーブンから出てきた時、コックがひとしに6つか8つかどちらに切り分けてほしいかと聞いた。ひとしは「6つに切ってください。8つも食べられませんから！」と返答した。

鳥と魚は食べていません。

鳥も魚も食べていません。

鳥と魚は両方とも食べています。

セッション3

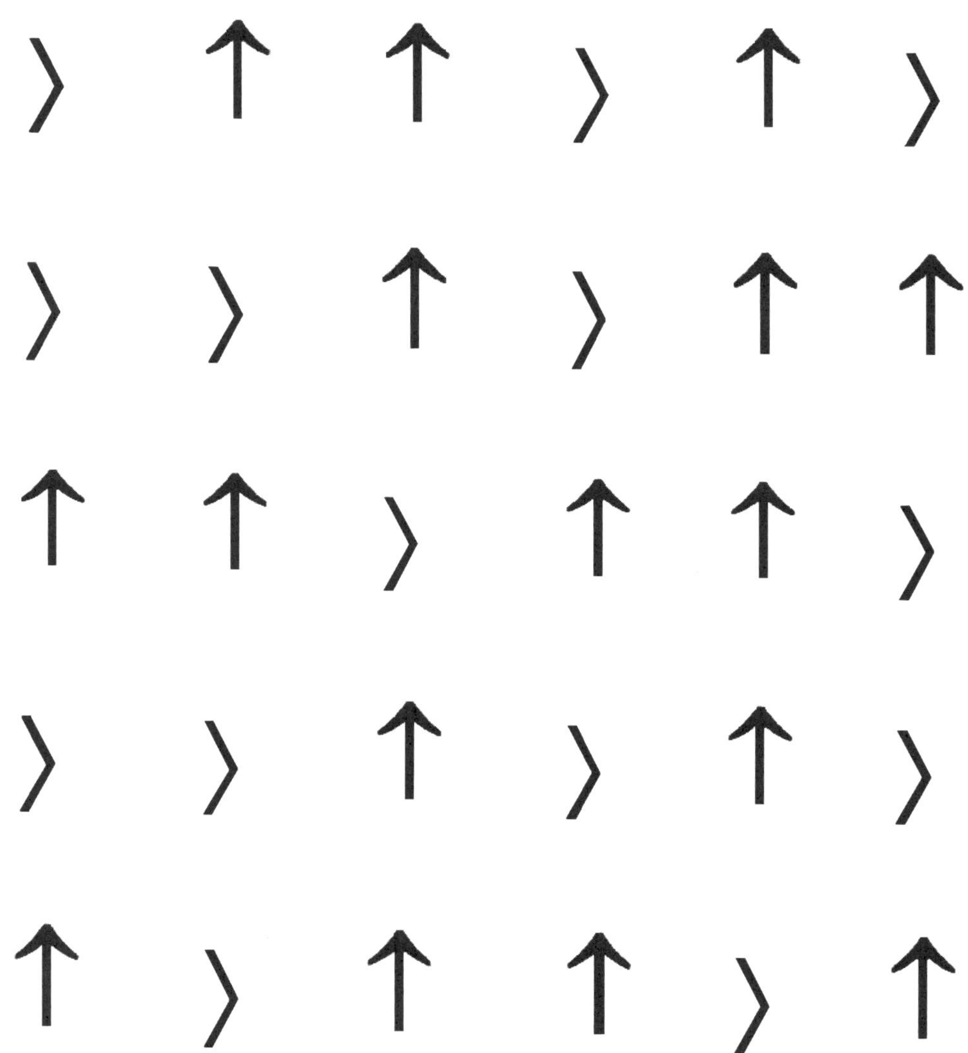

1. け ふ
あ べ
せ わ え
さ せ ざ し

2. は ふ し
ま た し ぱ
な け え
さ し く ら

3. だ あ
せ さわ ざ ふ
あ た し
さ う ま ら
だ な わ
な ざ

4. け ぱ わ ろ
な し
か あ せ た
く そ ま

5. ゆ た ら
か じ せ ふあ
な し そ ま
わ え

6. え し く ら
は べ あ
ざ せ わ た
だ ふ ぱ

7. ゆ は が べ
ま か さ あ
そ い ろ し
し わ ま

8. ざ は だ え
ら お ろ べ
な あ く け
ろ ぱ た せ

9. あ け そ わ
い た な し ふ
く せ ら

10. が ふ ま
ま か ら ろ
し せ な ふ
え せ た

11. ふ ぱ ら し
か だ せ わ ま
あ べ な た
く え

12. だ さ ざ
ふ べ
だ ふな かわ
ろ あ し だ

13. け ま は
ろ し い が
な え ゆ
わ あ たら
た

14. だ ぱし ゆ ら
ふ ら ひ ら
せ く な せ
え

15. あ べ わ
お まえ ざだ
く な まだ
ぱ

16. な べ ま か
しおが あ べ わ
ふ さ そ せ た

17. ま は た
か うが くさ
け しけ べ わそ

18. い あ さ く
ふ まなだふ
る な そ た
う べ し わ ざ

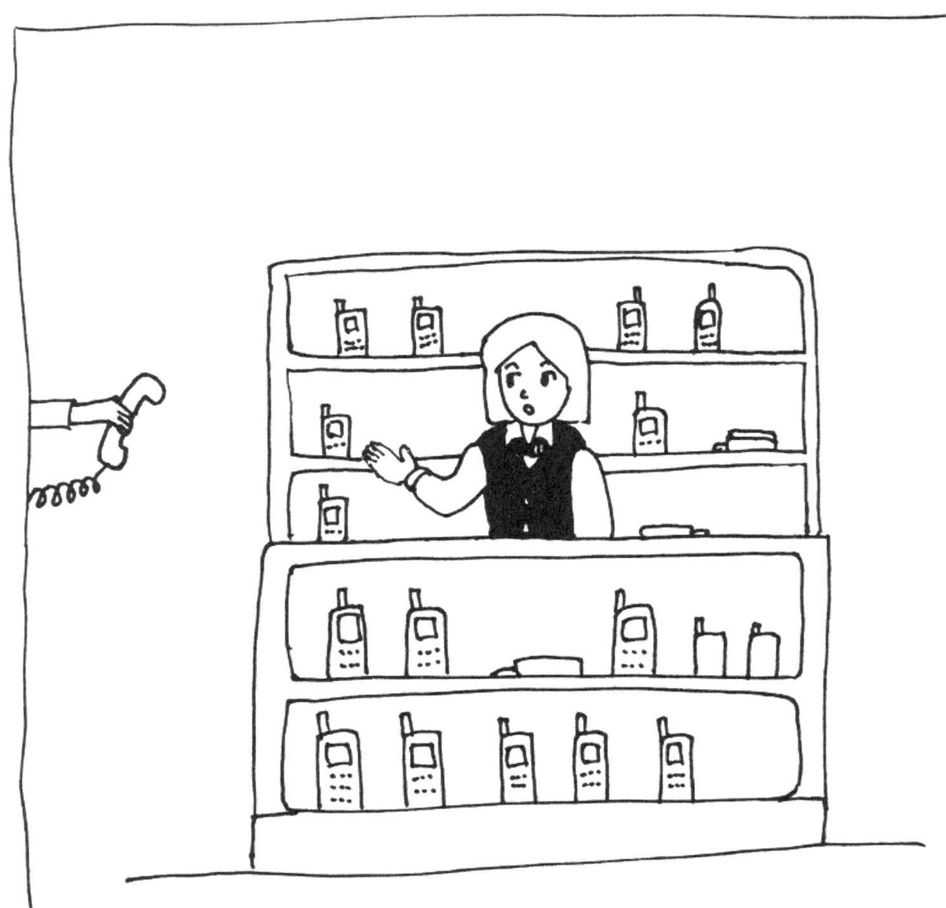

	→	→	→
		←	
	→	→	→

◇			◇
	□	□	
	□	□	
◇			◇

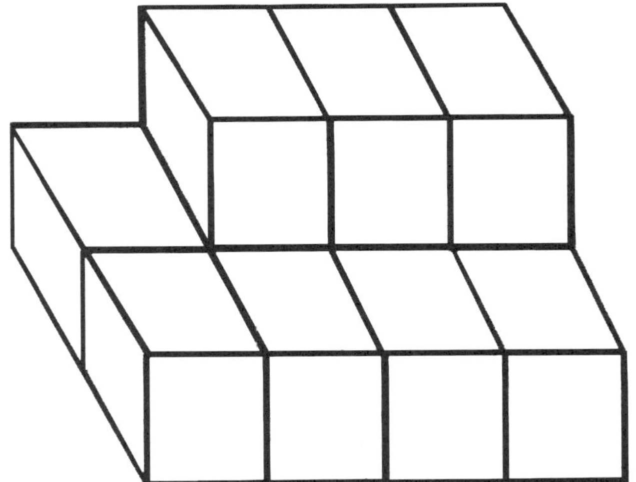

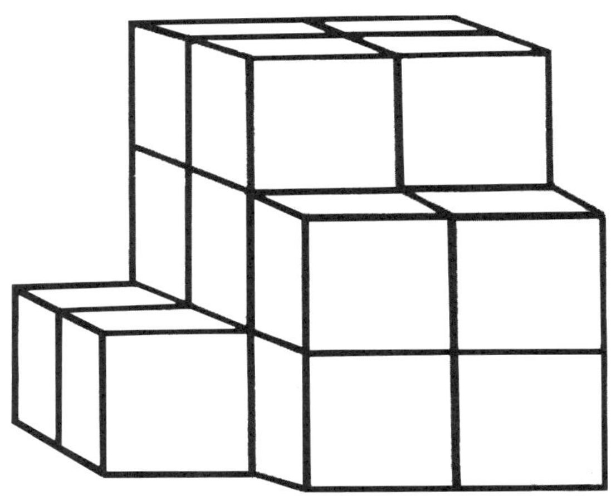

冬	秋季	秋

あ. ことわざ
い. 夏
う. 花
え. 春

父	おじ	姉妹

あ. 誕生日
い. 祖父
う. 母
え. 他者

消防士	医師	警察官

あ. 看護師
い. トラック
う. 教師
え. 雪

ボート	車	トラック

あ. 消防士
い. 列車
う. 飛行機
え. 牛

1 月	4 月	12 月

あ. 夏
い. 7 月
う. 冬
え. 9 月

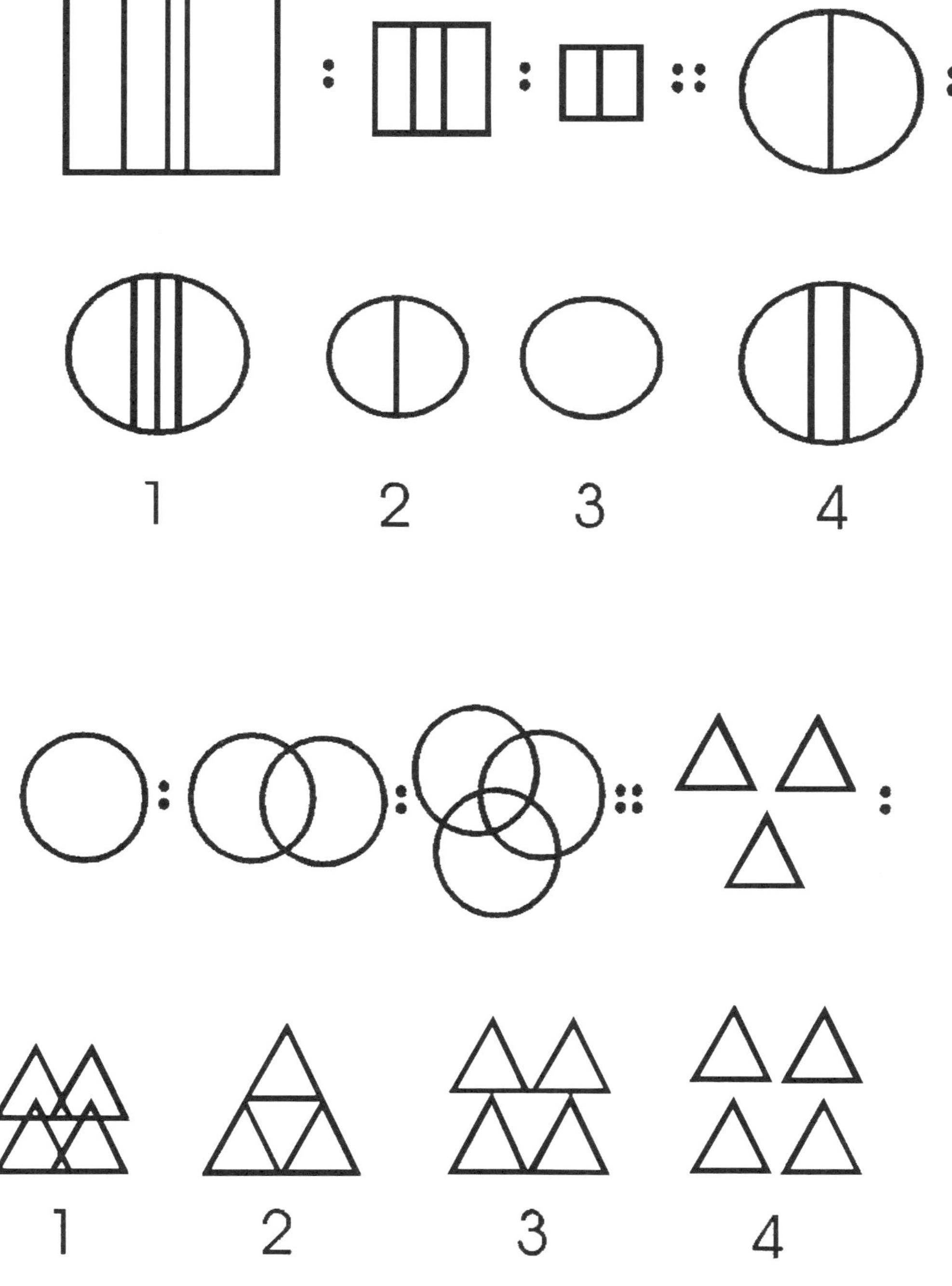
1
2
3
4
1
2
3
4

1）

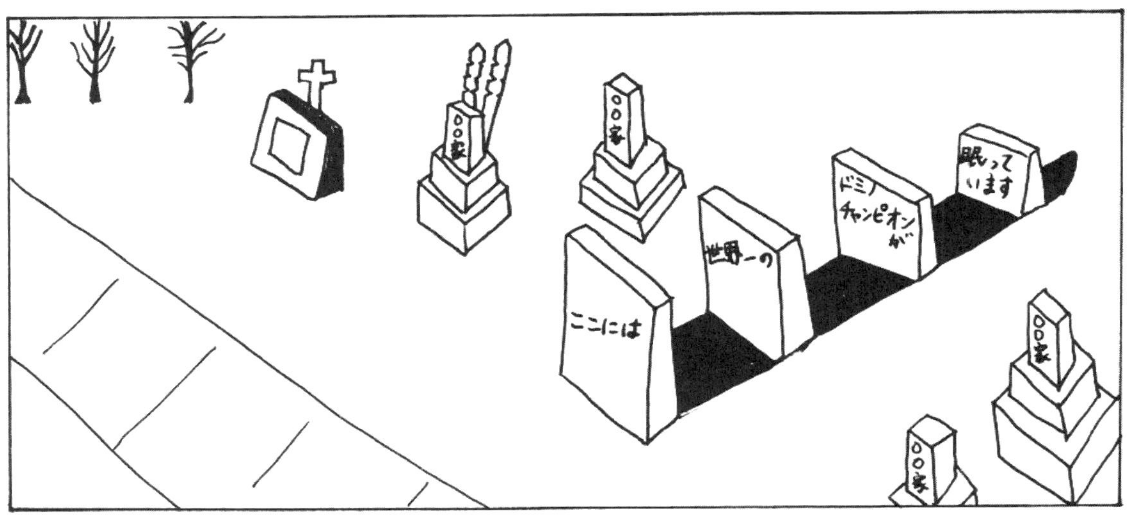

2）たけしは父親が死亡したので訃報欄にのせるために新聞社に急いで来た。「いくらかかりますか？」とカウンターの男性にたけしがたずねると、「2.5 センチメートルにつき 5 千円です」と男性から返事があった。「ひゃー！　父は 195.5 センチメートルです」とたけしは言った。

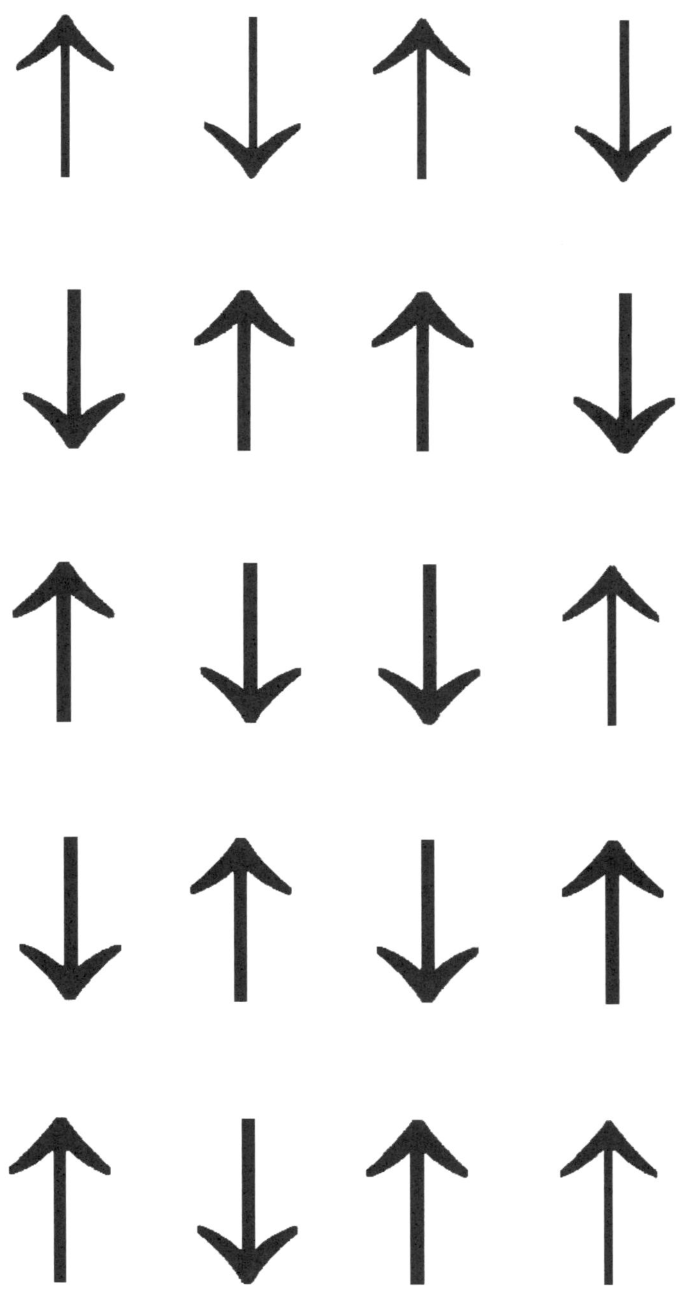

なぜ彼女は自分のことを好きじゃないのかと彼は思った。

彼女は彼のことが好きではなく、彼はなぜかと思った。

彼女はなぜその女性が好きではないのかと思った。

はち

け ささささ

だだ

ぶぶ

さ

に ささ

ぶぶぶ だだだ

だ

ぶぶぶぶ

ささき だだだだ

じゅう よん

ろく

セッション4

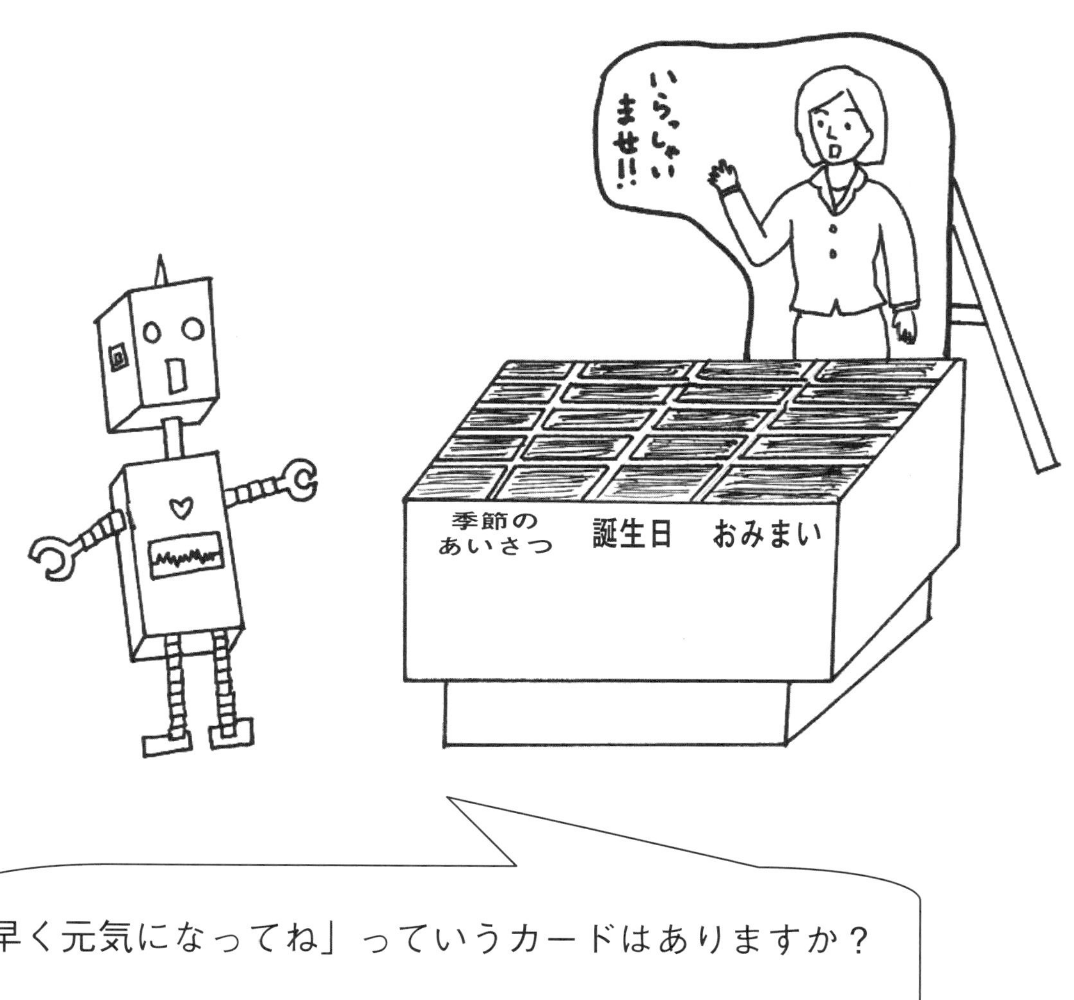

「早く元気になってね」っていうカードはありますか？

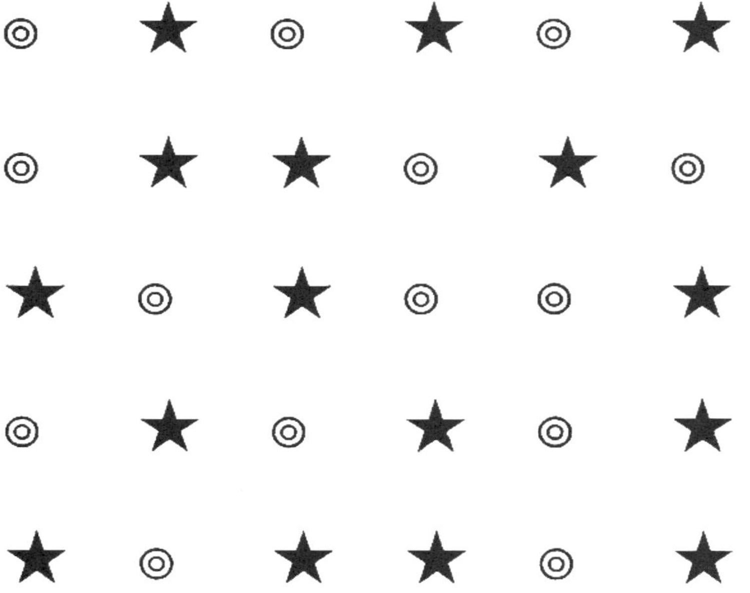

ϕ		ϕ	
	ϕ		
		X	
	X		X

			▼
		▼	□
	▼	□	
▼	□		

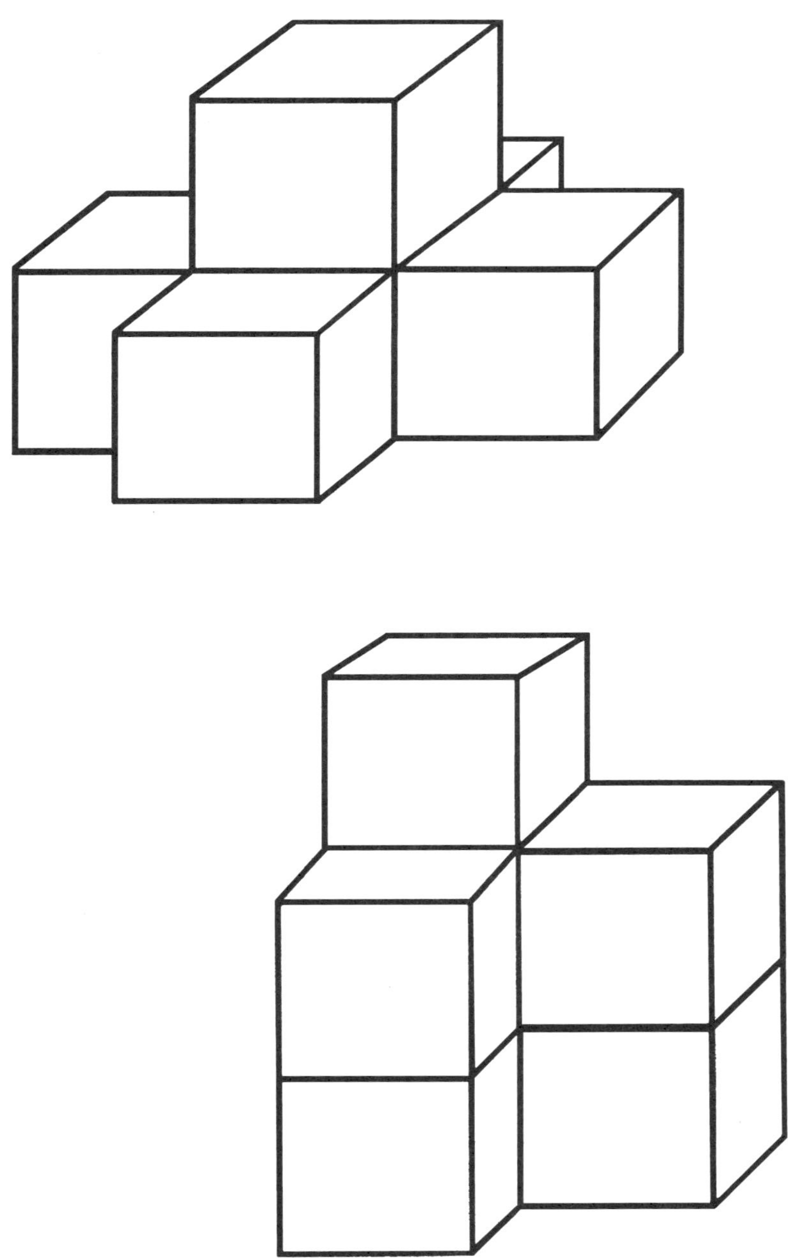

本人用 5-4-5

本人用 *5-4-7*

が が け く お う え え く お さ だ が な が ぱ い あ お ぱ う
ま け ら ろ わ た た あ か く ら う な う お が い さ ろ な ら
は ら だ は か た ま ろ さ な あ ま う た せ ま お い お さ お
た う い お は い ぱ ま ぱ ら く え た だ ば た ま お あ な な
あ た え ろ ば さ ろ あ だ く ば う ろ ま だ お ろ え さ ぱ ま
え え え は な う あ さ う ら た お な ふ お ろ あ さ が え え
ら あ け ゆ ま う な ま お お く な う あ え ろ え ら た あ ま
わ え た だ あ さ た た せ え あ ふ い な ふ な ゆ い う い な
え た た ら く あ は た い な ふ だ か ふ だ ら ふ だ ふ だ お
う ら う あ う ま さ お ら な な な い な ぱ ゆ だ ぱ あ た ら
ら た ぱ ぱ わ な い う え ら が い い え い ぱ ら く お は う
い え さ お ぱ ぱ ば べ さ さ う ろ ら な ゆ ろ え お え ら う
あ あ え え さ あ あ え は た ば ば ら お さ ふ ば え く え だ
な ふ あ ろ ろ ゆ く が ら お い あ ふ べ ら う い あ わ わ た
な い け ろ い あ く お お ら だ ろ ら せ ろ ゆ ま う え ば お
あ な だ は た さ ま が だ ま ゆ た ら お お あ さ ま は は は
い く え ろ た な は が い ら た く は が た ろ お た え お ば
ら は が う お ろ ぱ ろ ら い い あ い ろ ま ば あ な だ ら わ
う え は お う あ ろ え か あ ろ ふ な ろ い ま い が い た な
え う か ろ ら ら あ さ な お や ま た ろ ぱ ろ ぱ あ あ う お
ま れ お く ら さ え あ え は た さ え ろ く あ た く え ぱ さ

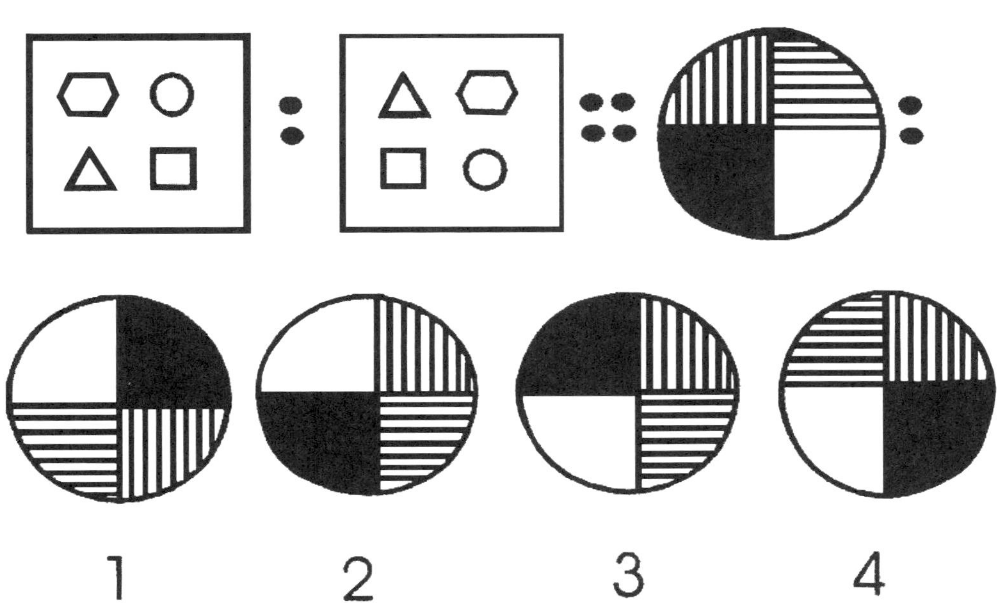
1
2
3
4

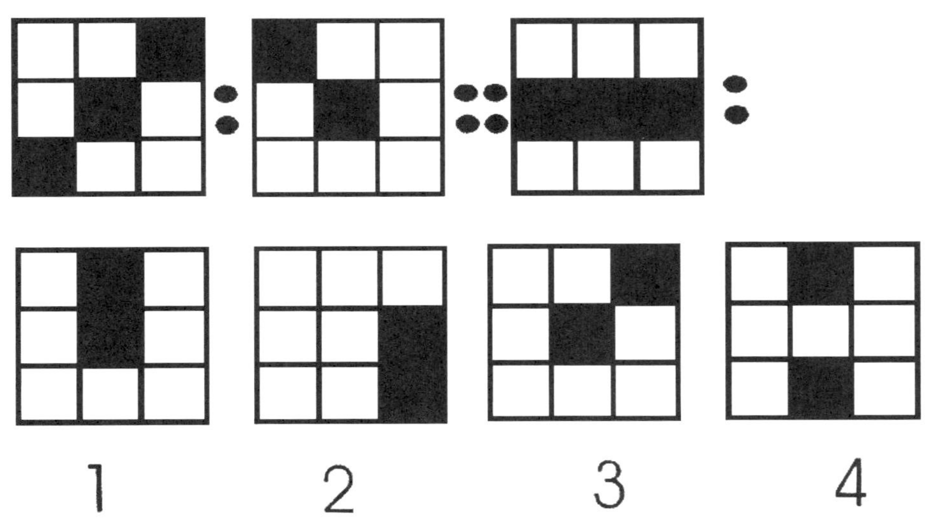
1
2
3
4

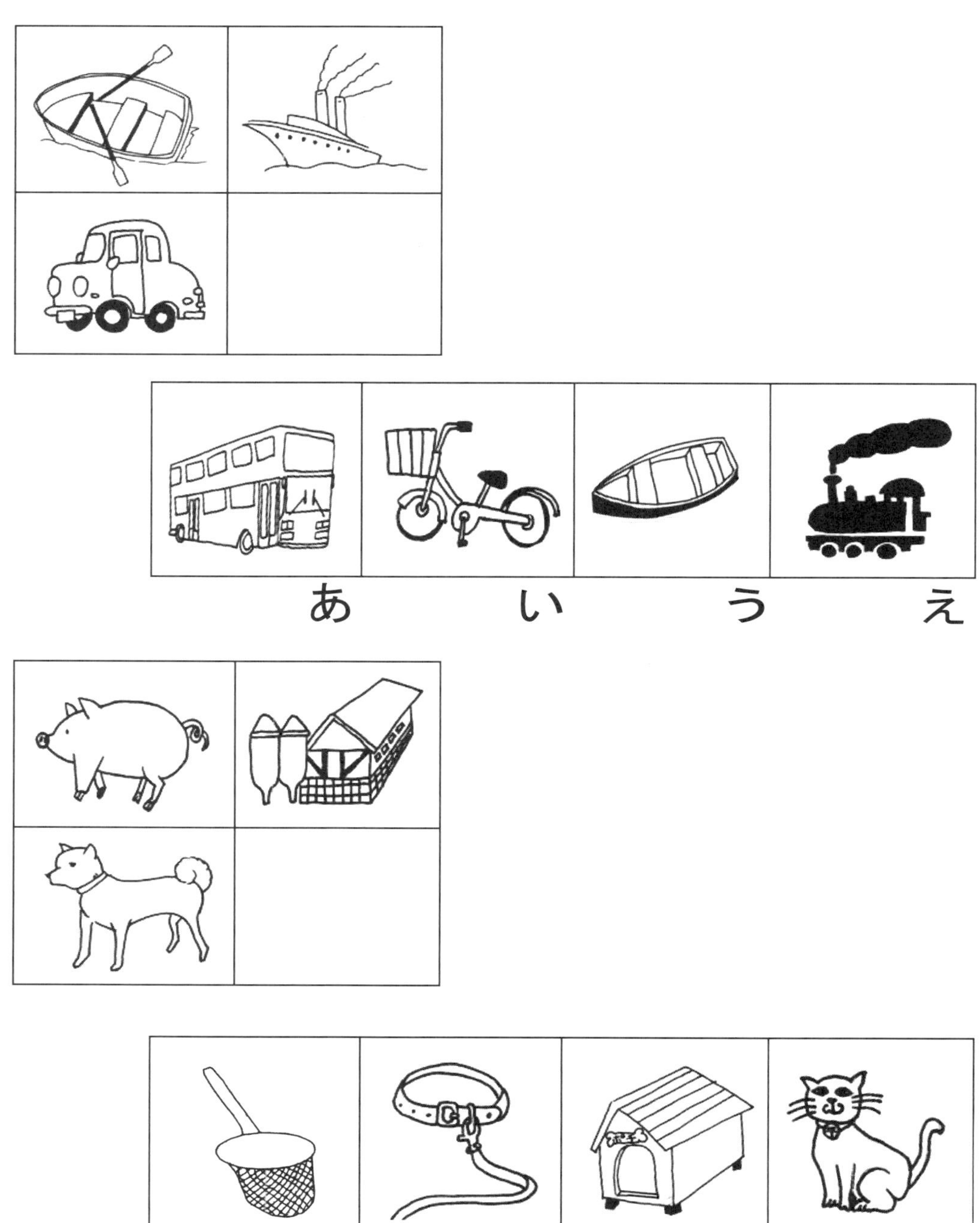
あ
い
う
え
あ
い
う
え

茎	葉	根

あ. 植物
い. 花
う. 家
え. 応接室

泳ぐ	クロール	跳ねる

あ. 走る
い. 飛ぶ
う. 地球
え. 食べ物

病院	病気	熱

あ. 薬
い. 裁判官
う. 看護師
え. 郵便配達人

炭水化物	脂質	ビタミン

あ. ミネラル
い. ワクチン
う. たんぱく質
え. 隕石

下のほう	上	下

あ. 空
い. フェンス
う. 下のほうに
え. 上のほう

1

海

カップ

川

333

22

受け皿

皿

湖

フォーク

小川

4444

ナイフ

ビーチ

55555

1）

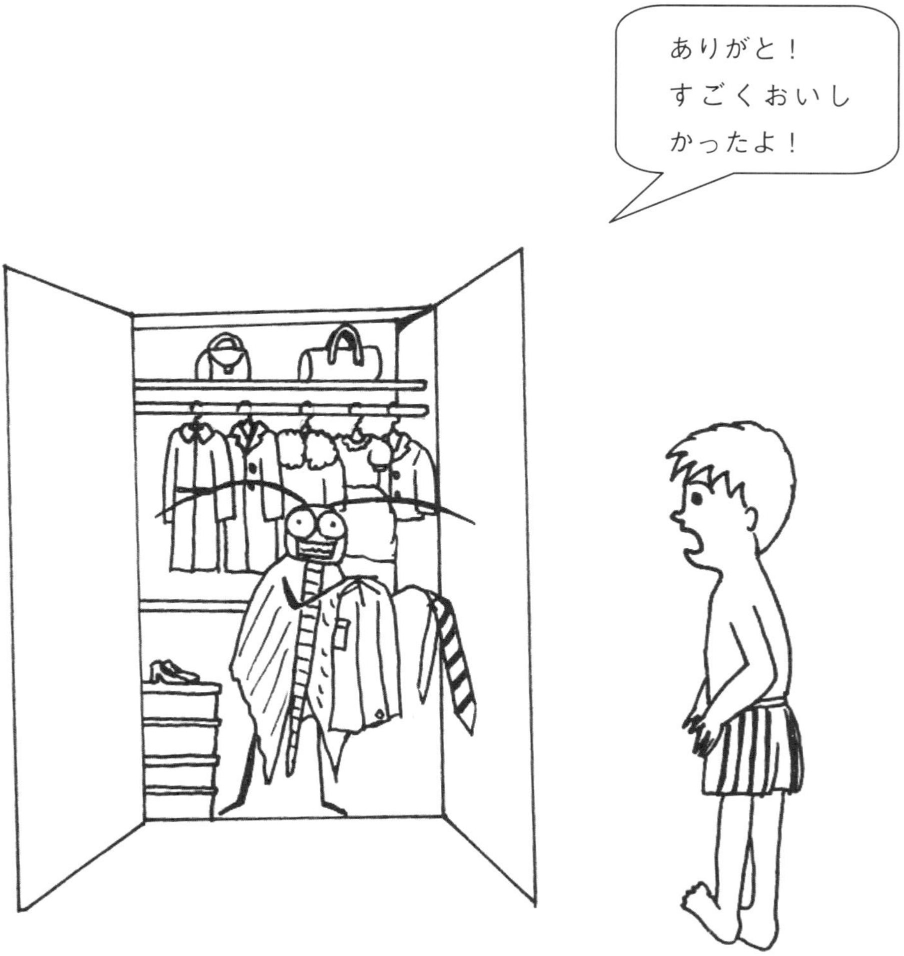

2）美術教室の生徒が初めての展覧会を開いたばかりだった。すべての絵画は売れた。管理者が「ある女性が『これらの絵は将来どのくらい値段が上がりますか？』と聞いて、そして彼女が絵を全部買いました」と美術教室の生徒に言った。美術教室の生徒は「それは誰でしたか？」とたずねた。「あなたの美術教室の先生ですよ」と管理者が答えた。

その問題が最後だ。

最後の問題は彼女が解決するだろう。

彼女こそが最後の問題を解く人だ。

彼女は問題が解けない。

セッション5

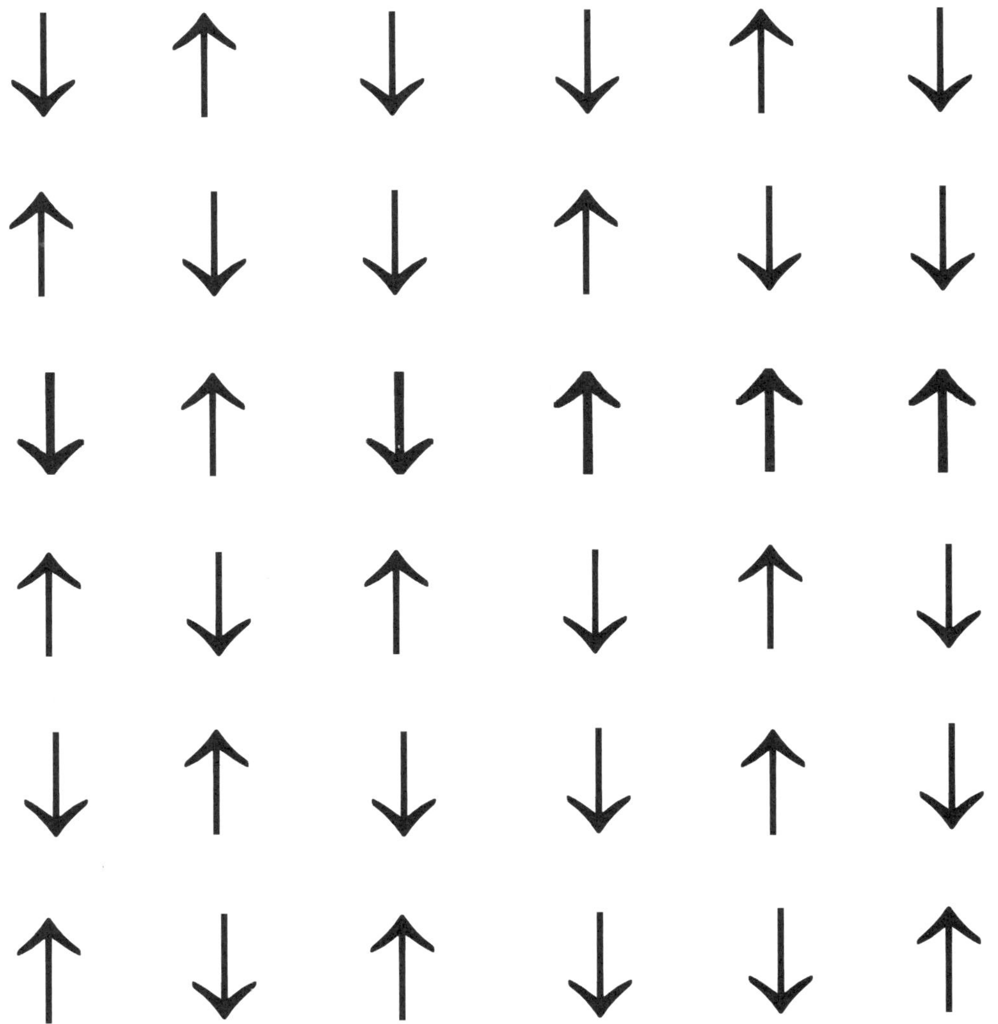

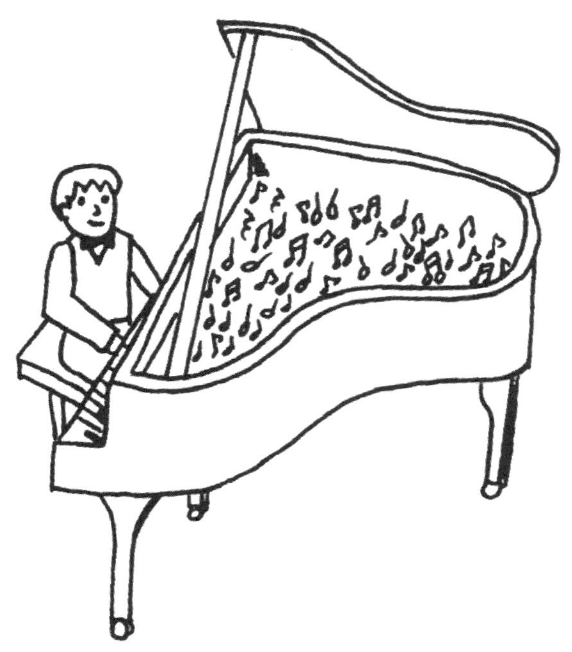

21	2	16	5	1	51	5	22	11	15	20
2	12	20	16	20	4	5	14	4	4	13
1	1	5	1	5	16	29	5	1	20	4
1	4	5	12	14	4	5	20	8	5	5
2	1	26	3	4	9	7	7	15	8	6
20	6	28	5	20	4	14	15	1	12	4
3	20	5	16	17	31	14	7	4	5	20
8	4	10	12	14	8	2	5	20	5	8
2	1	17	11	4	5	20	16	4	12	4
17	20	2	20	7	18	10	5	16	17	3

↓		↓	
↓		↓	
	↑		↑
	↑		↑

V	V	V	
V		V	
V	V	V	
V			

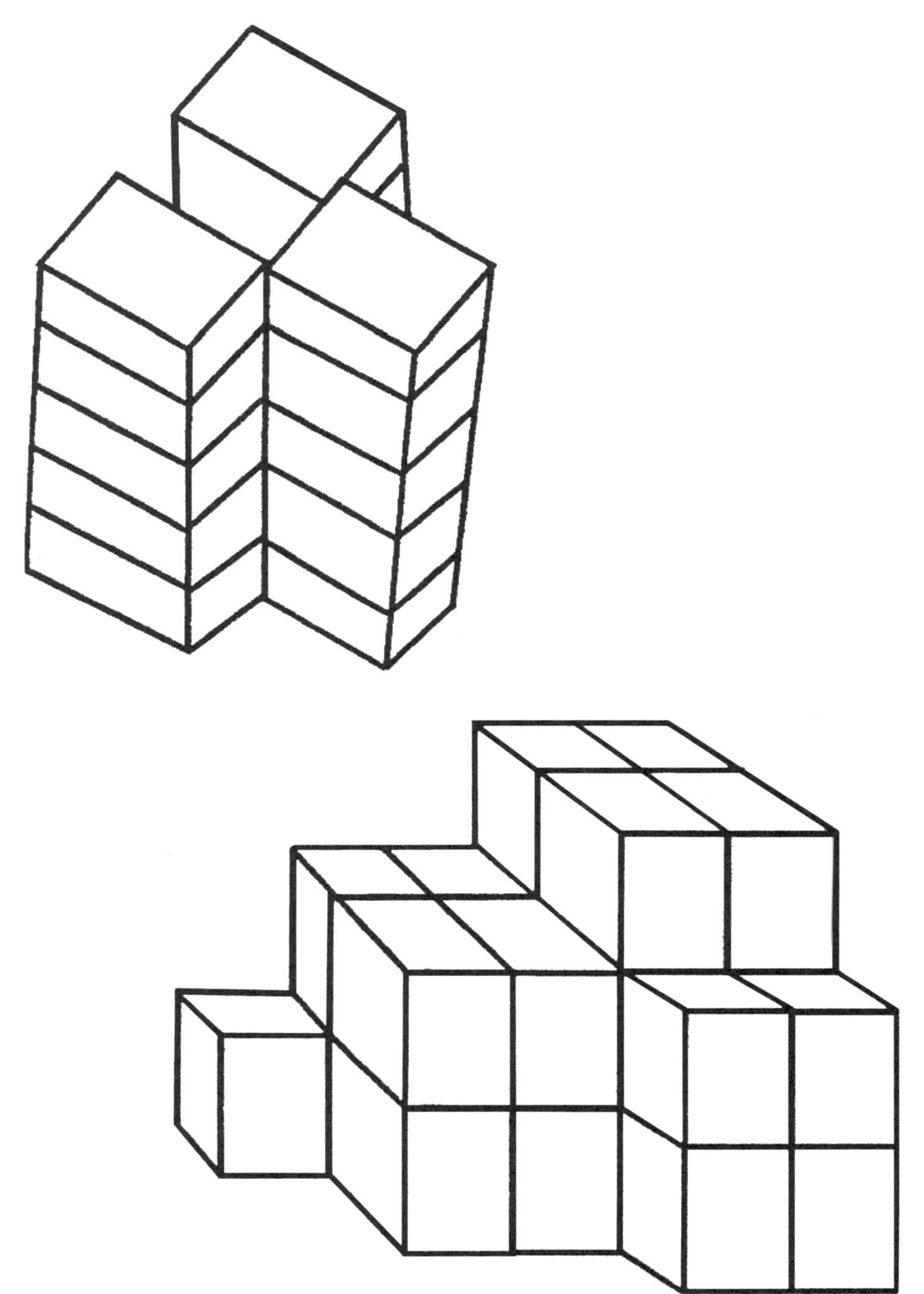

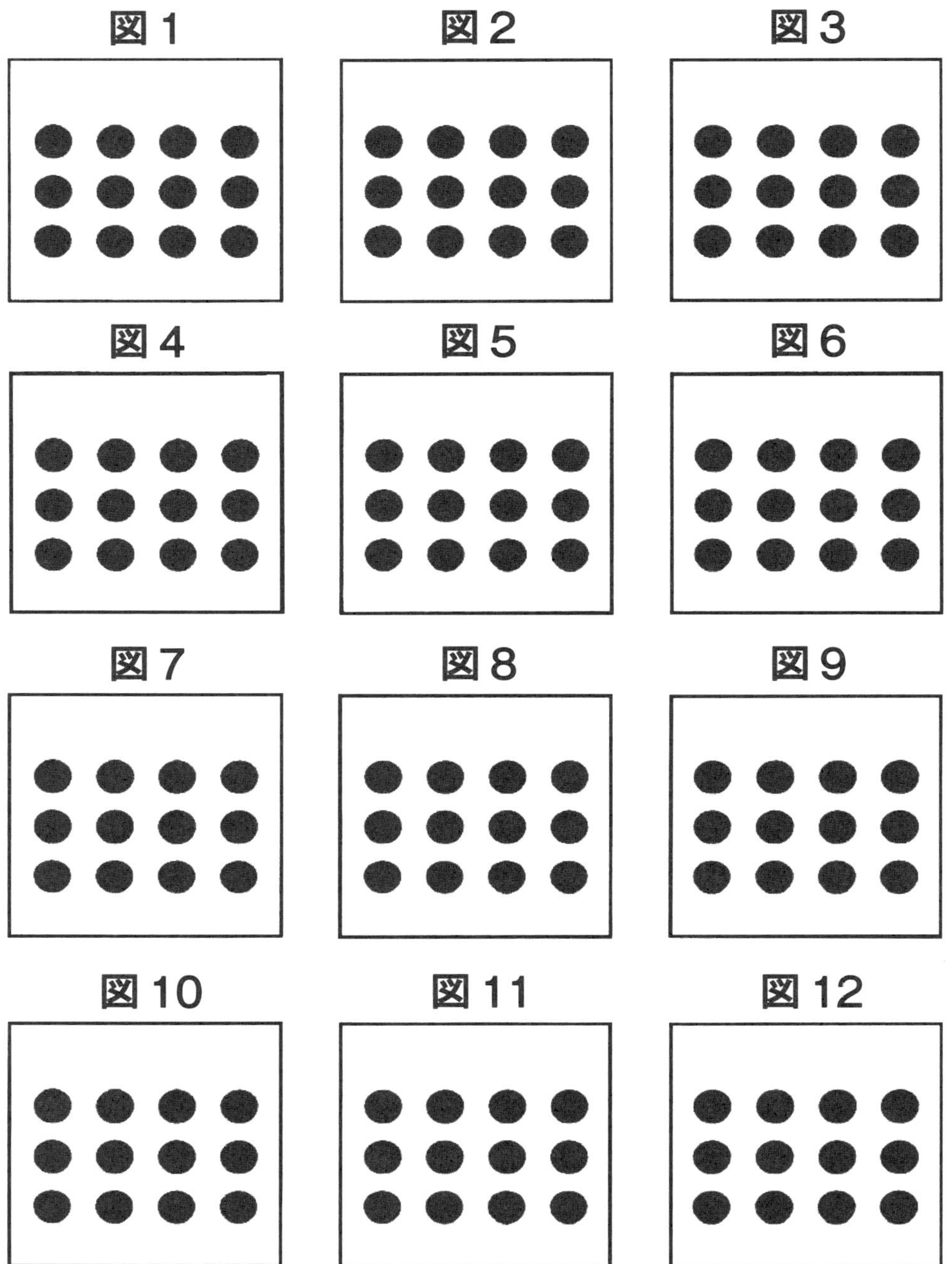
図1
図2
図3
図4
図5
図6
図7
図8
図9
図10
図11
図12

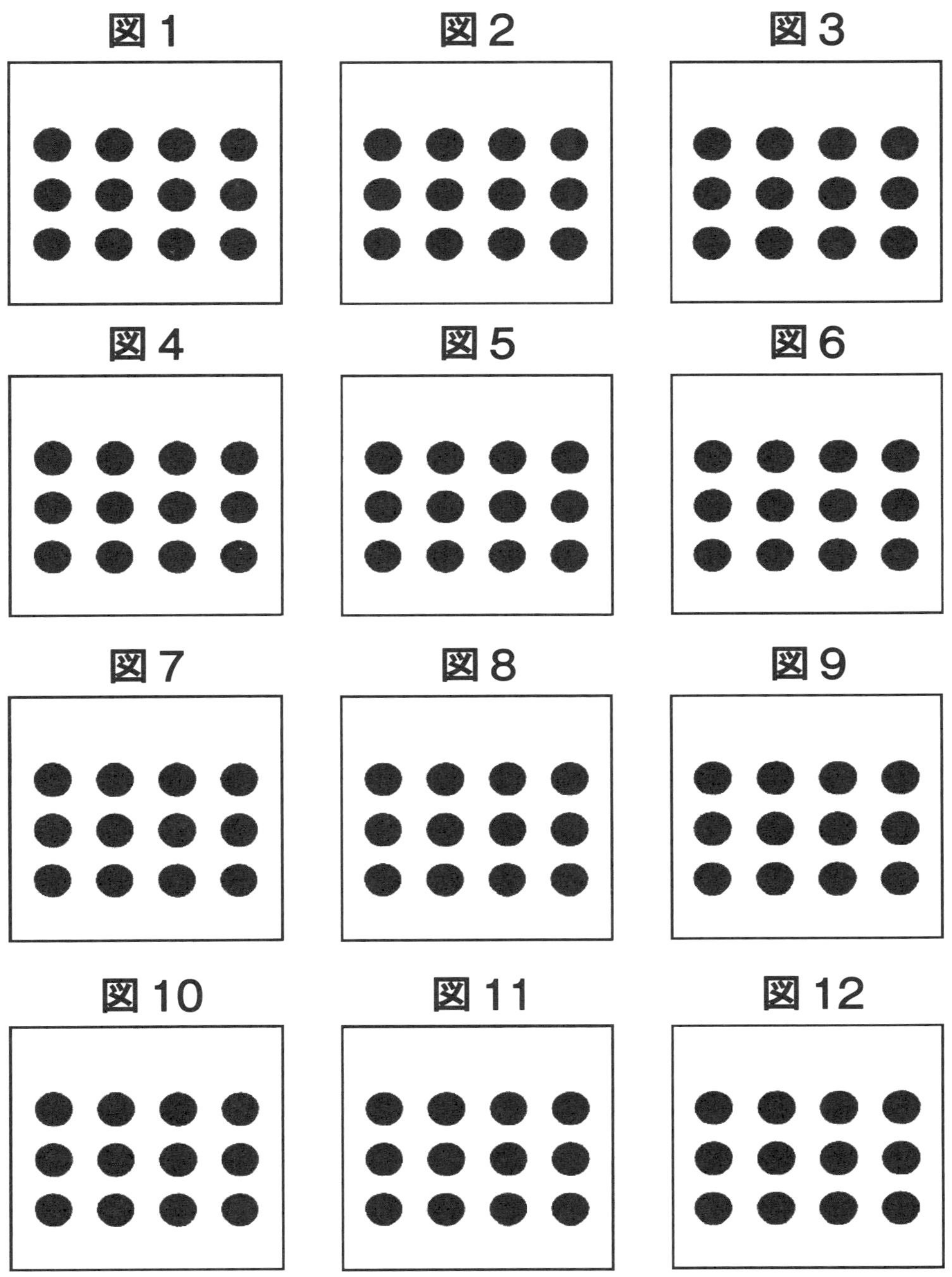
図 1
図 2
図 3
図 4
図 5
図 6
図 7
図 8
図 9
図 10
図 11
図 12

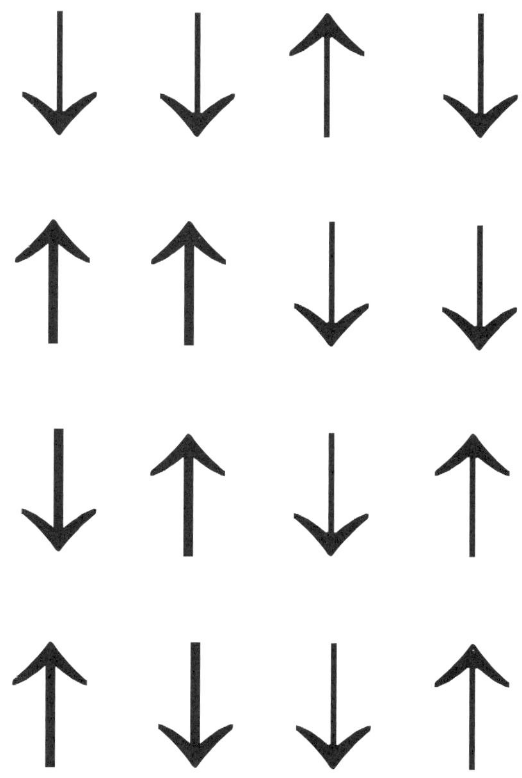

魚

猫

地球

火星

サメ

鳥

キツネ

土星

うさぎ

ネズミ

木星

海王星

毛虫

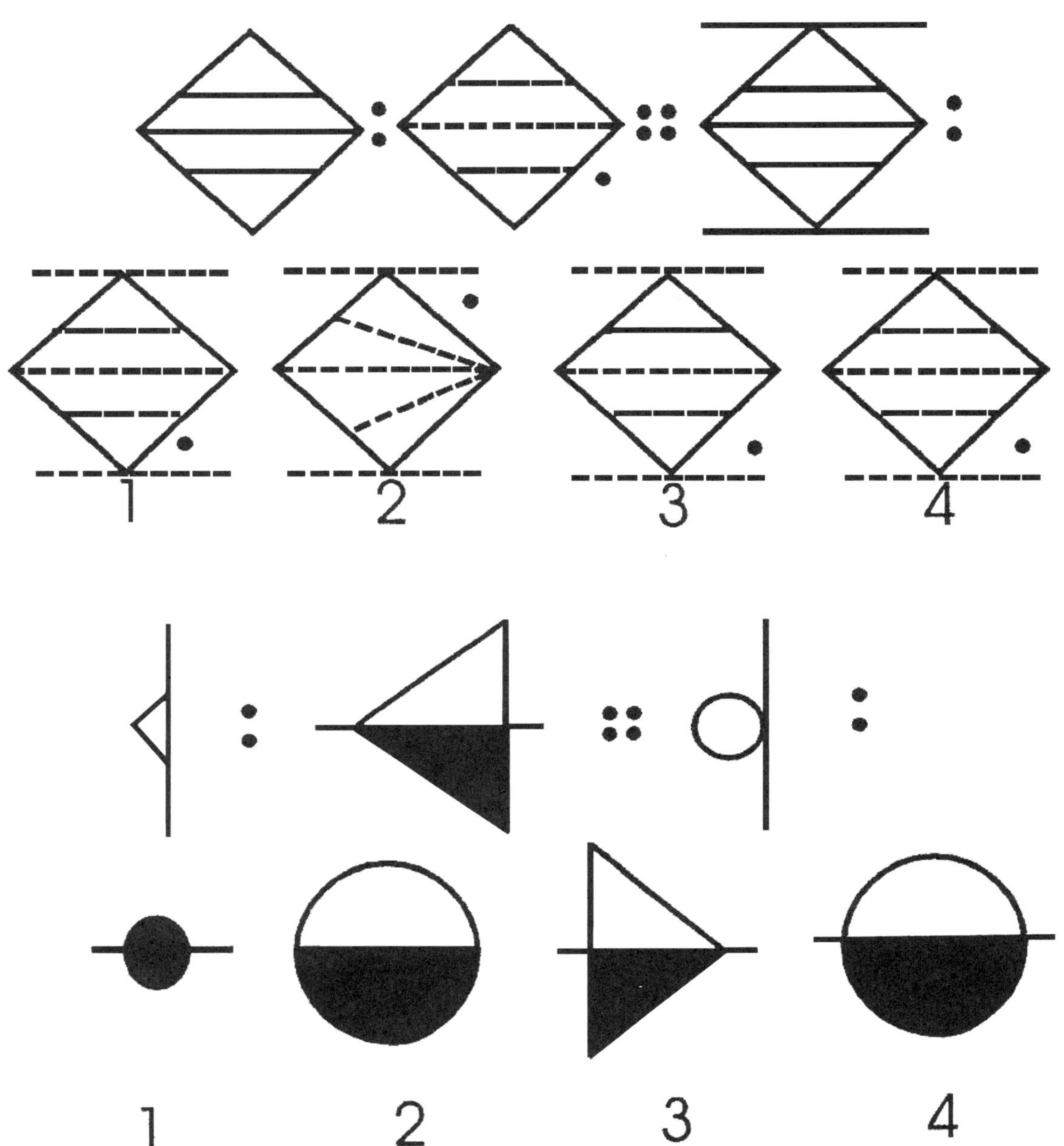
1
2
3
4
1
2
3
4

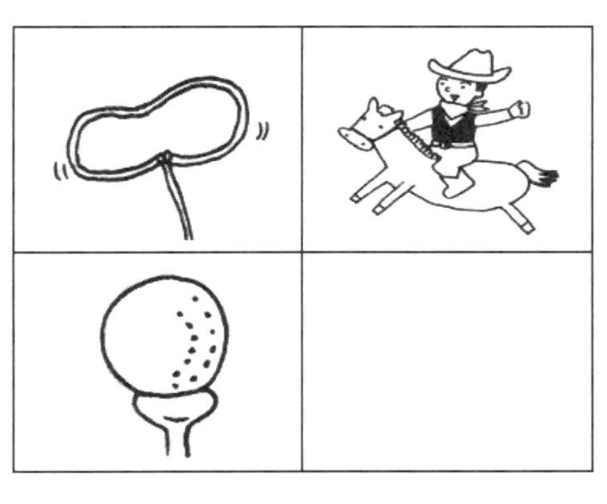

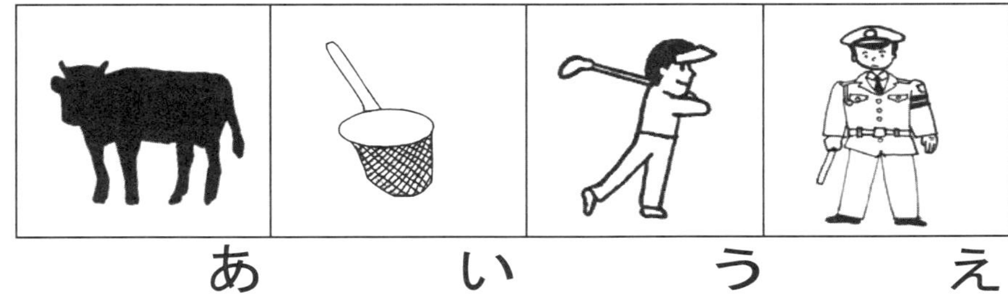

あ　　　い　　　う　　　え

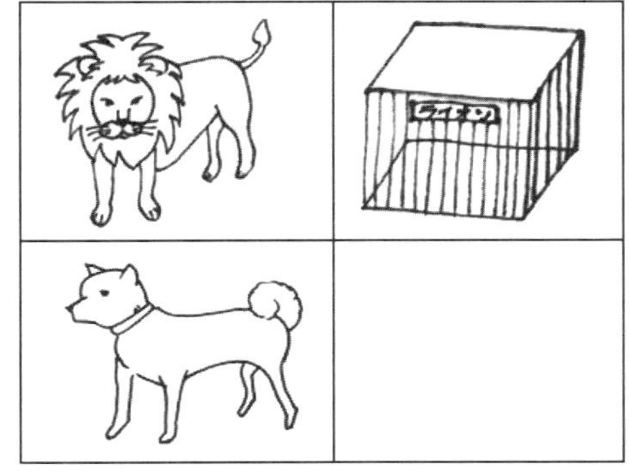

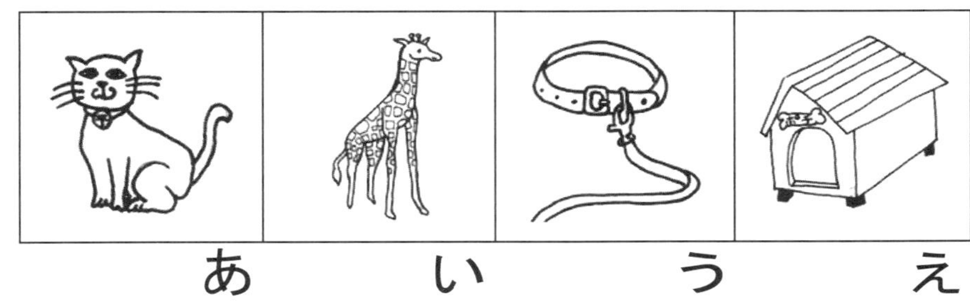

あ　　　い　　　う　　　え

船	自動車	飛行機

あ. 列車
い. れんが
う. 乗り物
え. 道

鋤	搾乳場	田畑

あ. 飛行場
い. 農場
う. 収入
え. 収穫

魚	やぎ	犬

あ. 苗
い. やり
う. 猫
え. 豚

水	雨	蒸気

あ. 歩く
い. 岩
う. しずく
え. 雲

子どもの日	成人の日	建国記念日

あ. 中国
い. 敬老の日
う. 勤労感謝の日
え. 韓国

1）

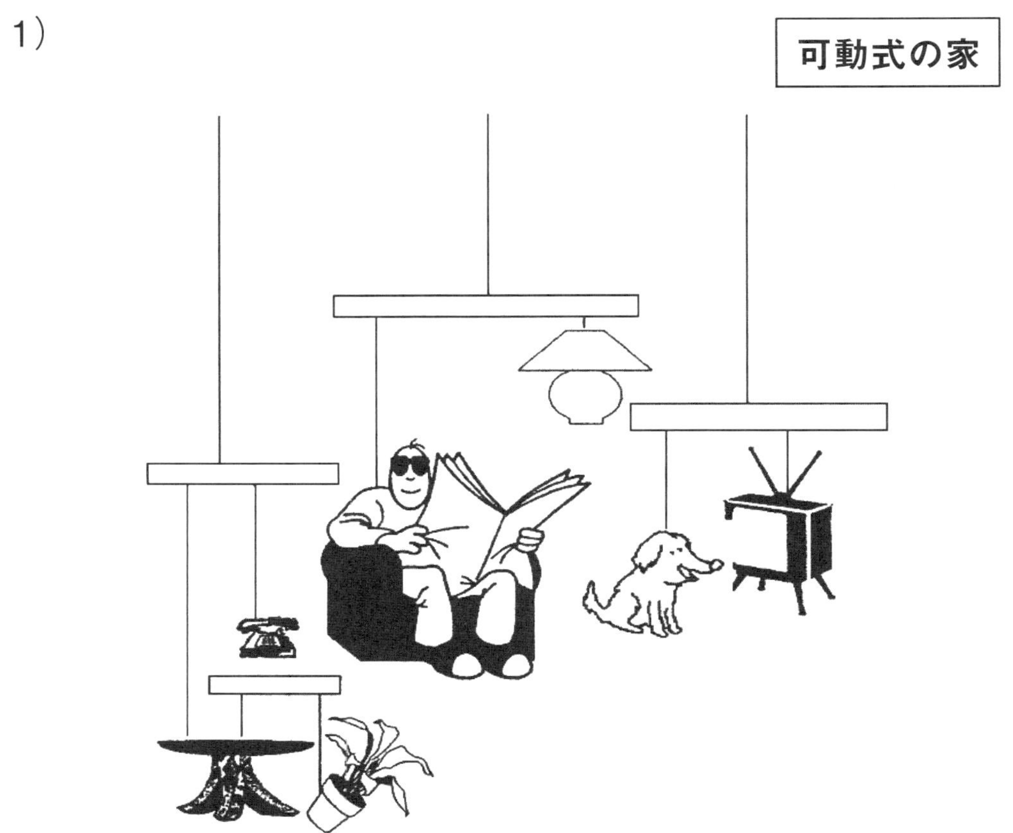

2）ある男性が朝から行方不明になった。夜になって警察が彼の妻に、彼女の夫がデパートのゲームセンターにある運転ゲーム機を独占して使っているのがみつかったと話しに来た。「それは彼のはずがありません」と妻は答えた。「なぜなら彼は運転免許を持っていませんから。」

彼はゆっくり行きたい。

彼はゆっくり行く。

彼はゆっくり行ってしまった。

彼はゆっくり行くだろう。

彼はゆっくり行った。

とある市に住んでいる山田さんは居酒屋を深夜１時以降も開いていた罪で、先月彼の住む地域の地方裁判所に６回目の出頭をした。彼はこれまでの場合のように今度もまた罪を認め、最高５万円の罰金を科された。

以下の結論が正しい、間違い、上記の文章では答えがみつからない、のどれかを判断してください。

結論：

1）たとえ５万円の罰金を払うリスクがあっても、場合によっては居酒屋を深夜１時以降も開け続けることは山田さんにとって有利であった。

2）山田さんの居酒屋は裁判所により市での条例の範囲内になるように縛られた。

3）山田さんは条例が廃止される希望を抱いて繰り返し深夜１時に閉店する条例を破った。

4）最高５万円の罰金は十分に効果があり、その市およびその近郊のすべての居酒屋は深夜１時には閉まった。

5）先月のうちの１週間は山田さんが条例で決められた閉店時間を毎日守った。

セッション6

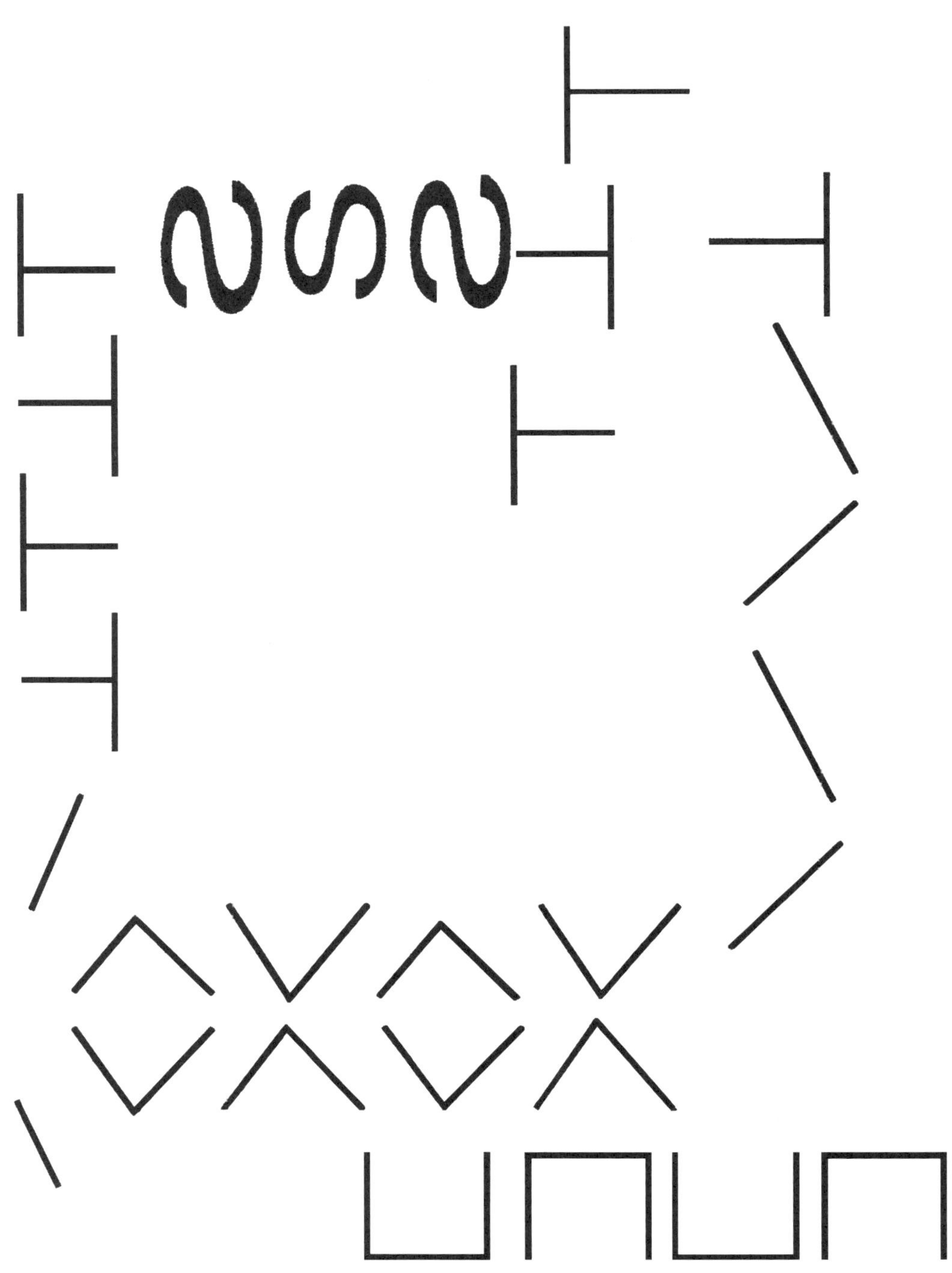

あ　か　か　あ　か　あ

か　あ　か　あ　か　あ

あ　か　か　あ　あ　か

か　あ　あ　か　あ　か

あ　あ　か　あ　か　あ

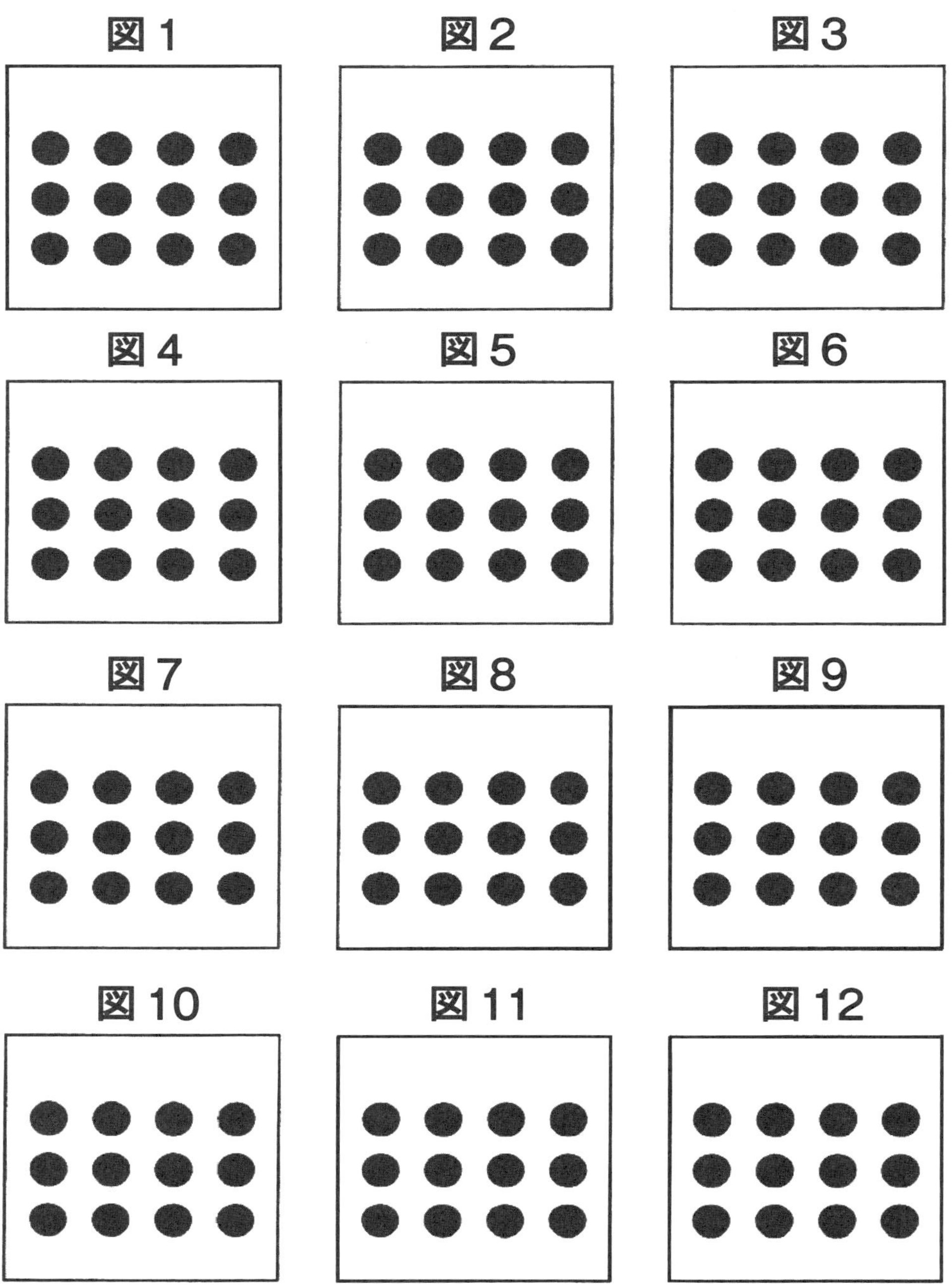
図 1
図 2
図 3
図 4
図 5
図 6
図 7
図 8
図 9
図 10
図 11
図 12

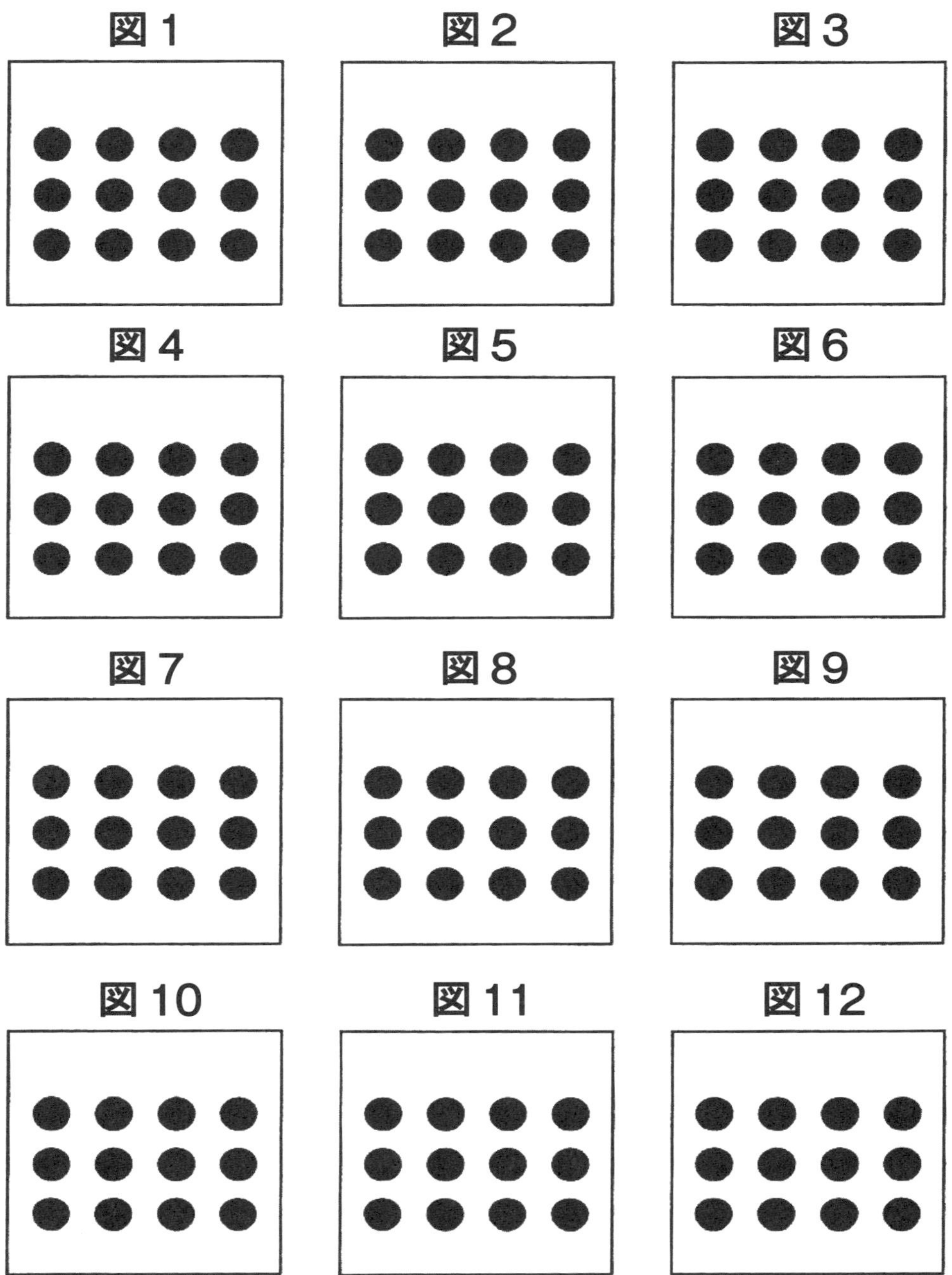
図 1
図 2
図 3
図 4
図 5
図 6
図 7
図 8
図 9
図 10
図 11
図 12

1）

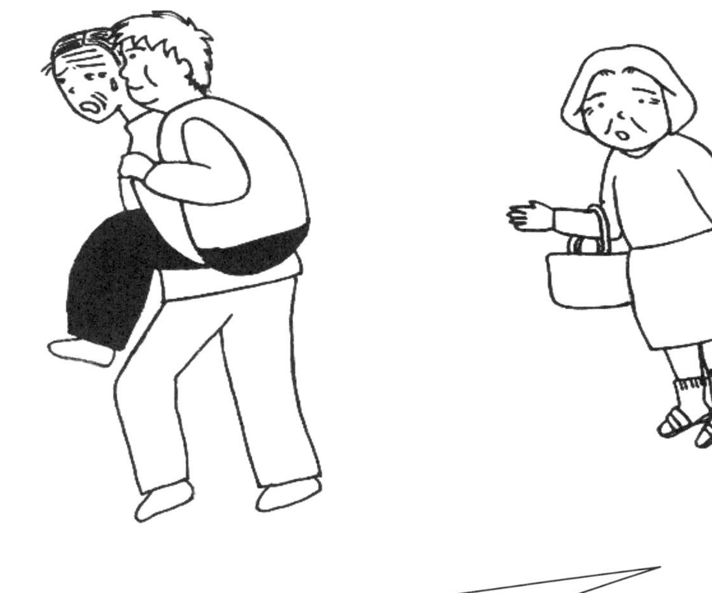

お父さん、あなたのためには
太郎はもう赤ちゃんじゃないってことを
受け入れたほうがいいと思うわよ。

2）女性が列車の中で雑誌を読んでいた。彼女は寿命についての記事に大変印象付けられたため、後ろにいる乗客に向いて「私が息をするたびに誰かが亡くなるって知っていますか？」と言った。乗客は「あなたはこれまでに口腔洗浄液を試したことはありますか？」と返答した。

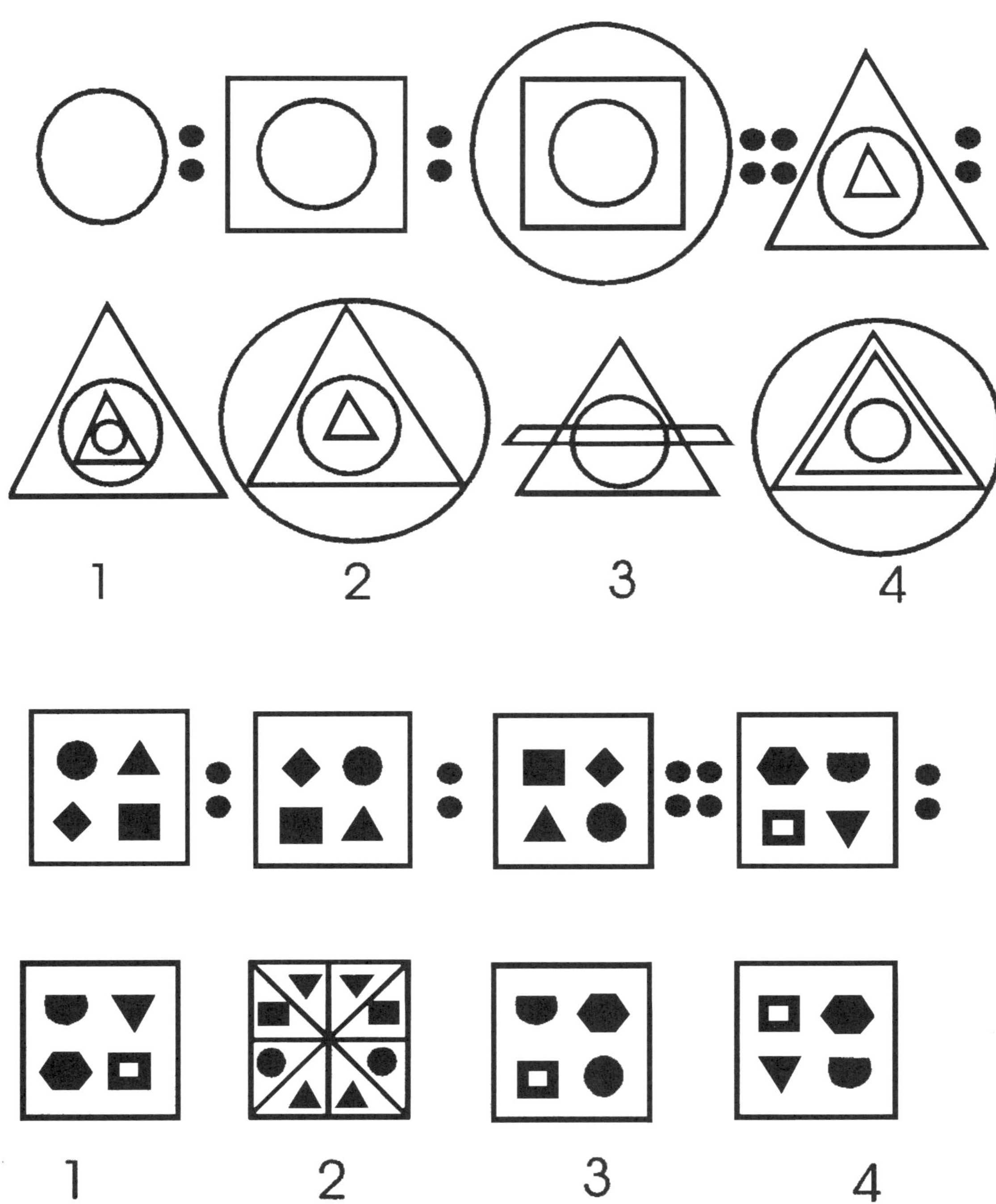
1
2
3
4
1
2
3
4

O	O		⊖
O			
			O
⊖		O	O

	→	←	
→	→	←	←
→	→	←	←
	→	←	

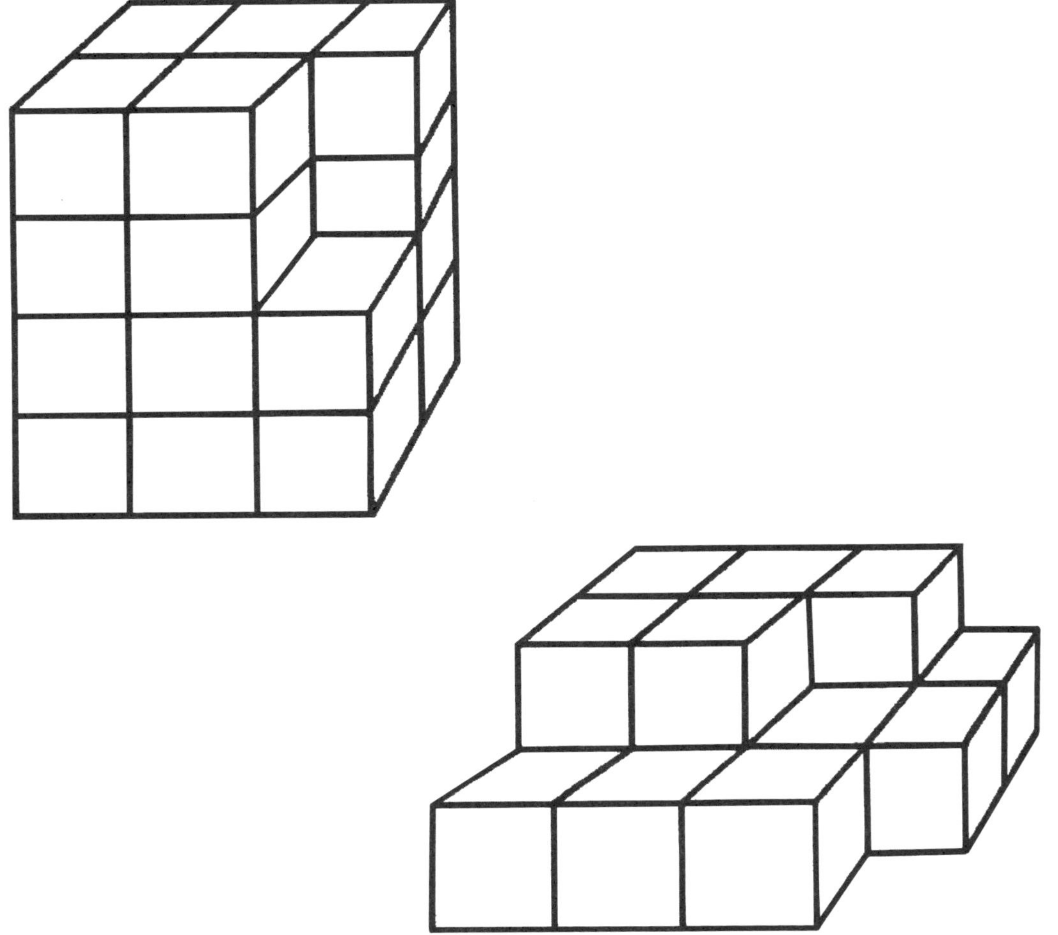

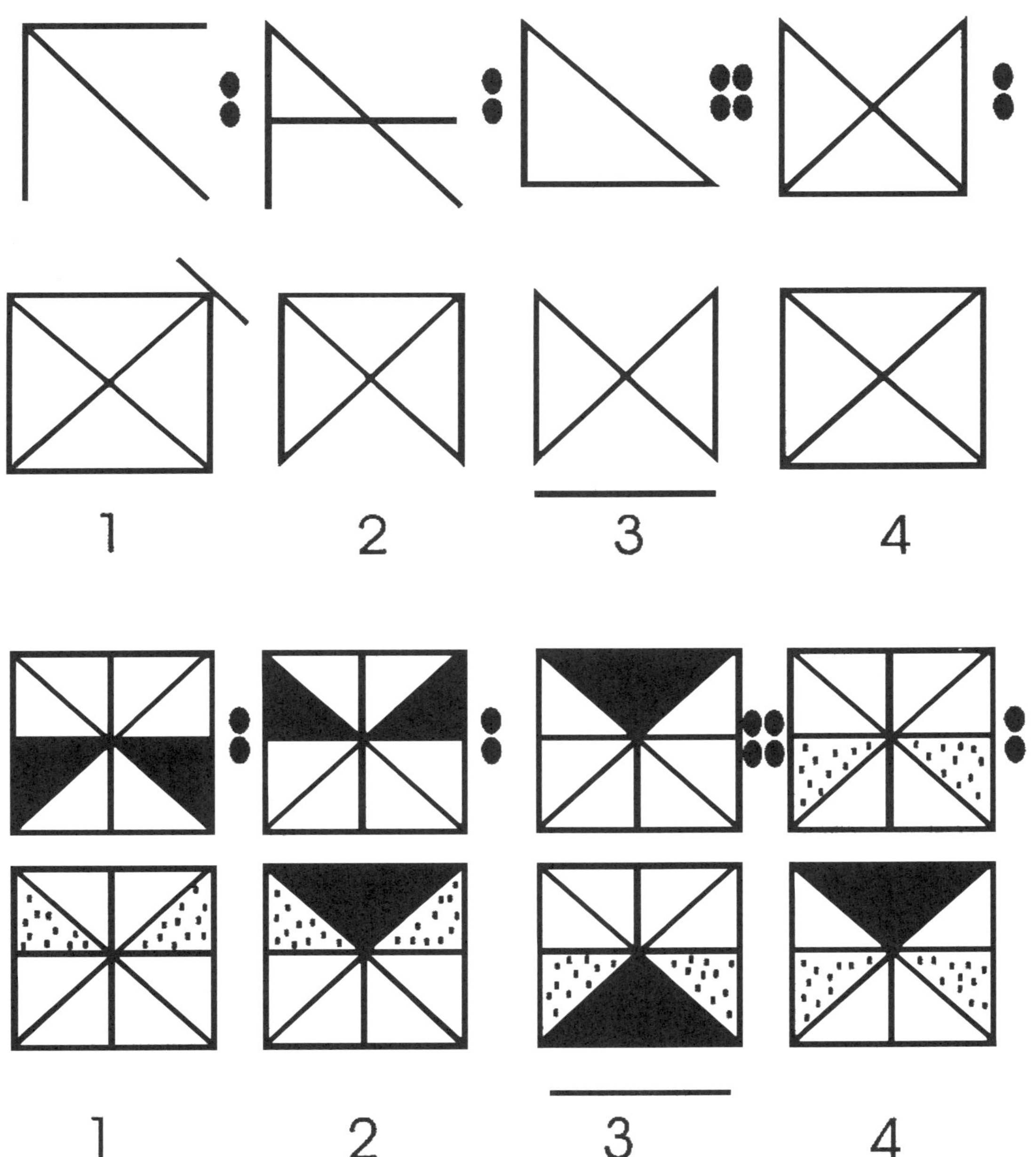
1
2
3
4
1
2
3
4

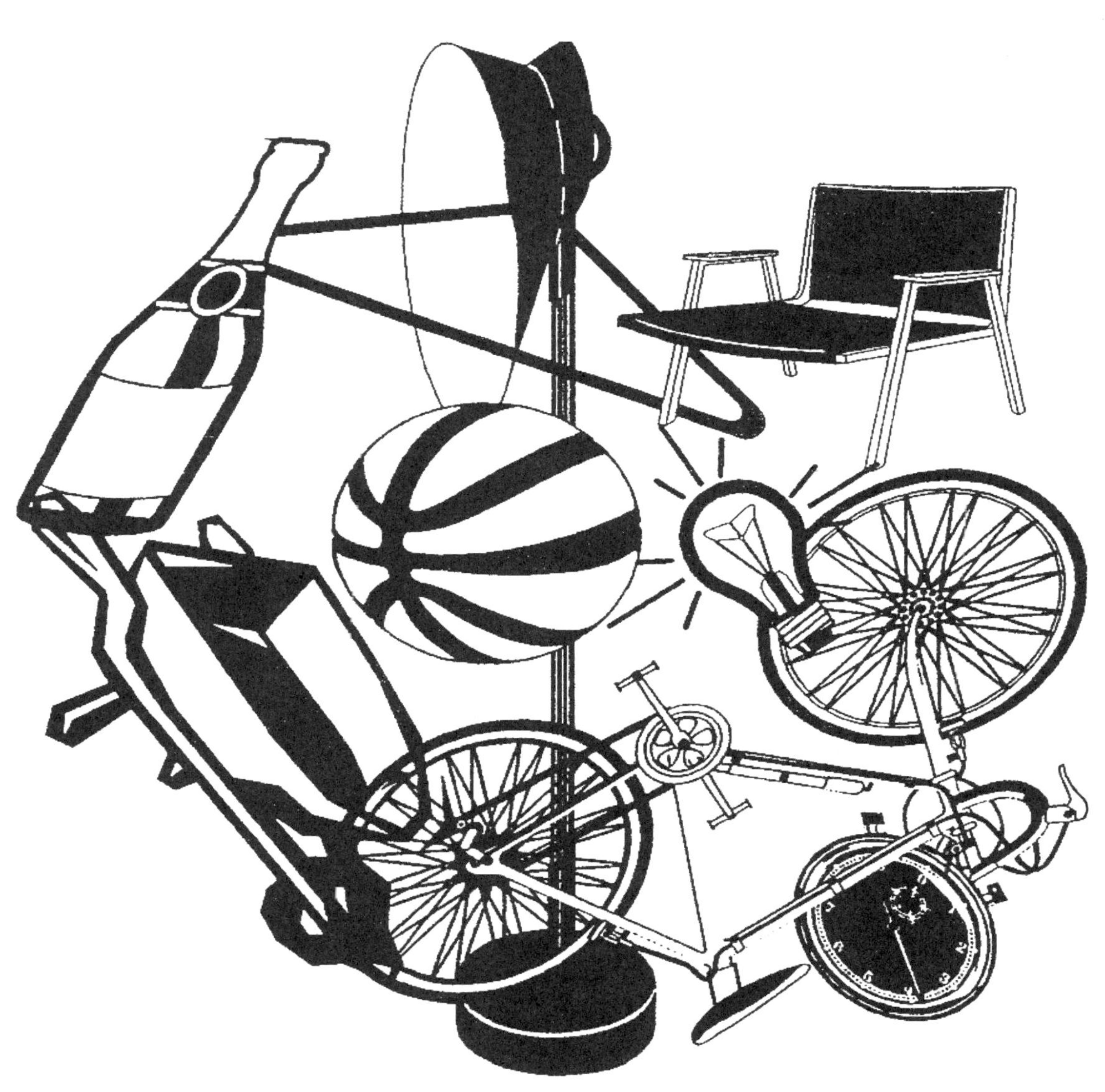

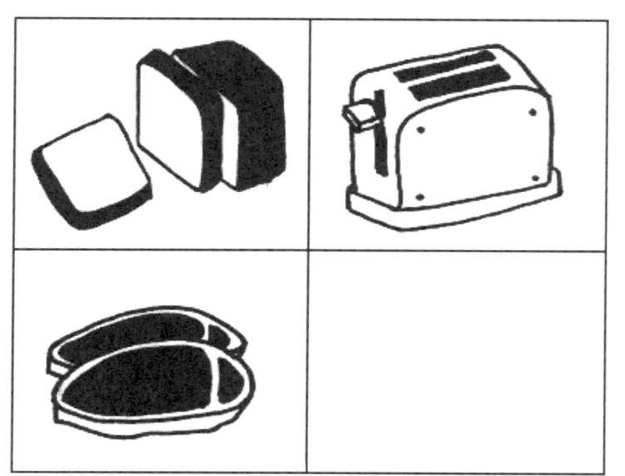

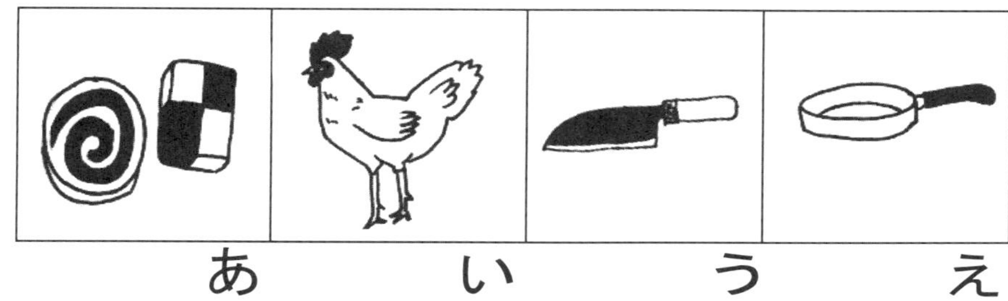

あ　い　う　え

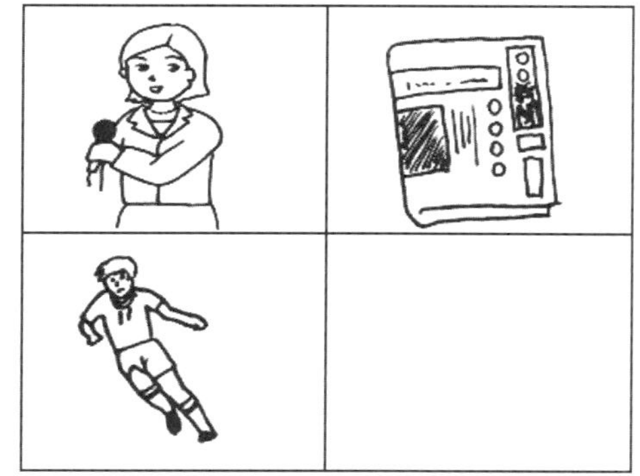

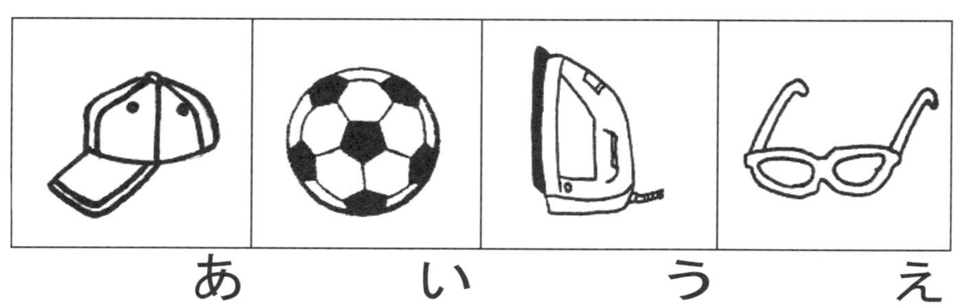

あ　い　う　え

ぜろ ズボン

シャツ

馬 よん

に ネクタイ

牛

ベルト

ろく

帽子

はち

豚

ニワトリ

アヒル

地球	惑星	自転

あ. キャンピングカー
い. テープレコーダー
う. 衛星
え. 太陽光発電

リーダー	選択	決定

あ. 投票
い. 画家
う. 信奉者
え. 読む

店	食料	売る

あ. 衣類
い. 買う
う. 石
え. 挑戦する

国会	治める	裁判所

あ. 法律
い. 無秩序
う. 燃焼
え. 議会

テレビ	映画	新聞

あ. グループ
い. ラジオ
う. 雑誌
え. 雨

本人用 5-6-15

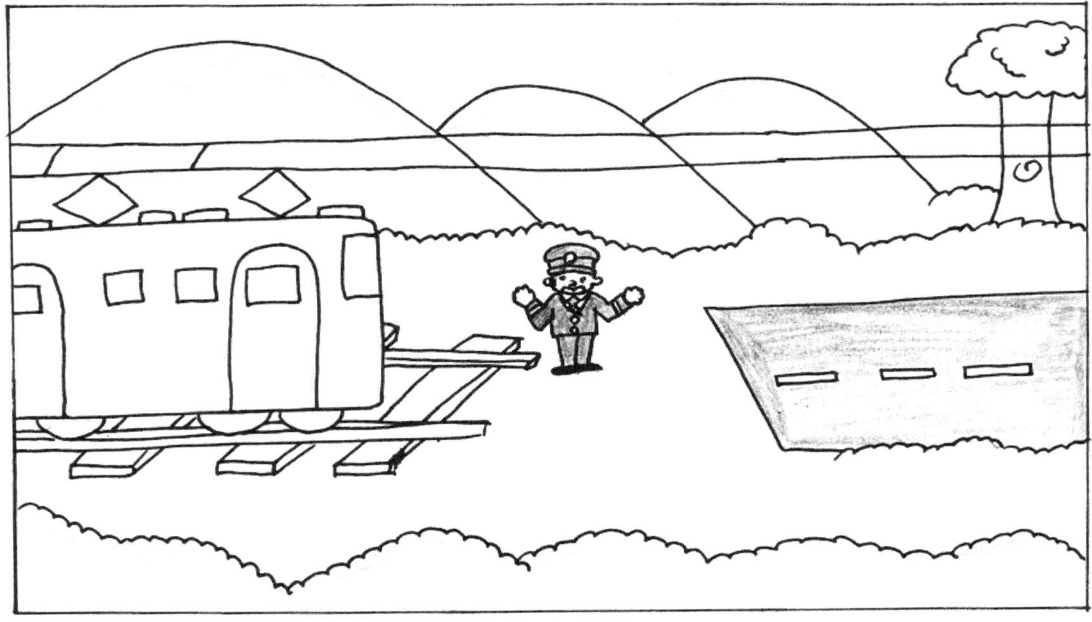

ま は く な え ら ふ わ え か お お ら ば な あ ろ あ く が
が ろ う ば ば い く は え さ は い れ え な べ お わ た べ
が は あ ら ら い さ な え さ お た な う は ぱ が た お え
ら え お く い ろ ろ え じ あ た ろ え お け く ら か い だ
え い な お た た あ ぱ な が え ま ら ま う じ う な お た
な あ く あ ま な な さ い は お ら お せ ぱ は ば ろ か ま
え わ お は な あ お え ふ な お ら ふ ら ざ ろ な ゆ ば じ
は お ら た た な は ま た く せ わ だ ふ ろ う え る ら ふ
く ら た ら さ は さ が か た ば ら え お お あ だ ら ざ だ
た わ な ば お い お さ な え あ い え ら な じ な た い は
い い あ お だ ま か ふ じ い ゆ ば あ だ え ら い だ あ あ
か な ら べ え な ま お え お な え た ふ な ま は わ さ く
ろ が が ら え ろ え え ら な な な さ な い あ か あ く か
だ あ や あ な ろ お さ ろ さ ら え う な う い せ だ が え
べ た わ い だ お ろ ぱ な じ か う さ く な お く え ろ た
は え ふ ら あ な く お あ え ぱ い は さ か い ま だ ろ た
が ば た は え あ ぱ く お な か い さ た だ ろ さ べ あ あ
い は い た え な か え ろ ざ な く さ ろ ら た は え は な
ろ け が ふ え さ く ば た ろ え は あ ろ う あ べ か さ あ
ば う ら が お や な え え あ え ば え ま い う く わ ら さ
ら お え な な わ あ く か ら い わ さ ろ え ま ら あ あ さ
あ わ な さ え お か ふ ま ら は な お な ろ あ ら は ま え
だ ら べ ろ が ろ た あ あ い な が え ぱ ら う ゆ た え ら
ろ あ い え う ふ な が た ろ い ろ ゆ さ な だ あ さ べ ゆ
え が ろ く い え か え な あ ろ だ が さ お え お が な え
ゆ ろ ろ ろ ば わ あ さ は い な が た お な ら だ お え な
ふ あ え え え い ろ ふ べ さ ろ え さ さ お ら た あ は だ
は な た ら え な く は あ ら だ ろ な お さ ろ え な ば お

そこには大勢がいた。

そこには少数しかいなかった。

誰もそこにはいなかった。

そこにはあまり多くはいなかった。

そこには誰がいましたか？

丸福デパートの男性衣料品の売り上げはここ 10 ヵ月間とても減少していて、経営側は２つの選択肢に直面している。売り上げを増加させるために、値下げをするか、あるいは地方誌やテレビでの宣伝により多くのお金をかけることができる。数回の会議と討論の後、宣伝費の増額が決まった。

以下の結論が正しい、間違い、上記の文章では答えがみつからない、のどれかを判断してください。

結論：

1）経営側は男性衣料部門の収益性を気にしている。

2）その店の男性衣料品の売り上げは増加している。

3）経営側は売り上げを改善するための最もうまくいきそうな手段として宣伝費の増額を決めた。

4）彼らの宣伝計画は男性衣料部門の売り上げ増加を導いた。

5）最初の月にはほとんどすべての売り上げの減少が起きた。

セッション7

あ	あ	か	あ
か	か	か	あ
か	あ	あ	か
あ	か	あ	か
か	か	あ	か

1）

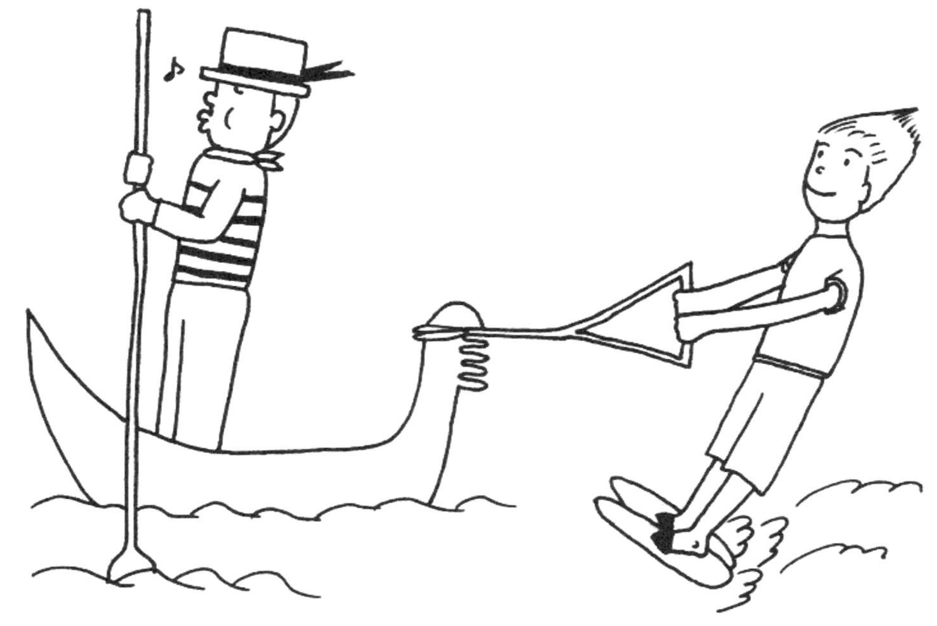

2）港で働く２人の労働者がコンテナを船からおろしていた。１人が書類をみながら「立方の米って何だい？」と聞くと、「知らねえが、うまい炊きたてごはんが食べられるかもしれねえぜ」と彼の仲間が答えた。

△	△			⊙	⊙
△		△	⊙		⊙
△		△	⊙		⊙
△	△			⊙	⊙

＋	＋	＋			
	＋		な	な	な
	＋			な	
				な	

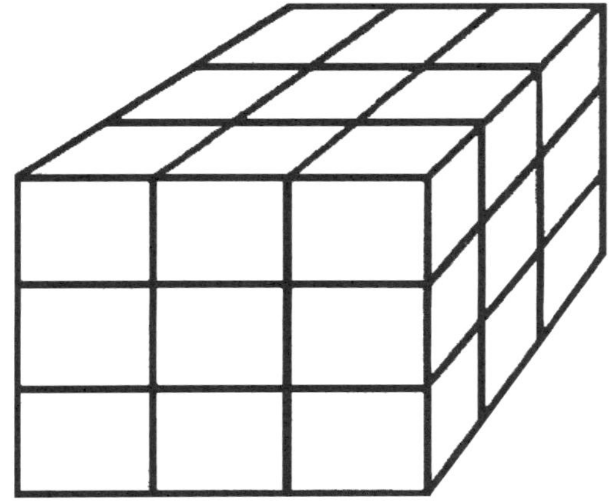

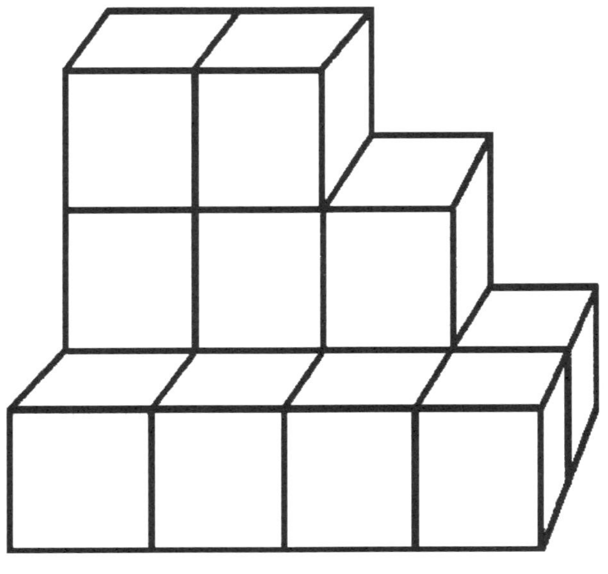

本人用 5-7-5

1. わ さ く
じ ら か
え
あ ふ
お

2. ふ ろ ぱ
さあわ
ざ
え なじま
だ さおぱ
ら け

3. あ さ い う
け わ た
ふ が ふ
ま な
だが

4. た ゆ
がお はふ
い さ あ
ら
お た い
え ま

5. ぱ わ
ま え
あ だ ぱ
が ら
う た ぜ
ふ お

6. ろ かべ わ
は じう あえ
ふ だま
わ お べろ

7. ろ け たい
う くだ
ふ ぱ べわざ
あ お ま

8. た さあお
く おく ぜ
なまい
あ ふ わ

9. わ ら お ゆ
え か ふ
ろ た えぱ
あ まら う

10. だ が ざ
ら た い
ふ け ざ
ふ べおば

11. え な ま
か ふら
ば じら なえ
ま か ま
え い あ

12. け ら た け
うあ ふい
くろ ぱ お だ
な ばぜ せま

13. わ は
え くふ
おら お
ま なえい
じ た さ

14. か らぱ え
ふ で え るお
た まじ
じ なふ ろふ ま
え

15. た い ぱ ぱ
ふ まえ え
あ じあ わ いふ
け かお ま
ら

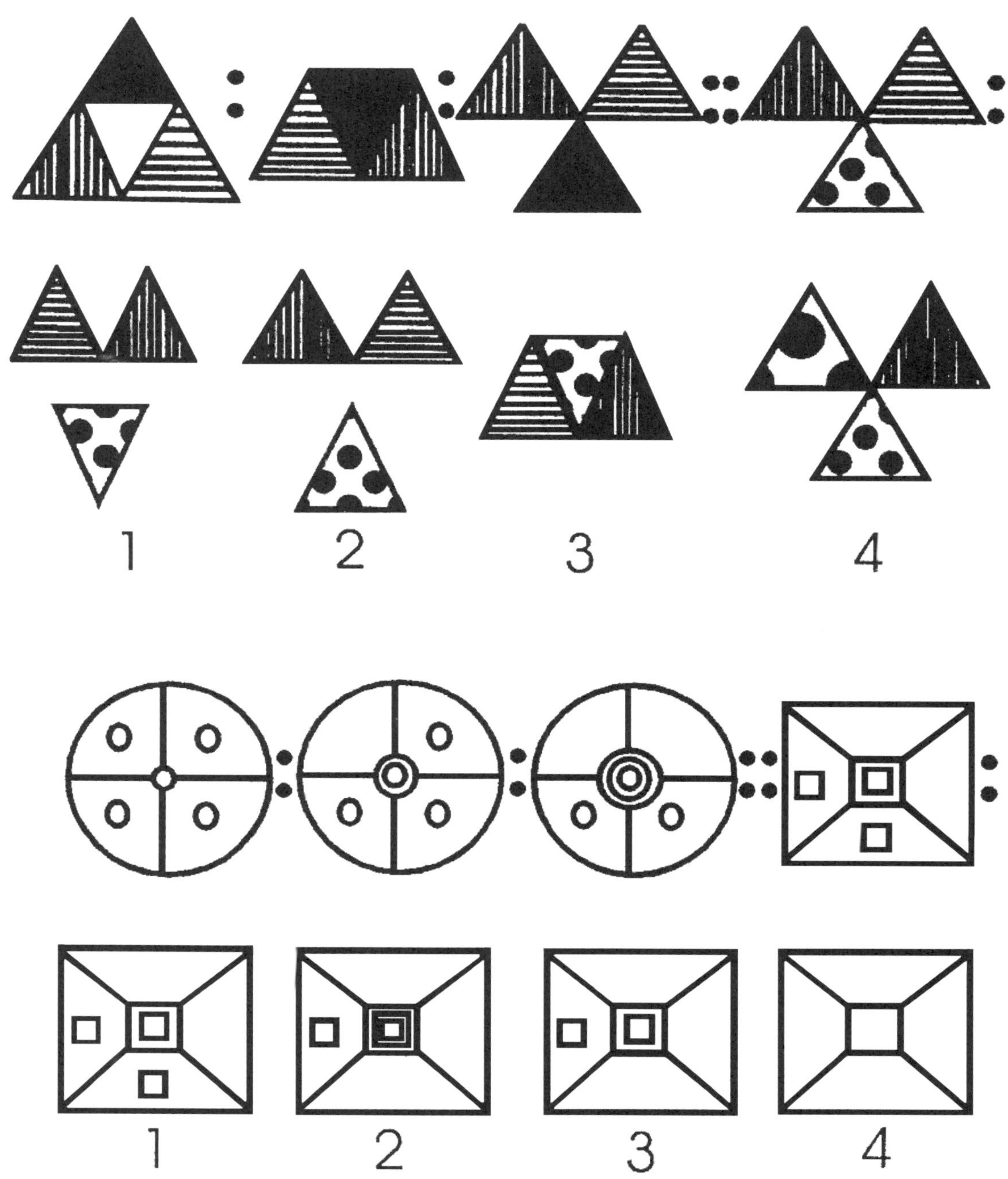
1
2
3
4
1
2
3
4

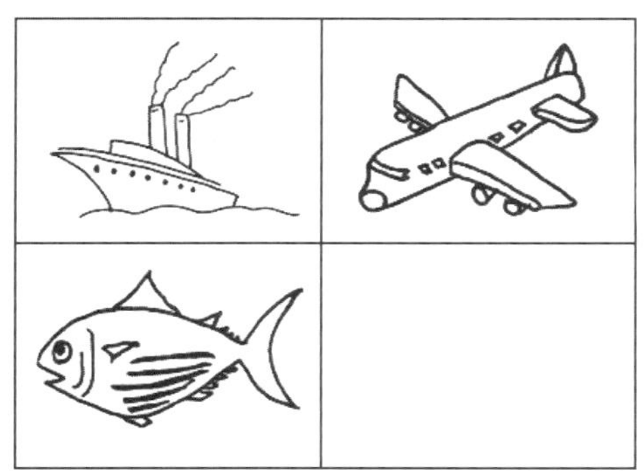

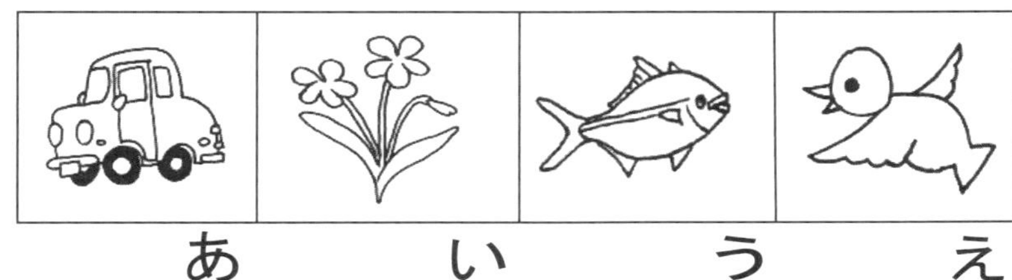
あ
い
う
え

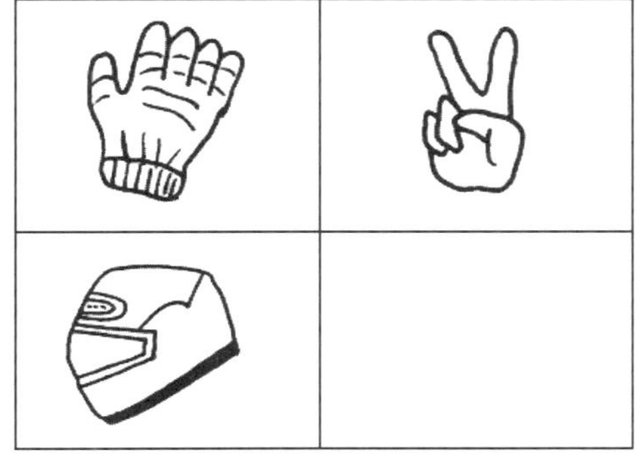

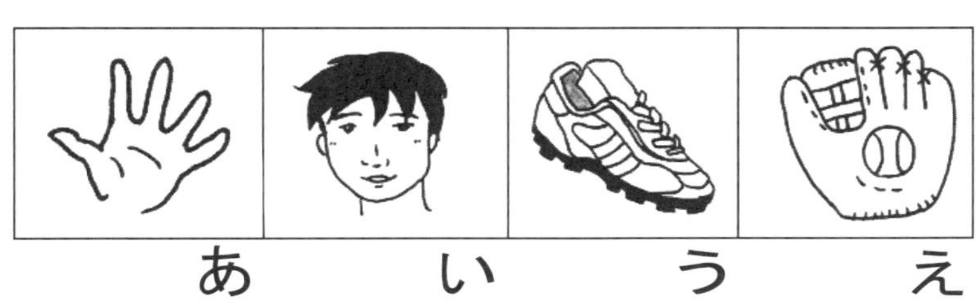
あ
い
う
え

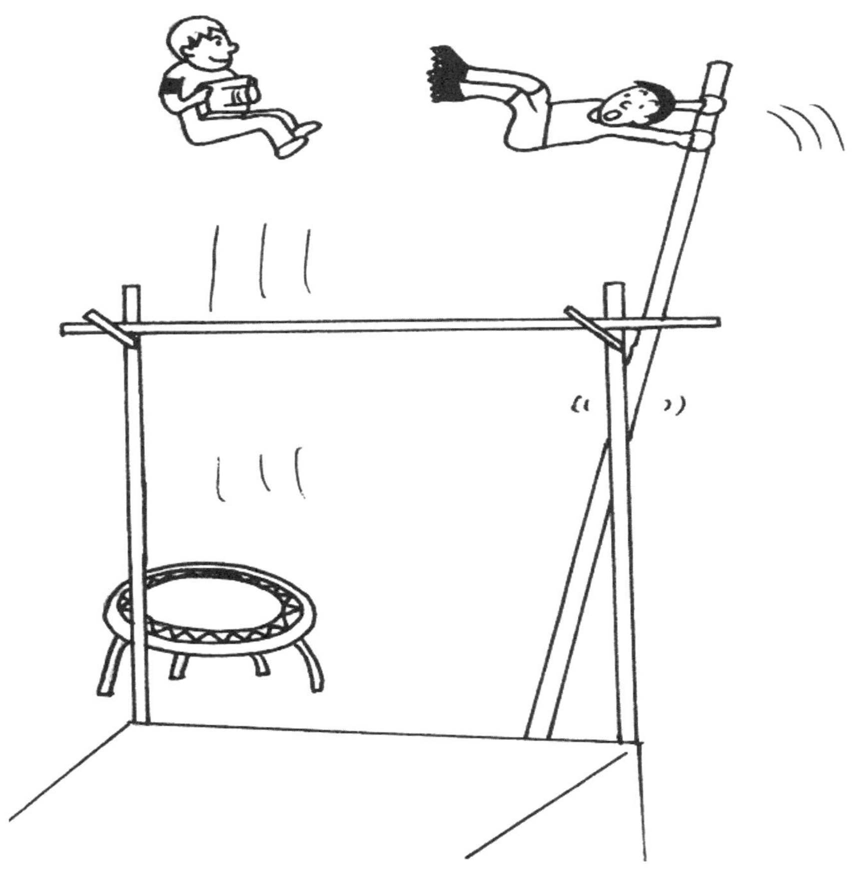

彼らは違っている。

それは他とは違っている。

彼らは同じではありませんか？

彼らは似ている。

彼らは同じではない。

経済を農業に大きく依存しているある国では、果物栽培農家の1年間の収穫量が毎年2つの問題によって悪影響を受けている。1つは、熟した果物のかなりの割合をダメにする特定のハエの問題で、もう1つは、木の栄養摂取能力を低下させ、したがって収穫量の減少をもたらす病気の問題である。5年計画の状況の調査を行うために専門家の会社が呼ばれた。この期間の間のハエの数と病気の割合を注意深く調べた後、科学者たちは以下の観測結果をまとめた。

病気の割合が高い年ほど果物を攻撃するハエの数は多い。

農家の人たちはこの発見は信ぴょう性があり、将来の果物の生産高に関して当てはまるだろうと確信した。

以下の結論が正しい、間違い、上記の文章では答えがみつからない、のどれかを判断してください。

結論：

1）病気にかかった木の総計とそこにいるハエの数との間には関係がある。

2）病気にかかった木はハエを引き寄せる。

3）ハエの駆除は病気を防ぐに違いない。

4）病気の被災地の果物栽培産業は、ハエと病気の問題の解決法がみつからなくても、それほど大きな損害は被らないだろう。

セッション８

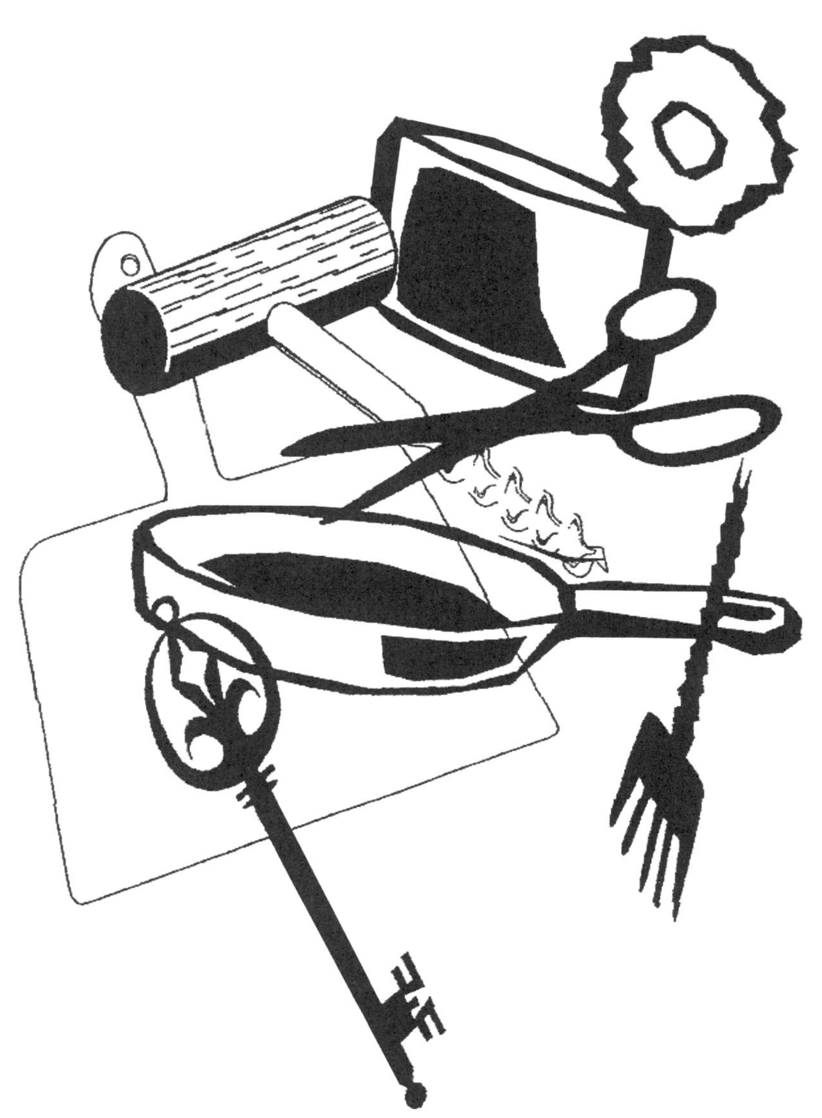

年

分

目

ふともも

肩

黄

緑 手

耳

口

週 青 足

頭 赤

1）

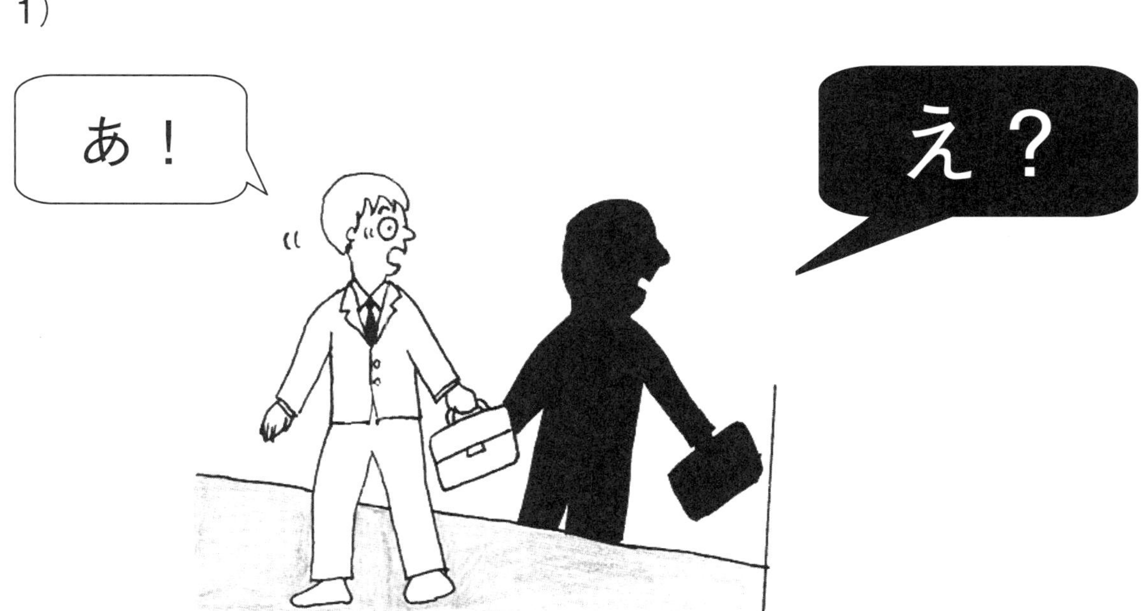

2）保険のセールスマンが保険の勧誘のためにある家に行った。セールスマンがその家の主人に、彼の犬は噛むかどうかたずねた。「いいえ。私の犬は子羊のようにおとなしいです」と主人は答えた。セールスマンが主人を軽く叩くと、犬が獰猛にセールスマンを攻撃した。「あなたの犬は噛まないと言ったじゃないですか」とセールスマンは叫んだ。すると主人は答えた。「はい。しかしその犬は私の犬ではありません。」

さ　せ　せ　さ　さ　さ

せ　さ　せ　さ　せ　さ

さ　せ　せ　さ　さ　せ

せ　さ　さ　せ　さ　せ

さ　さ　せ　さ　せ　さ

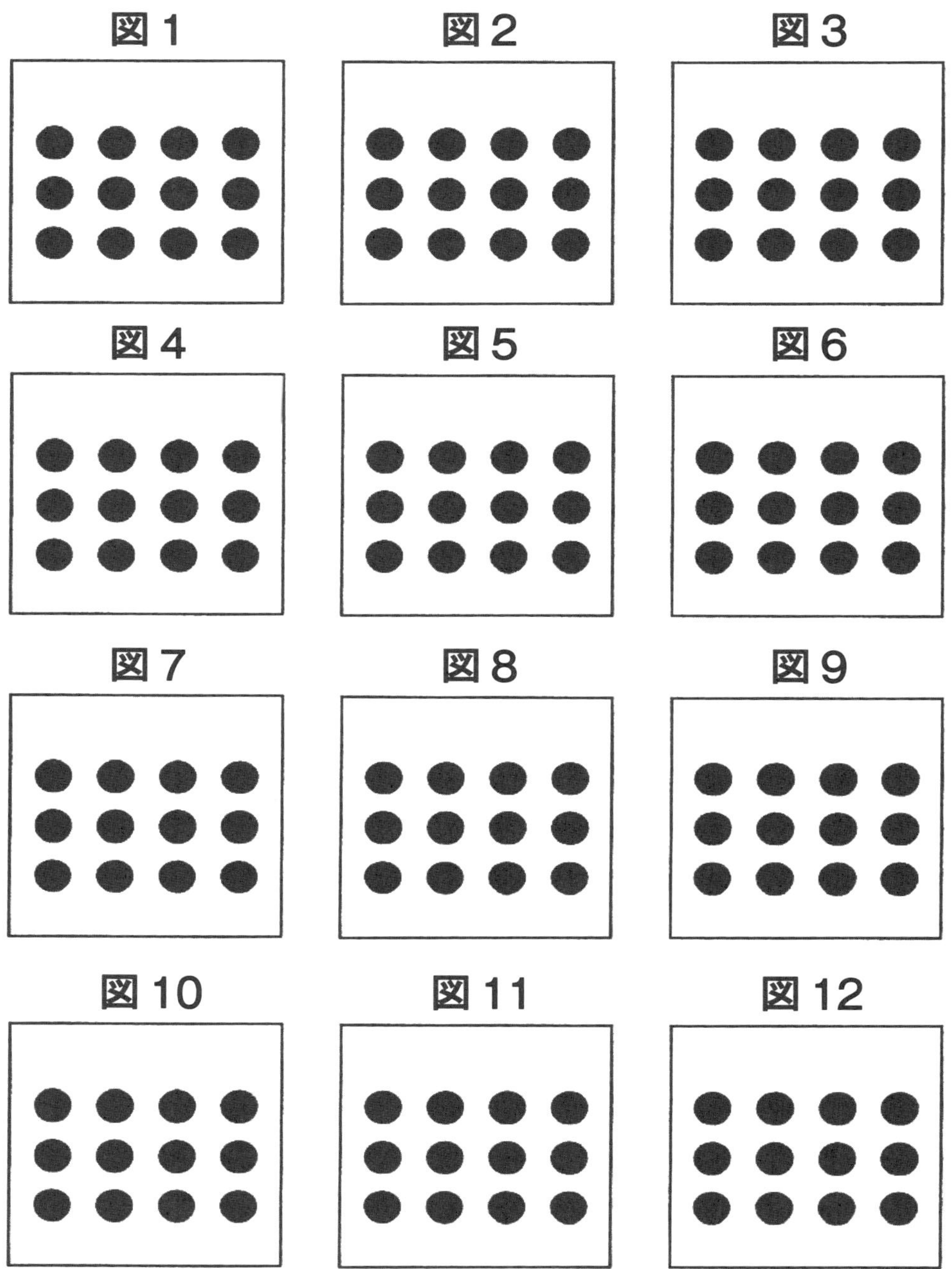
図 1
図 2
図 3
図 4
図 5
図 6
図 7
図 8
図 9
図 10
図 11
図 12

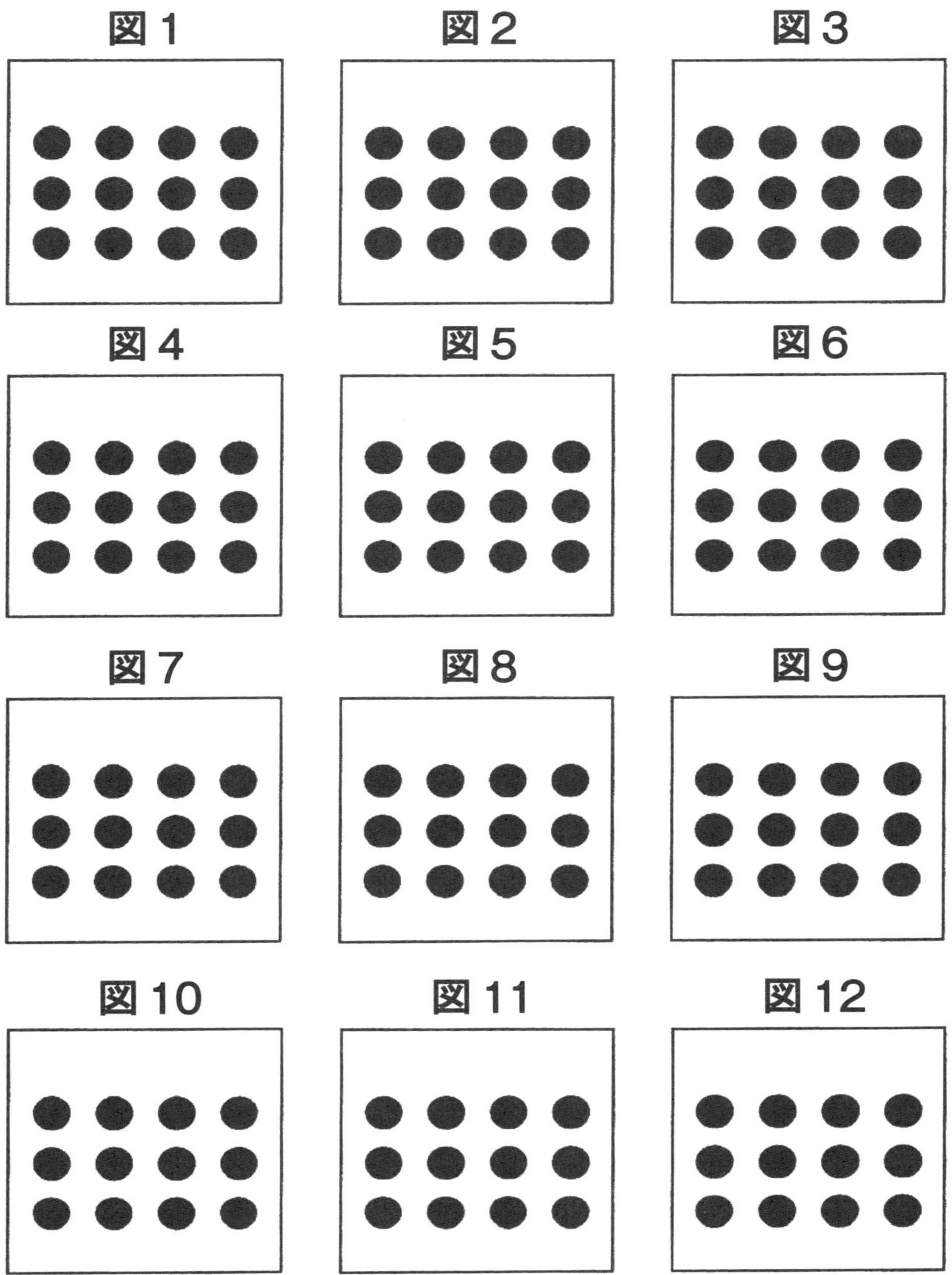
図 1
図 2
図 3
図 4
図 5
図 6
図 7
図 8
図 9
図 10
図 11
図 12

本人用 5-8-7

Λ > > > v Λ > >>

>> > ΛΛΛΛΛ Λ >>

>> ΛΛ>Λ ΛΛ > Λ >

>> >> >> >>

ΛΛ > > Λ Λ >ΛΛ Λ

>> Λ Λ ΛΛ > > >

X	X	X			O
X					
			III		
O			III	III	III

⊙	⊙	⊙	⊙		
			⊙		
					△
			△	△	△

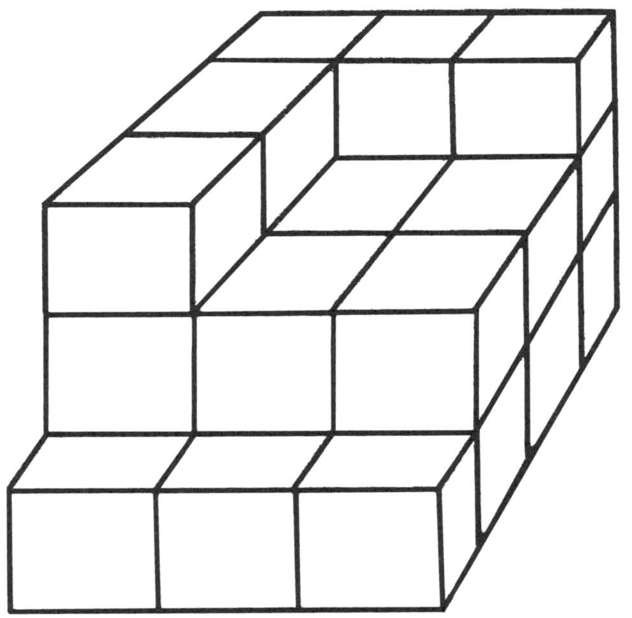

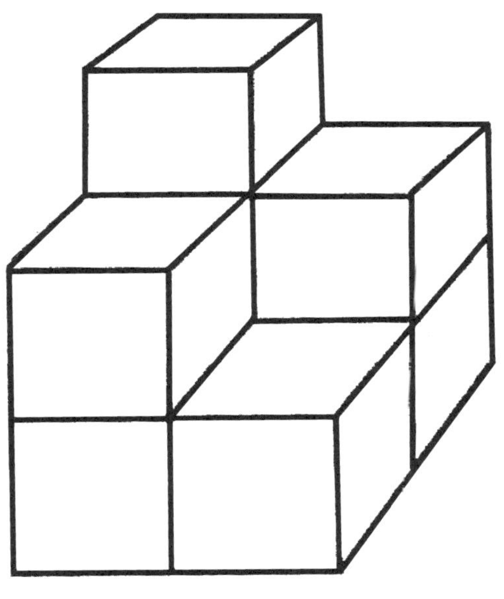

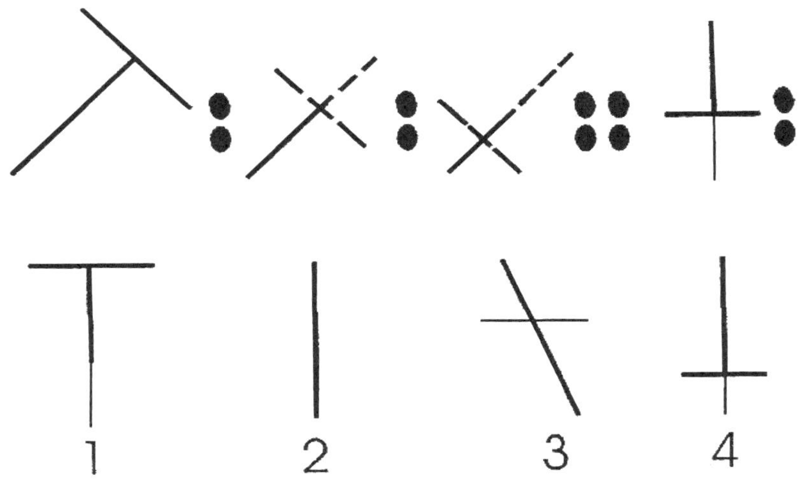
1
2
3
4

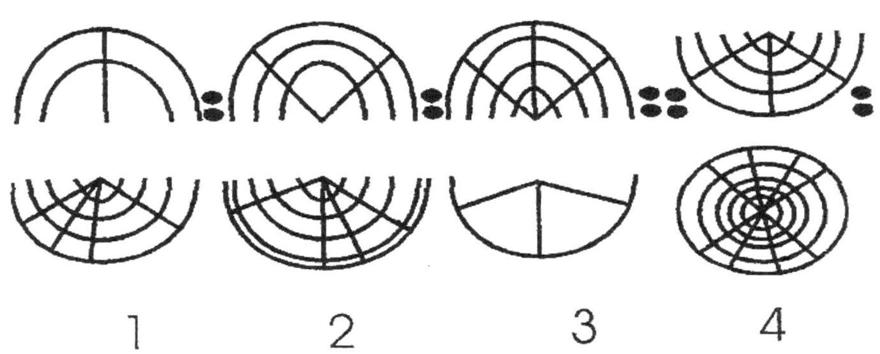
1
2
3
4

赤ちゃん	子猫	子犬

あ．合計
い．氷
う．成長する
え．食べる

肝臓	肺	耳

あ．腸
い．髪の毛
う．胃
え．興味深い

土	ねんど	黒い土

あ．機械
い．砂
う．腐葉土
え．こだま

カラン	チリン	ギーギー

あ．インク
い．スピーカー
う．ゴボゴボ
え．サラサラ

友達	妻	彼自身

あ．おじ
い．誕生日
う．彼ら自身
え．クリスマス

本人用 5-8-14

ま は く な え ら ふ わ え か お お ら ば な あ れ あ く が
が れ う ば ば い く は え さ は い ら え な べ お わ た べ
が は あ ら ら い さ な え さ お た な う は ぱ は た お え
ら え お く い れ れ え じ あ た れ え お け く ら か い だ
え い な お た た あ ぱ な が え ま り ま う じ う な お た
な あ く あ ま な な さ い は お ら お せ ぱ は ば ろ か ま
え わ お は な あ お え ふ な お ら ふ ら ぜ ろ な ゆ ば じ
は お ろ た た な は ま た く せ わ だ ふ れ う え れ ら ふ
く ら た ら さ は さ が か た ば ら え お お あ だ ら ざ だ
た わ な ば お い お さ な え あ い え ら な じ な た い は
い い あ お だ ま か ふ じ い ゆ ば あ だ え ら い だ あ あ
か な ら べ え な ま お え お な え た ふ な ま は わ さ く
れ が が ら え れ え え ら な な な さ な い あ か あ く か
だ あ ゆ あ な れ お さ れ さ ら え う な う い せ だ が え
べ た わ い だ お れ ぱ な じ か う さ く な お く え れ た
は え ふ ら あ な く お あ え ぱ い は さ か い ま だ れ た
が ば た は え あ ぱ く お な か い さ た だ れ さ べ あ あ
い は い た え な か え れ ざ な く さ れ ら た は え は な
れ け が ふ え さ く ば た れ え は あ れ う あ べ か さ あ
ば う ら が お ゆ な え え あ え ば え ま い う く わ ら さ
ら お え な な わ あ く か ら い わ さ れ え ま ら あ あ さ
あ わ な さ え お か ふ ま ら は な お な れ あ ら は ま え
だ ら べ れ が れ た あ あ い な が え ぱ ら う ゆ た え ら
れ あ い え う ふ な が た れ い れ ゆ さ な だ あ さ べ ゆ
え が れ く い え か え な あ れ だ が さ お え お が な え
ゆ れ れ れ ば わ あ さ は い な が た お な ら だ お え ん
ふ あ え え え い れ ふ べ さ れ え さ さ お ら た あ は だ
は な た ら え な く は あ ら だ れ な お さ れ え な ば お
ま ふ お く は く ば え あ た た ゆ え べ い れ く せ お ら
た え だ だ え ら か ゆ さ い れ れ あ わ な ら お く か ま

その猫はいかにも猫だった。

それは誰の猫でしたか？

それは彼女の猫だった。

その猫は彼女のものだった。

それは私の猫です。

1）

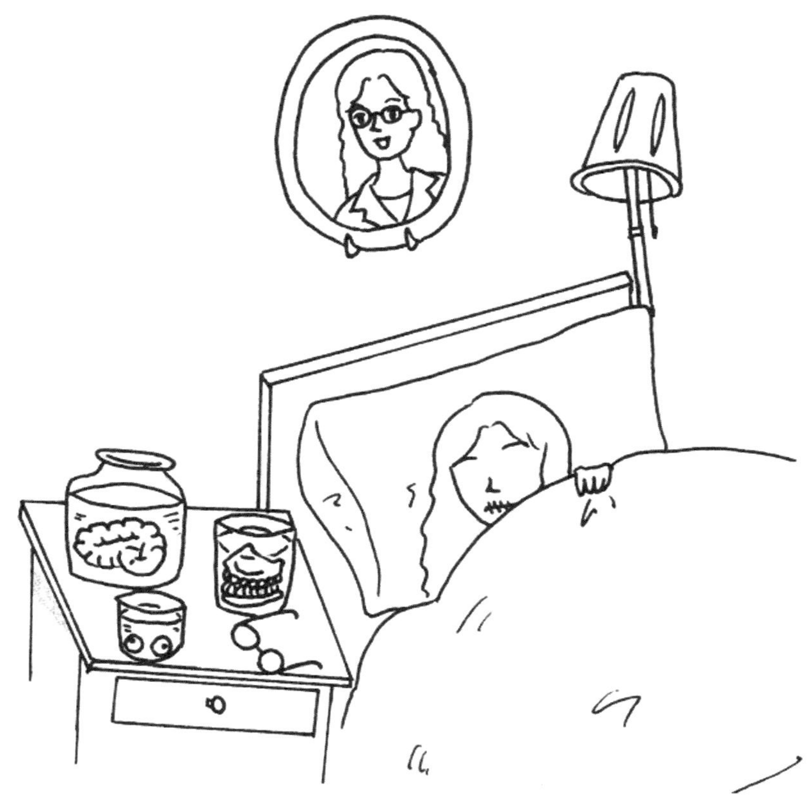

2）軍曹がスカイダイビングに必要な技術について説明していた。パラシュートは中古のため傷めないようにと彼は言った。「地上から３メートルになるくらいまで引き綱を引かないように」と兵士たちに軍曹は言った。「開かなかったらどうしますか？」と心配した新人がたずねた。「やれやれ」と軍曹は言い、叫んだ。「３メートルくらいジャンプできないのかね。」

セッション9

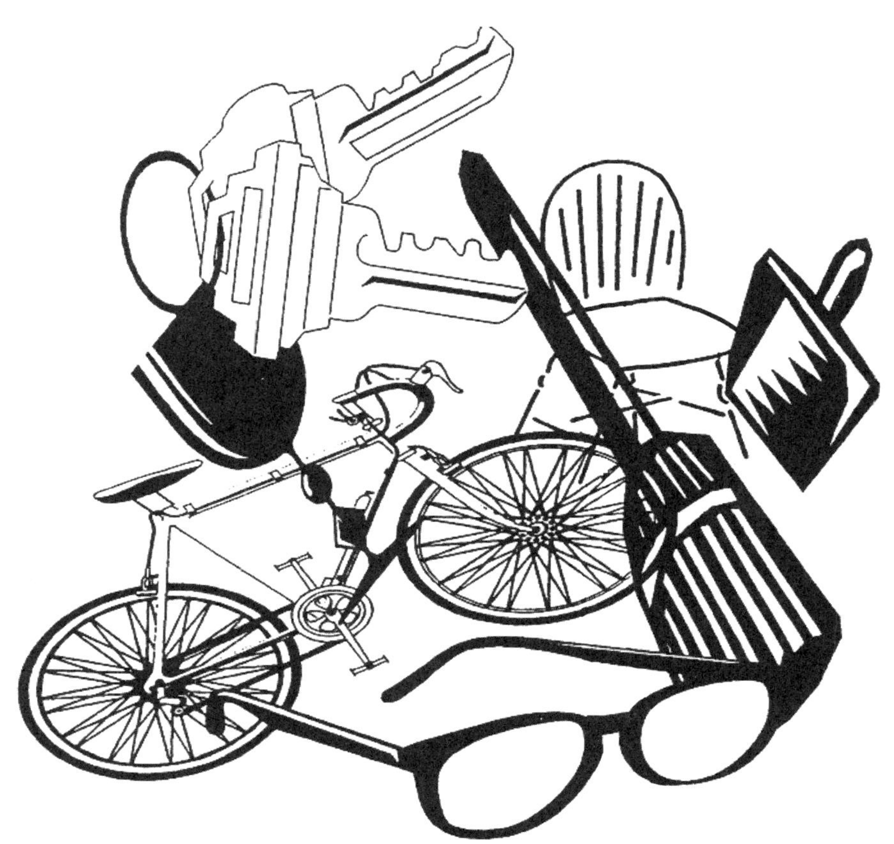

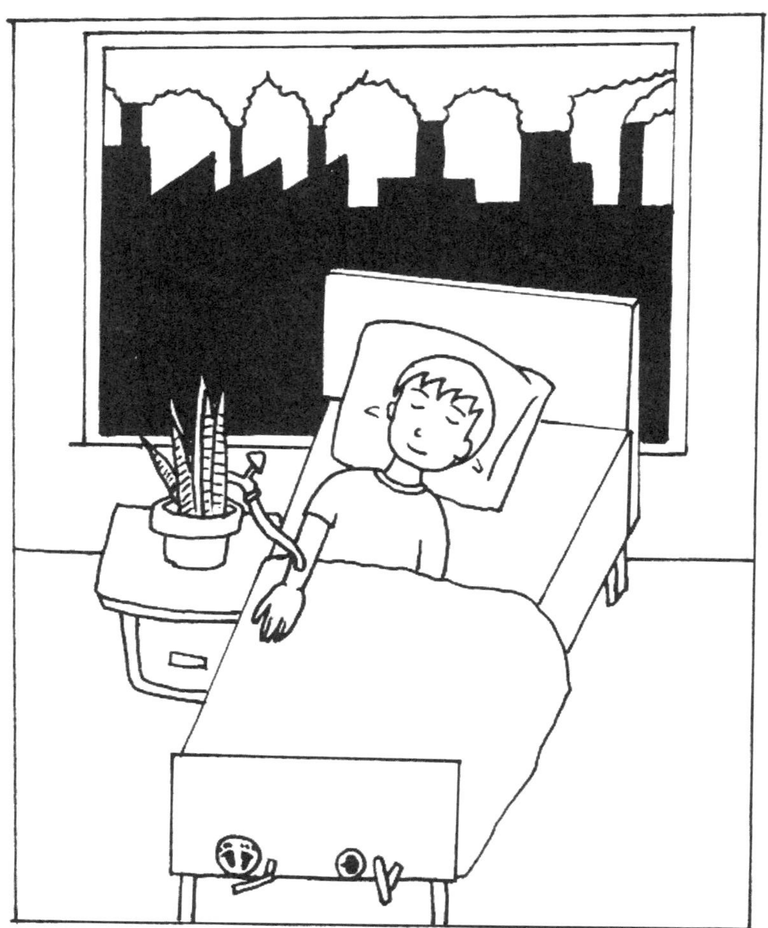

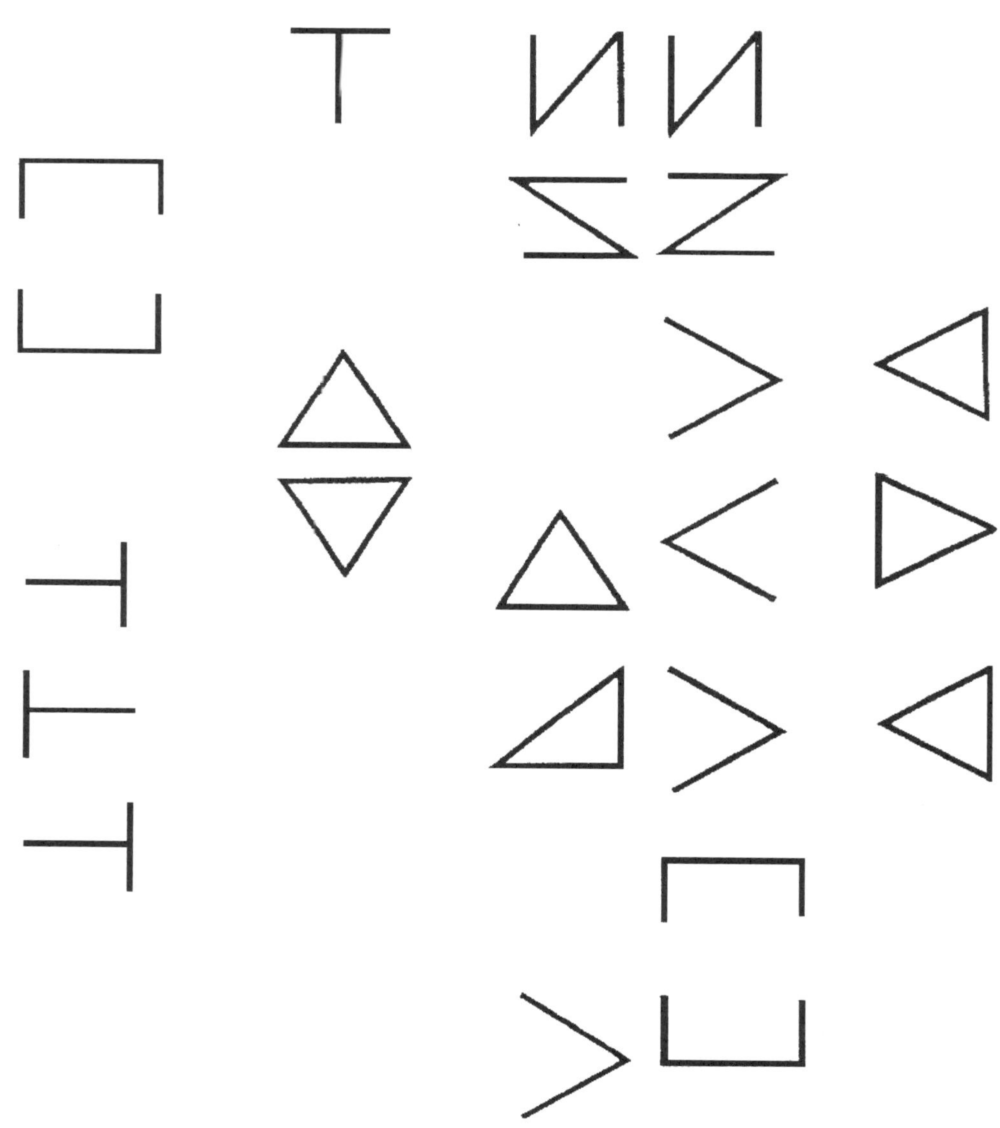

本人用 *5-9-4*

1. ら あ は
て は か
お へ
し ふ え

2. ゆ し
は へ
お ま
て ふ か

3. な ま
ひ ほ
さ て しらそ
え ち

4. ふ ら ま え
な
ひ さ せ て
え あ さ た

5. い
ま か う ら
さ は さし ひ
た

6. ゆ ま ら す
ふ し か
な ま け
さ

7. ら う
し た け は
ふ せ そ さ
ま

8. へ う よ
る せ え ら る
さ そか

9. う た ふ ら
さ て
せ そ え
け あ

10. へ る
か は
さな え な あ
る ふ

11. い え さ
ろ す
けは ま な

12. さ け て
へ ほ た
ま な ら ふ
る そ

13. な し
ま へ い
そ か
さ た ら

14. わ う ゆ
か そ あ たけ
ほ ふ るえ

15. へ
ほ け
ひ
し て ひ
さ
せ え か

16. し え
る か ひ
ま ほ
て な
さ け け

17. か せ
た
る け て ら
まな ふ さ

18. て え へ
さ し
あ せ ふ
へ ま な わ
な け

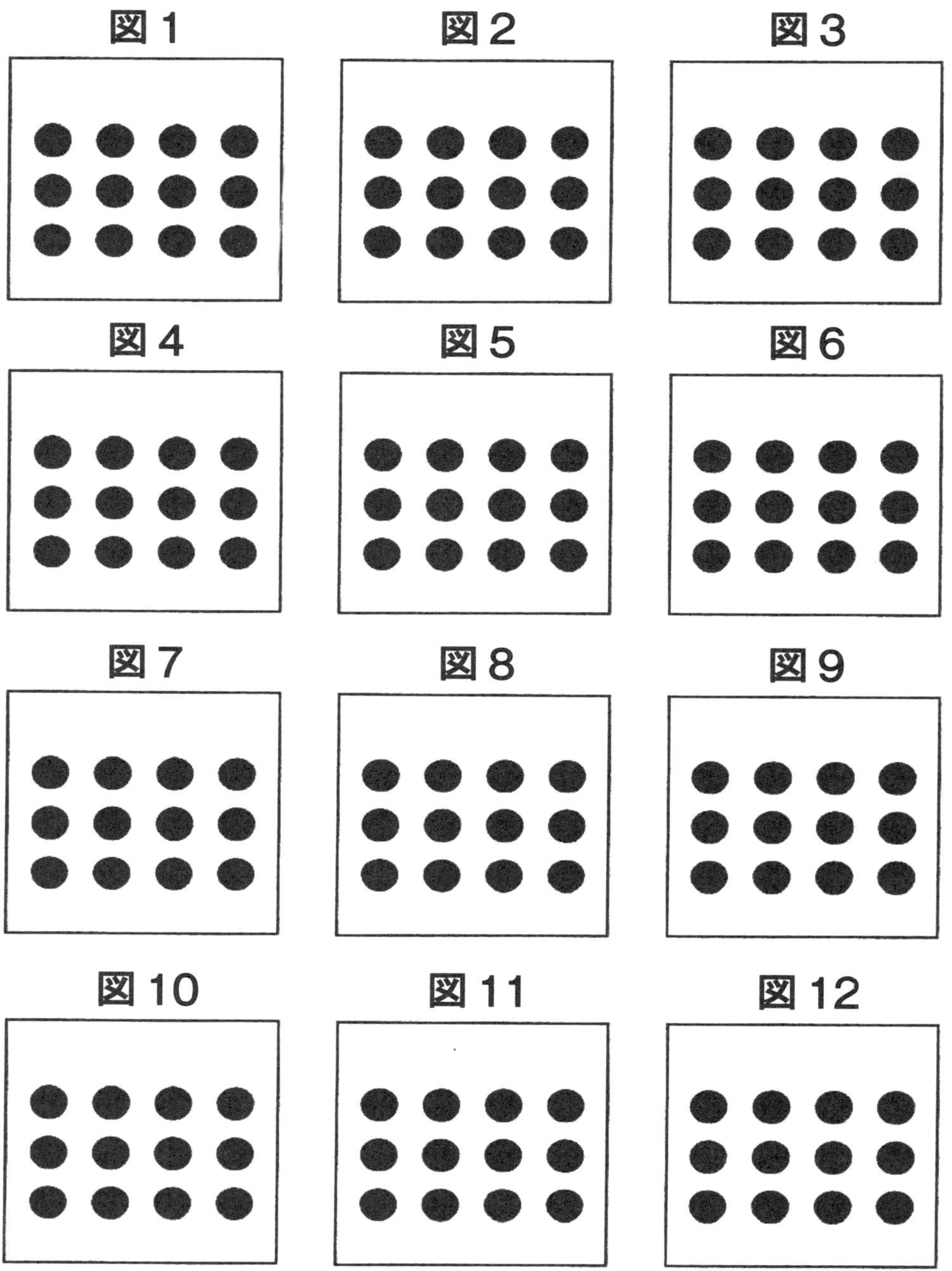
図 1
図 2
図 3
図 4
図 5
図 6
図 7
図 8
図 9
図 10
図 11
図 12

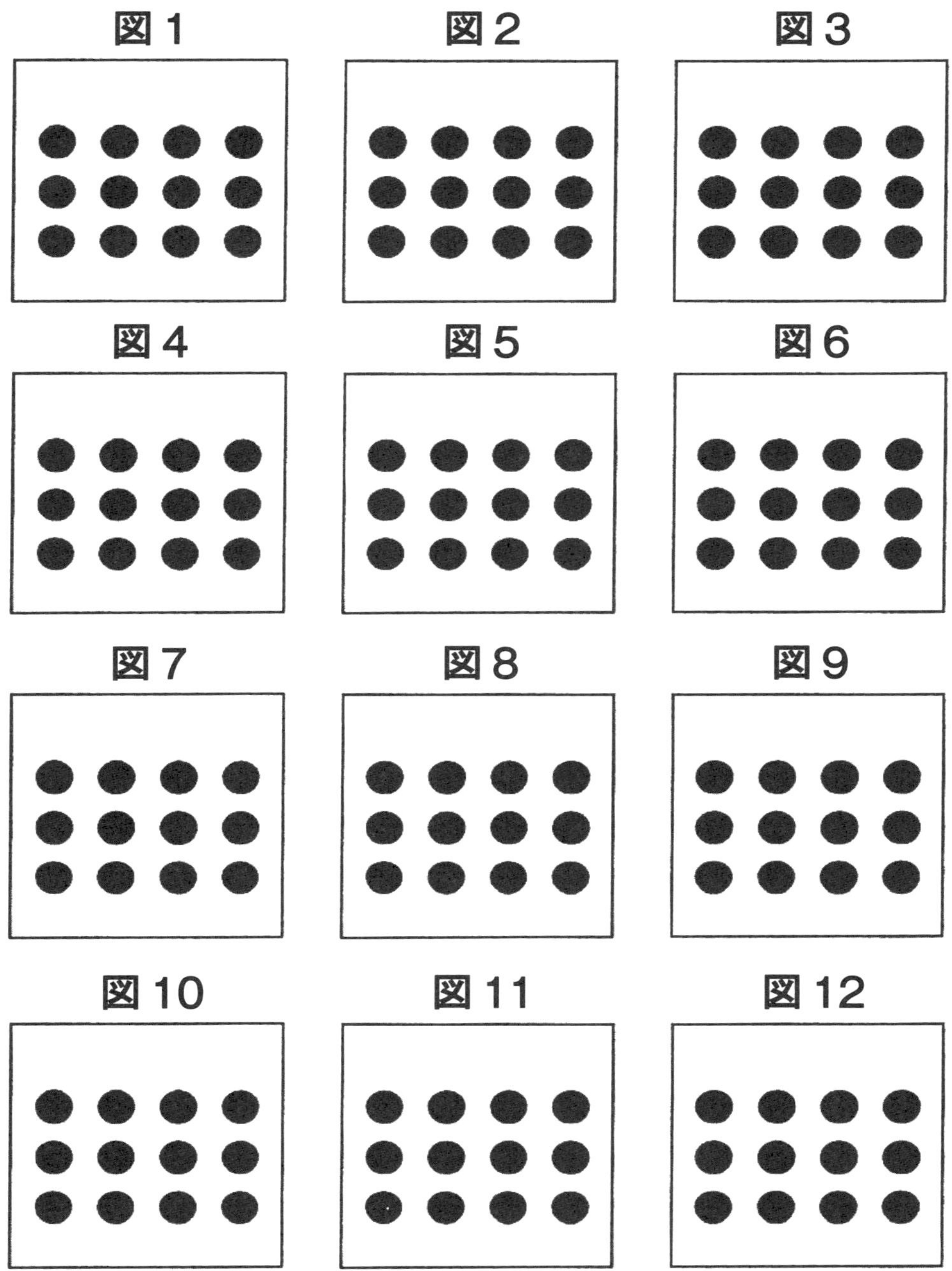
図 1
図 2
図 3
図 4
図 5
図 6
図 7
図 8
図 9
図 10
図 11
図 12

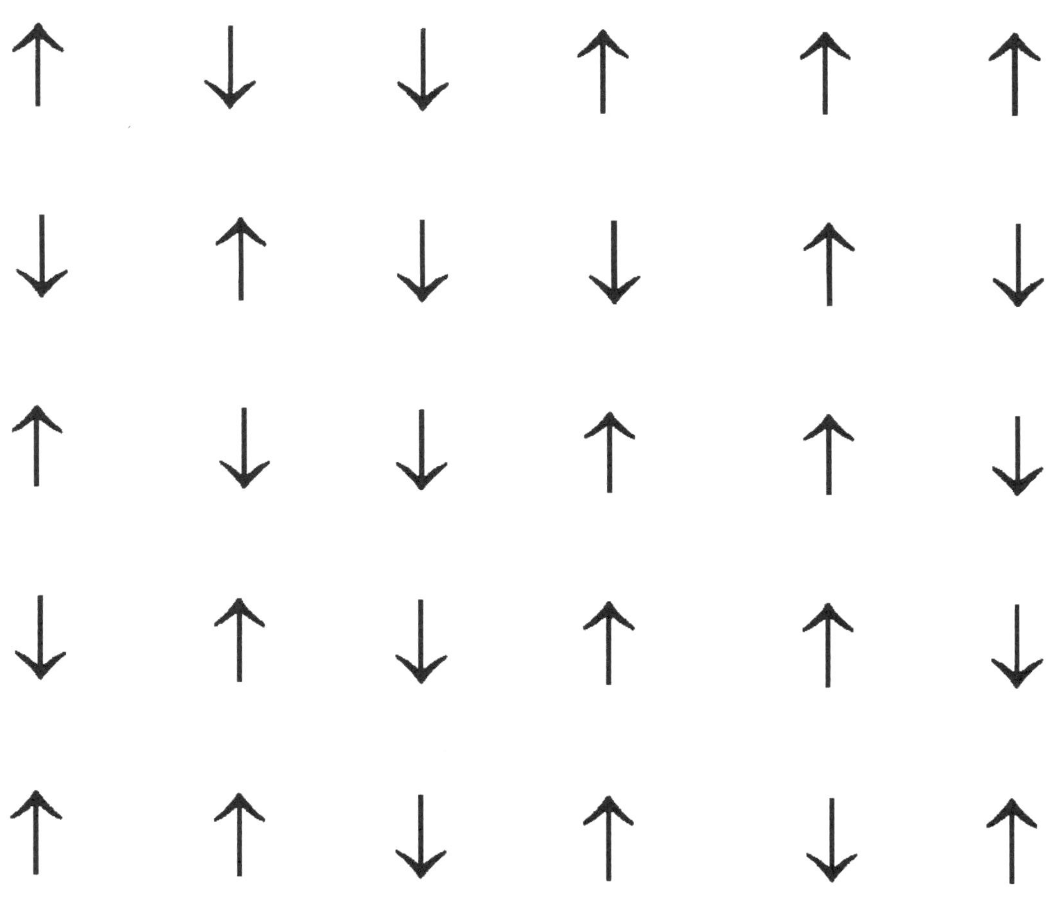

X		△	△		X
		X	X		
		X	X		
X		□	□		X

	∧	∨	∧	∨	
	O	O	O	O	

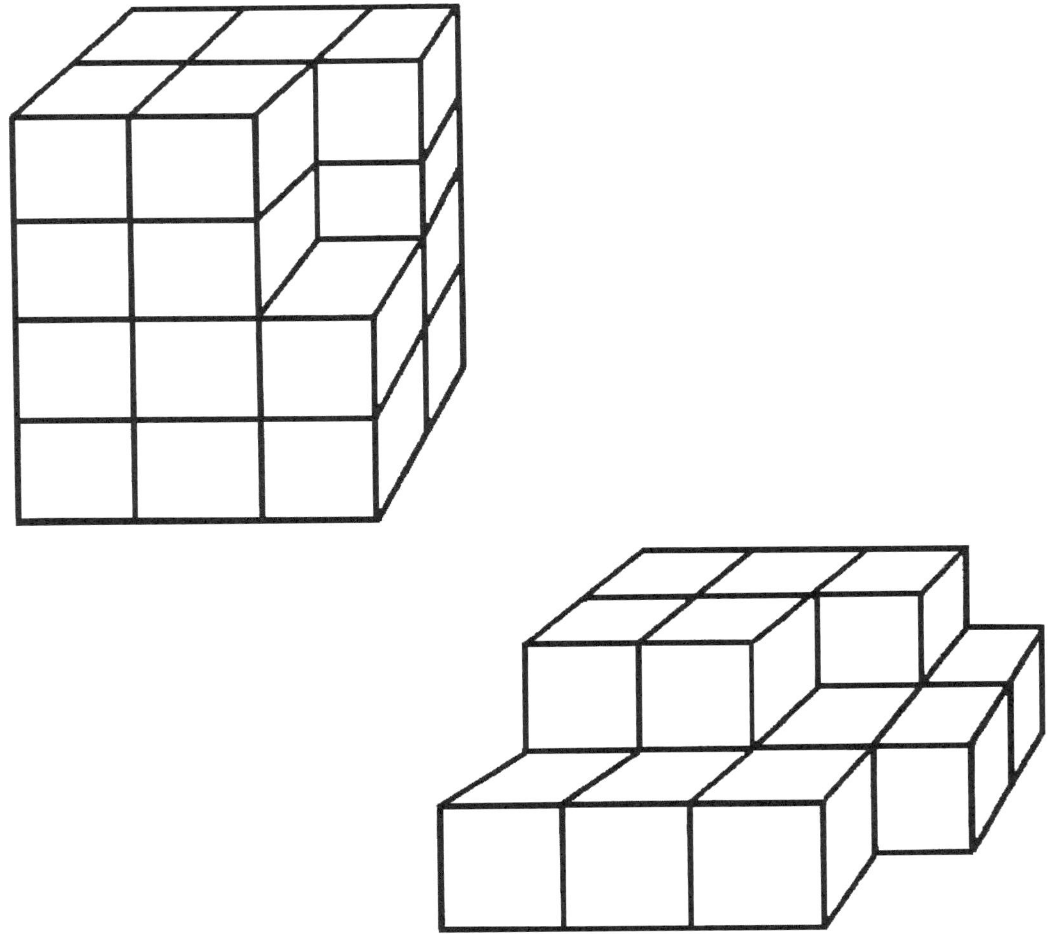

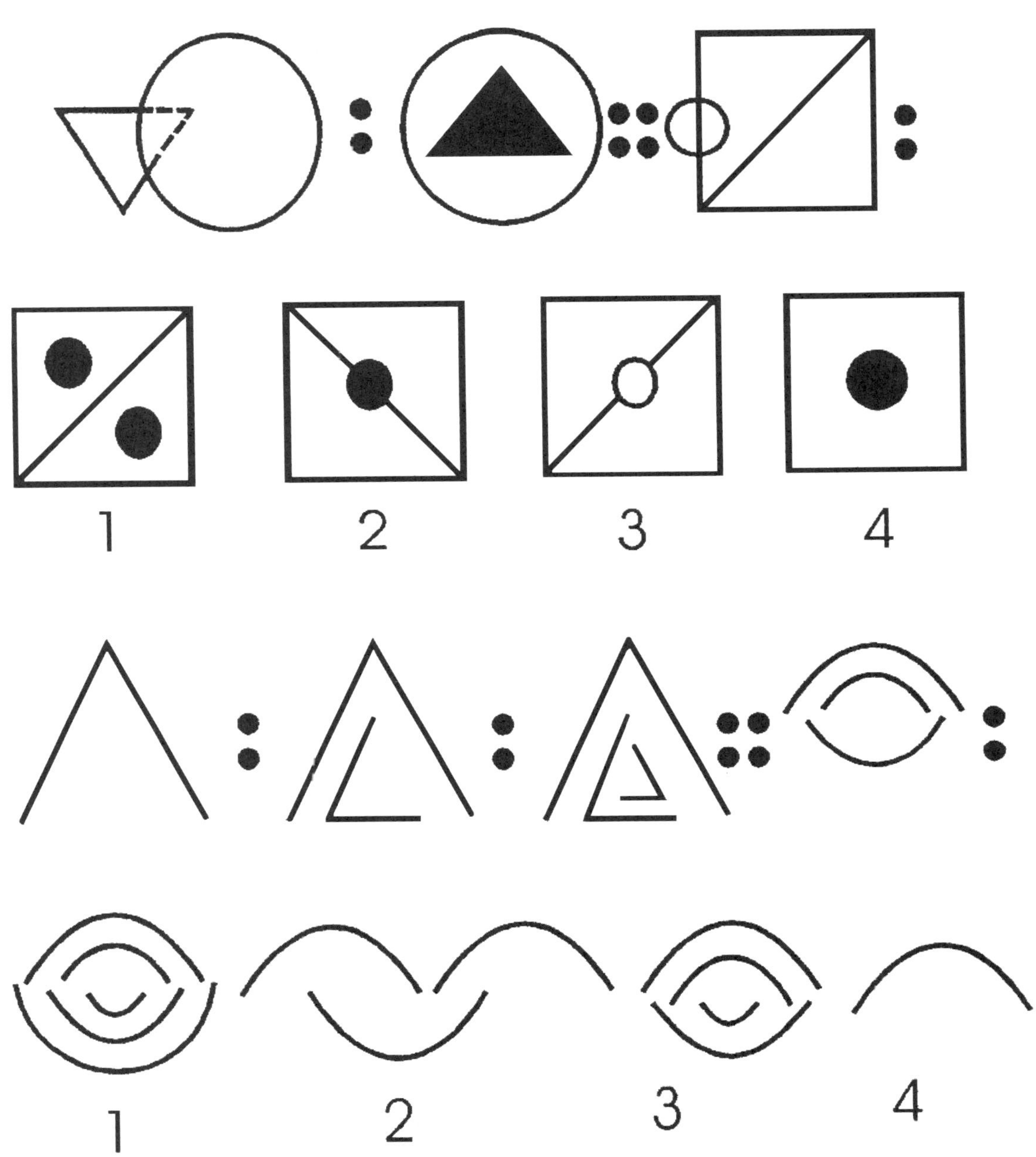
1
2
3
4
1
2
3
4

天文学者	天文台	日食

あ．プラネタリウム
い．テレビ
う．プランクトン
え．望遠鏡

不幸な	あわれな	悲惨な

あ．小包
い．大虐殺
う．みじめな
え．ふびんな

トナカイ	北のほう	北極の

あ．氷河
い．極の
う．悲劇
え．花

迷惑行為	妨害	暴動

あ．組み立てる
い．刺す
う．混乱
え．苦境

天皇	皇太子	皇后

あ．皇太子妃
い．軍
う．きらきら光る
え．皇太后

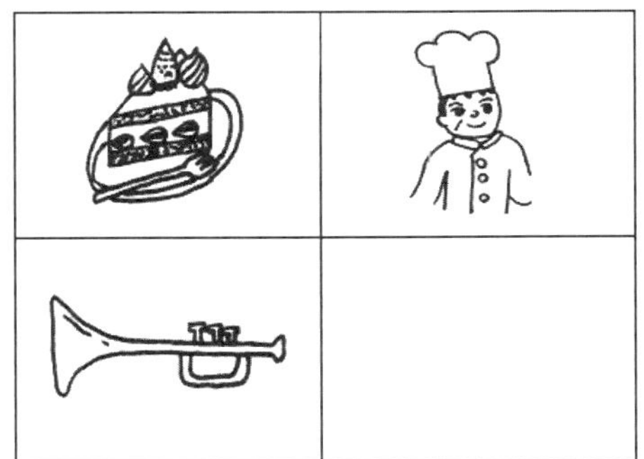

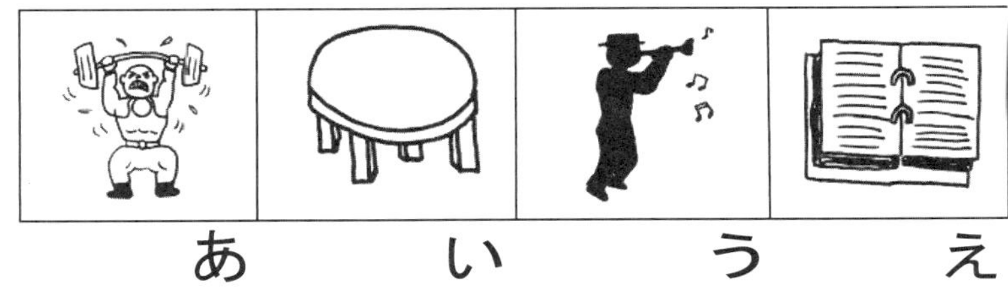

あ　　い　　う　　え

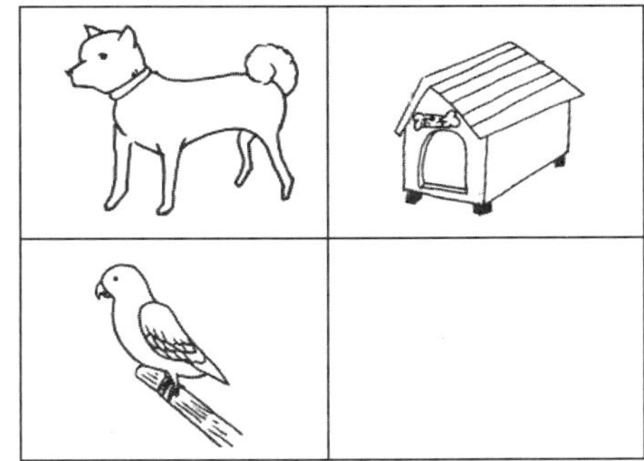

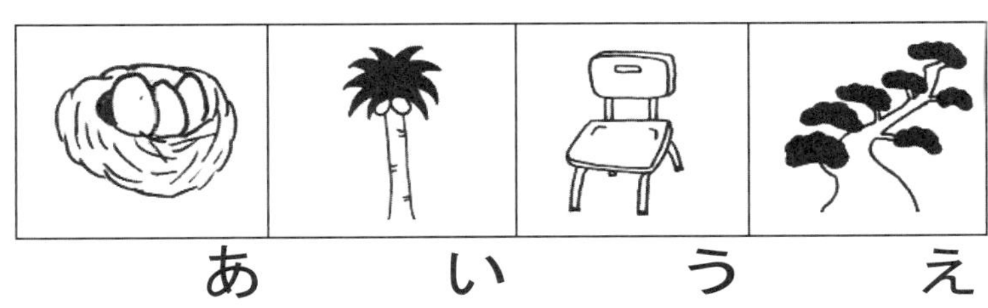

あ　　い　　う　　え

赤

白

太った 牛

紅茶

青 砂糖

背が高い

豚 やぎ

黄

やせた 軽い

にわとり 緑

トースト

重い 牛乳 ジャム

本人用 *5-9-16*

さ　は　た　ゆ　た　わ　え　な　た　お　は　た　ら　え　え　は　う　え　ら　で　な
ら　お　う　で　え　わ　お　ふ　う　ふ　ま　は　あ　ろ　お　な　え　い　あ　ろ　お
お　お　な　た　な　お　え　え　ら　い　お　い　ぱ　い　く　あ　ぱ　が　お　せ　た
ふ　な　だ　わ　た　あ　え　な　さ　え　べ　ら　う　お　ふ　ゆ　た　は　が　い　え
ゆ　え　え　た　は　ら　さ　い　た　い　が　た　た　ゆ　お　る　る　た　な　え　ら
た　ま　ら　は　お　せ　さ　う　な　ゆ　お　ゆ　な　ゆ　ゆ　た　は　ゆ　い　ら　た
せ　い　な　え　う　え　わ　ふ　お　ら　ふ　な　さ　い　た　い　お　さ　な　は　ゆ
い　る　え　べ　さ　な　え　お　な　は　ば　い　え　せ　ら　は　く　え　え　た　さ
ふ　る　い　が　あ　ふ　で　う　あ　で　た　な　べ　た　さ　か　ら　べ　た　ゆ　え
た　い　わ　は　な　お　は　ら　だ　な　へ　え　え　え　ら　だ　ら　え　え　だ　あ
ゆ　お　ふ　え　だ　ら　た　た　え　た　わ　え　な　た　ゆ　な　い　な　え　な　べ
え　な　お　だ　な　あ　だ　え　ら　で　な　う　は　お　わ　た　い　お　な　う　な
べ　あ　さ　お　ゆ　た　た　え　た　な　あ　た　う　あ　な　な　さ　だ　さ　は　え
え　な　な　え　え　ふ　ゆ　な　お　ゆ　た　な　な　え　ゆ　い　い　が　は　た　え
な　だ　い　ふ　い　ふ　た　ゆ　た　わ　お　お　だ　た　せ　え　ら　あ　ま　る　た
え　お　た　ふ　が　が　お　い　だ　た　は　い　ら　た　ゆ　さ　え　べ　え　な　ら
お　な　え　た　は　お　う　さ　べ　あ　な　お　え　な　わ　ら　え　べ　お　な　お
な　え　い　ぱ　た　は　た　ゆ　た　え　ふ　え　だ　ら　な　え　え　あ　う　お　ふ
は　わ　ら　あ　え　べ　い　ふ　ゆ　た　な　え　べ　え　さ　な　ろ　な　だ　な　い
う　だ　お　な　え　は　う　な　だ　ら　え　だ　あ　な　だ　ふ　い　べ　え　あ　ふ
な　あ　な　な　な　い　な　た　ゆ　ふ　い　せ　た　ゆ　さ　え　べ　え　え　な　た
が　は　つ　り　つ　せ　ゆ　り　ん　く　と　も　え　が　う　は　い　ふ　と　ね　つ
く　い　ま　え　ら　ふ　が　に　み　は　ふ　せ　お　ゆ　ん　り　す　が　い　ふ　け
き　ら　や　た　ん　る　て　ほ　け　る　え　ま　め　う　く　る　え　た　や　ん　ぬ

少年は犬に追いかけられた。

犬と少年は追いかけ合った。

犬は少年を追いかけた。

1）

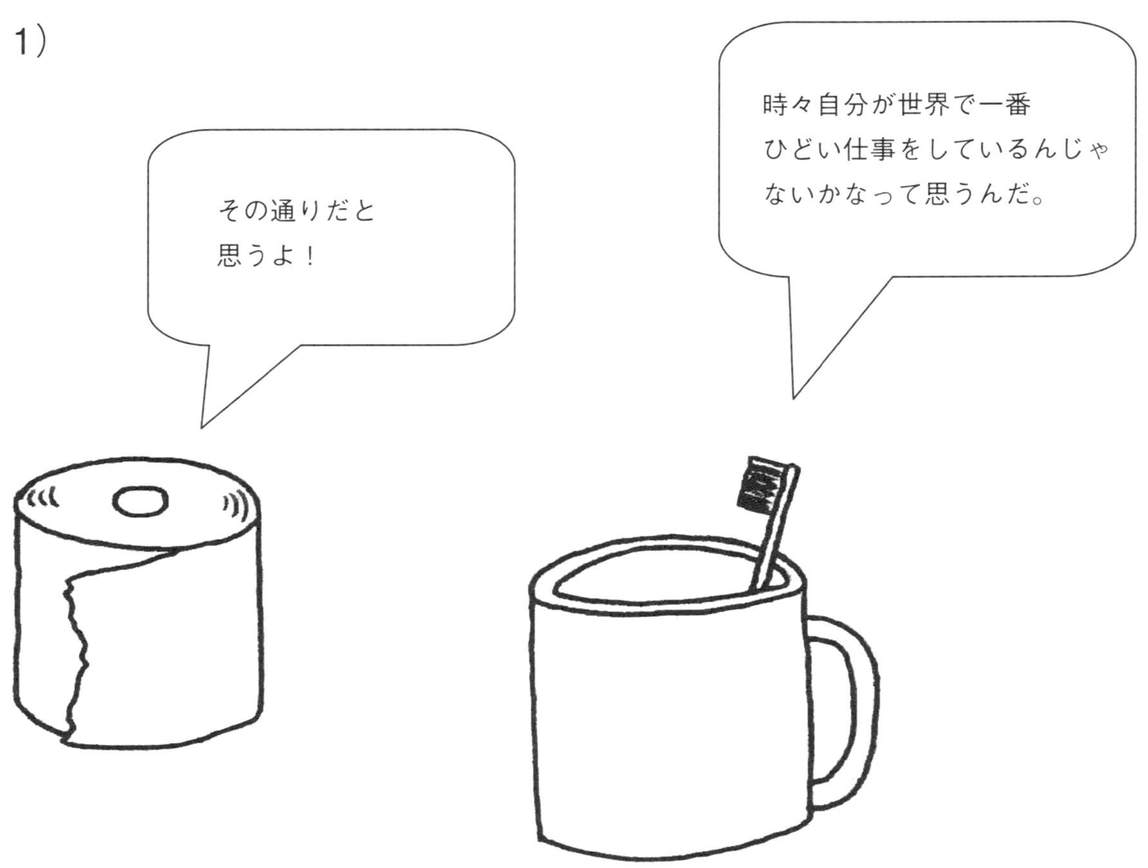
その通りだと
思うよ！
時々自分が世界で一番
ひどい仕事をしているんじゃ
ないかなって思うんだ。

2）洪水の流れが横切っているところにさしかかり、1人の自動車の所有者が近くに立っている男性に、安全に横切ることができるだろうかとたずねた。納得して男性は流れの中に進んで行ったが、自動車はれんがのように沈んだ。「あなたは渡っても大丈夫だと言ったと思ったんだが」と男性は大声をあげた。「わからないなあ」ともう1人は言った。「水はアヒルたちの体の半分までしか達していなかったんだがなあ。」

しばらく前、地方議会の新しい議長の演説を聴くために群衆がＫ市に集まった。議長は言った。「私は、お願いしているのではなく、要求しているのです。労働組合は今、市民生活の向上と地域社会の福祉に対する責任の一部を引き受けるように要求しています。労働組合が議会に加わるよう、私はお願いではなく、要求しています。」その場にいた中央労働組合のメンバーたちは熱狂的に拍手した。３ヵ月後Ｋ市のすべての労働組合の代表が議会に出席した。これらの代表者たちは委員会で他のグループの代表者たちと協力して働き、彼らの考えを話し、市民生活向上プロジェクトに積極的に参加し、議会がこれらのプロジェクトに関連した目標を達成する手助けをした。

以下の結論が正しい、間違い、上記の文章では答えがみつからない、のどれかを判断してください。

結論：

1）労働組合の代表者と委員会の他のメンバーの両方が議会での交流を通して、相手の視点をより良く理解できるようになった。

2）Ｋ市議会への組合の参加は、その町の労働者-管理者間の争議を大幅に減少させた。

3）労働組合の積極的な参加は議会のすべての委員会の会合でたくさんの論争を解決した。

4）組合の代表者のほとんどが議会への参加の招待を受け入れたことを後悔した。

5）議会のメンバーの何人かは議長が組合の代表者に対して議会に参加することを頼むのは愚かだと感じるようになった。

6）新しい議長は演説で、町の労働組合が市民生活の向上に対する責任を十分に引き受けてこなかったことを指摘した。

セッション10

Λ　〉　〉　〉　Λ

Λ　Λ　Λ　Λ　〉

Λ　〉　〉　Λ　〉

〉　Λ　〉　Λ　〉

Λ　〉　〉　Λ　〉

1)

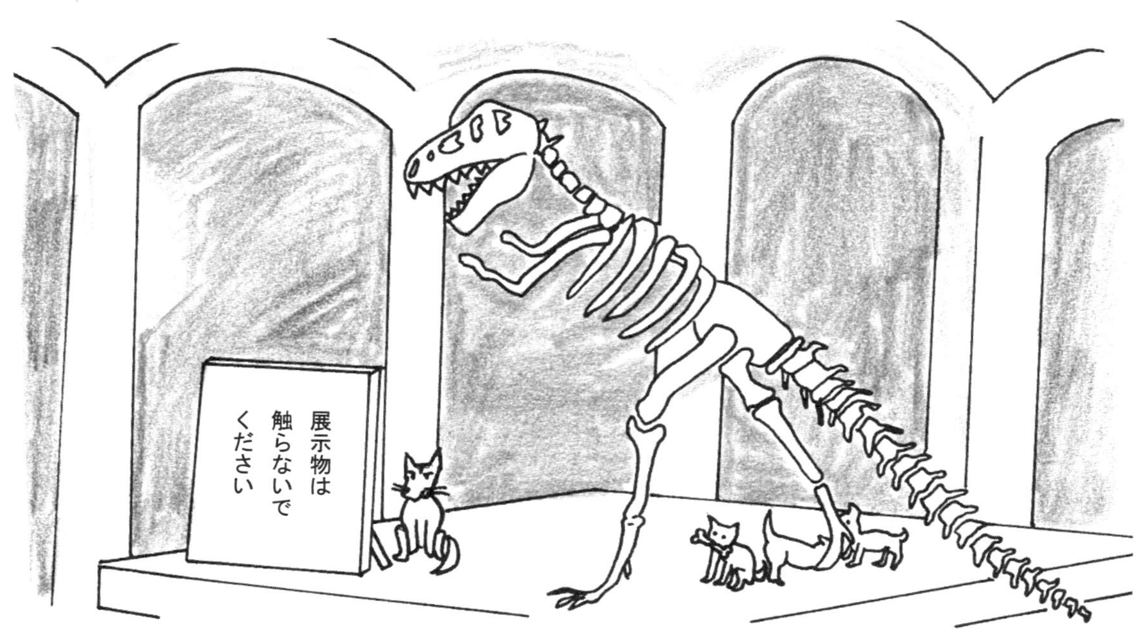

2) 若い女性が妊娠して、その赤ちゃんが男性中心主義の考え方にならないか心配していた。彼女は助けを求め、「思いやり、思いやり」と低い声で言いながらおなかをさするというアドバイスを受けた。妙な話だが赤ちゃんは誕生せず、女性は90歳で亡くなった。検死解剖が行われた時、医師が彼女のおなかの中で「お先にどうぞ」「いいえ。お先にどうぞ」と言っている2人の小さな男性を発見した。

1. さ　ん　ら
たわ
け　ふ　て　ゆ

2. ほ　ゆ　す
え け　こ　ふ
い　す　お　の

3. ん　ふ
て い　ひえ　わ
あ　さ　たみ　ふ

4. あ　め　こ　えて
せ　わ　み
せ　たふ　きい

5. こ　う　た　わ
ふ　ゆえす　み
た　ら　ひ　た

6. た　き　ほ　み
わ　ら　んけ　い
らふえ

7. み　ゆ　ん　う
け　わ　え　た　ら
さ　せ　こふ　わゆ

8. せ　い　ふ　らく
ひ　いたす
わ　ほ　え　き

9. ゆ　わ　う　た
え　たふ　ら
す　み　すせ　あ

10. せ　め　け　え　の
わ　のたふ　ん
いさ　ら　る　み

11. み　し　ら
ゆえ
ふ　す　る　せの
こ　た

12. わ　い　え ゆ
て　こ　た
き　ん　あ ら
ふ　お　け

13. て　さ　め　き
ゆ　の　え　ふ　み
わ　ら
た　い　せ
け

14. わ　わ　たゆ
ふたひ　え　う
す　ふ　ら　み

15. い　ん　さた
え　あんら　ふ
ゆ　せ　えの　わ

16. こ　らめ　ゆ
め　さ　お　え
あ　ひ
い　み　ふ　き

17. ふ　わ　せ　し
わ　す　ら　ほ　お
わ　せ　す　き　め ゆ

18. み　え　の　け
ほ　ふ
ら　ふたき
えい　お
た　ゆ

19. た　す　たえ　お
らゆ　らさ
せ　て　の
みお　ふ　い

20. え　あ　ふ　の
の　ゆう　ら　し
わめ い　んみ
て　わ　お　ふ

21. ふ　あ　ら　ゆ
さ　ゆ　さ　み
ふ　ひ　し
の　わ　お　い　たせ

カスタード

イタリア　牛乳

フランス　ブルドッグ

チーズ　クリーム

アフリカ

ギリシャ

柴犬　バター

キツネ　トルコ

アメリカ　ドイツ

プードル

ヨーグルト

	△				
✚		✚	✚	✚	✚
✖		✖	✖	✖	✖
	△				

	さ		く	か	お
	さ		く		お
	さ		く		お
	さ	け	く		お

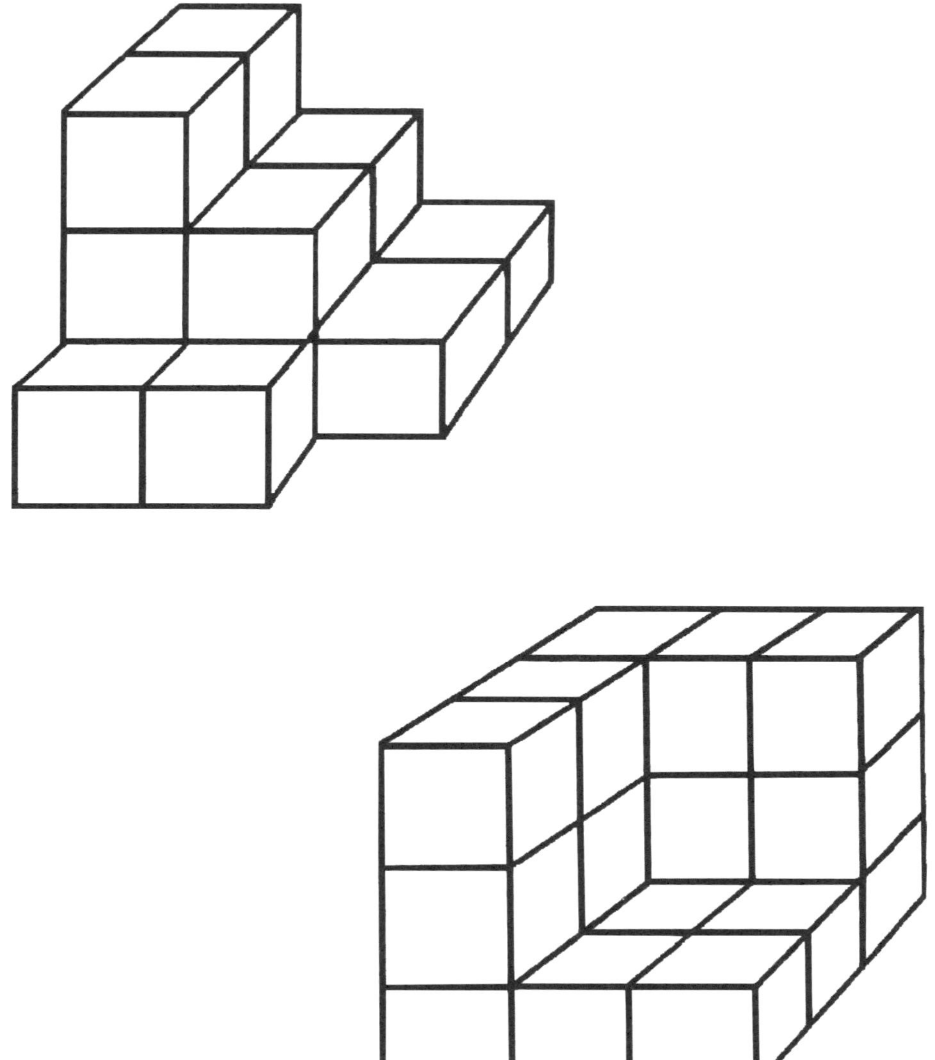

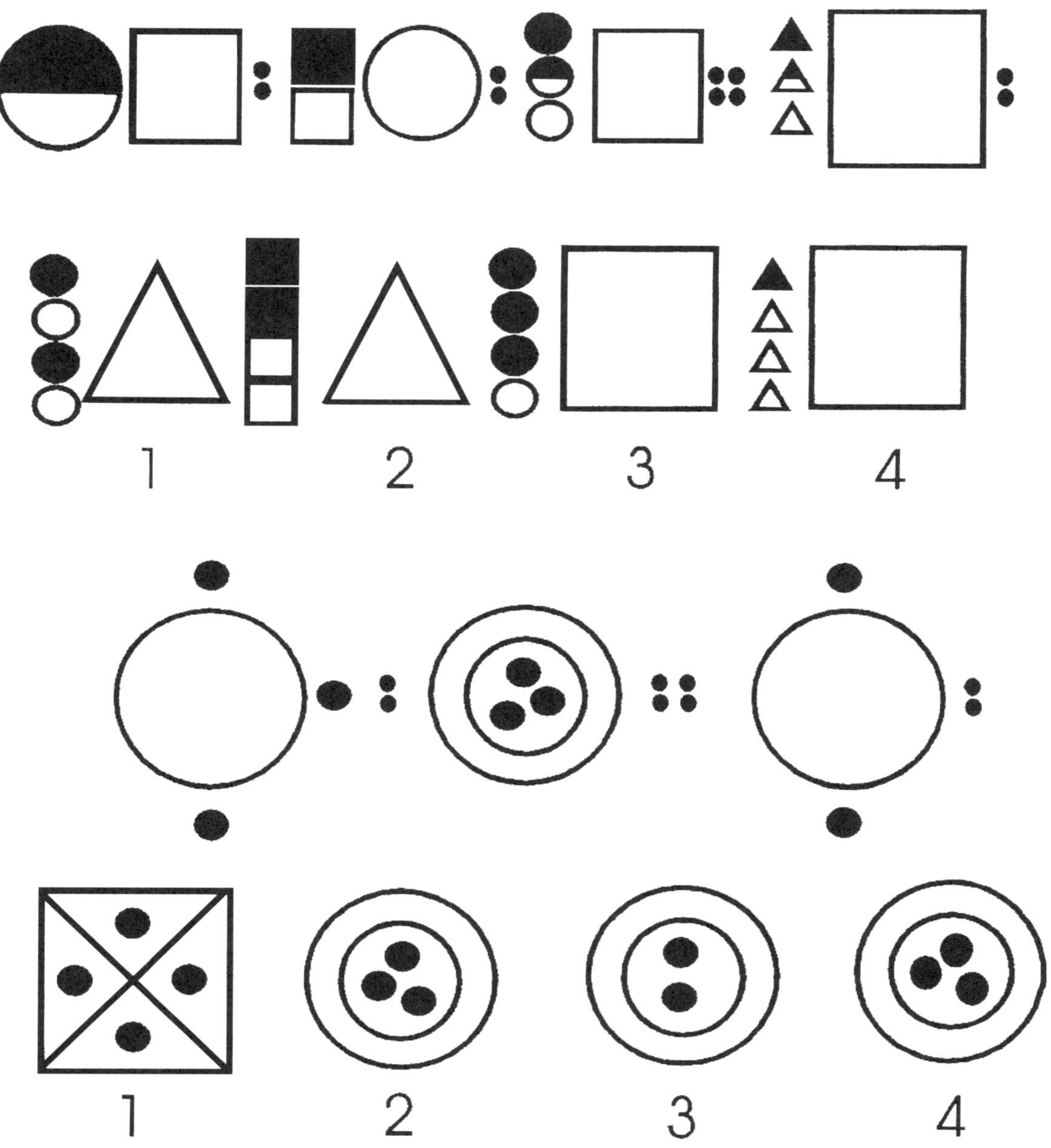
1
2
3
4
1
2
3
4

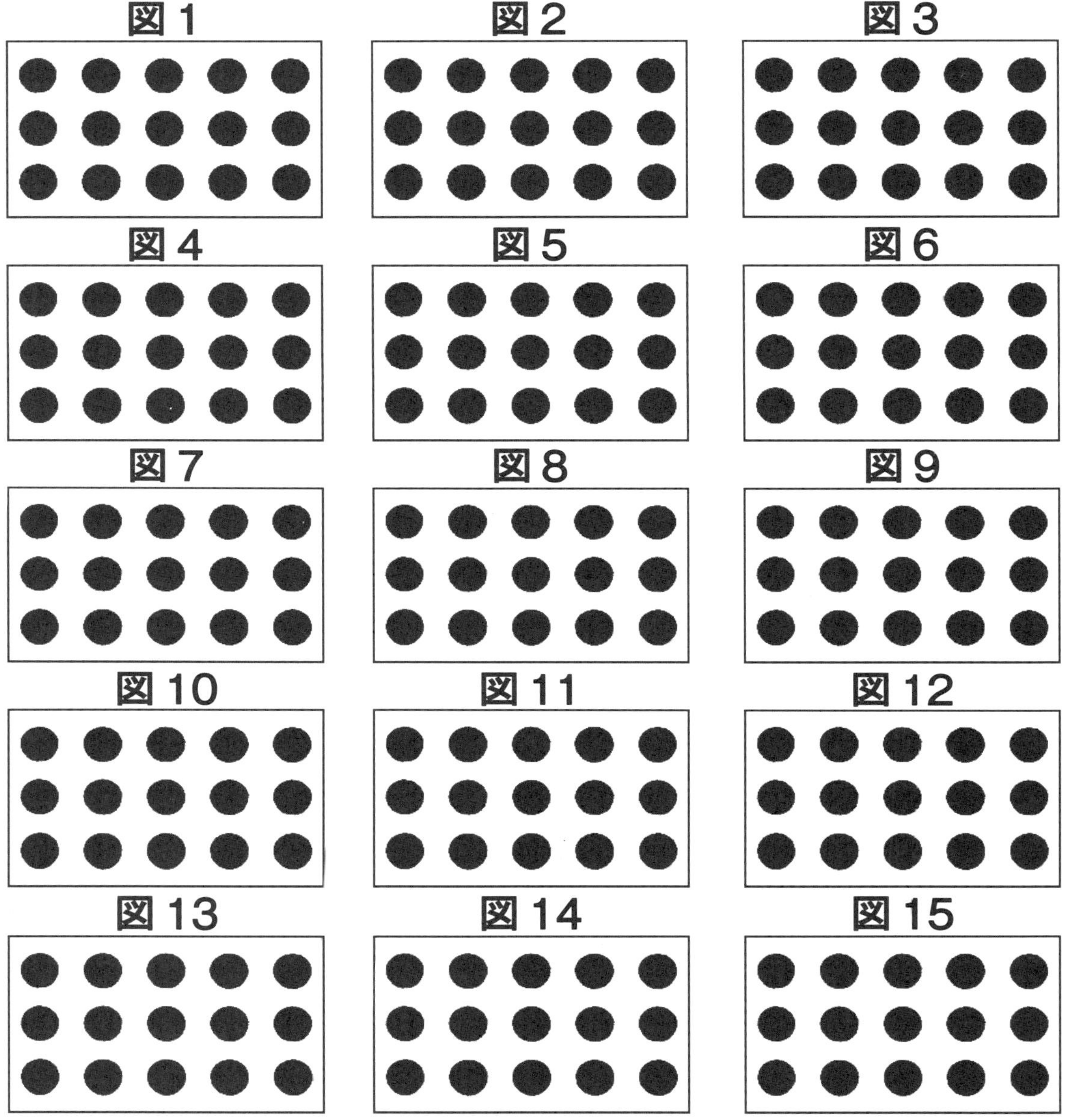
図1
図2
図3
図4
図5
図6
図7
図8
図9
図10
図11
図12
図13
図14
図15

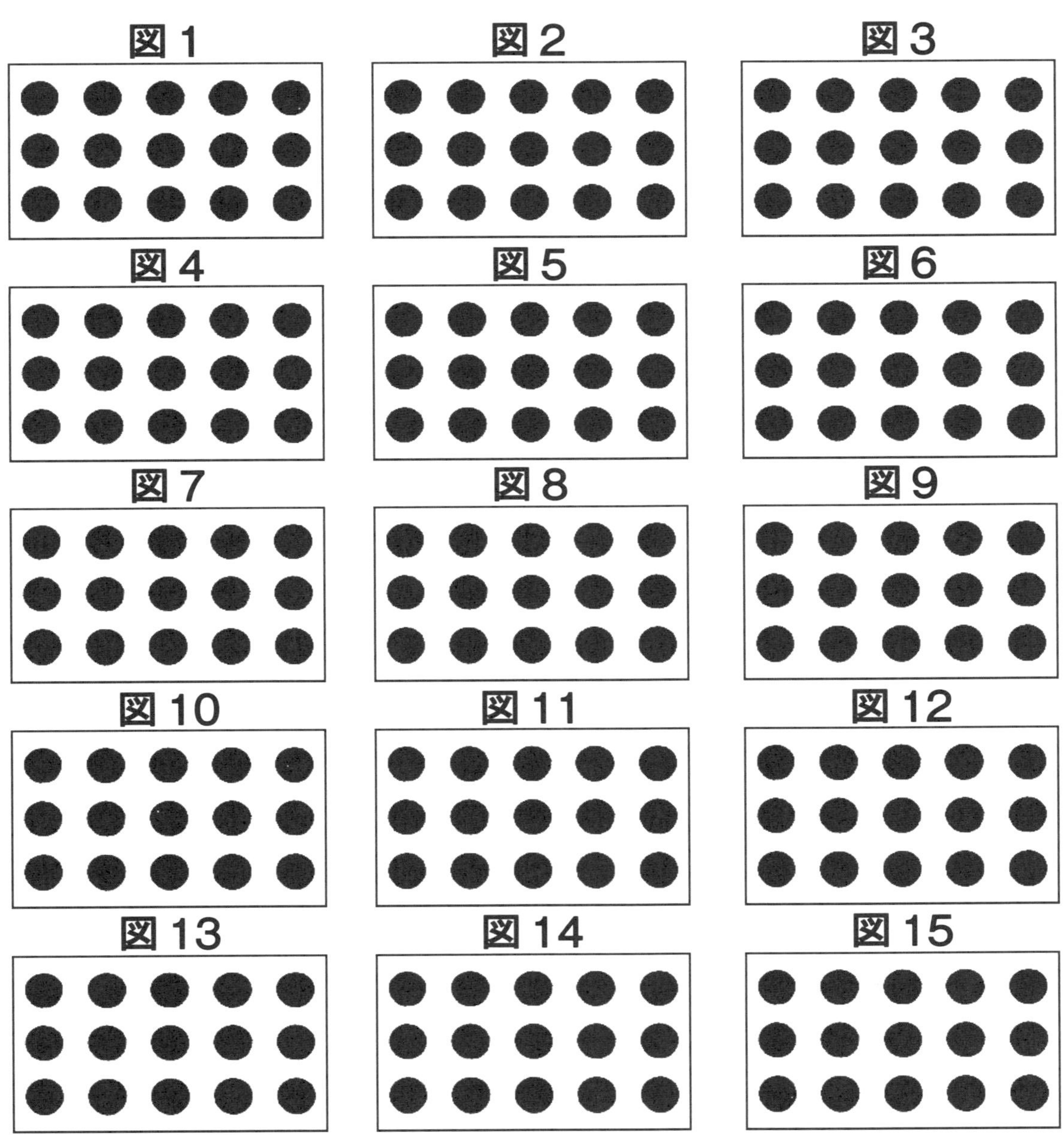
図1
図2
図3
図4
図5
図6
図7
図8
図9
図10
図11
図12
図13
図14
図15

微生物	細菌	バクテリア

あ. 積み重ね
い. 病原菌
う. 菌類
え. スタミナ

光	目	度

あ. 聴診器
い. 放散する
う. 光線
え. ごみ

都市	地域	国家

あ. 郊外
い. 性質
う. 国
え. 運河

火山	地形	風化

あ. 氷河
い. 侵食
う. 堆積
え. 陶磁器

伝染病	ワクチン	ウイルス

あ. 伝染する
い. 心臓の心室
う. 無毒な
え. 革新する

それは私が探している馬です。

それは彼が探していた馬ではありませんでした。

彼はその馬を探していませんでした。

彼が探している馬がいます。

馬が彼を探しています。

あ	か	か	あ	か	あ
か	あ	か	あ	か	あ
あ	か	か	あ	あ	か
か	あ	あ	か	あ	か
あ	あ	か	あ	か	あ

680
972
349
917
291
713
852
591
286
792
861

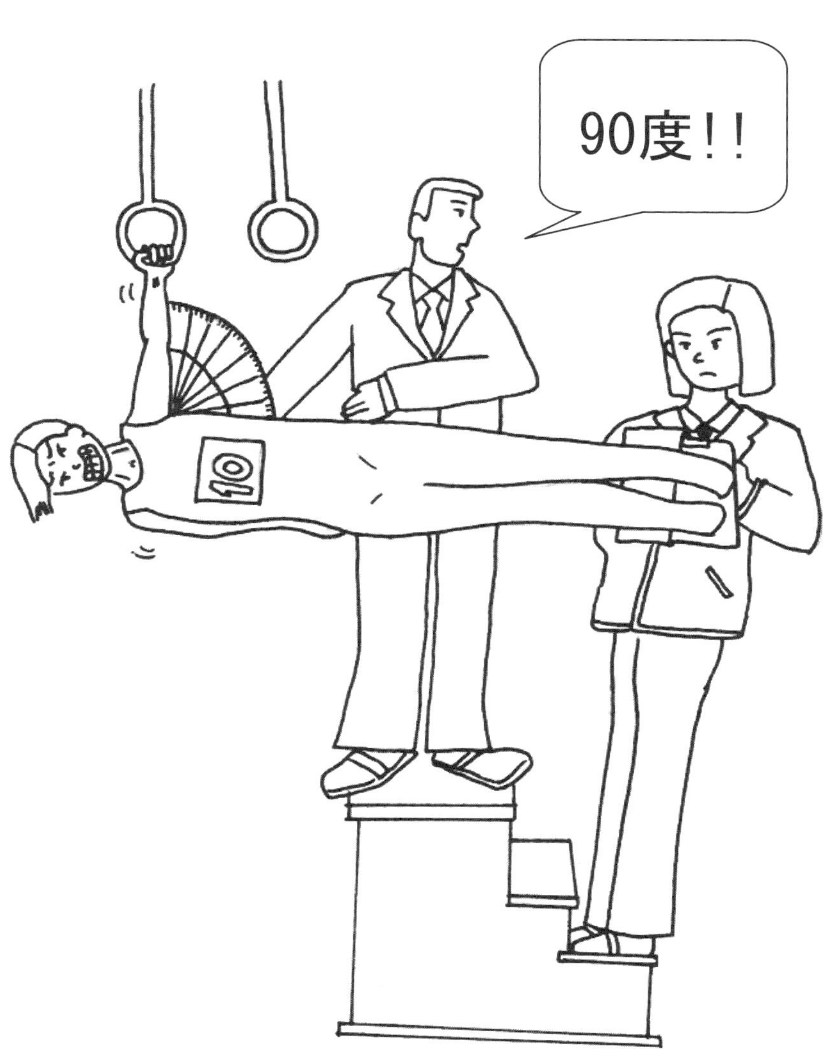
90度!!

ば ゆ だ く ま な で え く わ ゆ い ま い ら く あ は ぱ
べ べ あ お は る た た た ら だ お る く あ え く は な
お お ら が る ゆ せ う え お お る ら く う ら い べ え
れ え え お で た ゆ せ ぱ な え ら ら は い さ さ ゆ だ
お ら ぱ い か さ く べ お な お さ う ら あ さ さ い ま
い る わ た じ い な あ あ ま ぱ う ま る る た う え お
え あ い あ え お べ た え え は お え ぱ ま な べ せ あ
だ う ぱ か い は お だ え ま く あ お は ゆ い さ わ ゆ
く い べ た が い じ な だ ら あ け ぱ る ま お ふ え い
ぱ ざ う い じ か ほ お ま な ざ く え あ う は ふ い あ
お は た ふ さ る ま お ぱ が ら え あ せ ざ じ い ゆ ま
け う え だ く あ る え ま い う あ ざ ゆ う じ さ ば る
ら え る は る い べ あ け が く ら え い る ま あ が ふ
は う お ざ せ な ふ お ら え さ あ な あ け は ら じ か
い る だ さ あ ば く な う ま ら が は ふ あ さ ま お る
ぱ ざ せ ふ だ え ら あ わ だ ふ が は じ か る あ な ば
べ く せ ざ あ け わ え ら た ゆ う い お ぱ え か じ は
が ふ い え ら ふ け べ が ば た ゆ は な か い ま い る
お ぱ あ お わ さ だ え お が は ら じ お じ は が ふ だ
だ ら え は う ぱ る い お か ま じ ゆ は な ば が た ら
ふ べ く だ え わ さ せ ざ あ け わ ぱ る ま お か な い
じ ば う は ば ゆ が べ た ふ く ら だ せ え さ ぜ わ あ
け ふ ら べ た が ば ゆ は な だ さ あ る か お ぱ ま は
う が お け あ は じ ざ か い う じ ま さ た い だ く せ

セッション 11

1. ば　さ　ふ　　な
だ　あ　せお　ぱ　わ
け　が　ら　　で　え

2. ら　べ　まあ　じ
た　さく　べ
い　まう　おぜ

3. え　じた　ぱお
だけ　は　え　ら
さう　なま

4. あ　ば　く　う　だ
ふ　え　た　がけ
ざ　　かお　ろ　ら

5. く　　え　う
ふお　ふ　え　ろ
が　　は　なま
け

6. 　　た　　らべお
わ　　あな　ふけう
ら　え　　ふ

7. ろ　ば　　な　た
け　た　　じ　ら
えく　　　かせ

8. あえ　いな　ふ　えが
は　　　らたら
べ　まう

9. お　　う　　ぱ
えう　が　ふけぱ
え　　で　じ　あ

10. ざ　ば　べ　え　ま　ぱ
わで　ばで　じ　な
さ　く　あ　え

11. ま　せ　ぱ　あ
くお　　べわ
わ　　ぱ　け　ざう
く　　　ま

12. ふ　い　　えけ
えじ　く　べま
か　ろお　あぱ

13. 　　さ　　ら
わ　あ　　ま　ぱ
べ　え　　　わ
お　ふざ
け　べ　　た　う

14. ぱ　　　　わ　た　ゆ
ふ　が　はな　じ
あ　　か　　う　ふ
ま　　　　　べけえ
ろ　　た　　わ　お

15. い　　な　　さあ
ふ　な　　ぱた
えう
おう　あ　　け
さま

16. け　　　ら　ら　ゆ
ば　さ　ふ　え　う
たえ　た　け　は
け　　ま　なけわえ

17. た　　わ　　ざぱ　せ
わふ　かま　　　　べ
う　　じら　お
あ　　な　　ま

18. 　　えけ　　あ
べでな　えさ
ざ　な　　ふ
え　ぱ　　　けら
く　　　た　ゆ

19. ば　う　　た　　　お
ら　　わ　ら　ぱ
ざ　お　　け　ら
だ　ま　べ
あ　ば　だ

20. 　け　わ　ぱ
ぱ　う　ら　た
わ　　かな　　ま
ざ　あえ　さ　ふ

21. え　あ　　じざ
さ　えか　さ
わぱ　さ　はけふ
ま　　うお　あ　ま

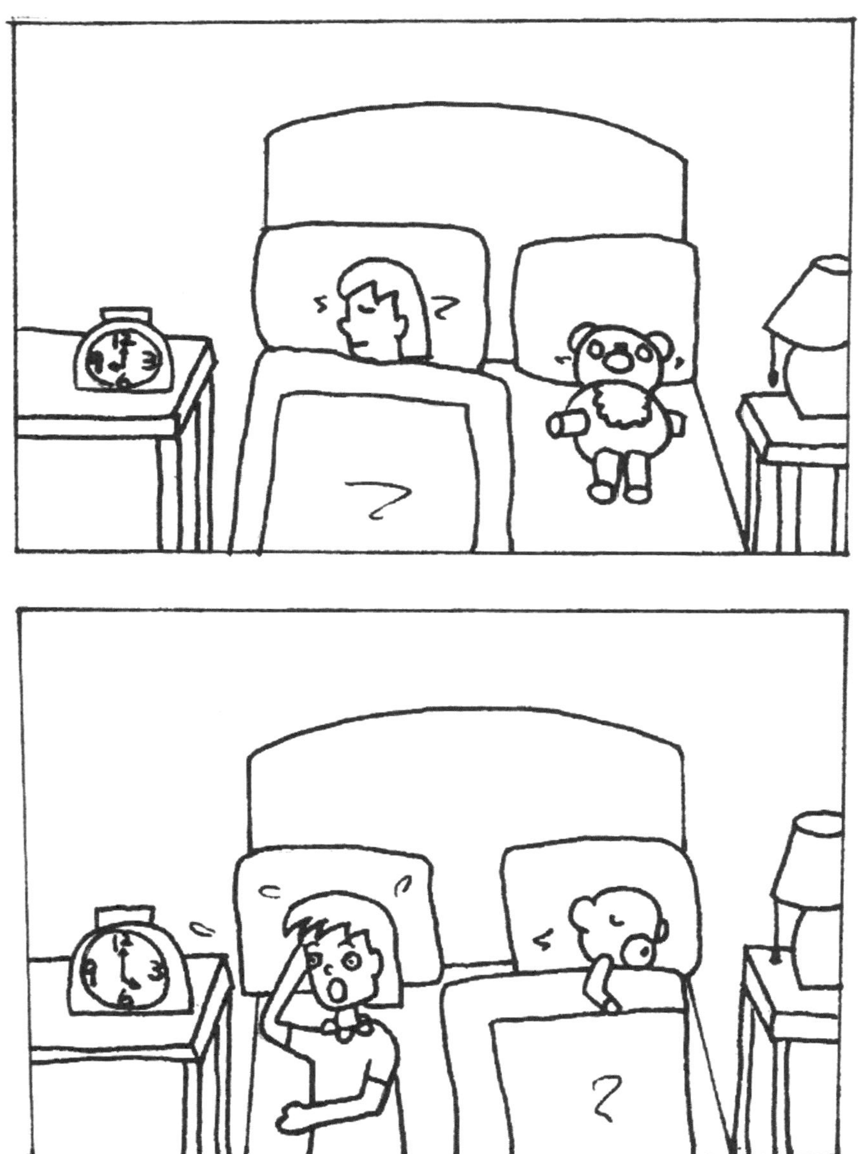

た　な　な　た　た　た

な　た　な　た　な　た

た　な　な　た　た　な

な　た　た　な　た　な

た　た　な　た　な　た

ダチョウ

ピアノ　ギター

バイオリン

カワセミ

クヌギ

ゴムの木

松

チェロ

フルート

カエデ　ヤシの木

コアラ

トランペット

イノシシ

ネズミ　琴

		X	X		
ll	V			∧	ll
ll	V			∧	ll
		X	X		

	O	△	O	△	
			O		
		△			
	O	△	O	△	

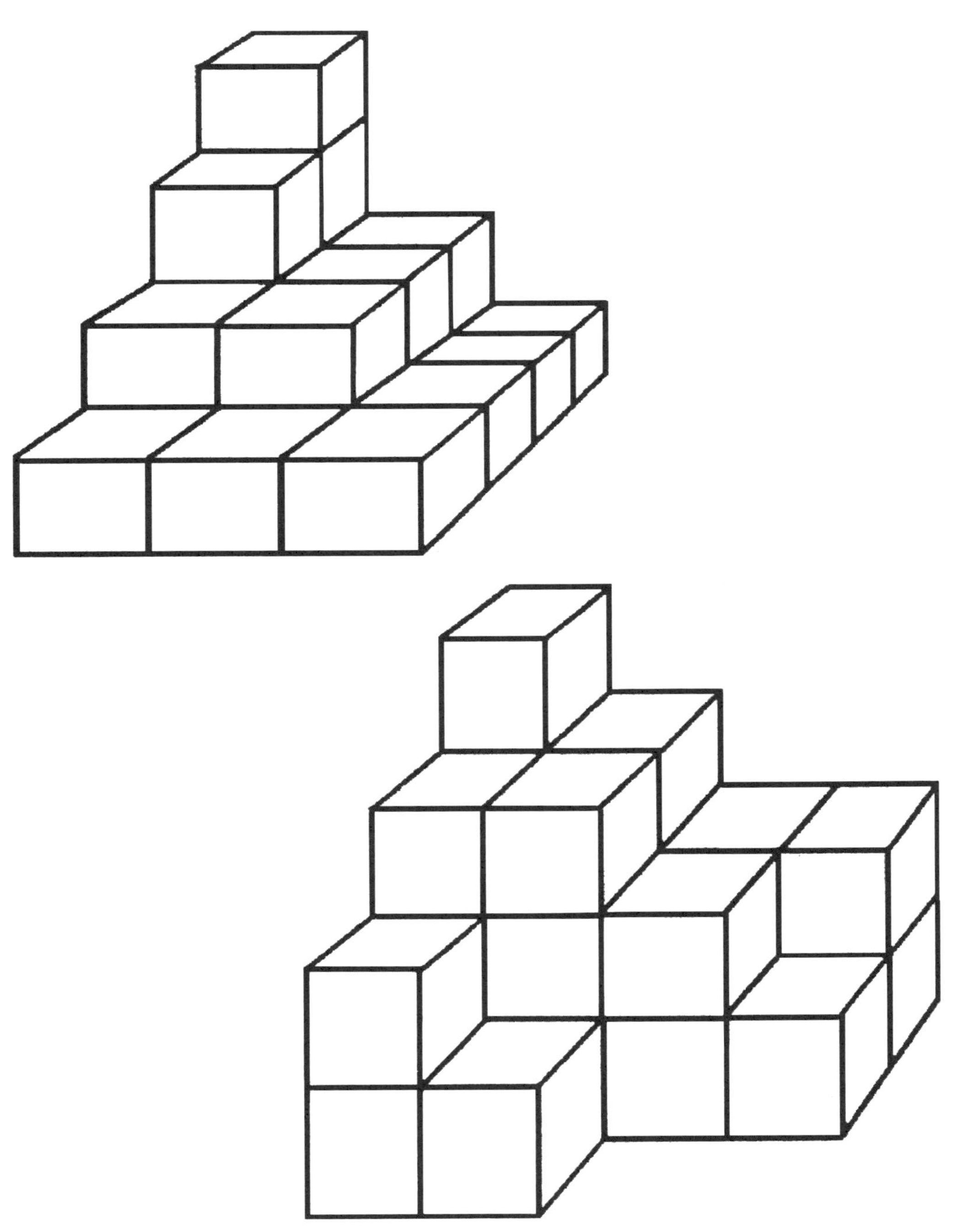

し	し	つ	つ	し
つ	し	つ	つ	し
し	し	つ	し	つ
つ	し	つ	つ	し
し	つ	つ	し	し

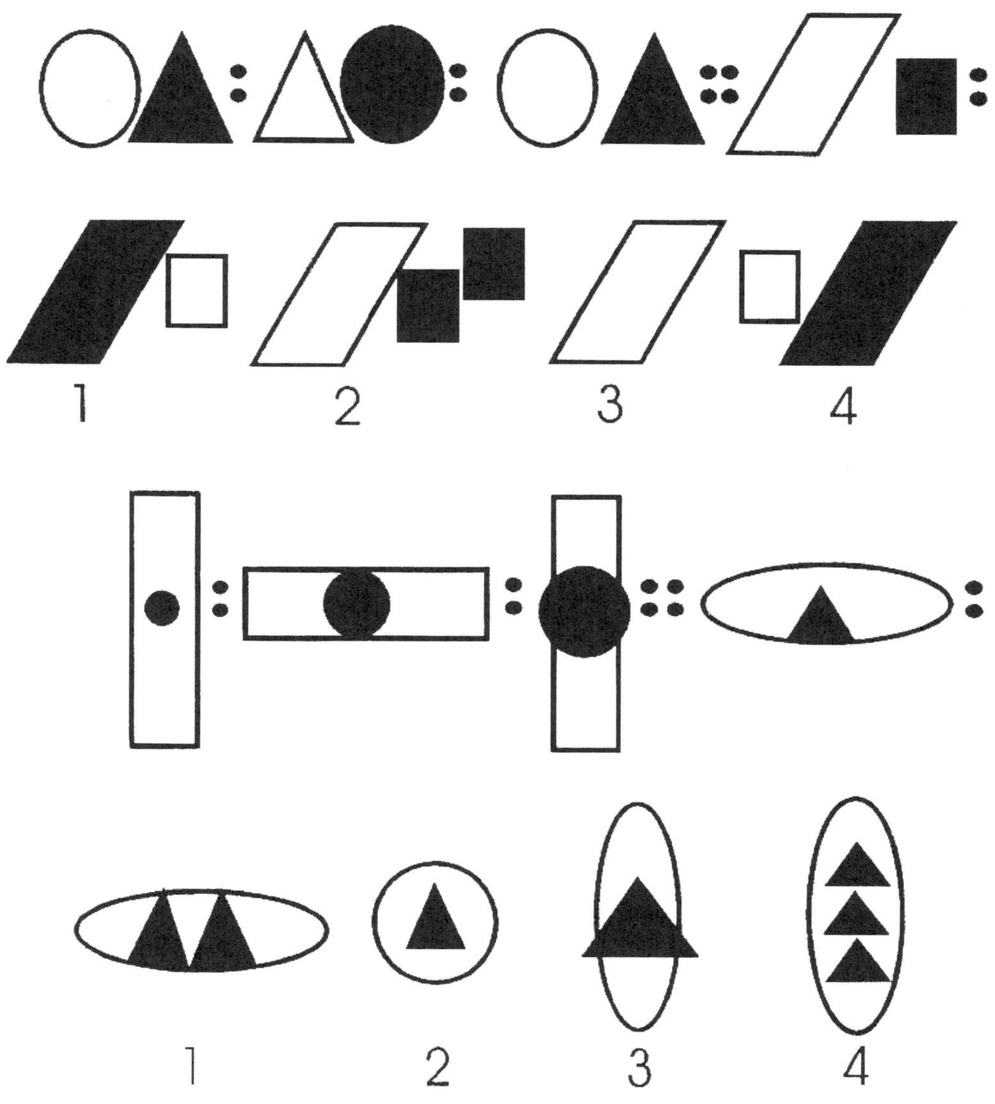
1
2
3
4
1
2
3
4

肉屋	宇宙飛行士	図書館司書

あ．作家
い．チンパンジー
う．庭師
え．シナモン

くすくす笑い	ユーモアのある	楽しい

あ．感謝している
い．笑い声
う．高い
え．ほくそ笑み

空中ブランコ	ゾウ	ライオン

あ．雪だるま
い．ピエロ
う．リス
え．テント

ソーセージ	パンケーキ	ハンバーガー

あ．ピザ
い．サラダ
う．あいさつ
え．良い香りの

鉱石	保存	石油

あ．資源
い．電報
う．郊外
え．水

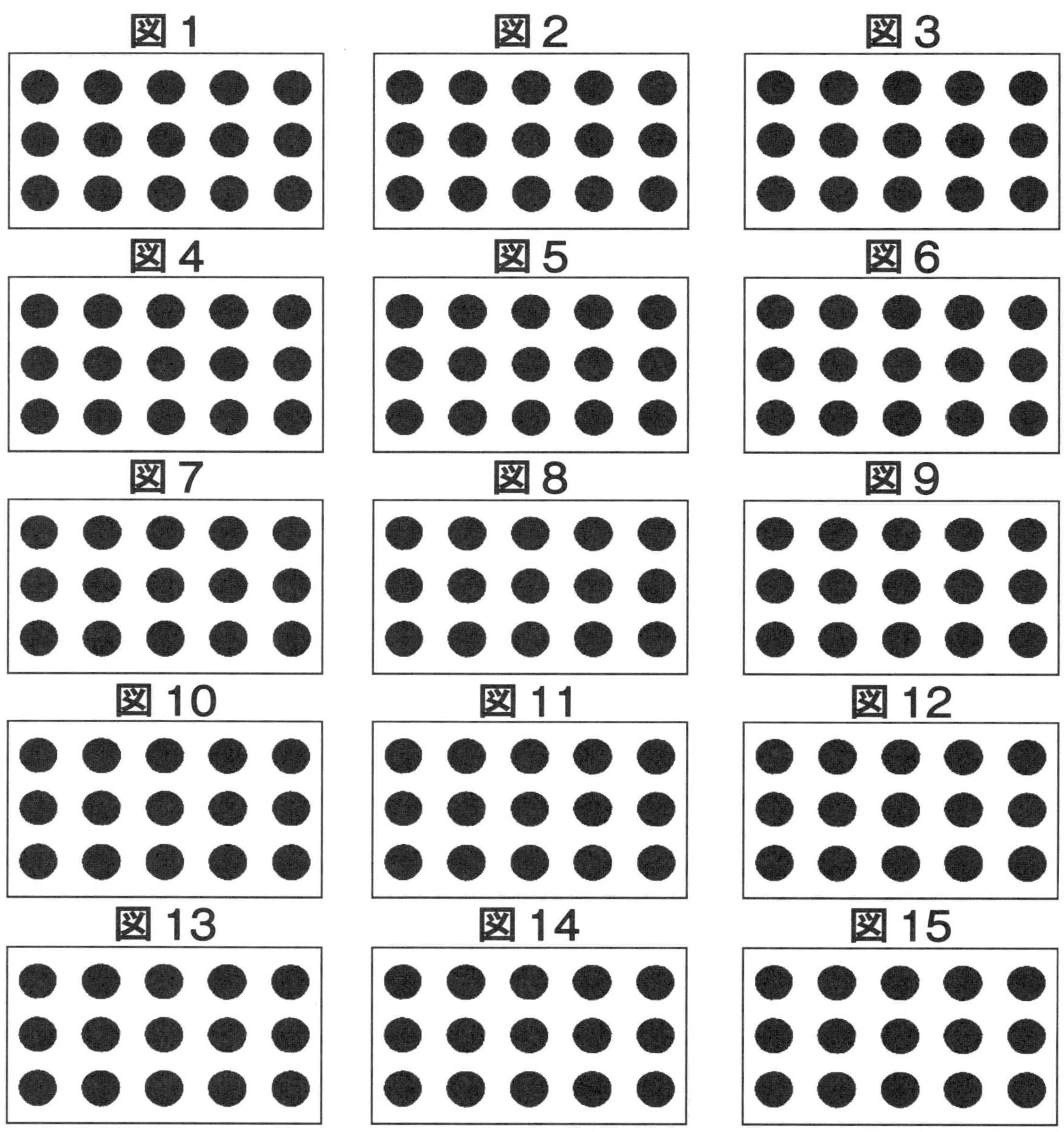

図1
図2
図3
図4
図5
図6
図7
図8
図9
図10
図11
図12
図13
図14
図15

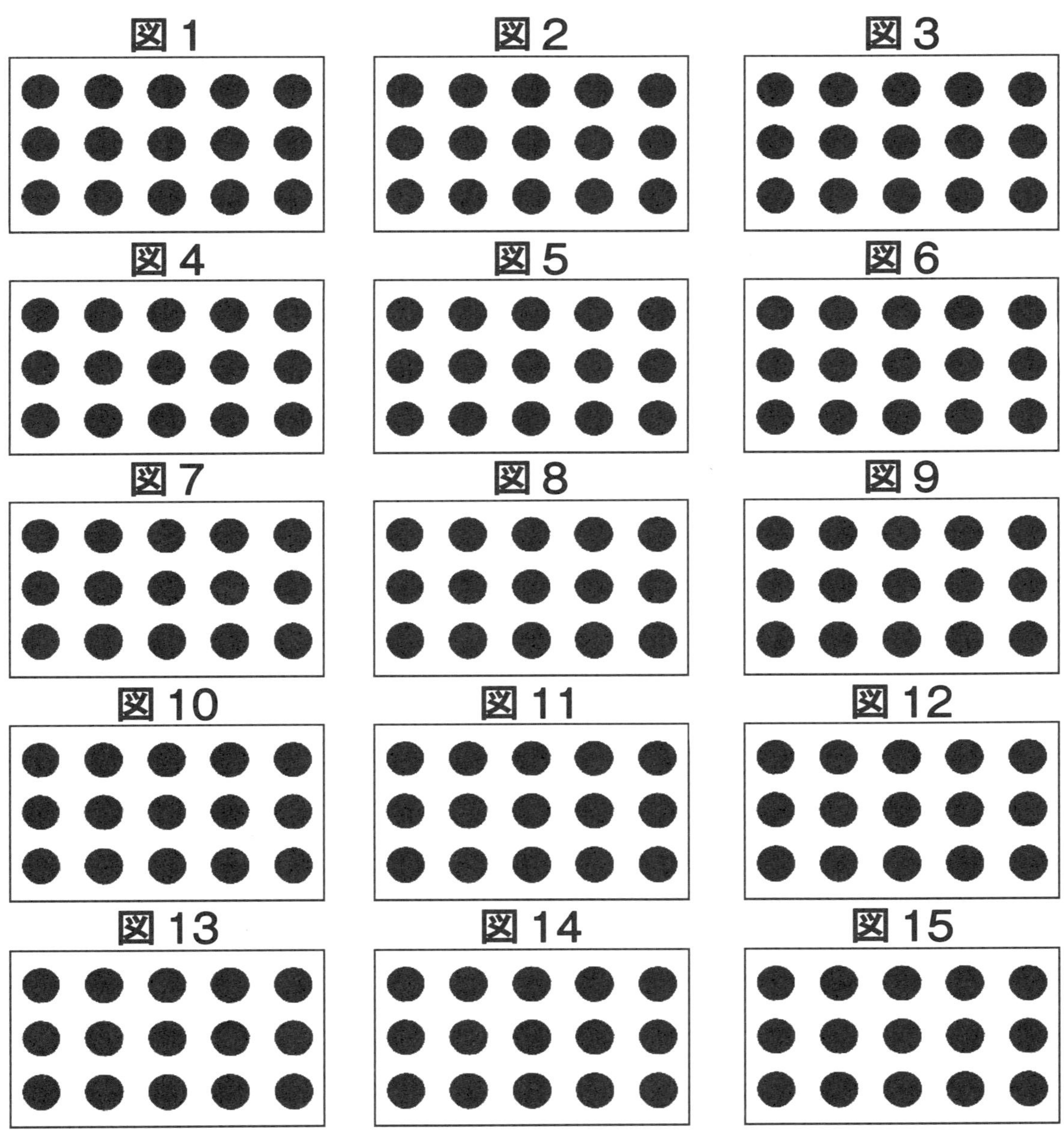
図1
図2
図3
図4
図5
図6
図7
図8
図9
図10
図11
図12
図13
図14
図15

1）

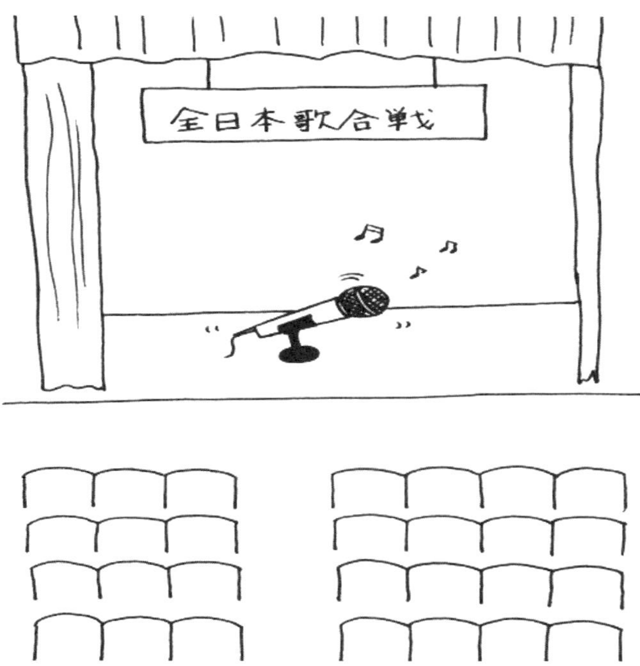

2）工場の仕事を退職した男性が代わりにニワトリを育てることを決意した。そのため彼は生後１日のニワトリを１万羽買った。３日後彼は再び別の１万羽を買いに行った。販売員は「そんなにたくさんニワトリが必要なほど大きな農場を持っているんですか？」とたずねた。すると男性は答えた。「いいえ。他のニワトリは死にました。それらを植えるのが深すぎるのかもしれません。」

彼は滑ったが転ばなかった。

彼は転んで腕を折るだろう。

彼が転んだ時腕が折れた。

彼は転んで腕を折った。

彼は転んで腕を折っている。

動物学者チームの徹底的な研究によりマルタヤマモグラとバンクーバーマダラハタネズミのミルクの間の次のような驚くべき違いが明らかとなった。莫大なお金を費やした後、調査員はヤマモグラからのミルクは室温でマダラハタネズミのミルクよりかなり早く固まることを発見した。しかしながら、この２つの動物のミルクが微量化学物質を同程度含んでいるなら、固まる速度に識別できるような違いはなかった。微量化学物質の平均含有量はハタネズミのミルクのほうがかなり高かった。

以下の結論が正しい、間違い、上記の文章では答えがみつからない、のどれかを判断してください。

結論：

1）これらの２つの動物の冷凍保存をしないミルクの凝結を防ぐ１つの方法は微量化学物質を加えることだ。

2）微量化学物質を多く含んでいる動物のミルクは、少ししか含んでいないミルクより固まりにくい。

3）もし室温に置かれるなら、微量化学物質を多く含んでいるモグラのミルクは、同じ動物の微量化学物質を少ししか含んでいないミルクに比べ固まるのに時間がかかるだろう。

4）モグラかハタネズミからのミルクのビンがテーブルの上に置かれていた。それは２分（平均的なミルクの凝固時間は 24 時間）で固まった。したがってそれはモグラのものに違いない。

5）もしモグラのミルクであれば、微量化学物質含有量が高いか低いかは固まりやすさに影響しない。

セッション12

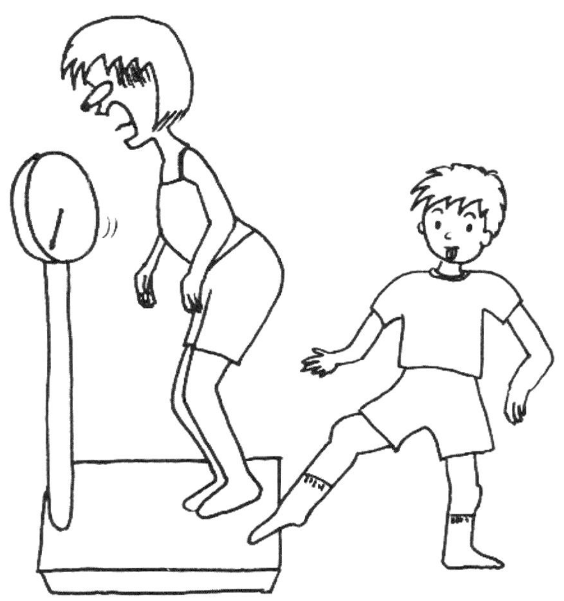

が が け く お う え え く お さ だ が な ぱ い あ お ぱ う お
ま け ら る わ た た あ か く ら う な う お が い さ る な ら
は ら だ は か た ま る さ な あ ま う た せ ま お い お さ お
た う い お は い ぱ ま ぱ ら く え た だ べ た ま お あ な な
あ た え る ば さ る あ だ く ば う る ま だ お ろ え さ ぱ ま
え え え は な う あ さ う ら た お な ふ お ろ あ さ が え え
ら あ け ゆ ま う な ま お お く な う あ え れ え ら た あ ま
わ え た だ あ さ た た せ え あ ふ い な ふ な ゆ い う い な
え た た ら く あ は た い な ふ だ か ふ だ ら ふ だ ふ だ お
う ら う あ う ま さ お ら な な な い な ぱ ゆ だ ぱ あ た ら
ら た ぱ ぱ わ な い う え ら が い い え い ぱ ら く お は う
い え さ お ぱ ぱ ば べ さ さ う ろ ら な ゆ ろ え く え ら う
あ あ え え さ あ あ え は た ば ば ら お さ ふ ば え く え だ
な ふ あ ろ ろ ゆ く が ら お い あ ふ べ ら う い あ わ わ た
な い け ろ い あ く お お ら だ ろ ら せ ろ ゆ あ う え ば お
あ な だ は た さ ま が だ ま ゆ た ら お お あ さ ま は は は
い く え ろ た な は が い ら た く は が た ろ お た え お ば
ら は が う お ろ ぱ ろ ら い い あ い ろ ま ば あ な だ ら わ
う え は お う あ ろ え か あ ろ ふ な ろ い ま い が い た な
え う か ろ ら ら あ さ な お ゆ ま た ろ ぱ ろ ぱ あ あ う お

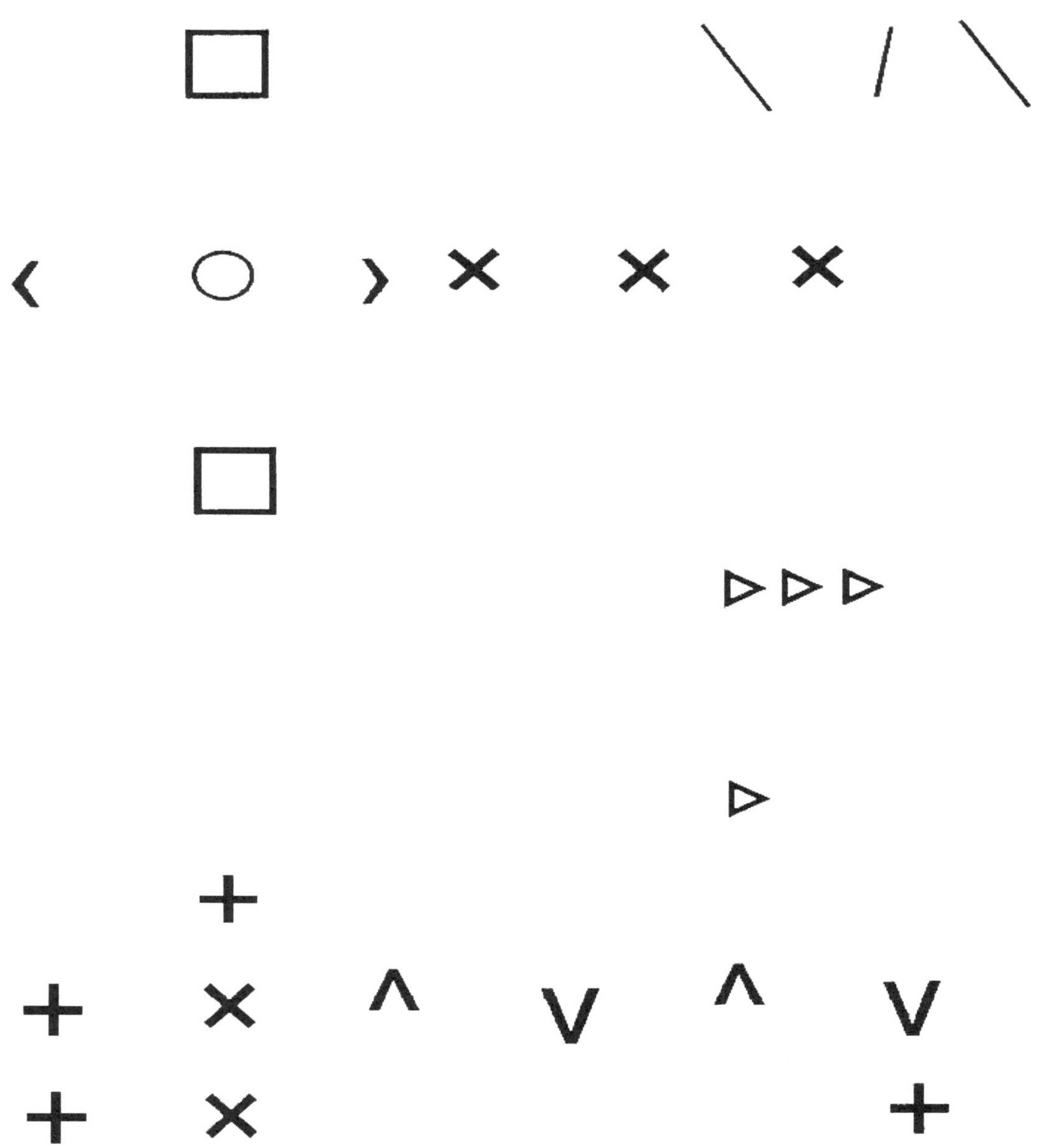

本人用 5-12-4

^	^	<	^	^	v	v	v	v	^	^	<
<	<	^	^	<	<	>	>	<	<	^	^
<	<	^	^	<	v	v	v	v	v	v	v
^	^	v	v	<	v	v	v	v	<	v	v
<	v	v	v	v	v	v	v	v	v	v	^
<	>	^	^	v	v	v	v	v	v	<	^
<	>	<	^	<	^	>	>	^	^	^	^
<	^	<	^	^	>	>	>	>	<	^	<
^	<	^	^	<	>	>	>	>	<	^	^
<	^	^	<	<	>	>	>	>	<	<	^
<	^	<	<	v	v	v	v	v	v	<	<
^	<	<	<	^	v	v	v	v	^	^	<

			＝		＝
	□			＝	
□		□	＝		＝
	□				

	Δ	Δ	Δ	Δ	Δ
⨸		Δ		Δ	
⨸	⨸		Δ		
⨸	⨸	⨸			Y

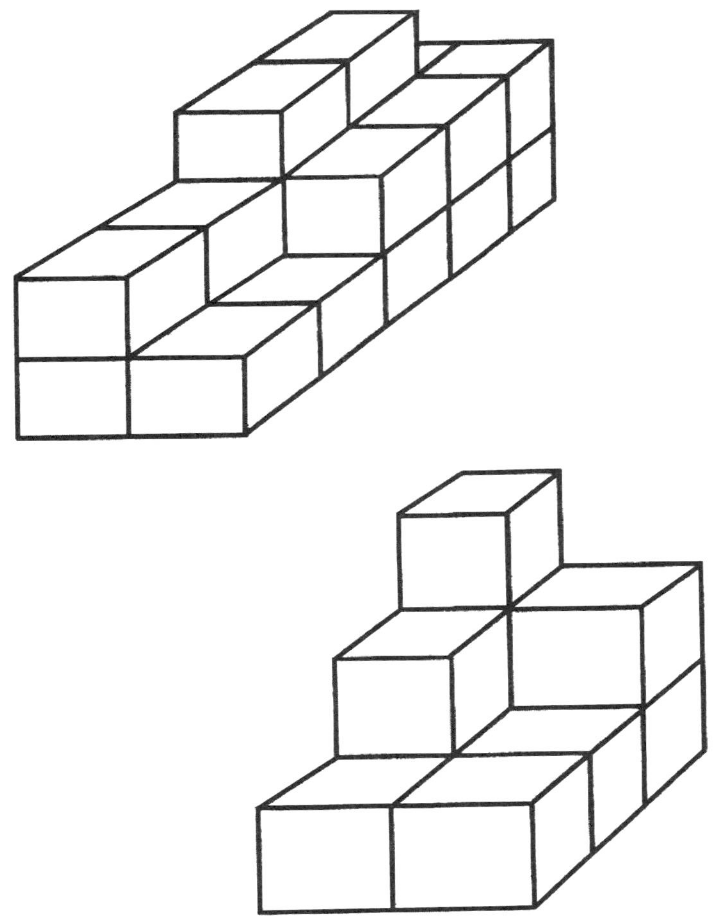

本人用 5-12-7

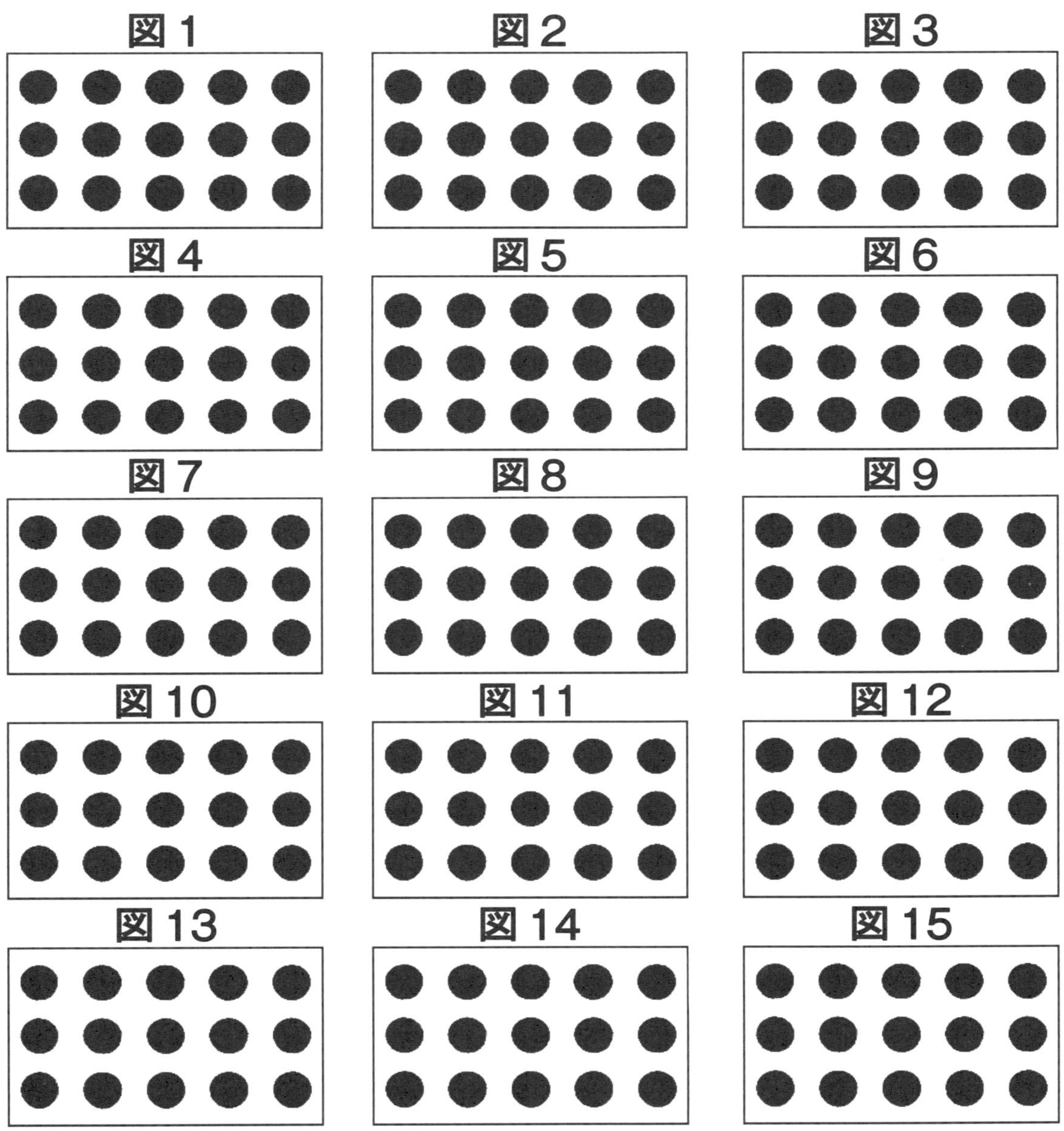
図1
図2
図3
図4
図5
図6
図7
図8
図9
図10
図11
図12
図13
図14
図15

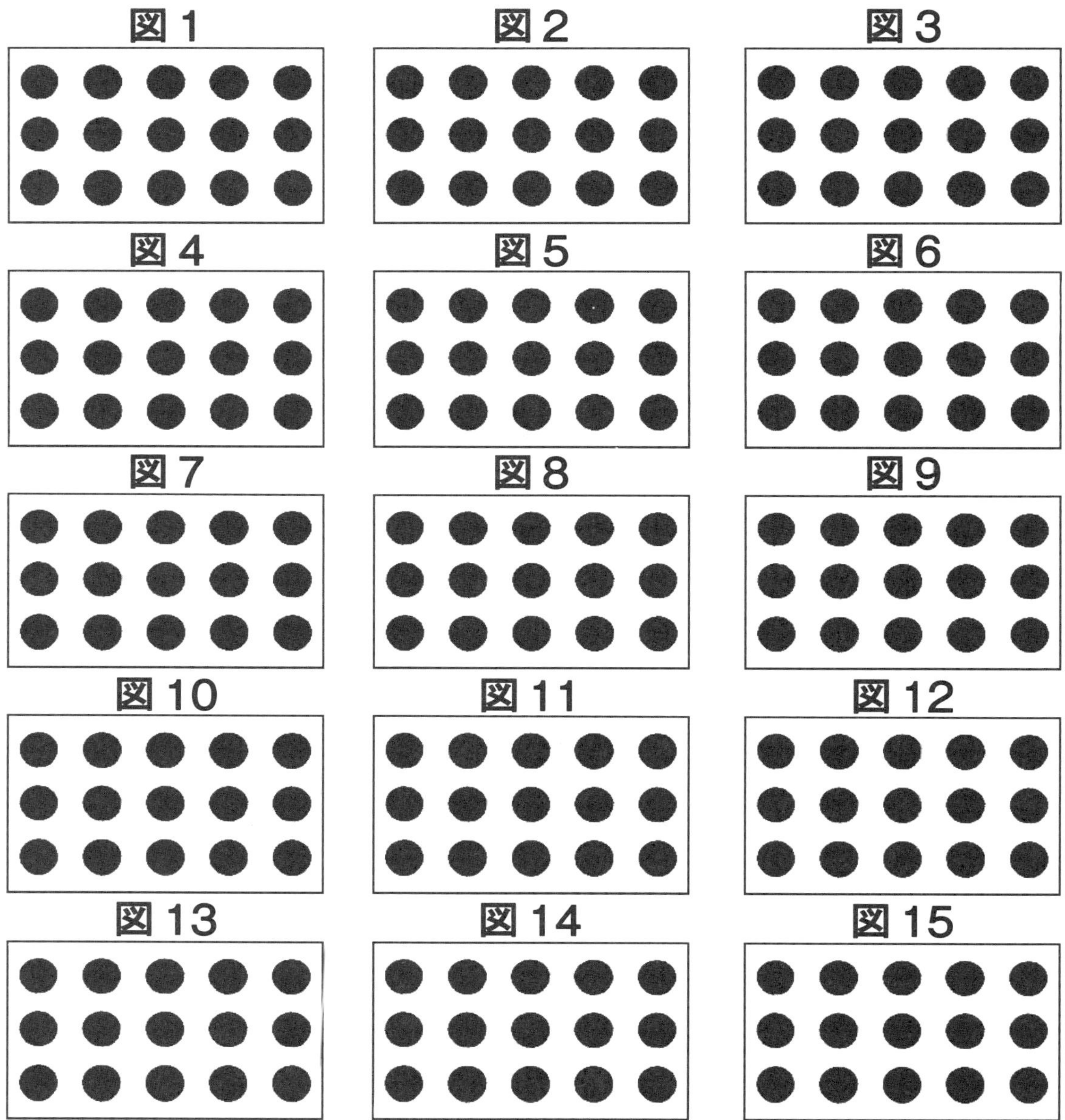
図1
図2
図3
図4
図5
図6
図7
図8
図9
図10
図11
図12
図13
図14
図15

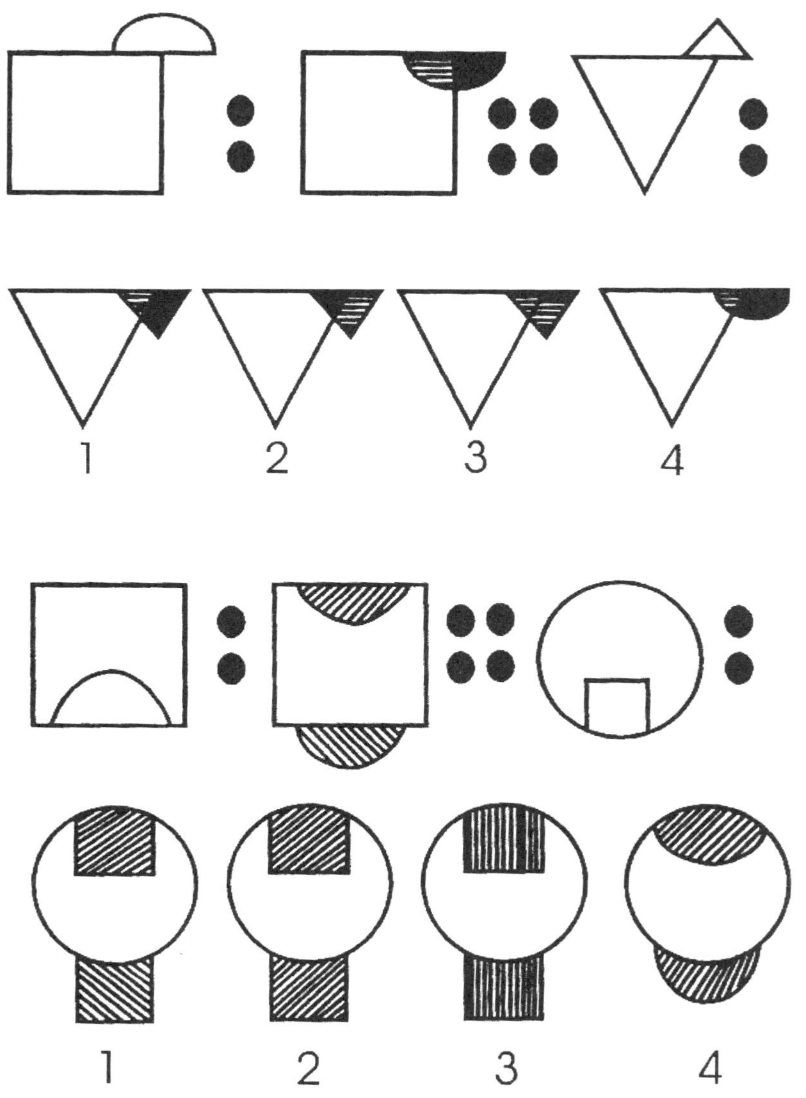
1
2
3
4
1
2
3
4

通り	郊外	工場

あ．公園
い．用水路
う．建物
え．季節

汚染	空気	騒音

あ．下水
い．フィヨルド
う．銀河系
え．スモッグ

朝	正午	夕方

あ．午後
い．朝食
う．真夜中
え．キログラム

測定	実験	図表

あ．データ
い．鈍い
う．観察
え．引力

細胞	核	再生する

あ．DNA
い．間欠泉
う．軌道
え．染色体

本人用 *5-12-12*

ペチュニア アンカラ

ベルリン

ナツメグ

バラ オレガノ ハノイ

モスクワ ニンニク

アテネ トラネコ

カーネーション しょうが

パリ

ローマ べっ甲

バジル タイム

スイセン

イスタンブール

カンボジア キャンベラ

パンジー

本人用 5-12-14

365
219
467
125
952
573
429
247
254
898
628

1）

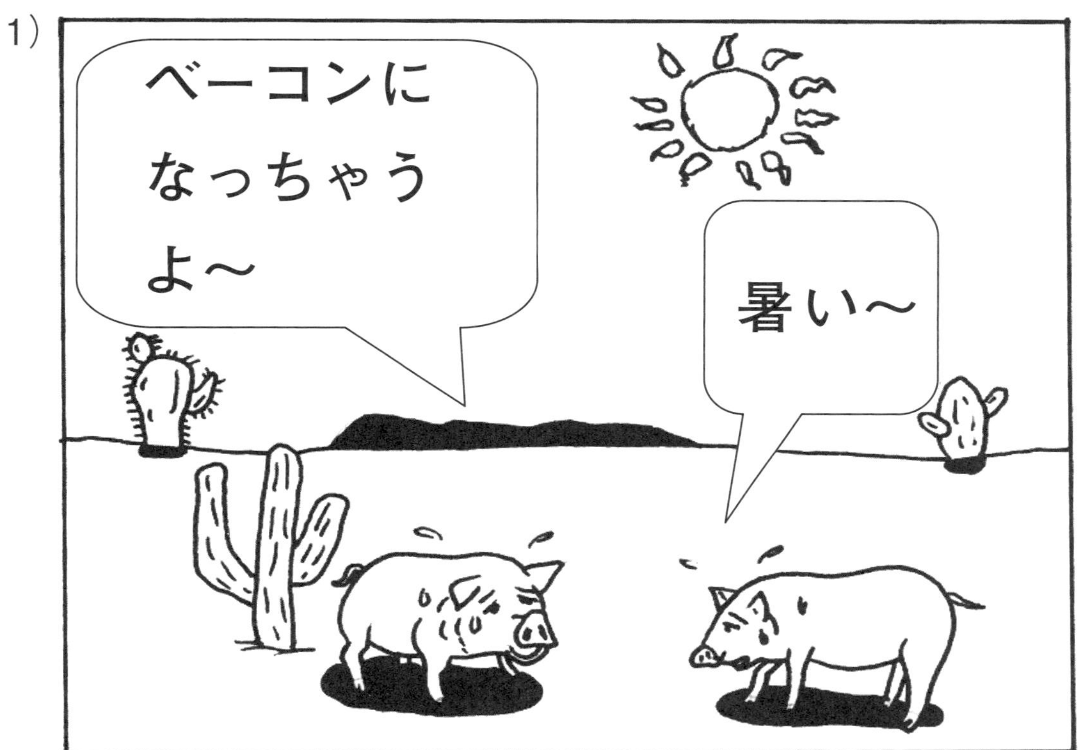

2）２頭のライオンが動物園から逃げ、そのうちの１頭は６ヵ月間帰ってこなかった。もう１頭はどのようにして長い間捕まらずに済んだのかと相手にたずねた。「私はメタボな重役ばかりがいるオフィス街の最上階の空部屋にこもった。おなかが減るたびに脂ののった人から１人ずつ食べた。しかしある日私はひどい失敗をした。私はお茶を出すスマートな女性を間違えて食べてしまって、おなかが空いて出てきてしまった。」

前頭葉・実行機能プログラム（FEP）

Volume 6

計画モジュールB

本人用課題用紙

セッション 1〜8

セッション1

セッション 1

達成すべき課題	目標時間	かかった時間
1. セッション計画時間	____	____
2. 視覚探索	____	____
3. 二重課題	____	____
4. 地図 1	____	____
5. 文字ないし単語の作成	____	____
6. 言語の操作	____	____
7. 抽象	____	____
8. ホットケーキ	____	____
9. 八百屋の店先	____	____
10. 理解	____	____

追加ルール：トークンと手の運動のための 15 分を残してセッションを計画する。

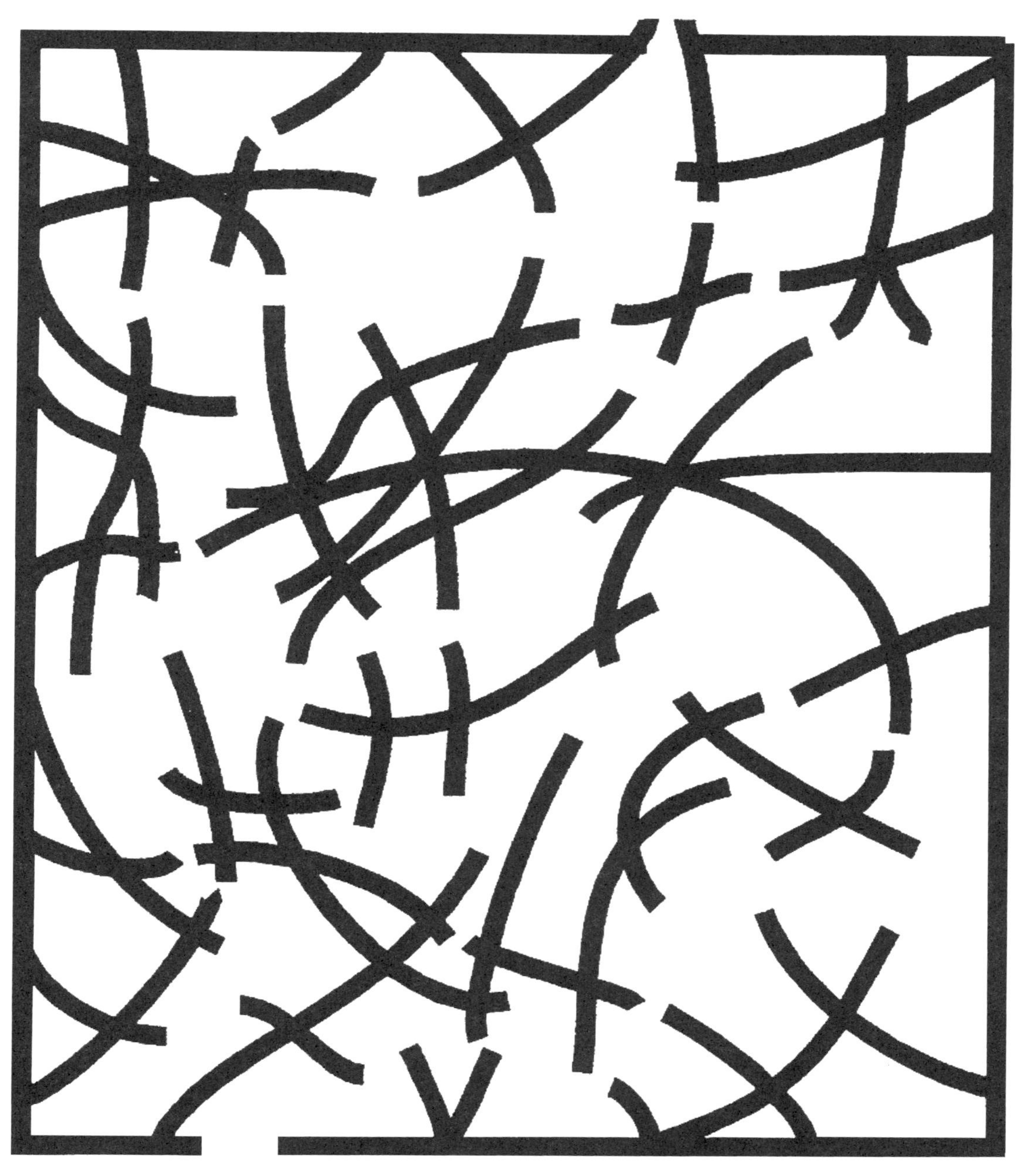

本人用 *6-1-3*

>	>	v	v	∧	∧	∧	∧	v	>	>	>
v	>	>	∧	∧	∧	∧	∧	∧	>	>	v
v	v	>	>	<	<	<	<	>	>	v	v
>	v	v	>	<	<	<	<	>	v	v	>
>	>	v	>	<	<	<	<	v	v	>	v
v	v	v	v	v	<	<	v	>	v	>	<
v	v	>	∧	∧	∧	∧	∧	∧	v	v	<
>	v	∧	∧	∧	∧	∧	∧	∧	∧	∧	∧
v	∧	∧	>	∧	∧	∧	∧	>	∧	∧	v
<	∧	v	v	∧	∧	∧	∧	>	v	v	>
>	v	v	>	>	<	<	>	>	v	v	>
v	>	v	v	∧	∧	∧	∧	v	v	>	v
>	>	>	<	∧	<	<	∧	<	>	v	>
v	v	<	∧	<	∧	∧	<	∧	<	v	v

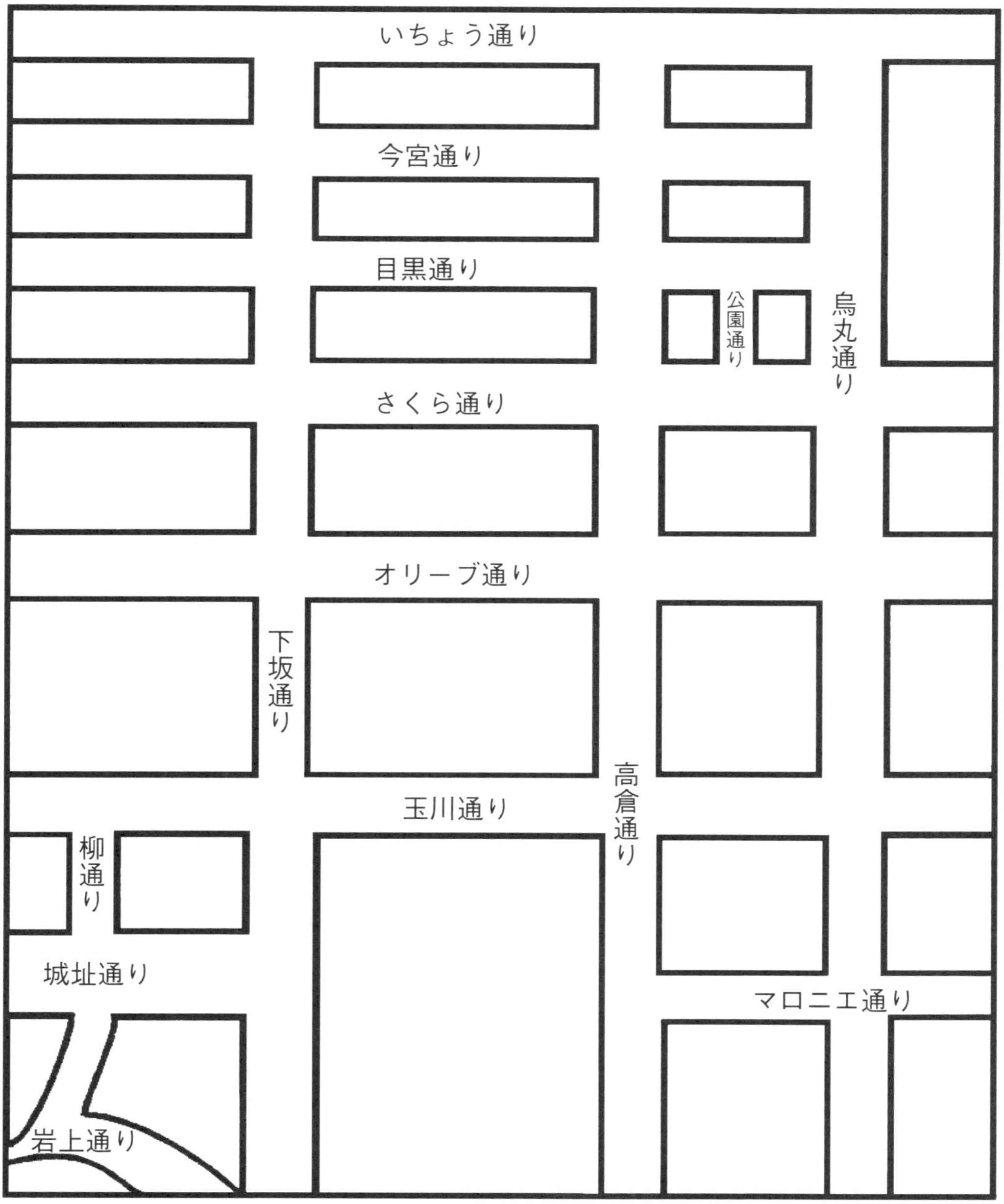

いちょう通り
今宮通り
目黒通り
公園通り
烏丸通り
さくら通り
オリーブ通り
下坂通り
高倉通り
玉川通り
柳通り
城址通り
マロニエ通り
岩上通り

た

あ

る く

つ

わ

お り

お か

さ い

な え

ん

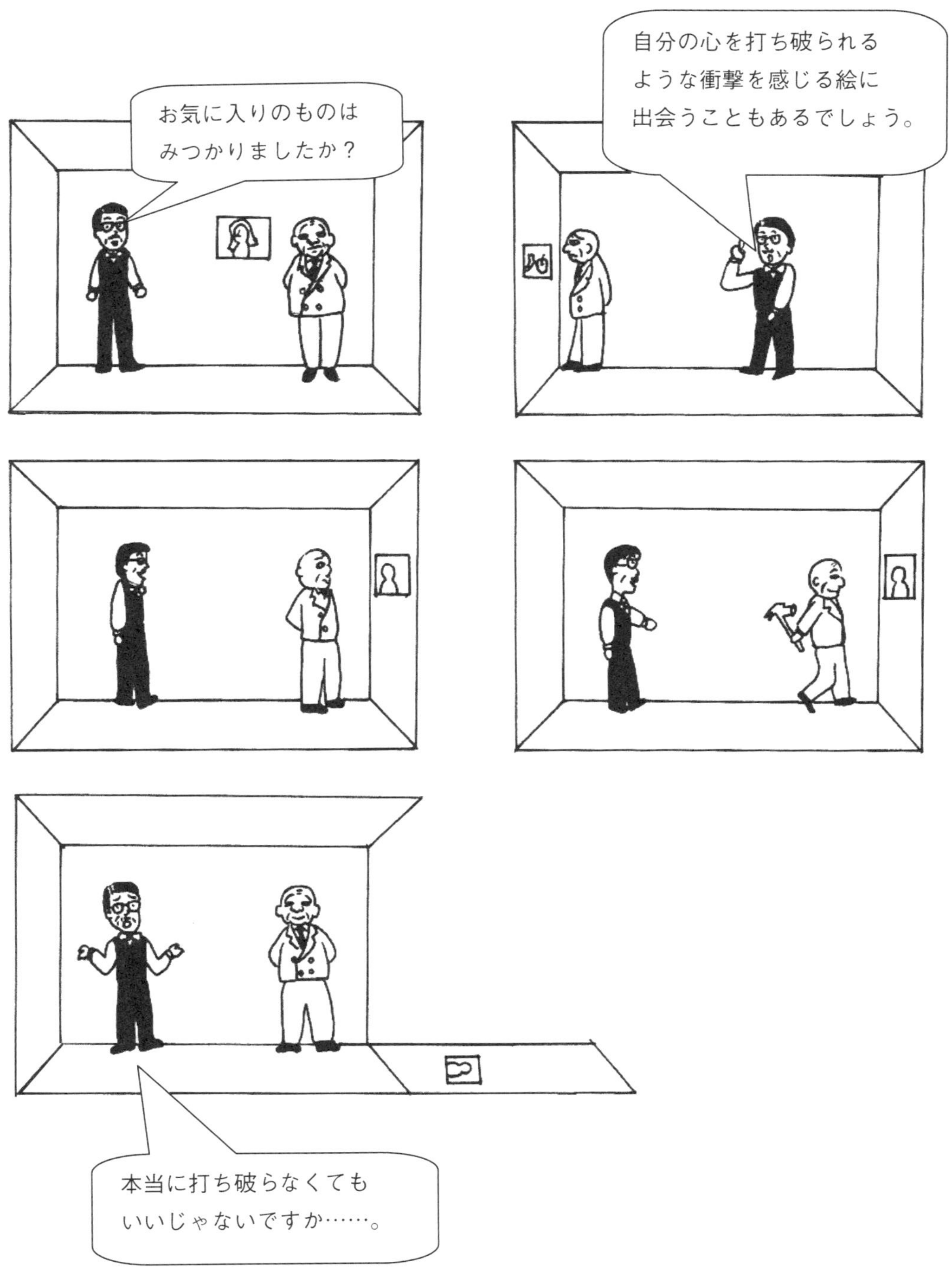
お気に入りのものは
みつかりましたか？
自分の心を打ち破られる
ような衝撃を感じる絵に
出会うこともあるでしょう。
本当に打ち破らなくても
いいじゃないですか……。

ホットケーキ

9 歳から 10 歳の 35 人の生徒がいるクラスの先生は、生徒の算数能力のレベルアップを望んでいる。このために、先生はこれまでの伝統的な授業指導と新しい方法とを比較することを決めた。新しい方法では、生徒は小型コンピューターのスクリーン上に提示される問題に、キーボードで入力して解答する。コンピューターは生徒に各解答が正しいかどうかを知らせる。

先生はクラスを、教育テストを基準に算数の能力が同じになるように注意しながら、2 つのグループに分割した。1 つのグループは伝統的な授業指導を続けて受け、他方のグループは別の教室に行ってコンピューターによる指導を受けた。3 ヵ月後、先生は再びそれぞれのグループに算数能力をみるテストを行った。先生は小型コンピューターで学んだ生徒のほうが他のグループよりも 50% 点数が良いことを発見した。

以下の結論が正しいか、間違っているか、上記の文章では答えがみつからないかを判断してください。

結論：

1） その先生のクラスの生徒にとっては、算数の学習にコンピューターを使う方法は授業指導より効果的である。
2） コンピューターで算数を習う 9 歳から 10 歳の生徒は、伝統的なやり方で算数を習う生徒より、より多くのことを学ぶだろう。
3） この実験を試す他の先生が同様の結果を得るとは考えられない。
4） その実験を行った先生は、自分の生徒に算数を教えるのにコンピューターの方法を採用するだろう。

セッション2

セッション２

達成すべき課題	目標時間	かかった時間
1. セッション計画時間	＿＿	＿＿
2. 抽象	＿＿	＿＿
3. 視覚探索	＿＿	＿＿
4. 二重課題	＿＿	＿＿
5. 文字の並べ替え	＿＿	＿＿
6. 地図２	＿＿	＿＿
7. 言語の操作	＿＿	＿＿
8. パターン	＿＿	＿＿
9. 記号の推論	＿＿	＿＿
10. 言語的配列	＿＿	＿＿
11. 理解	＿＿	＿＿
12. 急須でお茶を入れる	＿＿	＿＿

追加ルール：覚えるためにかかった時間を記録する。

a）質問に答えるより前に地図２にかかった時間

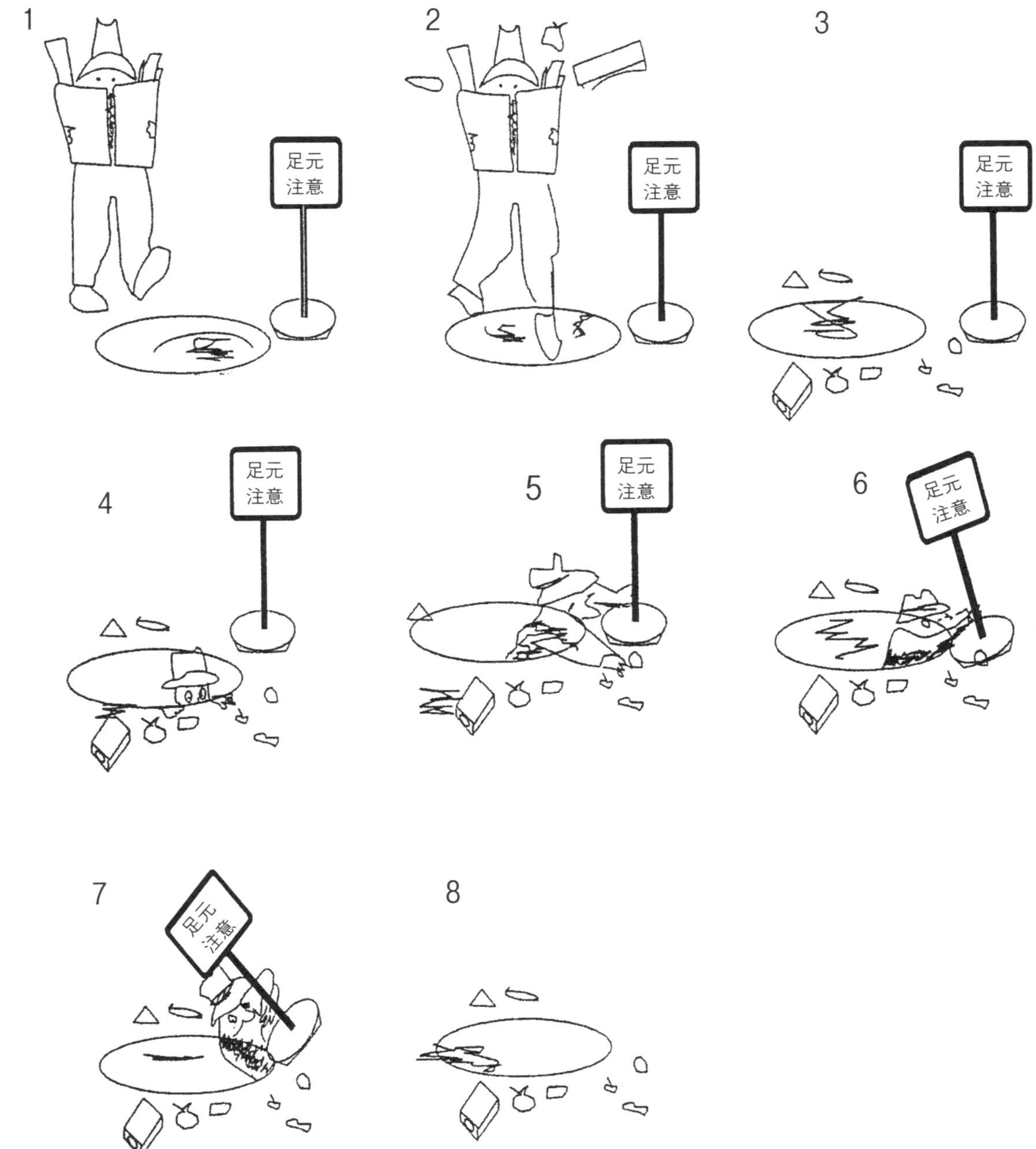
1
2
3
4
5
6
7
8
足元
注意

なわへたせやえへせなわすりひなわ
ほたこえこえわやこわてへ
たえまこまこええはやまえ
りうりわほおえますたわたろおまえせすろ
りうへわへせおはえまままろやな
せたひろまやなううくろほて
わおこわうせこはわ
こまおこわへかまくやはこすすこりえ
てええここわなひくへてらほやおて
なせうこはまりらわこへまなや
てえおひくへひありまはほほらかなか
せなせあはほうかせまえ
やりわまなくへかりや
ならなたあやひこたなえこ
はひらなたらえさほうほこえます
てあせこかへやりはかこわあさ
わひえりえこやあこふかならや
りろこりいおえならやあまはないくえ
てえまひろかひええまあせえあすこて
かえまえ ひえへあまおはやうえ
うおほりうへひおあまやわまへおら
はわほりうおえりうまうこりやはり
ひわわあなすかせりてこやはこりてうえ

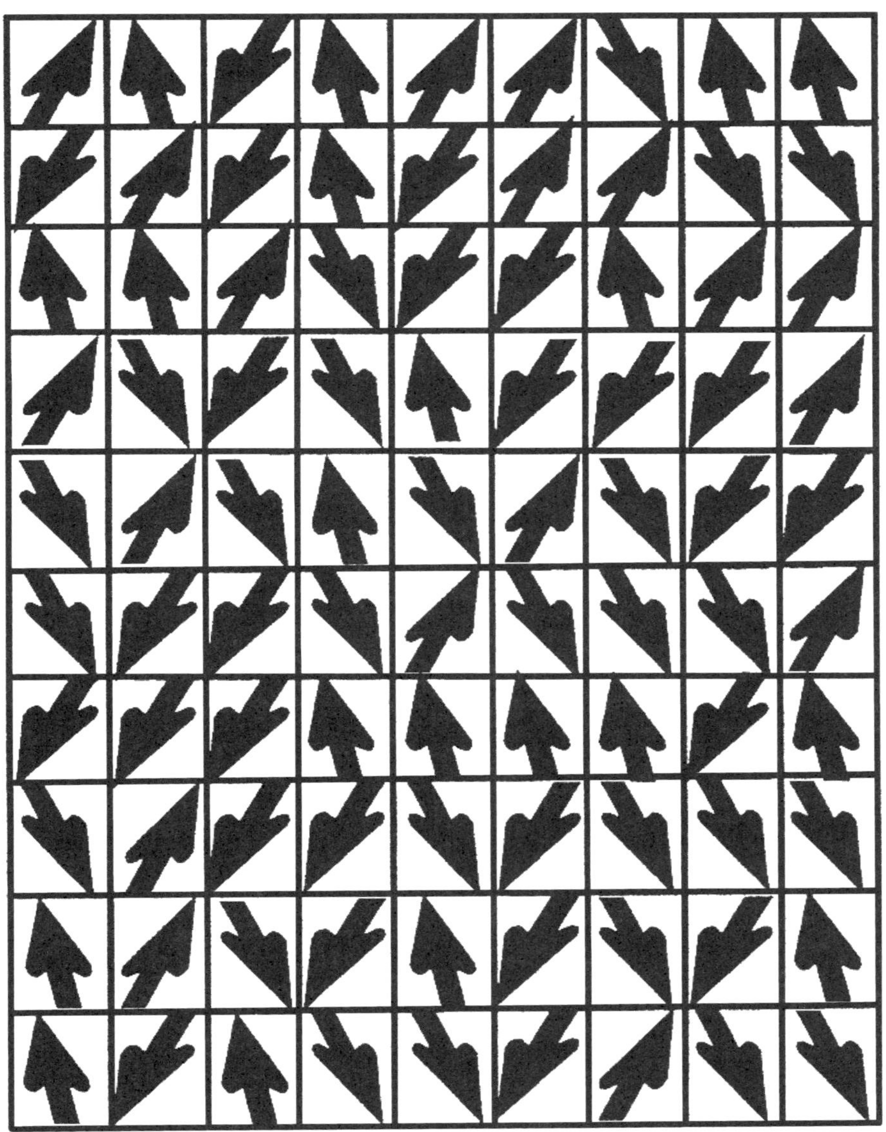

や　　か　　に　　い

桜庭場通り
高倉通り
黄金通り
宝町通り
中町通り
綾小路通り
今宮通り
並木通り
城址通り
いちょう通り

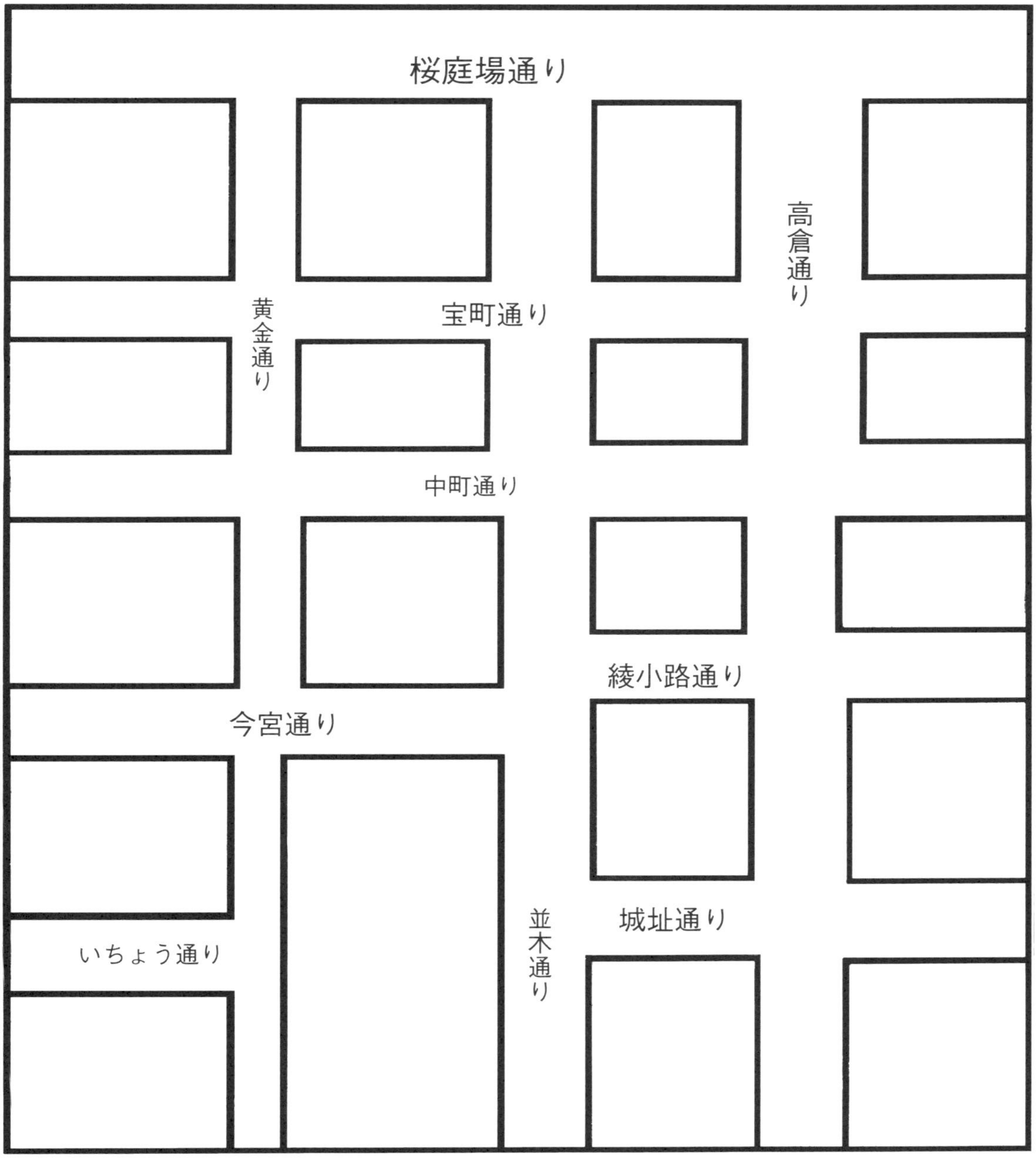

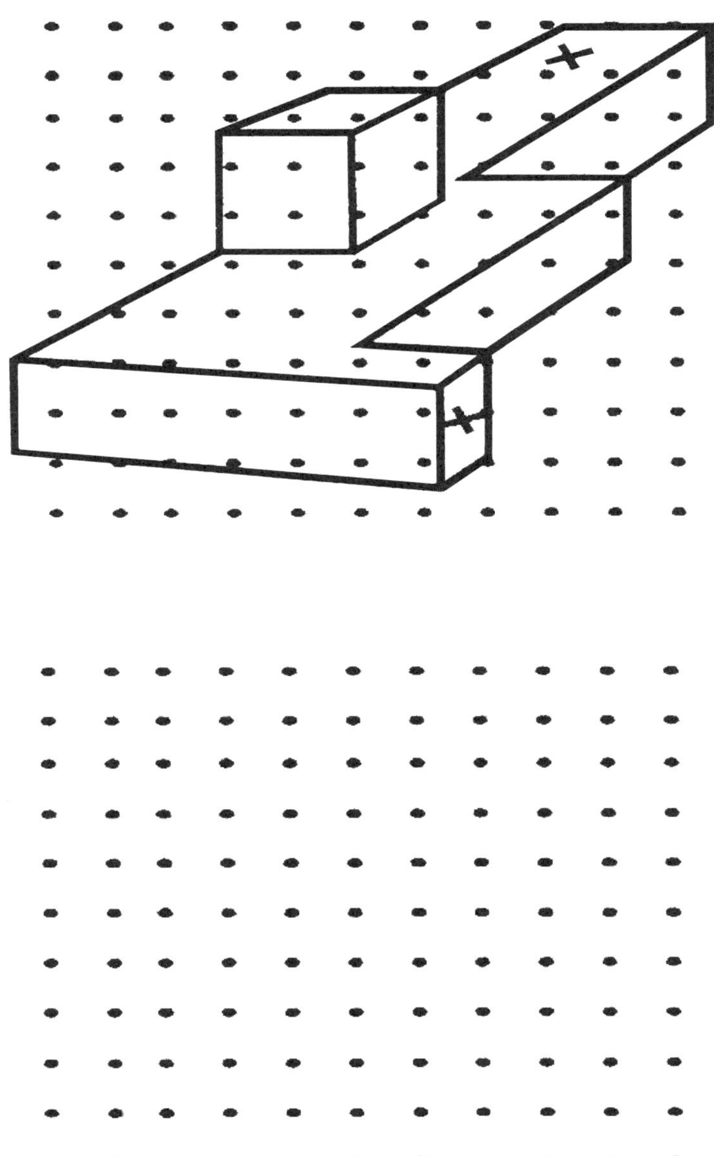

いうえ　　かきく　　こさし　　せそた　　＿＿＿

つてと	ちなつ	ちてと	ちつて
1	2	3	4

うあえあ　　おあかあ　　きあくあ　　＿＿＿＿　　さあしあ

くあさあ	あけあこ	すあせあ	けあこあ
1	2	3	4

たとし　　とした　　したと　　たとし　　＿＿＿

しとた	とした	しとた	とたし
1	2	3	4

はのぬに　　になてつ　　つちそせ　　＿＿＿＿　　こけきか

そせしさ	せすしこ	すしさき	せすさこ
1	2	3	4

1）２人のうちの背の低いほうがもう一方の肩の上に乗る。

2）上の人が帽子とコートを着る。下の部分はボタンを掛ける。大股で歩く時に覗き見するためにすき間を残す。

3）２人のうちの背の高いほうがズボンをはいて足にゴムのグローブをはめる。大きなオレンジ色のグローブが一番良いだろう。

4）友達１人、帽子、ロングコート、ズボンそしてたぶんゴムのグローブが必要である。友達はあなたよりはるかに背が高いか低いかでなくてはならない。

5）かなり安定するまで歩き回る練習をする。

急須でお茶を入れる

セッション3

セッション3

達成すべき課題	目標時間	かかった時間
1. セッション計画時間	＿＿	＿＿
2. パターン	＿＿	＿＿
3. 言語の操作	＿＿	＿＿
4. 視覚探索	＿＿	＿＿
5. 記号の配列	＿＿	＿＿
6. 文字ないし単語の作成	＿＿	＿＿
7. 二重課題	＿＿	＿＿
8. 抽象	＿＿	＿＿
9. 理解	＿＿	＿＿
10. 庭に花を植える	＿＿	＿＿

本日のセッションの追加ルール

1. 質問に答え始めるまでの、理解課題の文章を理解するのに要した時間を記録する。

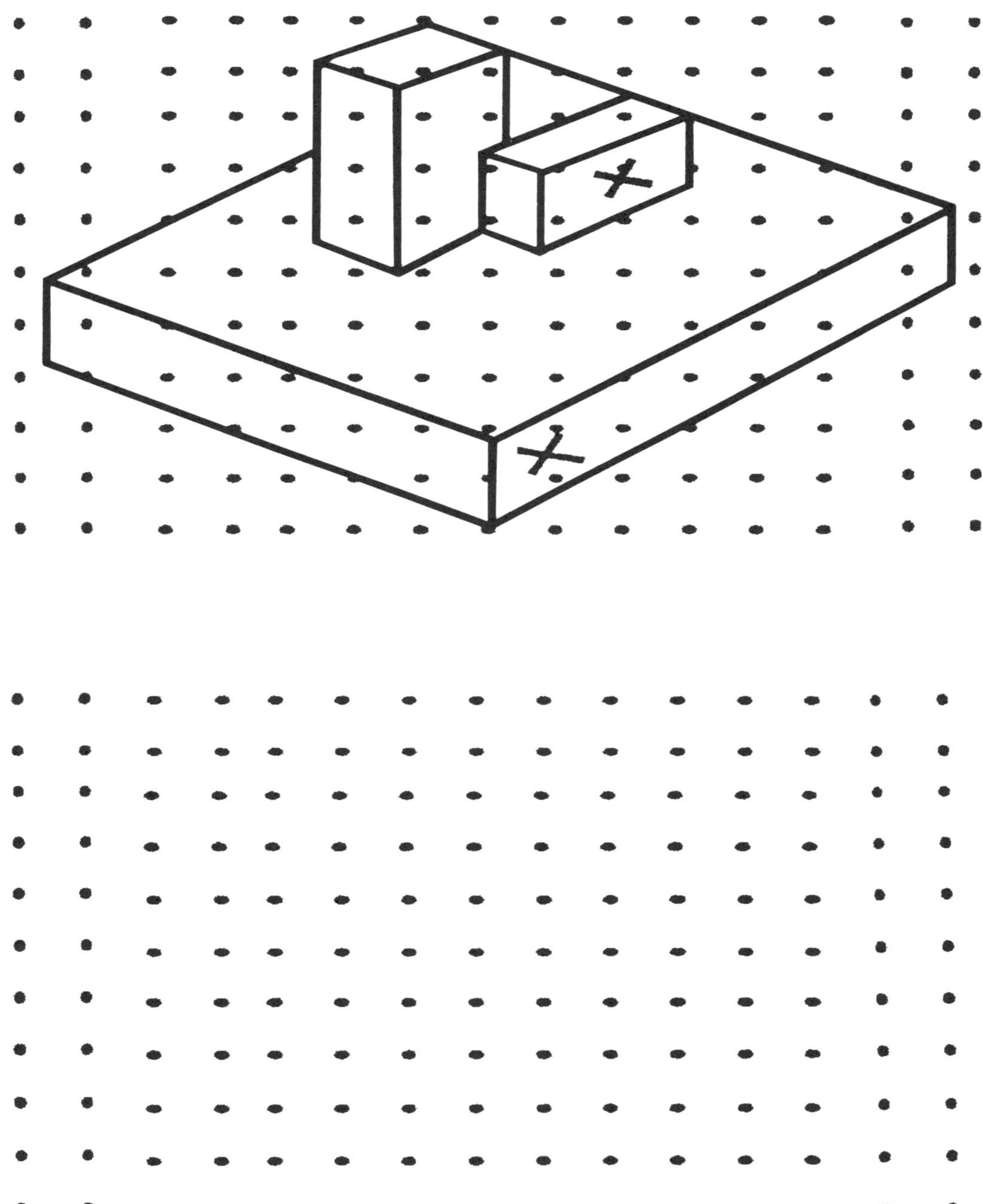

なわほへたせこやえへせなこわすりひなわ
たえりまほこえまこええわやはやまえこわてへ
りうりうわこおえますたわたろおえまえせすろ
うへせへせおはえまやまろやな
わおこたひろまやなううくまへほて
こまおこわうせこはこりわ
てええはうへかまくやはこすすうこえ
なせうこわなひやへてらほやおて
てえおはまりらありまははわこへまなや
ひくへひなせあほほうらかなまか
せやりわまなくへかりやえ
はひならなたらあやひうほたなえこ
てあせこかえさほこほかこえわあます
わひえりえこやりあこはかさらさや
りろこりいおえならやえまあふかないくえ
てえまひかろひええまあせえあまするこてえ
かうおえへひおあまやおはやうへおら
はわほりうおえりうまうわまはり
ひわわあなすかせりなてこやはこりやてうえ

あい$_{1}$う$_{1}$　　あい$_{1}$う$_{2}$　　あい$_{2}$う$_{2}$　　＿＿＿＿　　あい$_{3}$う$_{3}$

あい$_{1}$う$_{3}$	あい$_{2}$う$_{3}$	あい$_{2}$う$_{2}$	あ$_{1}$い$_{1}$う$_{1}$
1	2	3	4

つ$_{6}$て$_{1}$と$_{5}$　　つ$_{5}$て$_{2}$と$_{4}$　　つ$_{4}$て$_{3}$と$_{3}$　　＿＿＿＿　　つ$_{2}$て$_{5}$と$_{1}$

つ$_{4}$て$_{3}$と$_{2}$	つ$_{6}$て$_{2}$と$_{3}$	つ$_{4}$て$_{2}$と$_{2}$	つ$_{3}$て$_{4}$と$_{2}$
1	2	3	4

いあし　　あしえ　　しえう　　＿＿＿　　うかき

しうか	えうか	えかい	えかき
1	2	3	4

あうお　　いえか　　うおき　　＿＿＿

おかね	えかく	かくし	おきけ
1	2	3	4

さ

つ　き

あ　ね

な　ん

め　お

こ　い

た　か　ら

>	>	v	v	∧	∧	∧	∧	v	>	>	>
v	>	>	∧	∧	∧	∧	∧	∧	>	>	v
v	v	>	>	<	<	<	<	>	>	v	v
>	v	v	>	<	<	<	<	>	v	v	>
>	>	v	>	<	<	<	<	v	v	>	v
v	v	v	v	v	<	<	v	>	v	>	<
v	v	>	∧	∧	∧	∧	∧	∧	v	v	<
>	v	∧	∧	∧	∧	∧	∧	∧	∧	∧	∧
v	∧	∧	>	∧	∧	∧	∧	>	∧	∧	v
<	∧	v	v	∧	∧	∧	∧	>	v	v	>
>	v	v	>	>	<	<	>	>	v	v	>
v	>	v	v	∧	∧	∧	∧	v	v	>	v
>	>	>	<	∧	<	<	∧	<	>	v	>
v	v	<	∧	<	∧	∧	<	∧	<	v	v

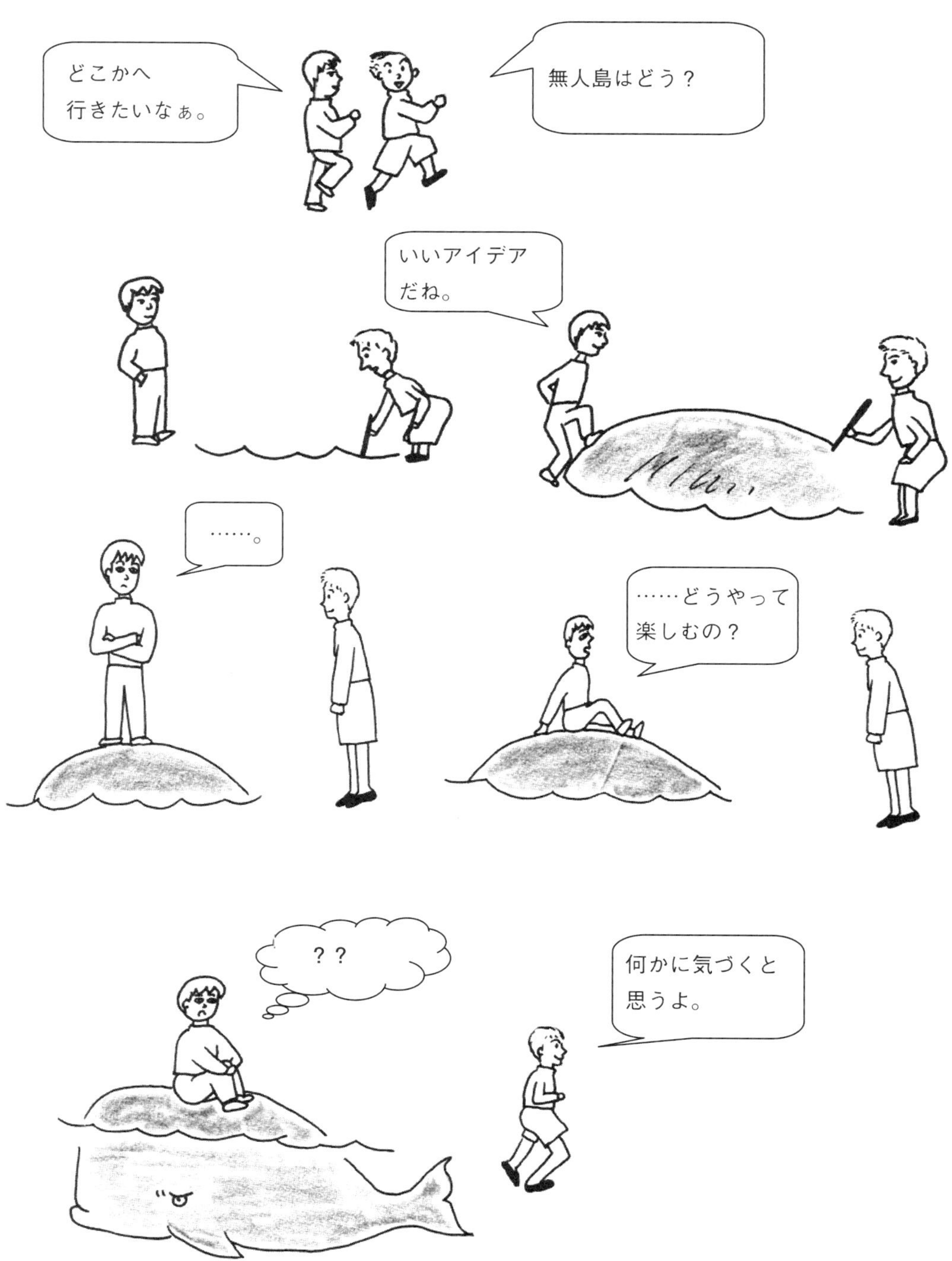
どこかへ
行きたいなぁ。
無人島はどう？
いいアイデア
だね。
……。
……どうやって
楽しむの？
？？
何かに気づくと
思うよ。

本人用 *6-3-8*

山田さんは買い物かごを苦労して運んでスーパーから帰ってきて、流し台の上の窓の横にある食器棚の中に買ったものを注意深く入れた。この食器棚には３つの棚があり、その扉は大きく開かれていた。一番上の棚の左側にコーンフレークを２箱置き、その隣に紅茶８パックを４パックずつ２段に積み上げ、その右側には小麦粉２袋を置いた。次に、上段の子供の手が届かないところに残りの部分を占める大きなビスケット缶を置き、その左側にコーヒーのビンを置いた。

真ん中の棚は、中央の２本のサイダーのビンを除いては缶でいっぱいである。ビンの左側に６缶のスープを２段に積み重ね、そして棚の端にはグリーンピースを２缶と大豆を３缶置いた。サイダーの反対側には焼いた大豆の４つの小さな缶と、カスタードパウダーの大きな缶を置いた。棚の残りの部分は肉や魚の缶でいっぱいである。

一番下の棚の右側に山田さんは小麦粉を３袋と、その左側にはジャムのビンを３つ置いた。新しい塩の缶を入れ、コンソメスープの素の箱を入れ、残りのスペースにゼリーを入れたが、入りきれなかった１個は真ん中の棚の焼いた大豆の缶の一番上に置かなければならなかった。

S. アシュワース

庭に花を植える

セッション4

セッション4

達成すべき課題	目標時間	かかった時間
1. セッション計画時間	＿＿	＿＿
2. 記号の推論	＿＿	＿＿
3. 多重課題	＿＿	＿＿
4. 言語の操作	＿＿	＿＿
5. 数字の並べ替え	＿＿	＿＿
6. 地図3	＿＿	＿＿
7. 言語の配列	＿＿	＿＿
8. パターン	＿＿	＿＿
9. 歯をみがく	＿＿	＿＿

残りの時間は以下に関連する活動に使う。

a）手の運動

b）トークンの課題（分類、塔、ワーキングメモリの練習）

c）注意をそらすものや生成的な練習（たとえばストループ、2桁3桁4桁）

3 7 5 | 4 9 19 | 5 ＿ 23

15	9	11	17
あ	い	う	え

76 72 67 | 63 58 52 | 45 35 ＿

28	30	32	23
あ	い	う	え

4 5 16 | 7 8 49 | 9 10 ＿

60	64	81	89
あ	い	う	え

2 4 10 | 3 7 19 | 4 10 ＿

28	26	25	24
あ	い	う	え

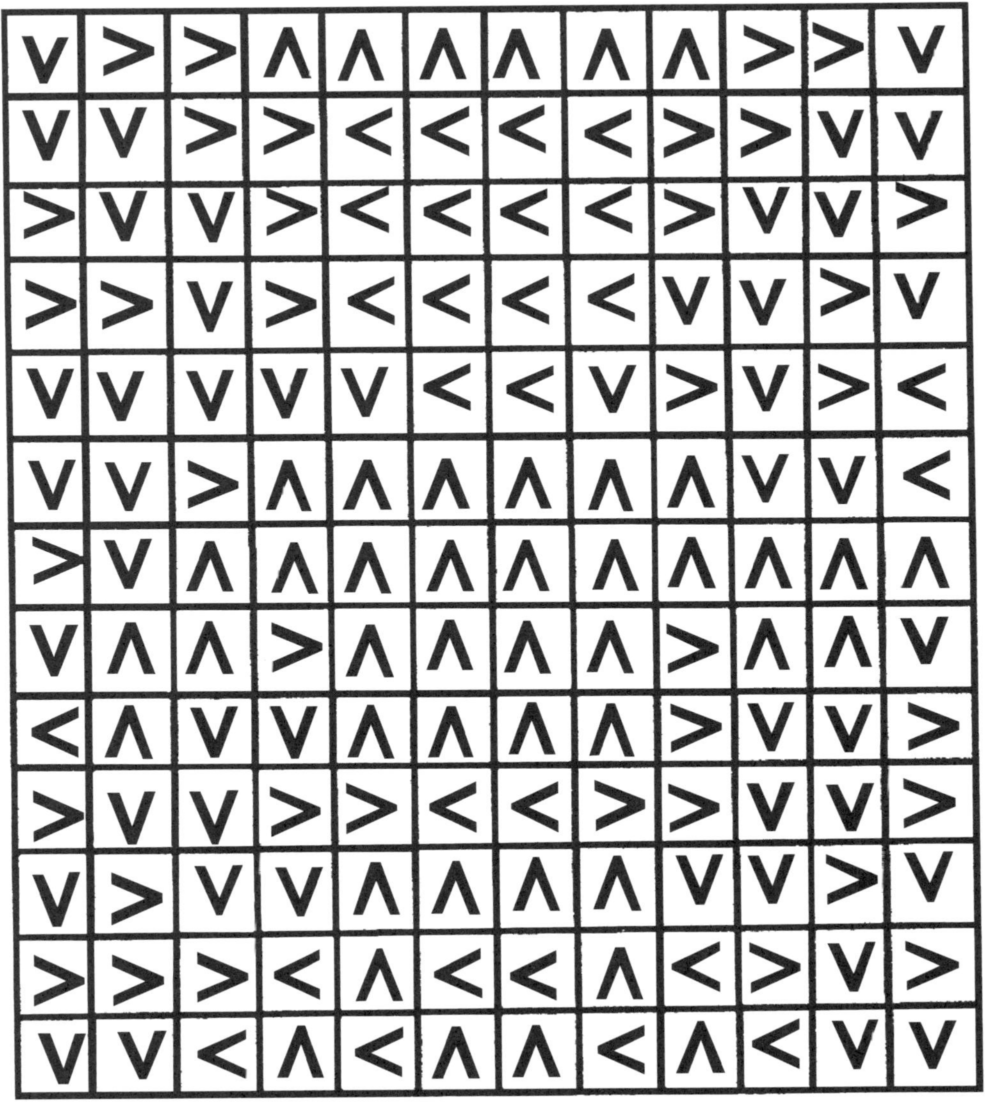

4　　3　　5　　9　　8

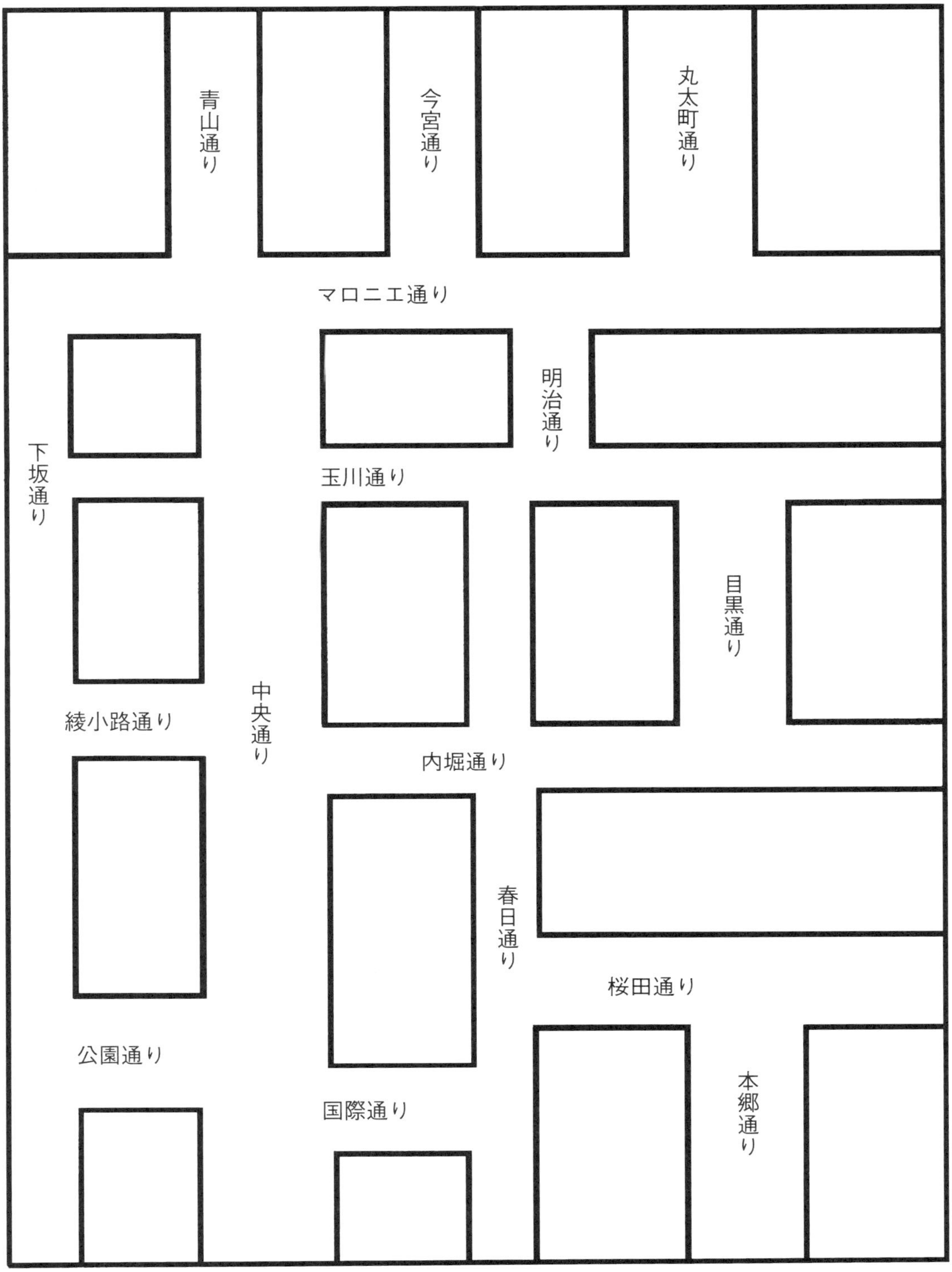

青山通り
今宮通り
丸太町通り
マロニエ通り
明治通り
下坂通り
玉川通り
目黒通り
中央通り
綾小路通り
内堀通り
春日通り
桜田通り
公園通り
国際通り
本郷通り

____ どんどん高く上り、冷たくなって凝結し雲となる。

____ 雲はその後さらに冷たくなる。

____ 地球上に降った水のほとんどは川によって再び海や湖へと戻る。

____ これらは風に吹かれ、より冷たい空気あるいは山などの障害物にぶつかると、上昇する。

____ これが原因となり蒸気は水へと凝結し、雨となって落ちる。

____ 海、湖、泉、川、そしてすべての湿った地球上から大気中へ水は蒸発する。

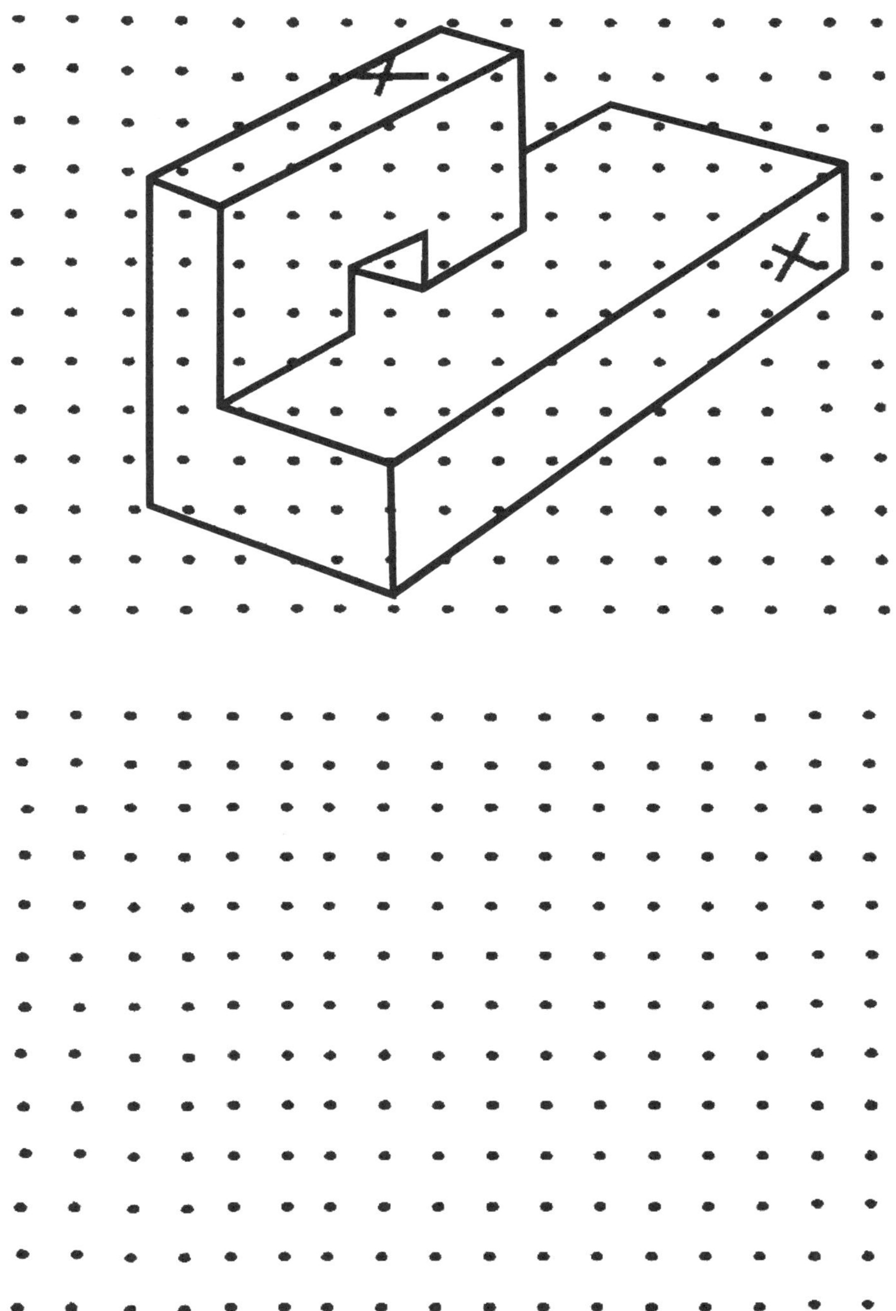

歯をみがく

セッション５

セッション5

達成すべき課題	目標時間	かかった時間
1. セッション計画時間	____	____
2. 視覚探索	____	____
3. 配列	____	____
4. パターン	____	____
5. 記号の配列	____	____
6. 地図4	____	____
7. 言語の操作	____	____
8. 手を洗う	____	____
9. 言語の配列	____	____
10. 理解	____	____

このセッションの追加ルール

1. 地図と「飛び込み台」の文章で提示される課題を覚えるのに要する時間の計画を立てるとともにその時間を記録する。

なわへたせやへせなわすいひなわ
なほまたこええまこえええやはこわやまてえへ
たえりまほこえおえますたおわたろおえまえせすろ
りうりうわこへせはえまやな
うへせたひろまやなううくまへほて
わこおこわうせこはこいわ
こまはうへかまくやはこすすうえ
てええここわなひくへてらほやおて
なせえうこはまりらひありまはわこへまなや
てえおひくへせあほほうらかなかまかえ
せやりわまななくくへかたなりやこ
はひならなたらえあやひうほこえます
てあせこかへやりはかこわあさや
わひえりえこえならやあこふかないらく
りろこりいおかまあせえまばすえくえ
てえまひろひええへえあおはやうてえ
かうおえへひおあまやおはまへおら
はわほりうおえりまうわこりやはり
ひわわあなすかせりてこやはりてうえ

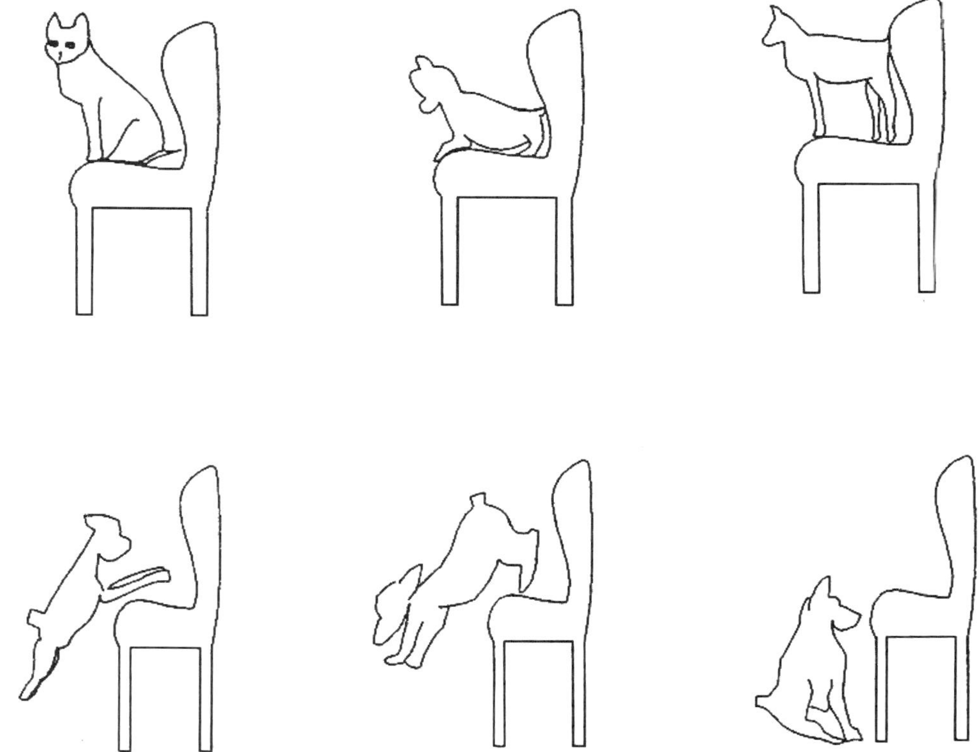

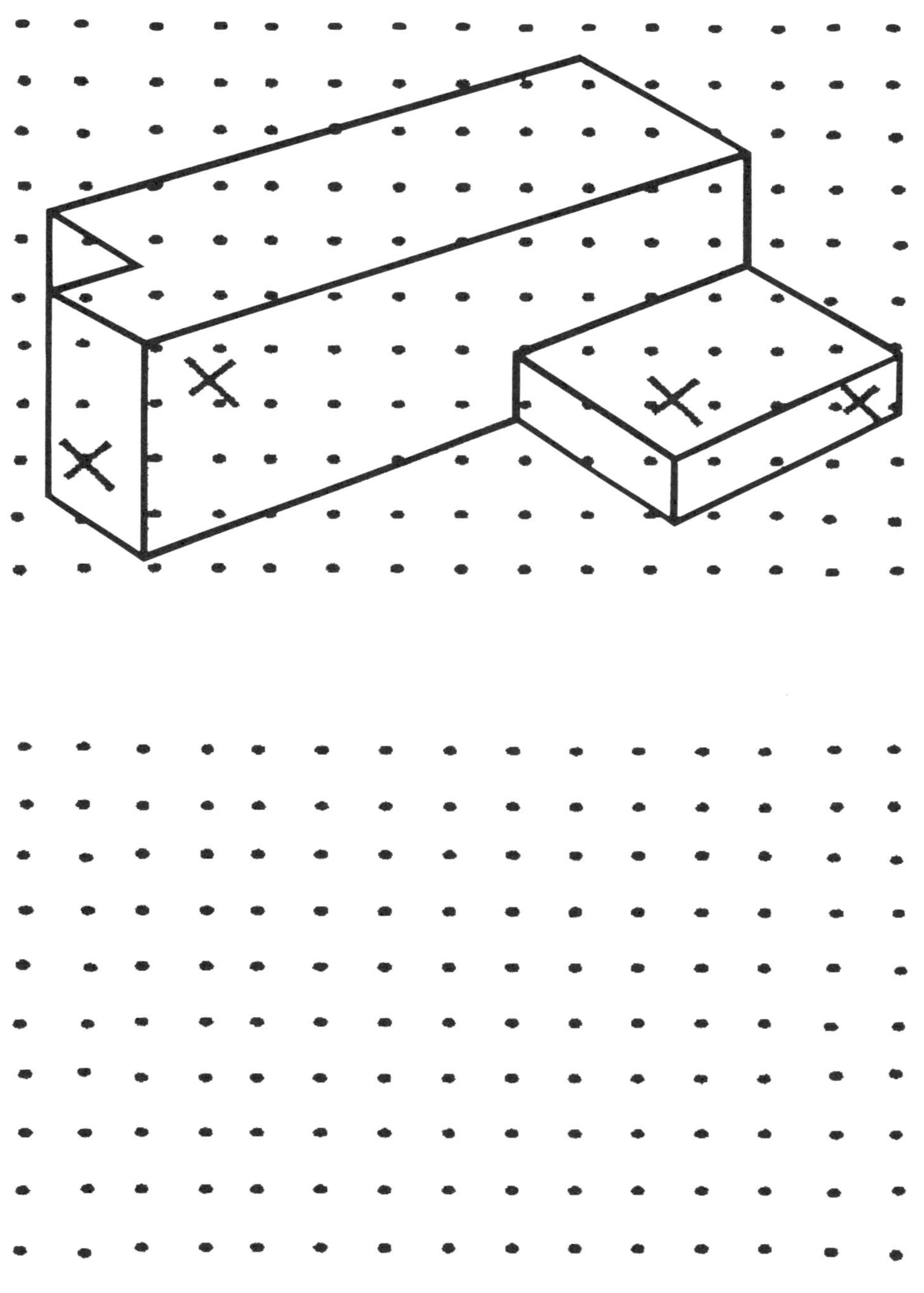

あ $_5$ い $_4$ う $_4$　　あ $_4$ い $_3$ う $_3$　　＿＿＿　　あ $_2$ い $_1$ う $_1$

あ $_4$ い $_4$ う $_4$	あ $_4$ い $_3$ う $_2$	あ $_3$ い $_3$ う $_2$	あ $_3$ い $_2$ う $_2$
1	2	3	4

ね $_1$ の $_2$ は $_2$　　ね $_2$ の $_3$ は $_3$　　＿＿＿　　ね $_4$ の $_5$ は $_5$

ね $_2$ の $_2$ は $_3$	ね $_3$ の $_4$ は $_4$	ね $_4$ の $_4$ は $_5$	ね $_4$ の $_5$ は $_4$
1	2	3	4

3　4　6　|　7　8　10　|　11　12　＿＿

13	14	10	15
あ	い	う	え

17　10　5　|　29　22　11　|　35　28　＿＿

12	15	22	14
あ	い	う	え

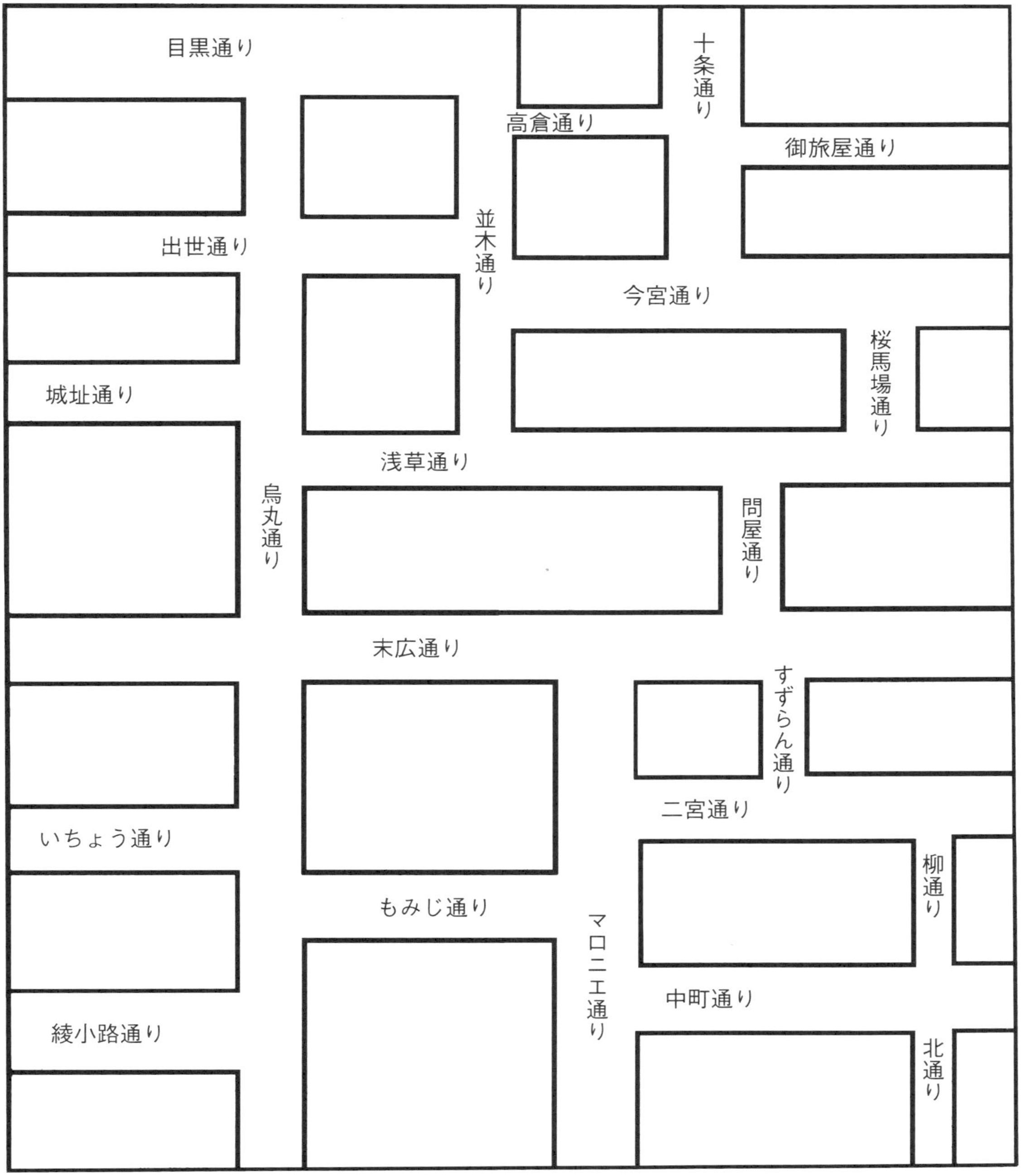

目黒通り

十条通り

高倉通り

御旅屋通り

並木通り

出世通り

今宮通り

桜馬場通り

城址通り

浅草通り

烏丸通り

問屋通り

末広通り

すずらん通り

二宮通り

いちょう通り

柳通り

もみじ通り

マロニエ通り

中町通り

綾小路通り

北通り

手を洗う

A. 狭い、混雑したハシゴを後退することは不可能だと彼はわかった。彼は待った。のどが渇いた。彼の血液はのどで激しく波打っていた。水の中にいた小さな子供たちはみんな、とおるが飛び込めるように場所を空けた。

B. 彼はジャンプしなければならなかった。

C. ある日とおるは初めて市民プールの高い飛び込み台に上った。彼は主に飛び込み台からの眺めがどのようなものかをみるつもりで飛び込み台に上り、飛び込むつもりは全くなかった。

D. もちろん彼にはその衝撃がわからなかったが、それをみた誰もが、1960 年にそのプールがオープンして以来そのような水しぶきは初めてだと言った。3 メートル離れたところに立っていた人たちはびしょ濡れになった。後でわかったことだが、とおるは飛び込み台から飛び降りた後空中で少し回転し、背中から水面に落ちた。

セッション6

セッション6

達成すべき課題	目標時間	かかった時間
1. セッション計画時間	＿＿	＿＿
2. パターン	＿＿	＿＿
3. 文字ないし単語の作成	＿＿	＿＿
4. 二重課題	＿＿	＿＿
5. 記号の配列	＿＿	＿＿
6. 地図5	＿＿	＿＿
7. 言語の操作	＿＿	＿＿
8. 理解	＿＿	＿＿

このセッションの追加ルール

1. トークンまたは手の運動に10～15分費やす。
2. 前頭葉・実行機能プログラムを終了する前に練習を必要とする課題は他にありますか？

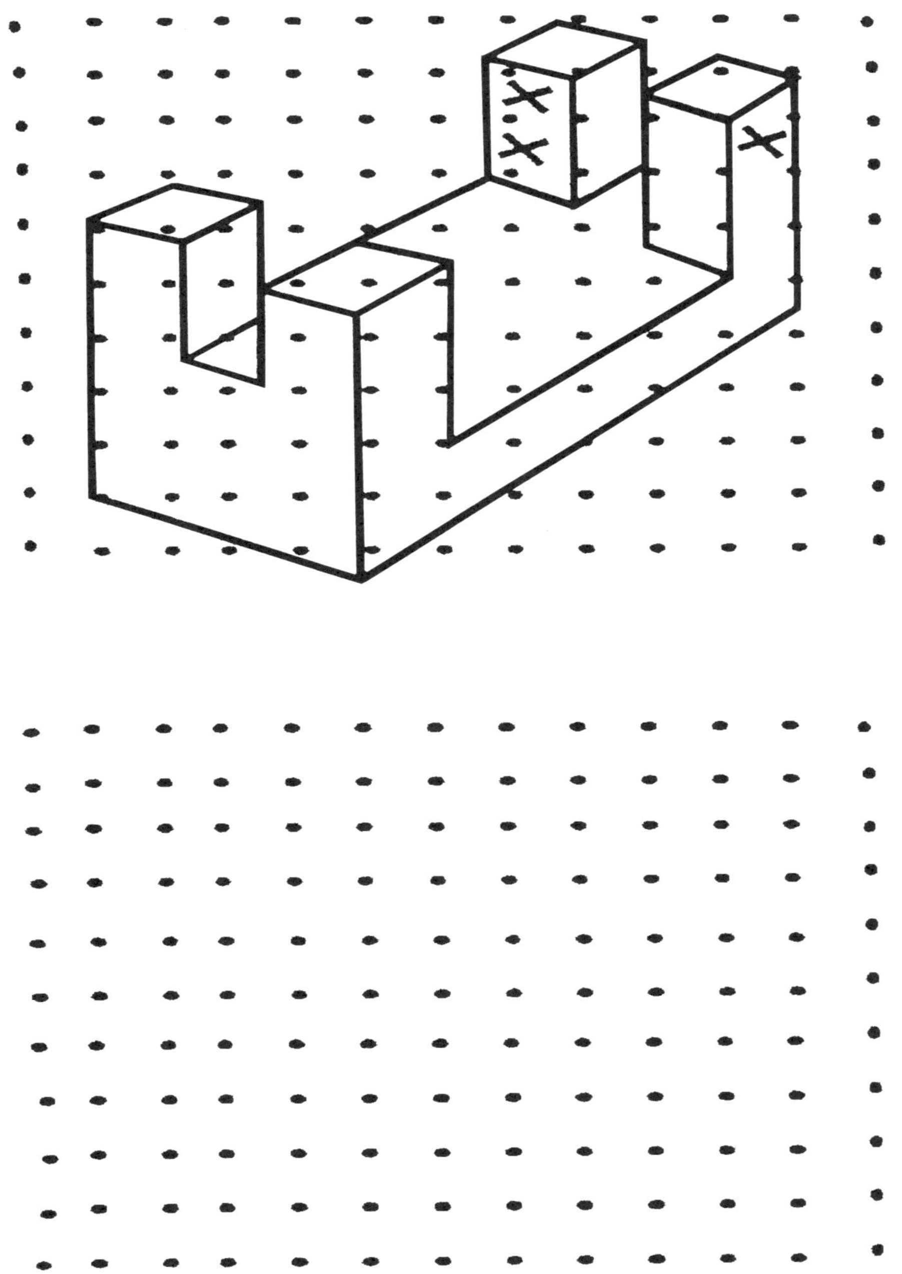

は あ り

み つ い

え わ

ば き

お う

さ

す

ん

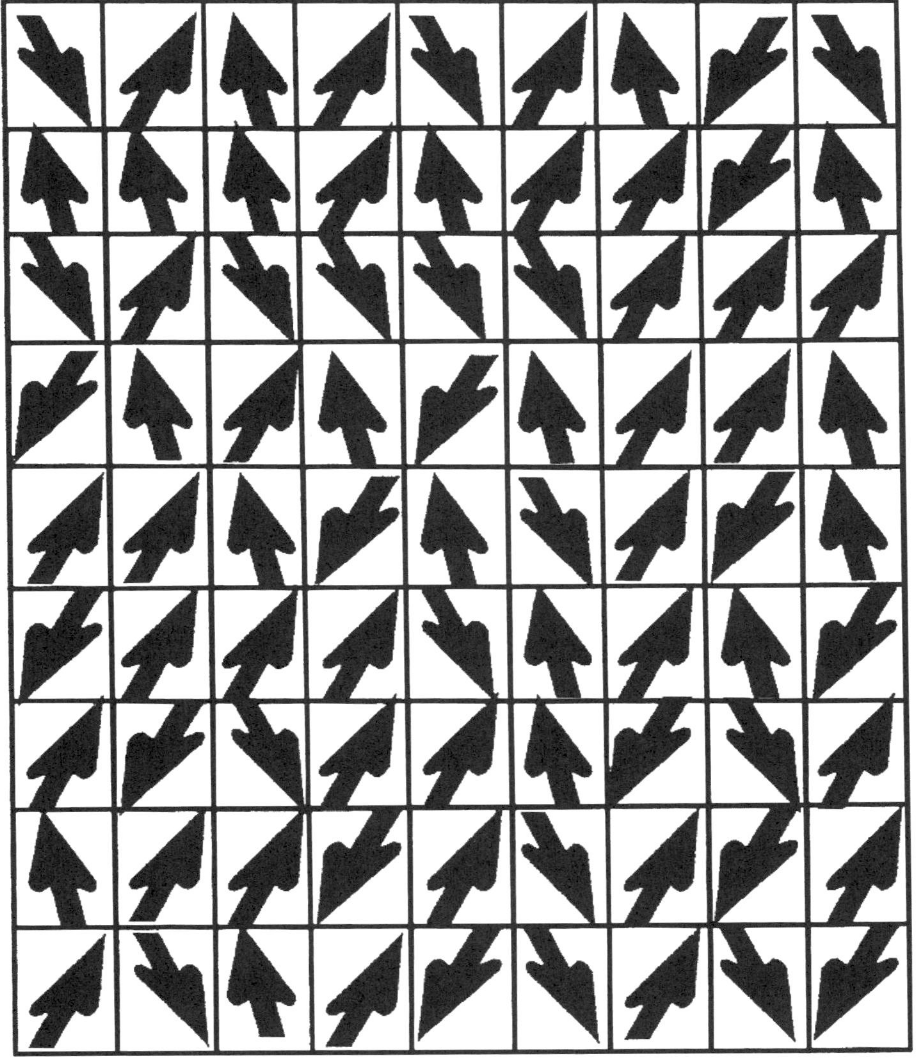

8　16　9 ｜ 25　50　43 ｜ 19　38　＿＿

37	27	30	25
あ	い	う	え

5　25　625 ｜ 2　4　16 ｜ 1　1　＿＿

0	1	2	4
あ	い	う	え

21　15　26 ｜ 15　15　20 ｜ 10　＿＿　15

15	10	20	5
あ	い	う	え

あい$_5$う$_5$　あい$_5$う$_4$　あい$_4$う$_4$　＿＿＿＿　あい$_3$う$_3$

あ$_5$い$_4$う$_5$	あ$_4$い$_4$う$_5$	あい$_5$う$_4$	あい$_4$う$_3$
1	2	3	4

あ^{1}い^{1}う^1　あ$_2$い^{1}う^1　あ$_2$い$_2$う^1　＿＿＿＿　あ^{3}い$_2$う$_2$

あ$_2$い$_2$う$_2$	あ^{1}い$_2$う^3	あ$_2$い$_2$う^3	あ^{2}い$_2$う$_2$
1	2	3	4

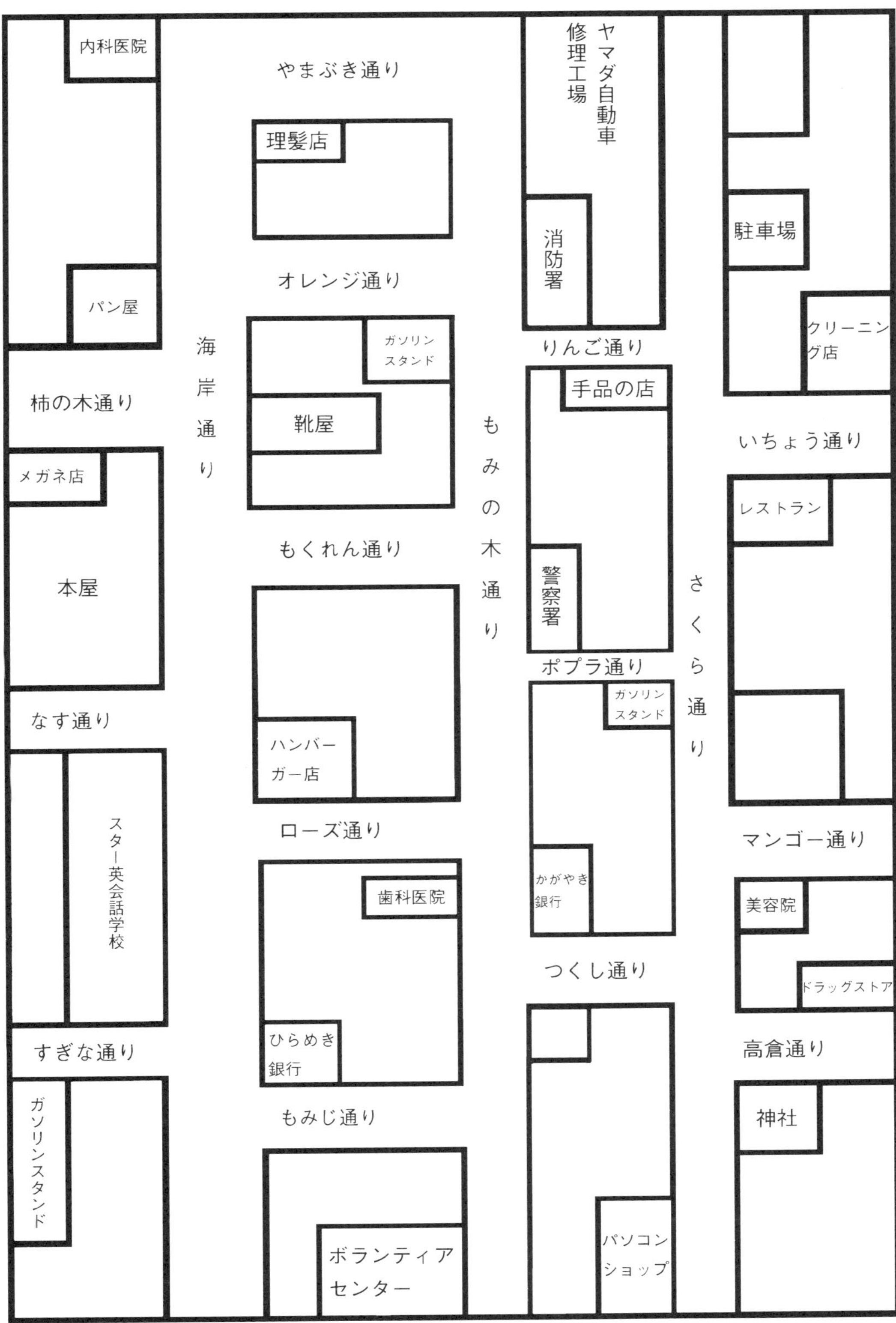

内科医院
やまぶき通り
理髪店
ヤマダ自動車修理工場
駐車場
消防署
オレンジ通り
パン屋
海岸通り
ガソリンスタンド
りんご通り
クリーニング店
柿の木通り
靴屋
手品の店
もみの木通り
いちょう通り
メガネ店
レストラン
もくれん通り
本屋
警察署
さくら通り
ポプラ通り
ガソリンスタンド
なす通り
ハンバーガー店
スター英会話学校
ローズ通り
マンゴー通り
歯科医院
かがやき銀行
美容院
つくし通り
ドラッグストア
すぎな通り
ひらめき銀行
高倉通り
ガソリンスタンド
もみじ通り
神社
パソコンショップ
ボランティアセンター

本人用 *6-6-7*

私の記憶の中でさえもその家は小さかった。はじめは、居間、寝室２部屋、ダイニングキッチン、浴室、裏のベランダがあり、裏の壁には洗濯場とトイレが造られた。その後裏のベランダを繊維とたるの板で囲んだため、それも１部屋と数えられた。
表のフェンスと舗装されている道路の間にはコンクリートの歩道と芝生が少しあり、家の前の小道として知られており、そこには子供がさかさまにぶら下がったり降りたりするのに十分な大きさの箱形のゴムの木があった。家の所有者はみんな自分たちの家の前の小道の草を刈った。私たちの家の前の小道は、隣の家のように刈り終えてくっきりと縁取りしていることが一度もなかったことが、母にとっては常に恥ずかしく思う原因だった。
前面のフェンスから家までが前の芝生だった。家の右側には自動車の幅の芝生が横たわっており、それはほとんどすべての家では車庫まで続いているが、私の家はそうではなかった。これは自動車を持っている、いないにかかわらず、ドライブウェイと呼ばれていた。
家の反対側にはフェンスと家の間に大変狭い小道があり、歩ける程度の幅しかなかった。
家の裏は裏庭になっていた。これのほとんどはうちの場合は芝生だった。車庫があるはずだったところにはパッションフルーツの木があり、そのつるがフェンスに伸びていた。反対側の裏の角には桃の木があり、ツリーハウスを造ろうと毎年いろいろと試してみたがすべて成功しなかった。裏庭の角の３ヵ所すべてに沿って野菜畑があった。そこは野菜の類の栽培に充てられていたが、私はいつもそれらホウレンソウやトマトやスイカなどを食べるのを拒んだ。ところでスイカは果物ですか？
これらの野菜畑は裏のフェンスと平行に並んでいて、フェンスの向こうには何千羽ものニワトリが飼われている養鶏場があり、夜明けにはその鶏が一斉に鳴き出してみんなを起こす。

信用できない回想録
クライブ・ジェームズ

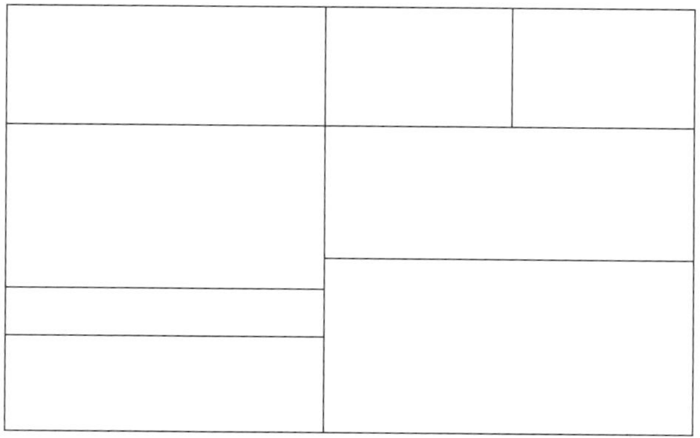

セッション7

セッション7

達成すべき課題	目標時間	かかった時間
1. セッション計画時間	____	____
2. 二重カウント	____	____
3. 記号の配列	____	____
4. パターン	____	____
5. 言語の操作	____	____
6. 配列	____	____
7. 数字の並べ替え	____	____
8. 理解	____	____
9. 顔を洗う	____	____

理解課題の配列に取り組む前に、課題文の内容を理解することに費やした時間を記録する。

本人用 *6-7-2*

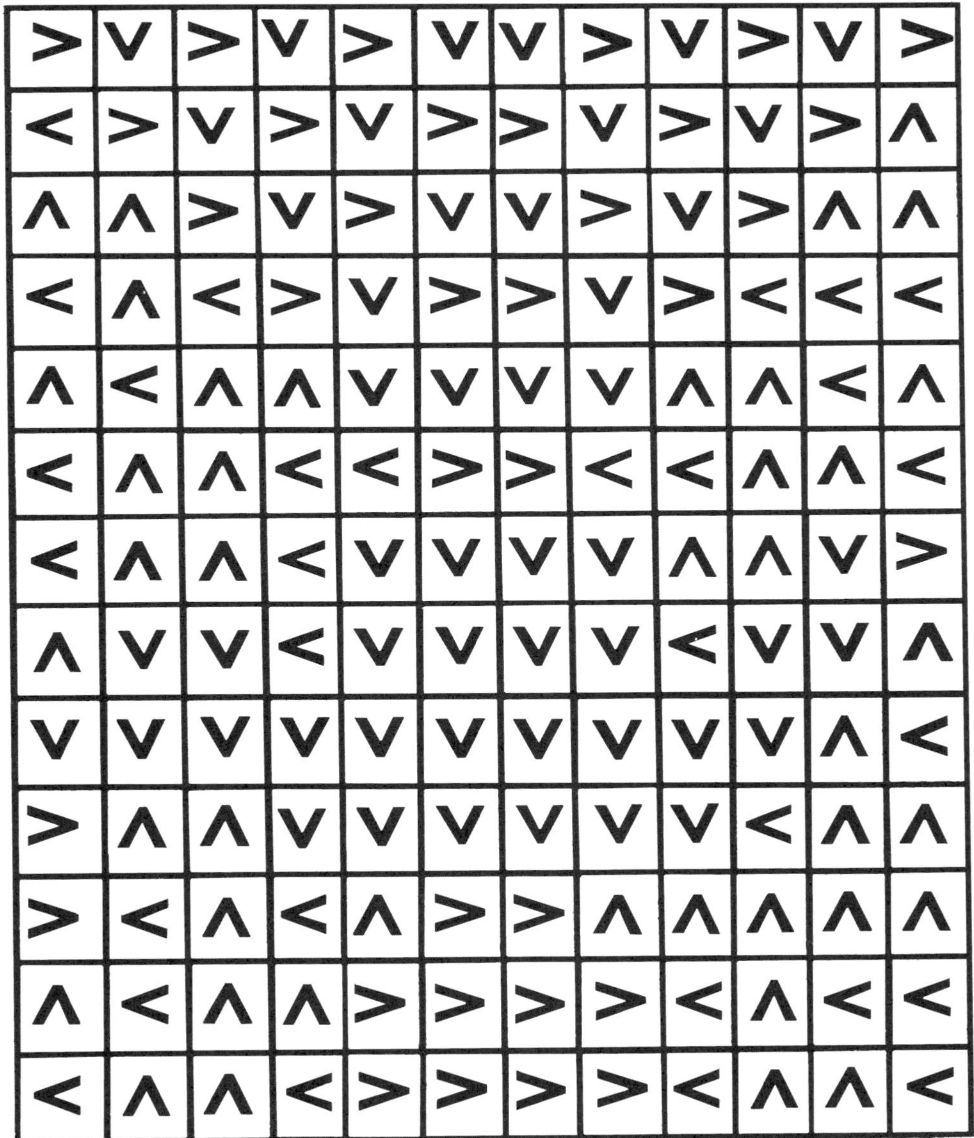

ね$_{5}$の$_{4}$は$_{2}$　　ね$_{4}$の$_{3}$は$_{3}$　　＿＿＿＿　　ね$_{2}$の$_{1}$は$_{5}$

ね$_{3}$の$_{2}$は$_{4}$	ね$_{3}$の$_{3}$は$_{4}$	ね$_{3}$の$_{1}$は$_{1}$	ね$_{4}$の$_{2}$は$_{2}$
1	2	3	4

つ$_{8}$の$_{7}$は$_{4}$　　つ$_{6}$の$_{5}$は$_{4}$　　＿＿＿＿　　つ$_{2}$の$_{1}$は$_{4}$

つ$_{4}$の$_{3}$は$_{4}$	つ$_{4}$の$_{4}$は$_{3}$	つ$_{4}$の$_{4}$は$_{3}$	つ$_{3}$の$_{4}$は$_{3}$
1	2	3	4

あ$_{3}$い$_{2}$う$_{4}$　　あ$_{5}$い$_{4}$う$_{6}$　　＿＿＿＿　　あ$_{9}$い$_{8}$う$_{10}$

あ$_{7}$い$_{6}$う$_{8}$	あ$_{7}$い$_{7}$う$_{3}$	あ$_{9}$い$_{7}$う$_{8}$	あ$_{7}$い$_{5}$う$_{5}$
1	2	3	4

あおう　　おうい　　＿＿＿　　いえか

おいえ	ういあ	いえき	ういえ
1	2	3	4

つてと　　てとに　　＿＿＿　　にぬね

とにぬ	とにね	にとぬ	ぬねの
1	2	3	4

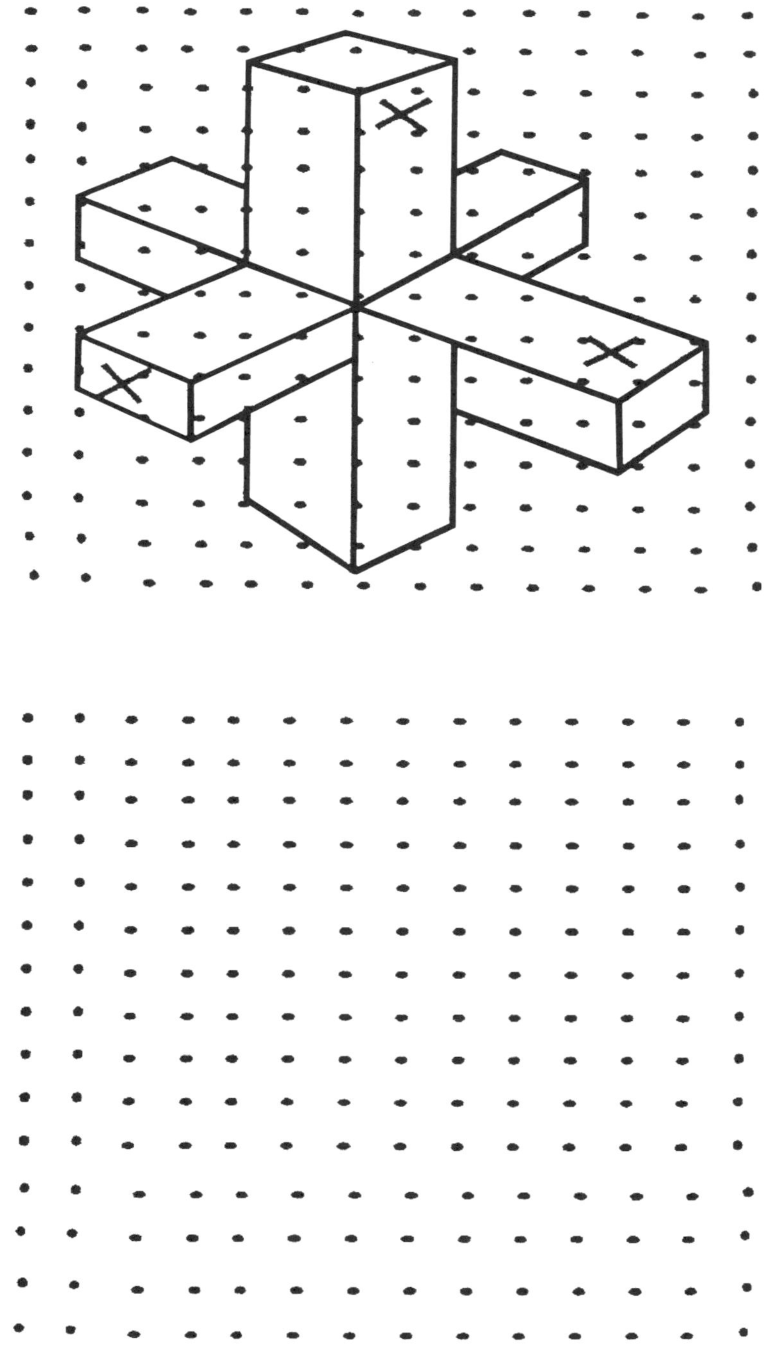

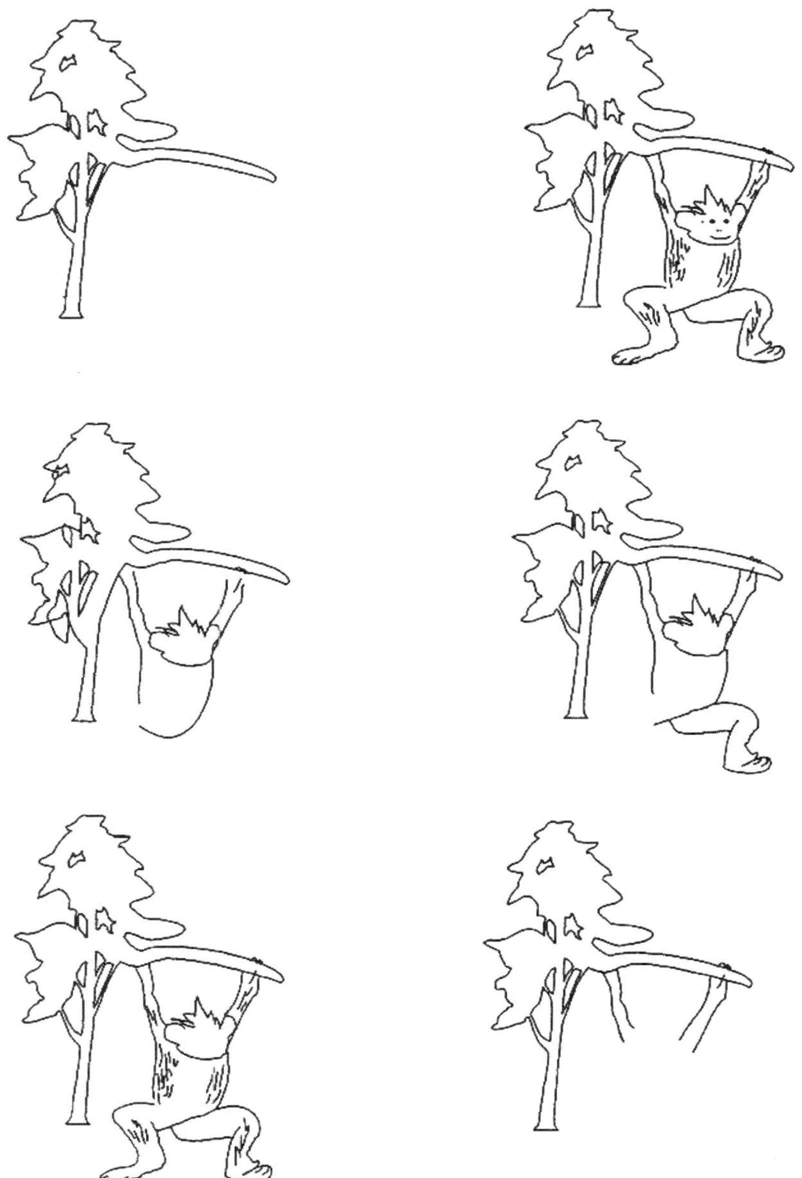

1

9 4

7 6

3 2

A　レジに並んでいるお客さんの最後尾につく。順番を待つ間に財布を手に持ち、ポイントカードを取り出しておく。エコバッグを買い物かごの中に入れる。順番が来たらポイントカードを店員に渡し、商品が精算されるまで待ってから支払いをする。おつりがあれば釣銭とポイントカードを受け取り、清算済みのかごを商品を袋詰めするテーブルまで運ぶ。エコバッグに商品を袋詰めしたら買い物かごを返却スペースに戻し、店を出る。

B　スーパーの入口で買い物かごと買うものが書かれた紙を手に持つ。

C　買うものを紙に書き、財布の中にそれらが買えるだけのお金が入っているかと、スーパーのポイントカードが入っているかを確認する。買うものをメモした紙とエコバッグを持って家を出る。

D　店内の表示に従って商品のある場所に行き、わからない場合は店員にたずねる。商品がみつかったら内容量と値段と賞味期限を確かめてかごに入れる。通路に人がいたらぶつからないように通り抜けるか、「すみません」と声を掛けて通り抜ける。メモに書いてある商品すべてを買い物かごに入れたらレジに向かう。

顔を洗う

セッション 8

セッション8

達成すべき課題	目標時間	かかった時間
1. セッション計画時間	＿＿	＿＿
2. 二重課題	＿＿	＿＿
3. 文字ないし単語の作成	＿＿	＿＿
4. 言語の操作	＿＿	＿＿
5. 配列	＿＿	＿＿
6. 理解	＿＿	＿＿
7. 目玉焼きを作る	＿＿	＿＿

理解課題の配列に取り組む前に、課題文の内容を理解することに費やした時間を記録する。

>	>	∧	∨	∧	∨	>	∨	>
∨	>	>	<	∨	<	∨	>	>
∨	∨	>	<	<	∨	<	>	∨
>	∨	>	<	∨	<	<	∨	∨
∨	∨	∨	∨	<	<	∨	>	∨
∨	>	∧	∧	∧	∧	∨	∧	∨
<	∧	∨	∨	∨	∨	∨	∨	∧
∧	∧	>	∧	∧	∧	∧	>	∧
∧	∨	∨	∧	∨	∨	∧	>	∨
∨	∨	>	>	∨	<	>	>	∨
>	∨	∨	∧	∨	∧	∧	∨	∨
>	∨	<	∧	∨	∨	∨	<	>
∨	∨	∧	<	∨	∨	<	∧	∨
∨	∨	<	∨	<	<	∨	<	∨

お　　　　　　　　　　う

い

り　　　　　は

え　　あ　　　　　　し

け　　　　　　　の

ん　　　　　く

1. 肉詰めを焼き終わった後のフライパンに残っている焼き汁に赤ワインとケチャップ、ウスターソースを加え、混ぜながら煮立たせて火を止める。
2. 肉に焼き色が付いたら裏返してピーマンを焼く。
3. 玉ねぎをみじん切りにし、フライパンできつね色になるまで弱火で炒めて冷ましておく。
4. 蓋をして中火で肉に焼き色が付くまで焼く。
5. 材料を混ぜたものを切ったピーマンの中に詰める分だけ手に取り、キャッチボールのようにして中の空気を抜き、ピーマンの中に詰める。
6. ピーマンの中に詰めたものの中央を少しくぼませる。
7. ピーマンを縦半分に切り、種を取って片栗粉をまぶす。
8. 冷ました玉ねぎと湿らせたパン粉、卵、塩、こしょう、ナツメグ、ひき肉を合わせて粘りが出るまで混ぜる。
9. ピーマンに詰めたもののほうを下にしてフライパンに並べる。
10. 竹串を刺して透明な汁が出てきたら焼きあがり。赤い汁が出たらさらに焼く。焼きあがったら火を止める。
11. あらかじめパン粉に牛乳を加え、湿らせておく。

「花売り場」は今日は忙しかった。というのは、今日は木曜日であり、木曜日は週に２日間の開店日のうちの１日であったからだ。

山田さんはとても早く時間が経つほど忙しい状態が好きで、帰宅すると家族に店に来た人やその人たちが買ったものについてよく話した。

彼女の店はバス停から２軒目にあり、１軒目は菓子店とタバコ店である。その区画には６軒あるが、市場に一番近い端の店舗は、ブックスハナミが角のショッピングセンターの中に引っ越して以来、空になっている。

彼女は自分も引っ越そうと思っていたが、市場からの帰りの客が、買い物袋が重く両手がふさがっている時に、よく花を買いに寄ってくれることに彼女は気付いた。おそらく彼女が店を引っ越せば、客は買ったものをずっと持ち続けなくてはならないため、花を買おうという気にならなかっただろう。少なくとも彼女の店の隣の靴店の経営者である木村さんの考えはそうだった。

山田さんは朝早く店を開け、新しい水でいっぱいにした緑の金属製の花瓶を外へ運び出し、空になったブックスハナミの隣の八百屋の平川さんが運んで来てくれる新鮮な花を受け取る準備を整えた。平川さんはワゴン車を持っていて、新鮮な商品を仕入れるために週に３回早朝に卸売り店に出かけた。山田さんと平川さんはガソリン代を折半していたため双方ともその取り決めによって利益があった。

ふだんは平川さんは今頃、８時半頃までには戻った。この時間なら、ちょうど山田さんが靴屋の隣のスーパーで自分のための買い物をする前に、花の箱から花を出して水に挿す時間がとれた。

1. なぜ山田さんは花売り場から引っ越さなかったのですか？
2. 端にある店は何という名前でしたか？　なぜ今は空になっているのですか？
3. なぜ平川さんは山田さんに花を届けたのですか？
4. スーパーの両側にはそれぞれ何の店がありましたか？
5. 木村さんの隣は誰でしたか？

目玉焼きを作る

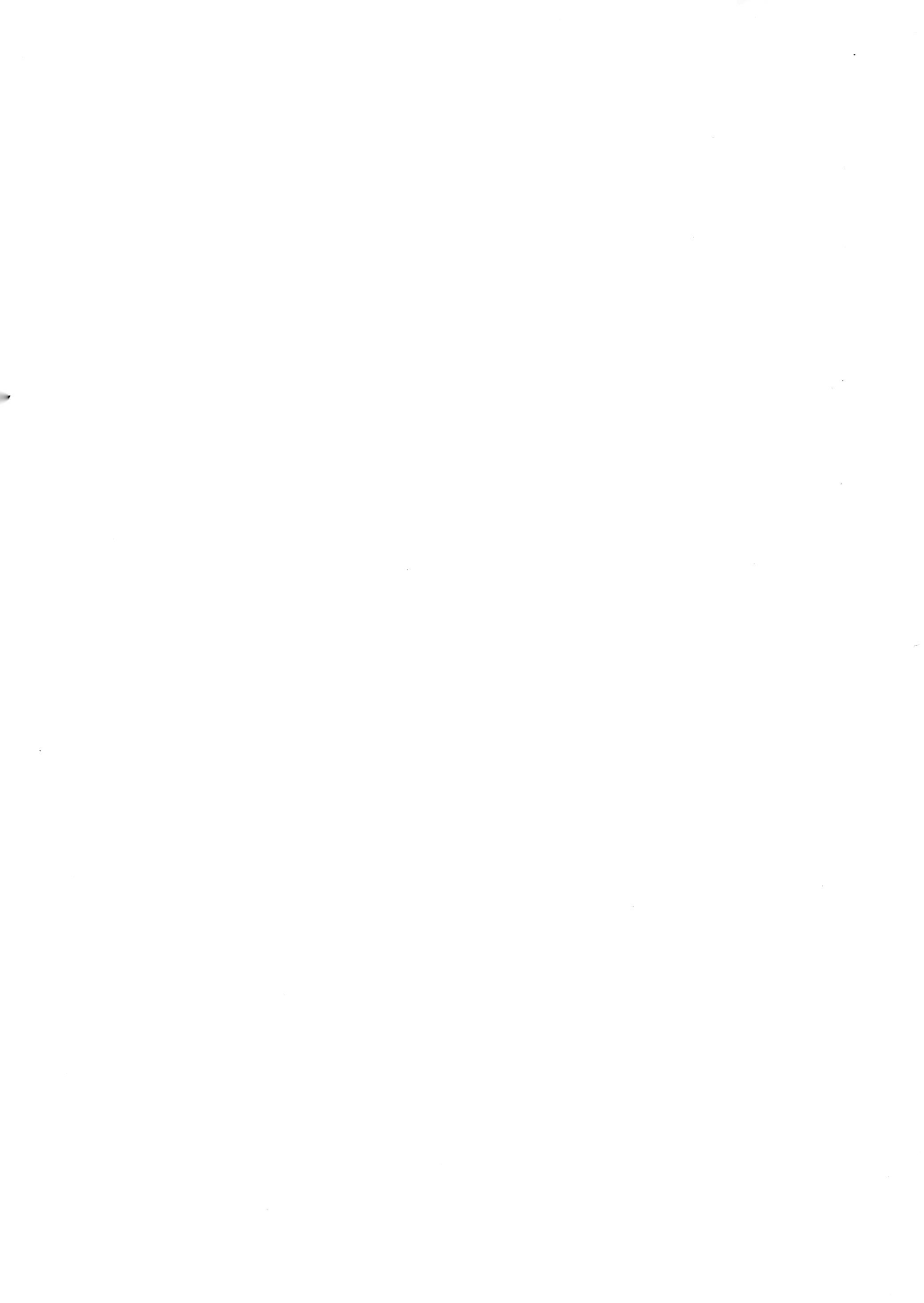